普通高等医学院校护理学类专业第二轮教材

针灸推拿与护理

（第2版）

（供护理学类专业用）

主　　编　彭德忠　卢咏梅

副 主 编　赵彬元　焦　琳　冯　麟　温景荣

编　　者　（以姓氏笔画为序）

王冰卉（吉首大学医学院）

王静华（长治医学院附属和平医院）

卢咏梅（广州中医药大学）

冯　麟（贵州中医药大学）

刘　琴（成都中医药大学）

张　亮（湖南中医药大学）

赵彬元（甘肃中医药大学）

彭德忠（成都中医药大学）

惠建萍（陕西中医药大学）

焦　琳（江西中医药大学）

温景荣（天津中医药大学）

曾志华（重庆医科大学）

魏　莉（西南医科大学）

编写秘书　刘　琴

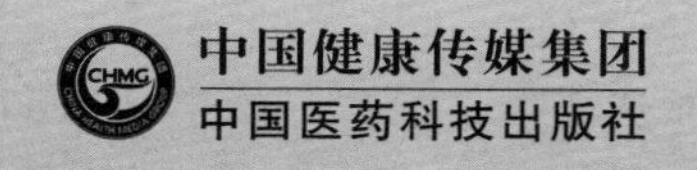

中国健康传媒集团
中国医药科技出版社

内 容 提 要

本教材为“普通高等医学院校护理学类专业第二轮教材”之一，根据相关教学大纲和课程特点编写而成。内容涵盖针灸推拿学及其在现代护理中的临床应用。本教材分为绪论、上篇、中篇、下篇，绪论部分主要介绍针灸推拿学发展历史、针灸推拿与护理的关系等；上篇为针灸基础篇，主要介绍经络系统的组成及经脉循行，腧穴的定位、主治特点，刺灸法及拔罐法等；中篇为推拿基础篇，主要介绍推拿的作用原理和治疗原则、适应证和禁忌证，成人推拿手法，小儿推拿手法及特定穴，保健推拿等；下篇为常见病症护理篇，主要介绍骨伤科病症、内科病症、妇儿科病症及五官科病症的护理。

本教材主要供全国普通高等医学院校护理学类专业教学使用，也可作为护师执业资格考试和卫生专业技术资格考试用书，还可作为广大针灸推拿爱好者自学用书。

图书在版编目（CIP）数据

针灸推拿与护理/彭德忠，卢咏梅主编．—2 版．—北京：中国医药科技出版社，2022. 8

普通高等医学院校护理学类专业第二轮教材

ISBN 978-7-5214-3213-8

Ⅰ. ①针… Ⅱ. ①彭… ②卢… Ⅲ. ①针灸学－医学院校－教材 ②推拿－医学院校－教材 ③中医学－护理学－医学院校－教材 Ⅳ. ①R24

中国版本图书馆 CIP 数据核字（2022）第 081553 号

美术编辑 陈君杞

版式设计 友全图文

出版 **中国健康传媒集团** | 中国医药科技出版社

地址 北京市海淀区文慧园北路甲 22 号

邮编 100082

电话 发行：010-62227427 邮购：010-62236938

网址 www. cmstp. com

规格 889mm × 1194mm $^1/_{16}$

印张 18 $^1/_2$

字数 545 千字

初版 2016 年 8 月第 1 版

版次 2022 年 8 月第 2 版

印次 2022 年 8 月第 1 次印刷

印刷 北京市密东印刷有限公司

经销 全国各地新华书店

书号 ISBN 978-7-5214-3213-8

定价 55. 00 元

获取新书信息、投稿、为图书纠错，请扫码联系我们。

出版说明

为了贯彻《中共中央、国务院中国教育现代化2035》"加强创新型、应用型、技能型人才培养规模"的战略任务要求，落实《国务院办公厅关于加快医学教育创新发展的指导意见》，紧密对接新医科建设对医学教育改革的新要求，满足新时代医疗卫生事业对人才培养的新需求，中国医药科技出版社在教育部、国家药品监督管理局的领导下，通过走访主要院校对2016年出版的全国普通高等医学院校护理学类专业"十三五"规划教材进行了广泛征求意见，有针对性地制定了第2版教材的出版方案，旨在赋予再版教材以下特点。

1.立德树人，融入课程思政

把立德树人贯穿、落实到教材建设全过程的各方面、各环节。课程思政建设应体现在知识技能传授中厚植爱国主义情怀，加强品德修养、增长知识见识、培养奋斗精神灌输，不断提高学生思想水平、政治觉悟、道德品质、文化素养等。医学教材着重体现加强救死扶伤的道术、心中有爱的仁术、知识扎实的学术、本领过硬的技术、方法科学的艺术的教育，培养医德高尚、医术精湛的人民健康守护者。

2.精准定位，培养应用人才

体现《国务院办公厅关于加快医学教育创新发展的指导意见》"立足基本国情，以服务需求为导向，以新医科建设为抓手，着力创新体制机制，分类培养研究型、复合型和应用型人才"的医学教育目标，结合医学教育发展"大国计、大民生、大学科、大专业"的新定位，注重人才培养应从疾病诊疗提升拓展为预防、诊疗和康养，以健康促进为中心，服务生命全周期、健康全过程的转变，精准定位教材内容和体系。教材编写应体现以医疗卫生事业需求为导向，以岗位胜任力为核心，以培养医工、医理、医文学科交叉融合的高素质、强能力、精专业、重实践的本科护理人才培养目标。

3.适应发展，优化教材内容

教材内容必须符合行业发展要求：体现医疗机构对护理人才在临床实践能力、沟通交流能力、服务意识和敬业精神等方面的要求；体现临床程序贯穿于教学的全过程，培养学生的整体临床意识；体现国家相关执业资格考试的有关新精神、新动向和新要求；注重吸收行业发展的新知识、新技术、新方法，体现学科发展前沿，并适当拓展知识面，为学生后续发展奠定必要的基础；满足以学生为中心而开展的各种教学方法的需要，充分发挥学生的主观能动性。

4.遵循规律，注重"三基""五性"

教材内容应注重"三基"（基本知识、基础理论、基本技能）、"五性"（思想性、科学性、先进性、启发性、适用性）；"内容成熟、术语规范、文字精炼、逻辑清晰、图文并茂、易教易学"；注意"适用性"，即以普通高等学校医学教育实际和学生接受能力为基准编写教材，满足多数院校的教学需要。

5.创新模式，提升学生能力

在不影响教材主体内容的基础上要保留“案例引导”“学习目标”“知识链接”“目标检测”模块，去掉“知识拓展”模块。进一步优化各模块的内容，培养学生理论联系实践的实际操作能力、创新思维能力和综合分析能力；增强教材的可读性和实用性，培养学生学习的自觉性和主动性。

6.丰富资源，优化增值服务内容

搭建与教材配套的中国医药科技出版社在线学习平台“医药大学堂”（数字教材、教学课件、图片、视频、动画及练习题等），实现教学信息发布、师生答疑交流、学生在线测试、教学资源拓展等功能，促进学生自主学习。

本套教材凝聚了省属院校高等教育工作者的集体智慧，体现了凝心聚力、精益求精的工作作风，谨此向有关单位和个人致以衷心的感谢！

尽管所有参与者尽心竭力、字斟句酌，教材仍然有进一步提升的空间，敬请广大师生提出宝贵意见，以便不断修订完善！

普通高等医学院校护理学类专业第二轮教材

建设指导委员会

李惠萍（安徽医科大学）
肖洪玲（天津中医药大学）
张　瑛（长治医学院）
张春玲（贵州中医药大学）
陈　廷（济宁医学院）
罗　玲（重庆医科大学）
周谊霞（贵州中医药大学）
房民琴（三峡大学第一临床医学院）
赵　娟（承德医学院）
赵春玲（西南医科大学）
钟志兵（江西中医药大学）
洪静芳（安徽医科大学）
徐旭东（济宁医学院）
郭先菊（长治医学院）
龚明玉（承德医学院）
梁　莉（承德医学院）
董志恒（北华大学基础医学院）
雷芬芳（邵阳学院）
魏秀红（潍坊医学院）
杨　渊（湖南医药学院）
宋维芳（山西医科大学汾阳学院）
张凤英（承德医学院）
张银华（湖南中医药大学）
武志兵（长治医学院）
全荣疆（成都中医药大学）
单伟颖（承德护理职业学院）
孟宪国（山东第一医科大学）
赵秀芳（四川大学华西第二医院）
柳韦华（山东第一医科大学）
钟清玲（南昌大学）
徐　刚（江西中医药大学）
徐富翠（西南医科大学）
黄文杰（湖南医药学院）
章新琼（安徽医科大学）
彭德忠（成都中医药大学）
蒋谷芬（湖南中医药大学）
潘晓彦（湖南中医药大学）

数字化教材编委会

主　　编　彭德忠　卢咏梅
副 主 编　赵彬元　焦　琳　冯　麟　温景荣
编　　者　（以姓氏笔画为序）
王冰卉（吉首大学医学院）
王静华（长治医学院附属和平医院）
卢咏梅（广州中医药大学）
冯　麟（贵州中医药大学）
刘　琴（成都中医药大学）
张　亮（湖南中医药大学）
赵彬元（甘肃中医药大学）
彭德忠（成都中医药大学）
惠建萍（陕西中医药大学）
焦　琳（江西中医药大学）
温景荣（天津中医药大学）
曾志华（重庆医科大学）
魏　莉（西南医科大学）
编写秘书　刘　琴

PREFACE 前　言

针灸推拿是中医学的重要组成部分，在防治疾病和临床应用方面发挥重要作用。因其具有现代护理所不具有的整体观、天人合一、辨证施护等特点，可在临床护理工作中发挥了独特的作用，故本教材将针灸推拿与现代护理技术结合，以更好地适应现代临床护理的需要。

《针灸推拿与护理（第2版）》是在第1版教材的基础上修订而成，内容上吐故纳新，将针灸推拿与现代护理学发展的新知识、新技能结合，并融入课政思政元素，突出中医特色。本版教材还丰富了数字化教学资源，使教学内容更立体多样。本教材既适用于全国普通高等医学院校护理类专业本科教学使用，也适用于护师执业资格考试和社区护理专业技术人员，还可作为广大针灸推拿爱好者的自学用书。

本教材有以下几个特点：①立德树人，融入课程思政，厚植爱国主义情怀，加强品德修养，加强救死扶伤、心中有爱的职业素养；②教材内容注重“三基”（基本知识、基本理论、基本技能）“五性”（思想性、科学性、先进性、启发性、适用性），内容成熟、术语规范、文字精练、逻辑清晰、图文并茂，教师易教，学生易学；③将针灸推拿的实用方法和技术，尤其是将针灸推拿与现代护理相结合，突出专业特点，在编写过程中，保留了传统针灸推拿学的主体知识结构，注重补充和吸收近年来的临床护理经验和实例；④注重培养学生理论联系实践的实际操作能力和综合分析能力；⑤本教材为书网融合教材，即纸质教材有机融合电子教材、PPT课件、习题、微课等数字化教学服务资源，学生通过扫描书中的二维码即可查看学习，也可登录“医药大学堂”官网享用更多的资源与服务，使教学更加丰富和多样化。

本教材由彭德忠、卢咏梅担任主编，负责教材的总体规划及统稿、定稿工作。本教材具体编写分工如下：绪论由彭德忠、卢咏梅编写；第一章由曾志华编写；第二章由惠建萍编写；第三、四章由王静华编写；第五章由张亮编写；第六章由冯麟编写；第七章由王冰卉编写；第八章由赵彬元编写；常见病症护理总论由卢咏梅编写；第九章由焦琳编写；第十章由温景荣编写；第十一章由魏莉编写；第十二章由刘琴编写。本教材在编写过程中，得到了各编者所在单位领导的大力支持，谨此一并致以衷心感谢！

由于受编者学识水平及编写经验的限制，书中如存在疏漏和不足之处，敬请使用教材的师生和各位同行提出宝贵意见与建议。

编　者

2022年6月

目 录 CONTENTS

中篇 推拿基础篇

下篇 常见病症护理篇

绪　论

学习目标

知识要求：

了解　针灸推拿学发展的基本历史；针灸推拿与护理的关系；针灸推拿在现代护理发展中的优势。

素质要求：

通过学习针灸推拿学的发展简史，加强对传统中医文化的深入了解，增强民族文化自信心。

一、针灸推拿学发展简史 微课

针灸学从产生到成熟经历了漫长的时间。关于针刺疗法起源的传说可以追溯到我国原始社会的氏族公社时期，如古籍记载伏羲氏"尝味百草而制九针""黄帝咨访岐伯……针道生焉"等。但是针刺疗法真正产生的时间应该是"砭石"应用以后一个漫长的时期，大约是新石器时代。"砭石"是针具的雏形或前身，砭刺就成为刺法的萌芽时期。当人类进入新石器时代以后，出现了精制的石针。其后出现了骨针、竹针、金属针等，尤其是人类发明了炼金术后，金属针具的产生大大推动了针刺法的发展。灸法的起源可追溯到原始社会人类学会用火以后。人们在用火过程中，逐渐认识温热的治疗作用，通过长期的实践，形成了灸法。

推拿学是人类最古老的医术之一。在我国古代推拿称为"按摩""按跷""乔摩""挢引""案扤"等。推拿学从产生到成熟经历了漫长的时间。推拿是人类在长期与疾病斗争中逐步认识和发展起来的，源于人类本能的自我保护，比如生产过程中遇到损伤、疼痛、寒冷刺激等，就不自觉地用手抚摸、拍打伤痛局部及周围部位，这样可以使疼痛及寒冷刺激减轻或消失，由此人们不断积累经验，并由自发的本能行为发展到自觉的医疗行为，经过不断的总结、提高及反复实践，逐渐形成为推拿医术。

针法、灸法和推拿疗法产生以后，随着实践经验的积累和古代哲学思想及其自然科学知识的渗透，针灸推拿学理论体系开始形成、发展和不断完善，大致概括为以下几个阶段。

（一）先秦、秦汉时期（220年以前）

针灸学的发展在这一阶段主要是通过个人临床实践对针灸知识的初步认识，大约在《黄帝内经》成书以前。1973年在湖南长沙马王堆三号墓出土的医学帛书中，有两种古代经脉的文献，即《足臂十一脉灸经》《阴阳十一脉灸经》，对十一脉的循行分布、疾病表现及灸法进行了论述，这是现存最早的针灸学文献，反映了对经络系统认识的早期面貌。战国到秦汉时期，以《黄帝内经》成书为标志。《黄帝内经》以阴阳、五行、脏腑、经络、气血津液等为主要内容，论述了人体的生理病理及疾病的诊治原则和方法，为中医学奠定了理论基础。其中对经络的循行和病候、腧穴、针灸方法等，也做了比较详细的论述，尤其以《灵枢》中有大量篇幅专门论述针灸学理论和临床治疗，故又称之为《针经》，标志着针灸学理论体系的基本形成。在这个时期，大约成书于汉代的《黄帝八十一难经》（简称《难经》），以阐明《黄帝内经》为要旨，其中关于奇经八脉和元气的论述，补充了《黄帝内经》的不足；同时，还提出了八会穴，并用五行学说对五腧穴的理论和应用进行了详细的解释。已佚的《明堂孔穴针灸治要》

应该是这一时期有关腧穴的专著。华佗亦对针灸颇有研究，创立了“华佗夹脊穴”。东汉张仲景创立六经辨证，在《伤寒杂病论》中记载了许多针灸处方，主张针药并用，辨证论治。这些成就丰富了针灸学的理论体系。

春秋战国及以前推拿就被广泛地应用于医疗实践，在这一时期，巫医流入民间并变成拥有实际医疗技术的医者，从而促进了推拿学的进一步发展。湖南长沙马王堆出土的帛画《导引图》，描写各种医疗和保健导引动作，是最早的自我推拿图谱；《五十二病方》是马王堆汉墓出土的一部重要医学著作，书中记载推拿治疗的疾病包括小儿惊风、腹股沟疝、癃闭、疣、外伤出血等内、外、伤、儿科的17种病症；书中还记载了我国历史上最早的以车故脂、黍潘（即黍米熬的汤汁）等做介质配合推拿手法的药摩和膏摩方法，这种将按摩与药物外治法相结合的创造，对我国推拿学的发展有深远的影响。《五十二病方》中还提到当时运用的多种推拿器械，如木椎、筑、钱币、羽毛等。湖北省江陵县张家山发掘出土的《引书》是一部导引术专著，其基本内容包括自我按摩与肢体被动运动，另外还有多种被动运动类手法，如口内复位法治疗颞颌关节脱位，仰卧位颈椎牵引法治疗颈项强痛，颈椎后伸扳法治疗喉痹，腰部踩踏法及后伸扳法治疗肠澼（痢疾）等。此外《韩非子》中记载用“弹法治疗皮肤痤疮”；《周礼注疏》：“扁鹊治赵太子暴疾尸厥之病，使子明炊汤，子仪脉神，子术案摩”，描述了名医扁鹊用推拿等方法成功地抢救了尸厥，表明推拿已经应用于临床急救。这说明当时推拿作为一种比较成熟的医疗与保健手段在民间已被广泛应用，适用范围明显扩大，治疗效果得到了进一步的提高。

秦汉时期已有较完整记录推拿防治疾病的著作。据《汉书·艺文志》记载，当时推拿专著《黄帝岐伯按摩十卷》（已佚），为公认的最早按摩专著。《黄帝内经》是现存最早、比较全面阐述中医学理论体系的巨著，其对推拿的起源、手法、临床应用、适应病症、治疗原理以及推拿教学等各方面的内容无所不涉。《黄帝内经》第一次提出了“按摩”一词，将用手抑压和揉抚的疗法称为“按摩”，记载了按、摩、推、扪、循、切、抓、揩、弹、挟、卷等11种手法，而将使患者屈伸手足、呼吸俯仰的疗法称为“导引”“跷引”；两法合用称为“按跷”或“跷摩”；其中还有不少关于推拿治疗作用和应用的记载，如《素问·异法方宜论篇》：“中央者，其地平以湿，天地所以生万物也众。其民食杂而不劳，故其病多痿厥寒热。其治宜导引按蹻，故导引按蹻者，亦从中央出也。”导引即气功，按即按摩，不仅说明在中原地带气功、按摩应用较多，也说明气功、按摩最早就是针对气血不畅、筋骨不利的治疗方法。《素问·举痛论篇》：“寒气客于肠胃之间，膜原之下，血不得散，小络急引故痛，按之则血气散，故按之痛止”。又说：“寒气客于背俞之脉，则脉泣，脉泣则血虚，血虚则痛，其俞注于心，故相引而痛。按之则热气至，热气至则痛止矣”。从这一论述可以看出，推拿具有散寒、行气、活血的作用，从而达到止痛的效果，《素问·血气形志篇》：“形数惊恐，经络不通，病生于不仁，治之以按摩、醪药”。论述了推拿的另一作用为疏经通络。《灵枢·刺节真邪》：“大热遍身，狂而妄见、妄闻……以两手四指挟按颈动脉，久持之，卷而切推，下至缺盆中，而复止如前，热去乃止，此所谓推而散之者也”。这是《黄帝内经》中对推拿治疗疾病记载详尽的一段内容，不仅介绍了操作方法，对挟、按、卷、切的手法和“推而散之”的原理亦予以论述，同时说明推拿具有退热的作用。治疗病症包括痹证、痿证、口眼歪斜、胃痛、高热谵妄等，并描述了推拿工具，即针灸九针中的圆针、鍉针等。《汉书·苏武传》中记载“蹈”法，即用足轻叩其背救醒苏武的一种推拿方法，这可能是关于踩跷法详细操作过程的最早记载。膏摩疗法在此期有进一步的发展，甘肃省武威出土的《汉代医简》记录了第一张完整的膏摩方“治千金膏药方”，书中所载的“三指摩”是后世膏摩的基本手法之一。东汉张仲景所著《金匮要略》首先总结了“膏摩”疗法，认为它具有手法与药物的双重治疗作用，不仅提高了疗效，而且扩大了推拿治疗范围；另外在《金匮要略》中，还详细记载了用按摩方法救治自缢的胸外心脏按摩术、颈椎牵引、四肢关节屈伸法等。但这些手法大多缺乏具体操作过程的描述，只能从名称中推测其大概操作手法。

（二）魏、晋、隋、唐时期（220年—960年）

魏晋时代的皇甫谧（公元256—260年），将《素问》《灵枢》和《明堂孔穴针灸治要》的针灸内容汇而为一，编撰成《针灸甲乙经》，共收录349个腧穴的名、定位和刺灸法，并对各科病症的针灸治疗进行了归纳和论述，是继《黄帝内经》之后对针灸学的又一次总结，在针灸学发展史上起到了承前启后的作用。两晋和南北朝时期，出现了许多针灸专著。如晋代葛洪撰《肘后备急方》，收载针灸医案109条，其中99条为灸方，推动了灸法的临床运用。隋唐时代，针灸学有了长足的发展，唐初针灸已成为专门的学科，设“针师”“灸师”等专业称号。隋至唐初的甄权著有《针方》《针经钞》和《明堂人形图》（均佚）。唐政府在贞观年间（公元627—649年）组织甄权等人对针灸学文献进行了整理校订，足见当时对针灸学的重视。孙思邈《备急千金要方》广泛收集了前代针灸医家的经验和个人体会，并绘制了“明堂三人图”，把人体正面、侧面及背面的十二经脉用五种颜色标出，奇经八脉用绿色表明，成为历史上最早的彩色经络腧穴图（已佚），他还创用了“阿是穴”和“指寸法”。王涛的《外台秘要》和崔知悌的《骨蒸病灸方》收录了大量的灸治经验。可以看出，两晋和唐朝期间灸法有了进一步的发展。唐代是国家针灸教育体系形成的开端，唐太医署负责医学教育，内设针灸专业，有“针博士一人，针助教一人，针师一人，针工二十人，针生二十人”，为针灸学的规范教育奠定了基础。

这一时期，推拿的治疗范围逐渐扩大，无论是养生还是治疗均应用较多，并出现了很多新的治疗方法。至隋唐时期，设置了按摩专科，达到了最兴旺时期。

晋代葛洪在《肘后方》中记载：指针疗法抢救昏迷不醒的患者，捏脊疗法治疗小儿疳积，颠簸疗法治疗小儿腹痛等，并首次记载了下颌关节脱位的推拿手法整复。南北朝时期著名医药学家、道家、炼丹家陶弘景在《养性延命录》一书中设有“导引按摩”专卷详细介绍了成套导引及自我按摩动作，将保健按摩与导引、呼吸紧密结合，为后世自我推拿术形成奠定了基础。此外，该书还记载了一些检查手法，如指捏、指按、指弹、捻法等，虽未介绍这些手法的操作方法，但可以为研究手法的发展提供启示。南北朝时期成书的《太清道林摄生论》是自我按摩向套路化发展的代表性著作。书中记载了许多导引和自我保健推拿方法，同时书中还强调了“蹋法”对于全身保健的作用。蹋法又称跷法，是以足部垂直踩踏为主，适于脊柱部位操作，相当于现代的踩跷法。隋代巢元方在《诸病源候论》中记载了摩腹方法如“两手相摩令热，热以摩腹，以令气下”“若摩腹上下并气海，不限次数，以多为佳”等，把摩腹法作为保健推拿。隋唐时期，盛行将药物和推拿手法结合使用，即膏摩，当时常用膏类药剂种类繁多，有乌头膏、丹参膏、木防已膏等，并根据不同病情选择相宜的药物和手法，这就是膏摩法。在隋代的医事制度中，按摩术有史以来第一次作为独立的学科被提出。如《隋书·百官志》载：“太署有主药二人……按摩博士二人”。在唐代，不但沿用了这种医事制度，而且还出现了专门的按摩推拿教学机构，《新唐书·百官志》载：“按摩博士一人，按摩师四人……掌教按摩导引之法以除疫”。这一时期的正骨也有了进步，特别是骨折脱位的手法整复。如唐代蔺道人所著《仙授理伤续断秘方》是我国现存最早的骨伤科专著，书中介绍了肩、髋关节脱位以及肋骨骨折、前臂骨折和颅骨骨折的整复方法，第一次系统地将推拿手法运用到骨伤科治疗中，是骨伤推拿疗法的雏形。同时，我国推拿医学在这一时期对外交流较为活跃，推拿医学已经传入了朝鲜、日本、印度等国家，国外的推拿方法也开始传入中国。

（三）宋、金、元时期（960年—1367年）

唐代以后，五代、辽、宋、金、元时期，相继建立了更为完善的针灸机构和教育体系，设立针科、灸科，在课程上确立了《素问》《灵枢》《难经》和《针灸甲乙经》为必修课。北宋的王惟一在经穴考订和针灸学教具方面做了开拓性的工作，他对腧穴进行了重新考订，确立了354个经穴，于公元1026年著《铜人腧穴针灸图经》，雕印刻碑，内置脏腑，供针灸教学和考试使用，这有力地促进了针灸学向规范化和标准化方向发展，为针灸人才的培养开辟了新径。同时，由于宋代印刷术的发明，针灸专著明显增多。南宋针灸学家闻人耆年著《备急灸法》，促进了灸法的发展。王执中在其著作《针灸资生经》中收集了许多民间的临床经验，他善于灸术和运用压痛点诊断和治疗疾病。金代何若愚创立的子午流注针法，提倡按时取穴法，建立了针灸时间医学。马丹阳善用“天星十二穴”，窦汉卿擅长应用“八脉交会穴”。元代的滑伯仁对经脉的循行及其相关腧穴进行了考订，著《十四经发挥》，首次把任、督二脉和十二经脉并称为“十四经”，为后世研究经络提供了宝贵的文献资料。另外，我国少数民族对针灸学也做出了一定的贡献，如蒙古族翰林学士忽泰必烈曾撰《金兰循经取穴图解》，虽然已佚，但从《十四经发挥》可窥其原貌。

这一时期，国家医学机构中取消了推拿专科。但推拿作为一种治疗方法，已广泛应用于临床各科，并对推拿理论进行了全面总结。由于此期的推拿疗法主要用于骨伤科和儿科疾病的治疗，这就孕育了后世推拿的正骨推拿和小儿推拿的学科分化，使推拿渐渐向专业化方向发展。宋徽宗（赵佶）主持编纂的《圣济总录》记载“可按可摩，时兼而用，通谓之按摩；按之弗摩，摩之弗按；按止以手，摩或兼以药，曰按曰摩，适所用也……大抵按摩法，每以开达抑遏为义，开达则壅蔽者以之发散，抑遏则剽悍者有所归宿。”对按摩的概念进行了新的剖析和解释，使人们对按摩的原理有了进一步的认识。宋代庞安时运用按摩法催产：“为人治病率十愈八九……有民家妇孕将产，七日而子不下，百术无所效……令其家人以汤温其腰腹，自为上下按摩，孕者觉肠胃微痛，呻吟间生一男子。”宋代苏轼、沈括撰写的《苏沈良方》载：“视小儿上下断，及当口中心处，若有白色如红豆大，此病发之候也，急以指爪正当中掐之，自外达内令断……恐伤儿甚。”这是我国推拿史上用掐法治疗新生儿破伤风的最早记载。金代张从正在《儒门事亲》中有：“灸、蒸、熏、洗、熨、烙、针刺、砭射、按摩、凡解表者，皆汗法也。”将推拿列为汗法之一，对推拿治疗作用提出了新的见解。无论是元代危亦林在《世医得效方》中首创的利用患者自身重量来牵引整复的各种方法，如肩关节脱位的坐凳架梯复位法、髋关节前脱位的倒吊复位法和脊柱骨折的悬吊复位法；还是李仲南所写的《永类钤方》中记载的用于治疗腰骨折断的多人牵拉下肢配合同步腰部按压法等，都是正骨手法的史无前例的创新和发展。

（四）明代

明代是针灸推拿发展的又一个高峰期，无论是针灸还是推拿都达到了封建时期的鼎盛时期。

针灸主要表现在对前代针灸文献的整理和研究，同时也出现了许多学术流派和争鸣，创立了丰富的针刺手法，对于没有归经的穴位进行归纳而形成“奇穴”。期间代表性的医家和著作有陈会的《神应经》、徐凤的《针灸大全》、高武的《针灸聚英》、杨继洲的《针灸大成》、吴崑的《针方六集》、汪机的《针灸问对》、张介宾的《类经图翼》、李时珍的《奇经八脉考》等。《针灸大全》对针刺手法进行了收集和评述；《针灸问对》则对针灸学术问题设立了80多条问答，是一部学术争鸣的著作。《针灸大成》更可谓是继《灵枢》《针灸甲乙经》后第三次全面的对针灸学的总结，该书是著名针灸学家杨继洲在家传《卫生针灸玄机秘要》的基础上，汇集历代诸家学术观点和实践经验编撰而成。该书博采众长，论述客观，言之有理，被后世医家认可，至今仍为学习和研究针灸的重要文献。

明代，尤其是前半期是推拿学发展的兴盛时期，明初按摩科重新合法化，太医院重启唐朝制度，重设按摩科为医学十三科之一，为推拿医学的发展创造了有力的条件。推拿手法运用于成人和小儿各科临床，同时推拿与导引相结合，形成了以保健按摩和自我养生按摩为主的养生学体系。如徐春甫的《古今医统》除载有对多种病症的导引按摩疗法外，还与中医宣通壅滞的医理联系起来，从而使推拿的应用更广泛。朱权的《仙活人心法》除收录有仙术修养术、导引术之外，还增加了摩肾、按夹脊叩背、按腹等推拿手法。然明代中后期，隆庆五年间，按摩科被政府取消，在一定程度上限制了推拿学科的发展。这一变动使得按摩被迫朝三个方向分化：一是以“手法”的名义寄生于正骨科，合法保留在医学框架内，二是治疗对象转向小儿，并逐步完善；三是在沐浴业和理发业中求生存，转为民间的保健按摩。推拿在当时的发展，有以下三个显著特点：一是“推拿”之名正式出现，并广泛取代了“按摩”的概念。二是成人推拿专著匮乏，没有成人推拿专题文献面世，相关内容散落在其他医书之中，三是与此对应的小儿推拿体系逐步形成，其独特理论体系形成的标志是：小儿推拿不再是推拿诊治方法在小儿疾病中的简单应用，而是在理论、手法、穴位上都有不同于推拿在其他临床学科中的应用特色。

（五）清代至民国时期

清代至民国时期，针灸推拿学经历了由兴盛逐渐走向衰退的特殊时期。推拿学自明代后期便处于缓慢发展期，而针灸学更是遭遇到前所未有发展的危机。

清代初中期，针灸仍有所发展。公元 1742 年吴谦等撰《医宗金鉴》，其《医宗金鉴·刺灸心法要诀》不仅继承了历代前贤针灸要旨，并且加以发扬光大，通篇图文（歌）并茂，自乾隆十四年以后（公元 1749 年）被确定为清太医院医学生必修内容。清代后期，针灸明显衰退。当时医生多重药轻针，以道光皇帝为首的封建统治者竟以“针刺火灸，究非奉君所宜”的荒诞理由，命令将太医院针灸科永远停止，禁止太医院用针灸治病。尽管如此，针灸在民间仍广为流传。公元 1822 年，针灸名医李学川撰《针灸逢源》，强调辨证取穴，针药并重，还增加中枢、急脉两穴，完整地列出了 361 个经穴，并沿用至今。1840 年鸦片战争后，帝国主义入侵，中医的发展受到很大影响，加之当朝统治者极力排斥、歧视甚或取消中医，针灸更是遭受摧残。

民国时期，政府不重视中医，竟有人提出废除中医的议案，更使针灸学发展举步维艰，进一步走向衰退。然由于针灸确有疗效、经济方便而深受老百姓喜爱，在民间仍活跃着不少针灸医生。他们成立针灸学社，编印针灸书刊，开展不同形式的针灸教育，培养针灸人才等。近代著名针灸学家承淡安先生为振兴针灸学术做出了毕生贡献。在此时期，中国共产党领导下的革命根据地，明确提倡西医学习和应用针灸治病，如在延安的白求恩国际和平医院开设针灸门诊，保护和发扬针灸，还培养了一批针灸骨干人才。

推拿学在清代发展相对缓慢。清代太医院将医学分科归并为九科，不设按摩科。除了正骨采用手法治疗和一些医家在医疗活动中主动地结合运用推拿手法外，推拿基本上是在民间生存和发展。但推拿无论是在临床实践中，还是在理论总结上仍得到了一定的发展。清代推拿的成就主要体现在两个方面。一是小儿推拿理论体系的建构，小儿推拿手法渐多，并日趋完善。小儿推拿疗法从南方向全国发展，治疗病种扩大，出版刊行了较多的小儿推拿著作。二是以《医宗金鉴》“正骨八法”为代表的骨伤类手法在正骨科中确立了地位。

首先是推拿在儿科杂病临床应用上的发展。17 世纪 70 年代（康熙年间），熊应雄编撰的《小儿推拿广意》对前人的推拿论述与经验进行了比较全面的总结，在详细介绍推拿疗法的同时，收录了不少小儿病症的内服方剂，具有较大的实用价值；张振鋆《厘正按摩要术》在《小儿推拿秘诀》一书基础上增补了一些新的内容，书中所介绍的“胸腹按诊法”为其他医书所少见。此外，还有不少小儿推拿专著，如骆如龙的《幼科推拿秘书》、钱怀村的《小儿推拿直录》、夏云集的《保赤推拿法》、徐谦光的《推拿三字经》等，都是小儿推拿理论和实践的总结。其次，以骨伤科疾病为对象的正骨推拿已形成其相对独立的学科体系。《医宗金鉴·正骨心法要旨》对正骨推拿手法总结为“摸、接、端、提、按、摩、推、拿”的正骨八法；提出了手法操作的要领，“一旦临证，机触于外，巧生于内，手随心转，法从手出”为推拿、正骨者手法炉火纯青的最高境界，至今仍为推拿医生所推崇。第三，作为中医外治法之一的推拿，与其他外治法和药物疗法，在临床应用中相互补充，相互结合。吴尚先所著《理瀹骈文》（1864 年），是清代外治法中成就最大、最有影响的一部著作，该书将推拿、针灸、刮痧等数十种疗法列为外治方法，并介绍将药物熬膏，以敷、擦、摩、浸、熨、熏的方法，这使古代的膏摩、药摩得到了较大发展。

民国时期，推拿学科的发展特点是存在于民间、发展于民间。由于当时中医不受重视，尤其以手法操作为主的推拿甚至不能像针灸那样自行创办学社，培养人才，只能以分散的形式在民间以师带徒的方式存在和发展。这种发展方式，其缺陷是受地域之限，缺乏交流；但其优势是由于我国疆域辽阔，植根于民间，易顺应地域流行病的特点和民间要求，发展为各具特色的推拿学术流派。

清末至民国时期，由于推拿地域发展的关系而逐步形成不同的流派，其中具有代表性的有如下几大流派：以孙重三为代表的齐鲁孙氏小儿推拿流派；以刘开运为代表的湘西小儿推拿流派；以马万起、马万龙为代表的内功推拿流派；以王文为代表的脏腑推拿流派；以骆俊昌为代表的腹诊推拿流派；以及以朱春霆为代表的一指禅推拿流派和以丁季峰为代表的㨰法推拿流派。其中㨰法流派师承并脱胎于一指禅推拿流派，对原有手法进行改良创新从而形成了独具特色的流派，其代表手法㨰法以其对软组织损伤、运动系统、神经系统疾病有独特的疗效，逐渐得到病家的欢迎和推拿界的广泛认可，成为全国范围内中医推拿最有影响的手法之一；此外一指禅推法和丁氏㨰法也是各中医药院校讲授的重点手法。

另外，各地均有以治疗骨伤科疾病为主的推拿法流传，如“正骨推拿”“捏筋拍打推拿”“点穴推拿法”等特色推拿法也开始形成。这些众多的学术流派，是我国推拿学科的一大特色。这个时期，由于西方医学的传入，推拿与中医其他学科一样受到冲击。但推拿作为一门临床学科，在冲击中吸收了西方医学的解剖、生理等基础知识用以充实自身的发展，曹泽普的《按摩术实用指南》注重解剖知识，叩打、振颤等手法注重机械力的作用；杨华亭的《华氏按摩术》集古法秘本与现代西医之生理、病理、解剖、组织、电磁气学等于一体，以古法为经，新法为纬。

民国期间，推拿的地域性发展，流派的形成，是推拿学发展的一大特点，众多的流派，既丰富了推拿学的内容，也为后期推拿的总结发展提供了众多的资料。

（六）当代发展

中华人民共和国成立后，党和政府十分重视继承和发扬中医学传统，制定中医政策，采取有力措施，促进了中医药学的发展，也使得针灸推拿学得到了前所未有的普及和提高。我国政府一直采取中西医并重的卫生方针。1951 年，卫生部发布《中医师暂行条例》，为中医师的学习、工作予以政策保障。

针灸方面，20 世纪 50 年代初期，卫生部直属的针灸疗法实验所成立，即今中国中医科学院针灸研究所的前身，实验所开展了现代条件下的针灸研究，并在全国各地扶持开办中医诊所，建立中医医院，设立针灸科室，推动了针灸事业的发展，鼓励以师带徒方式培养中医针灸人才。1956 年后，全国各地陆续成立中医学院，培养中医本科人才，针灸学作为主干课程，为学生们的必修课，这开创了我国高等中医药学历教育的历史。从中医院校毕业的中医专业人才，充实了我国的中医队伍，整理出版了大批古籍，包括古代针灸专著。

1958 年，我国针灸工作者在用针刺方法达到麻醉效果并使手术获得成功的基础上，反复实践，深入研究，提出了“针刺麻醉”概念，创立了针刺麻醉方法。1971 年，我国正式向世界宣布针刺麻醉成功，引起了国际上的高度关注和浓厚兴趣，掀起了国际针灸热潮。20 世纪六七十年代，政府大力提倡用中草药和针灸治病，中医药得到了进一步普及，尤其在农村等基层，普遍应用中医针灸治病，积累了宝贵的临床经验。

1978 年，我国实行改革开放，极大促进了社会进步和经济发展，也给中医药事业发展带来机遇。1980 年后，全国中医院校相继成立针灸系，制订了严格的教学计划，使用全国统编的针灸学教材，举办针灸本科教育并逐步开展研究生教育，培养了大批针灸专业人才。1982 年，卫生部在湖南省衡阳市召开会议，制定促进中医药发展的政策，解决中医药发展中的问题，有力推动了中医药事业的发展。随后，国家中医药管理局成立，全国中医管理医疗、研究教育中医机构得到进一步加强。全国性的针灸学术团体——中国针灸学会成立，开展针灸学术活动。大量的针灸著作出版，繁荣了针灸学术。国家科技

“攀登计划”将针灸经络列为研究重点，促进了针灸基础研究的深化。

20 世纪 90 年代，针灸事业持续发展，标准化、规范化研究取得显著成果。《针灸穴位定位标准》作为国家标准正式颁布。

近五十余年来，针灸医学在文献研究上，整理刊行了大批古代针灸书，编撰出版了现代针灸著作，并编写了针灸学分化教材，在针灸基础研究上，尤其是在对针灸作用的机制、针刺镇痛、针刺麻醉原理的研究方面上取得举世公认的成果。随着针灸技术的不断创新，借助现代科技研制出众多的针灸诊疗仪器、设备，如电针、激光针等被广泛应用于针灸临床。对针具消毒的严格要求和“一次性”针灸针的使用，大大降低了因针灸所致的感染，使用针灸更为安全。针灸治疗病种也不断扩大，临床实践表明，针灸对内、外、妇、儿、五官、骨伤等科三百余种病症有一定治疗效果，对其中 100 种左右病症有较好的或很好的疗效。

推拿学方面，表现为推拿学对前代经验的大总结及正规教育的实施和临床治疗的普及。

1956 年上海成立了我国第一所推拿专科学校——上海中医学院附属推拿学校，学制 3 年，从此开始了正规的推拿学历教育。1958 年上海建立了国内第一所中医推拿门诊部。通过办校设科，使推拿专业人才的培养除了“师带徒”的形式外，还有课堂集体教育的方式，培养了一大批推拿专业的后继人才，继承和整理了推拿的学术经验，促进了推拿学术的发展。1960 年代初、中期，推拿疗法在临床中得到广泛应用，并整理出版了推拿专业教材和专著，开展了推拿的实验观察和文献研究。1960 年，上海中医学院附属推拿学校编著的《推拿学》是该时期很有影响的推拿专著。1970 年后期至 1980 年，高等中医院校正式设置推拿专业，开始培养五年制大学本科学生。1975 年，由上海中医学院主编，全国 24 所医学院校协编的《推拿学》作为全国中医学院校的正式教材，首次将 20 种成人手法归纳成摆动类、摩擦类、振动类、挤压类、叩击类、运动关节类 6 类；首次提出“持久、有力、均匀、柔和，从而达到深透”的较完整的手法操作技术要求。1979 年，在上海召开的全国首届推拿学术经验交流会上，首次提出了“推拿学术流派”的概念，并正式列出了正骨推拿、点穴推拿、内功推拿、小儿推拿、㨰法推拿、一指禅推拿等几大代表性的推拿流派。1987 年成立了全国性的推拿学术团体——中华全国中医学会推拿学会。1991 年上海市中医药研究院推拿研究所成立，这是当时国内唯一一家专业性推拿科研机构。进入 1990 年，推拿教育层次进一步提高，全国多数中医院校的推拿专业从专科教育发展到本科教育。1997 年，上海首次招收推拿学专业博士研究生，更进一步提升推拿学专业教育、临床、科研人才的素质。

推拿学除了临床教学上取得发展外，在实验研究领域，推拿学也有较大发展。20 世纪 50 年代至 60 年代开展了推拿的生理作用及治疗机制的初步研究。1970 年初，根据推拿止痛的作用，开展了推拿麻醉研究，并应用与临床。1980 年以后，推拿学科在与各基础学科相互交叉，相互渗透的情况下得到较快的发展。具体表现为：研究范围的不断扩大，已经从人体研究扩展到动物实验；从临床指标的观察深入到分子生物学及生物力学领域的研究。

纵观推拿学的发展史，推拿成为一门相对独立的学科，是萌芽于明清，形成于 20 世纪 60 年代至 80 年代，之后才继续发展壮大。目前，推拿作为一种疗法在治疗不同系统的疾病时，所运用的临床思维方法和诊断、治疗理论，出现了一种多元化的现象。如治疗运动系统疾病时，基本上是采用中医经络腧穴理论结合现代解剖学、生理学、病理学等理论；治疗内科、妇科疾病时，是采用中医脏腑学说、经络学说的理论；治疗儿科疾病时，则是按照小儿推拿的特定穴位、小儿推拿复式操作手法等独特的理论进行治疗的。这种理论学说上的多元性，容易催生学科的形成和发展。同时，在科学发展的新时代，学科之间的相互渗透也为推拿学的发展提供了新的机遇和空间，中国推拿学必将得到充分的发展，推拿事业也将进入一个崭新的时期。

21 世纪以来，针灸推拿进入新的发展阶段。国家重大的基础研究计划、应用研究计划、支撑计划等均大力资助针灸推拿研究，一系列针灸推拿标准化研究方案的出台和研究项目的确定，有力地推动了针灸推拿现代化。尤其是《中医药条例》《国家中长期科技发展规划战略》《国务院关于扶持和促进中医药事业发展的若干意见》的颁布，从政策和措施上保障了中医针灸推拿事业的发展。中医药发展的外部环境在不断地改善为中医药包括针灸推拿学术发展提供了外在动力外，中医药事业自身也在不断地提高。现代社会人们对生命质量要求的提高，中医药以其天然绿色和简便廉验的优点，越来越被广大老百姓接受。尤其是近些年来，面对重大自然灾害和瘟疫，中医中药以其独特的疗效赢得了人们的青睐。2016 年 12 月 6 日，国务院发表《中国的中医药》白皮书。白皮书指出，中医药发展上升为国家战略，中医药事业进入新的历史发展时期。全国人民代表大会常务委员会于 2016 年 12 月 25 日发布《中华人民共和国中医药法》，是为继承和弘扬中医药保障和促进中医药事业发展，保护人民健康制定的法律。此后，我国着力推动中医药振兴发展，坚持中西医并重，推动中医药和西医药相互补充、协调发展，努力实现中医药健康养生文化的创造性转化、创新性发展。针灸推拿疗法也随着中医药的广泛传播而越来越被人们所选择。

二、针灸推拿与护理关系

针灸推拿具有悠久的历史与卓越的临床疗效，是中医重要组成部分，在现代护理发展中占有极重要的地位。其整体观、天人合一、辨证施治等独特的理论体系，以及“简、便、廉、验”的优点，具有现代护理所不能替代的作用。

针灸是以中医理论为指导，运用针灸防治疾病的医疗方法。推拿属于中医特色外治疗法，是指在中医理论指导下，在人体一定部位或穴位上，运用各种手法和进行特定的肢体活动来防治疾病的一种医疗方法。无论针灸操作或推拿手法，都以经络、腧穴作为施术的部位，通过穴位及其所联系的经络达到调和阴阳、扶正祛邪、疏通经络、调理脏腑气血，从而防治疾病的目的。现代研究认为经络是客观存在的，腧穴是经络上的特殊功能单位，经络与神经系统、神经体液调节系统、皮层内脏系统、生物控制系统等密切相关。针灸推拿治疗疾病是有其科学依据的，是毋容置疑的。

护理学专业开设针灸推拿学课程也有其必要性，护士具有一定的针灸推拿学知识，可以丰富护理实践的内容，提高护理技术水平和护理质量，有利于西医与中医的优势互补和中西医结合工作的开展。

（一）针灸推拿在临床护理工作中的优势

针灸推拿学是一门操作性极强的学科，包括许多实用的技术，方法简便、立竿见影，是现代护理学不可或缺的重要内容之一。其主要优势表现在如下几个方面。

1. 针灸推拿在护理中的应用 以整体观念、天人相应作为医学思维的指导思想。中医诊治疾病非常重视人体本身的完整性及人与其自然、社会的统一性，这是中医学的基本特点，而护理患者亦必须遵循这一观念，在实际工作中，就从患者的病情、年龄、性别、情绪、性格、社会地位、婚姻家庭、文化修养、经济地位、宗教信仰、生活环境等不同，表现出不同的心理状态，制定相应的整体计划，做到形神合一，利于疾病的好转和康复。

用辨证施护的方法实施护理计划。中医所谓的辨证，就是从整体观念出发，通过望、闻、问、切四诊合参收集临床资料，为确定治疗原则和实施护理计划提供可靠依据。所谓辨证施护，即护理人员要为患者确定切合自身的护理方式和内容，包括如何为患者服药和行针，及时了解和观察病情，做好饮食的调理，科学指导患者的康复锻炼计划。

实施三因的针对性护理。中医护理的辨证施护的要求，护理人员应根据三因（因人、因时、因地）进行有针对性护理。因此，护理人员就应在临床护理过程中，按照患者的年龄、性别、体质、心理情绪以及天气、地理等情况，制定适宜的护理方法，实现三因施护。例如：老年人的体质较差，气血亏虚，在临床护理上就应采取补益正气之法，以祛除病邪。

2. 经络腧穴学和推拿学对于诊治疾病和辨证施护的临床指导　经络和腧穴的理论知识是护理人员的必备知识，经络是人体运行气血、联络脏腑、沟通内外、贯穿上下的通路；腧穴是人体脏腑经络之气输注出入的特殊部位，既是疾病的反应点，也是针灸推拿治疗的刺激点。尤其是涉及经络和腧穴的某些典型的病理表现如循经性病理现象、腧穴的阳性反应点等，对疾病的诊断更具有特殊的意义。经络和腧穴的病理反映不仅中医或针灸推拿医生应捕捉到，护理人员也应学会并熟悉这些异常的临床表现，这是医疗和护理之间，确切地说是医生和护士之间工作交流的基础。护理人员如果不了解这些知识，就不能科学地去辨证施护，实施有效的护理。

3. 针灸推拿的临床应用优势　针灸学在中医护理临床工作中至少有三方面的优势，其一，针灸对某些病症如中风、面瘫、呃逆等多能取得其他医护手段难以达到的效果；其二，针灸对某些需要作临时处置的情形如术后无尿、产后无尿等，既解决问题而又不干扰正常的医护计划；其三，疼痛是见于临床各科多种疾病的常见症状，是影响患者休息、睡眠和饮食的常见问题，针灸镇痛的广泛效果是肯定的，应用针灸止痛是扬祖国医学之所长。

推拿治疗无论在骨伤科、内科、妇科或者儿科都有独特的疗效。如筋伤患者通过推拿手法理筋整复，胃肠功能紊乱通过腹部推拿调节胃肠，中风偏瘫患者通过推拿改善肌力等。

针灸学需要掌握的内容繁多，一方面是对于经络穴位的认知，如十四经脉的名称、走行规律、分布规律、衔接规律、表里络属关系。常用腧穴的定位、主治病症及针刺深度等。腧穴主治方面：十四经穴分经主治及分部主治规律；穴位的近治作用，尤其是阿是穴，即“腧穴所在，主治所及”，头面部穴位：主治头面、五官疾病。四肢部穴位：主治四肢肌肉、关节疾病。胸腹部穴位：主治内脏急性发作性疾病。腰背部穴位：主治五脏六腑慢性虚弱性疾病及腰背疾病。特定穴的特殊治疗作用、配穴及临床应用。常见病的常规治疗选穴。另一方面是针刺方法的练习。练针是针灸技能操作的关键部分，针刺手法的好坏直接影响着临床治疗效果。进针速度、方向、深度以及补泻手法等的不同会产生不同的治疗效果。

推拿的治疗作用取决于以下三个方面：一是推拿手法作用的性质和量；二是被刺激的部位或穴位的特异性；三是机体的功能状态。在辨识机体功能状态的前提下，按手法的性质和量，结合治疗部位，将手法分为温、通、补、泻、汗、和、散、清八种基本治法。推拿手法练习是推拿学习的重点，推拿手法要求持久、有力、均匀、柔和、渗透。推拿手法的好坏也会直接影响治疗效果。这就要求在临床护理中不仅要练好推拿手法，更要选用正确的推拿手法辨证施护。

（二）中医针灸推拿在现代护理发展中的作用

了解针灸推拿在现代整体护理发展中的特点，又充分发挥其作用。一是要优势互补，运用科学的方法护理患者，与现代护理取长补短，配合医生完成医疗任务。以中医针灸推拿具有的优越性与现代医疗护理技术相融合，减轻患者痛苦，提高康复的效率。二是在护理过程中，既要突出其传统特点，又要有创新作用，既要体现现代护理的先进性和科学性，同时必须以中医基础理论为基础，努力挖掘和继承祖国医学宝库中的护理经验，丰富和完善现代护理学的内涵，使之更具客观化和科学化，形成具有中国特色的现代整体护理学。

目标检测

一、A 题型（最佳选择题）

1. “推拿”一词首见于我国（　）

A. 唐代　B. 宋代　C. 元代　D. 明代　E. 清代

2. 我国最早的推拿专著是（　）

A.《肘后备急方》　B.《圣济总录》　C.《黄帝岐伯按摩十卷》　D.《小儿按摩经》　E.《小儿推拿秘诀》

3. 最原始的针刺工具是（　）

A. 骨针　B. 竹针　C. 砭石　D. 陶针　E. 铜针

4. 明代著名的针灸著作有（　）

A.《针灸大成》　B.《针灸资生经》　C.《针灸甲乙经》　D.《铜人腧穴针灸图经》　E.《针灸问对》

5. 我国历史上最早于太医院中设按摩科的是（　）

A. 明代　B. 元代　C. 唐代　D. 清代　E. 晋代

6. 创子午流注针法的是（　）

A. 徐凤　B. 何若愚　C. 窦默　D. 李梴　E. 高武

二、填空题

1. 著名医家孙思邈在其著作《备急千金要方》中绘制了五色，还创用了________穴和指寸法。

2. 清代针灸医学亦有发展，其中吴谦等撰________，李学川撰________。

3. 1975 年，由上海中医学院主编的《推拿学》作为全国中医学院校的正式教材，首次将 20 种成人手法归纳成________、________、________、________、________、________ 6 类。

三、简答题

简述针灸推拿在临床护理工作中的优势。

（彭德忠　卢咏梅）

书网融合……

本章小结　微课　题库

上篇　针灸基础篇

第一章　经络腧穴总论

学习目标

知识要求：

1. 掌握　经络的概念；经络系统的组成；十二经脉的分布、循行、交接规律；腧穴的概念、分类及定位方法；特定穴的分类及特点。

2. 熟悉　十二经脉的名称和表里属络关系；奇经八脉的概念、分布及作用；经络的生理功能和临床应用；腧穴的治疗作用。

3. 了解　十五络脉；十二经别；十二经筋；十二皮部；腧穴的命名。

技能要求：

熟练掌握常用骨度分寸的折量方法。

素质要求：

具有严谨求实的学习态度，刻苦钻研的学习精神，热爱中医针灸推拿。把针灸推拿技术运用到临床护理之中，为患者健康服务。

经络是经脉和络脉的总称，是人体内运行气血的通道。经，有路径的含义，经脉贯通上下，沟通内外，是经络系统中的主干；络，有网络的含义，络脉是经脉别出的分支，较经脉细小，纵横交错，遍布全身。《灵枢·脉度》载："经脉为里，支而横者为络，络之别者为孙。"

经络学说是阐述人体经络系统的循行分布、生理功能、病理变化及其与脏腑相互关系的一门学说。它是中医理论体系的重要组成部分，贯穿于中医学的生理、病理、诊断、治疗等方面，几千年来一直指导着中医各科的临床实践，与针灸学科的关系尤为密切。《灵枢·经别》说："夫十二经脉者，人之所以生，病之所以成，人之所以治，病之所以起，学之所始，工之所止也"。说明经络对生理、病理、诊断、治疗等方面的重要意义，为历代医家所重视。

腧穴是人体脏腑经络之气血输注于体表的特殊部位。腧，又作"俞"，通"输"，有输注、转输的意思；穴，原义为"土室"，引申指孔隙、空窍、凹陷处。腧穴既是疾病在体表的反应处，也是针灸的施术部位。腧穴与脏腑、经络有密切关系。腧穴归于经络，经络属于脏腑，故腧穴与脏腑脉气相通。《灵枢·海论》："夫十二经脉者，内属于腑脏，外络于肢节"，明确指出脏腑－经络－腧穴之间的关系。《千金翼方》进一步指出："凡孔穴者，是经络所行往来处，引气远入抽病也"，说明在体表的穴位上施以针或灸，就能够"引气远入"而治疗病症。脏腑病变又可从经络反映到相应的腧穴。

第一节 经络系统的组成

经络系统由经脉和络脉组成，是由经脉与络脉相互联系、彼此衔接而构成的体系。其中经脉包括十二经脉、奇经八脉，以及附属于十二经脉的十二经别、十二经筋、十二皮部；络脉包括十五络脉及其难以计数的浮络、孙络等。经络系统的组成，见图1-1。

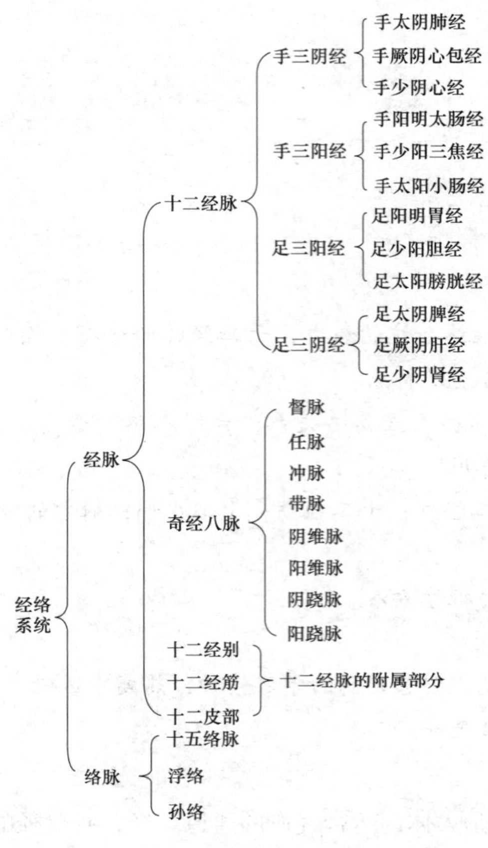

图1-1 经络系统组成

一、十二经脉

十二经脉即手三阴经（肺、心、心包）、手三阳经（大肠、三焦、小肠）、足三阳经（胃、胆、膀胱）、足三阴经（脾、肝、肾）的总称，是经络系统的主体，故又称之为“正经”。

（一）十二经脉的名称

十二经脉的名称由手足、阴阳、脏腑三部分组成，是古人根据阴阳消长所衍化的三阴三阳，结合经脉循行于上肢和下肢的特点，以及经脉与脏腑相属的关系而确定的。手足，是指经脉的外行路线分别循行分布于手或足，如手太阴经即分布于上肢。脏腑，是指经脉的内行路线分别循行络属于某一个脏腑，如肺经表示该经脉连属肺脏。阴阳，是指经脉的阴阳属性及阴阳消长变化，一阴一阳衍化为三阴三阳：阴气最盛者为太阴，其次为少阴，再次为厥阴；阳气最盛者为阳明，其次为太阳，再次为少阳。十二经脉的名称分别为手太阴肺经、手阳明大肠经、足阳明胃经、足太阴脾经、手少阴心经、手太阳小肠经、足太阳膀胱经、足少阴肾经、手厥阴心包经、手少阳三焦经、足少阳胆经和足厥阴肝经。

（二）十二经脉在体表的分布规律

十二经脉在体表左右对称地分布于头面、躯干和四肢，纵贯全身。以正立姿势，两臂下垂拇指向前的体位为标准，十二经脉中六条阴经分布于四肢内侧和胸腹，其中上肢的内侧是手三阴经，下肢内侧是足三阴经；六条阳经分布于四肢外侧和头面、躯干，其中上肢的外侧是手三阳经，下肢的外侧是足三阳经。手、足三阳经在四肢的排列是阳明在前，少阳在中，太阳在后。手三阴经在上肢的排列是太阴在前、厥阴在中、少阴在后。足三阴在内踝上 8 寸以下，其排列是厥阴在前、太阴在中、少阴在后，至内踝上 8 寸处足厥阴经同足太阴经交叉后，足厥阴循行在足太阴与足少阴之间，便成为太阴在前，厥阴在中，少阴在后。

（三）十二经脉表里属络关系

十二经脉“内属于腑脏，外络于肢节”，在体内与脏腑有明确的属络关系。其中阴经属脏络腑主里，阳经属腑络脏主表。互为表里的阴经和阳经在体内互为属络。如手太阴肺经属肺络大肠为里，手阳明大肠经属大肠络肺为表。互为表里的经脉在生理上密切联系，病变时相互影响，治疗时相互为用。

（四）十二经脉循行走向、交接规律与气血流注规律

十二经脉的循行走向规律是：手三阴经从胸走手，手三阳经从手走头，足三阳经从头走足，足三阴经从足走腹（胸）。正如《灵枢·逆顺肥瘦》所载：“手之三阴，从脏走手；手之三阳，从手走头；足之三阳，从头走足；足之三阴，从足走腹。”

十二经脉的交接规律如下。①相表里的阴经与阳经在四肢末端交接，如手太阴肺经在手食指与手阳明大肠经交接，手少阴心经在手小指与手太阳小肠经交接，手厥阴心包经在手无名指与手少阳三焦经交接，足阳明胃经在足大趾与足太阴脾经交接，足太阳膀胱经在足小趾与足少阴肾经交接，足少阳胆经从足跗上斜趋足大趾丛毛处与足厥阴肝经交接。②同名的阳经与阳经在头面部交接，如手阳明大肠经和足阳明胃经交接于鼻旁，手太阳小肠经与足太阳膀胱经在目内眦交接，手少阳三焦经与足少阳胆经均通于目外眦。③相互衔接的阴经与阴经在胸中交接，如足太阴脾经与手少阴心经交接于心中，足少阴肾经与手厥阴心包经交接于胸中，足厥阴肝经与手太阴肺经交接于肺中（图 1－2）。

十二经脉的气血流注顺序有一定的规律。十二经脉气血流注从手太阴肺经开始，逐经流注到肝经，自肝经上注肺，再返回至肺经，重新再循环，形成周而复始、如环无端的传注系统，将气血周流全身，使人体不断地得到营养而维持各组织器官的功能活动。

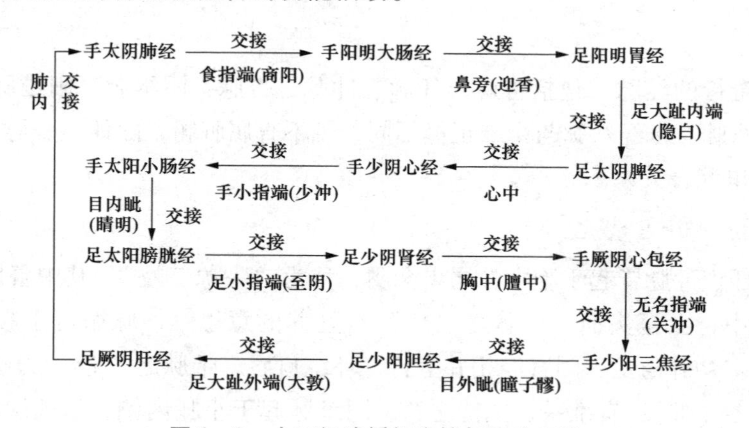

图 1－2　十二经脉循行交接与流注规律

（五）十二经脉与脏腑器官的联络

十二经脉除了与体内的脏腑相属络外，还与其循行分布部位的其他组织器官有着密切的联络（表

1－1）。临床上辨证分经，循经取穴，多以此为依据。

表 1－1　十二经脉与脏腑器官联络

经脉名称	联络的脏腑	联络的器官
手太阴肺经	肺，大肠，中焦，胃口	肺系，喉咙
手阳明大肠经	大肠，肺	下齿，口，鼻孔
足阳明胃经	胃，脾	鼻，上齿，口唇，耳，喉咙
足太阴脾经	脾，胃，心	咽，舌
手少阴心经	心，小肠，肺	心系，咽，目系
手太阳小肠经	小肠，心，胃	咽，耳，目内外眦，鼻
足太阳膀胱经	膀胱，肾	目内眦，耳，脑
足少阴肾经	肾，膀胱，肝，肺，心	喉咙，舌
手厥阴心包经	心包，三焦	横膈
手少阳三焦经	三焦，心包	耳，目锐眦
足少阳胆经	胆，肝	目锐眦，耳
足厥阴肝经	肝，胆，胃，肺	阴器，喉咙，颃颡，目系，唇

知识链接

十二经脉与十二时辰的对应关系

古人把一天分为十二时辰，每个时辰各对应一经，认为这时该经气血最为旺盛，按时辰调理相应的经络则有更好的疗效。十二经脉与十二时辰对应关系如下。

子时：23 时至 1 时，对应胆经。丑时：1 时至 3 时，对应肝经。寅时：3 时至 5 时，对应肺经。卯时：5 时至 7 时，对应大肠经。辰时：7 时至 9 时，对应胃经。巳时：9 时至 11 时，对应脾经。午时：11 时至 13 时，对应心经。未时：13 时至 15 时，对应小肠经。申时：15 时至 17 时，对应膀胱经。酉时：17 时至 19 时，对应肾经。戌时：19 时至 21 时，对应心包经。亥时：21 时至 23 时，对应三焦经。

二、奇经八脉

奇经八脉即别道奇行的经脉，包括督脉、任脉、冲脉、带脉、阴维脉、阳维脉、阴跷脉、阳跷脉，共 8 条，故称为奇经八脉。奇经八脉与十二正经不同，既不直属脏腑，除任、督脉外又无专属穴位，且“别道奇行”，没有表里配合关系。

（一）奇经八脉的分布概况

奇经八脉中督、任、冲脉皆起于胞中，同出会阴，称为“一源三岐”，其中督脉之“督”有总督之意。督脉行于腰背正中，上至头面。任脉之“任”有妊养的意思。任脉循行于腹胸正中，上抵颏部。冲脉之“冲”为要冲。冲脉与足少阴肾经相并上行，环绕口唇。带脉之“带”为腰带。带脉起于胁下，绕行腰间一周。维脉之“维”，有维系、主持之意。阴维脉起于小腿内侧，沿腿股内侧上行，至咽喉与任脉会合。阳维脉起于足跗外侧，沿腿膝外侧上行，至项后与督脉相会。跷脉之“跷”有足跟、跷捷之意。阴跷脉起于足跟内侧，随足少阴等经上行，至目内眦与阳跷脉会合。阳跷脉起于足跟外侧，伴足太阳等经上行，至目内眦与阴跷脉会合，再沿足太阳经上额，于项后会合足少阳经。

（二）奇经八脉的作用和临床意义

奇经八脉交错地循行分布于十二经之间，其作用主要体现在以下几个方面。一是统帅、主导作用：奇经八脉将部位相近、功能相似的经脉联系起来，达到统帅有关经脉气血，协调阴阳的作用。如督脉督领诸阳经，统摄全身阳气和真元，为“阳脉之海”。任脉妊养诸阴经，总调全身阴气和精血，为“阴脉之海”。冲脉起于胞中，与督脉、任脉、足阳明、足少阴等经关系密切，故有“十二经脉之海”和“血海”之称，具有涵蓄十二经气血的作用。带脉约束纵行躯干部的诸条经脉。阳维脉主一身之表，阴维脉主一身之里，具有维系一身阴经和阳经的作用。阴阳跷脉主肢体两侧的阴阳，调节下肢运动与寤寐。二是沟通、联络作用：奇经八脉在循行分布过程中，与其他各经相互交会沟通，加强了十二经脉之间的相互联系。如手足三阳经共会督脉于大椎，任脉关元、中极穴为足三阴经之交会，冲脉加强了足阳明与足少阴经之间的联系，带脉横绕腰腹，联系着纵行于躯干的各条经脉等。三是蓄积、渗灌的调节作用：奇经八脉纵横交错循行于十二经脉之间，当十二经脉和脏腑之气旺盛时，奇经加以储蓄；当十二经脉生理功能需要时，奇经又能渗灌和供应。奇经八脉循行分布和功能见表1－2。

表1－2 奇经八脉循行分布和功能

奇经八脉	循行分布概况	功能
任脉	腹、胸、颏下正中	妊养六阴经，调节全身阴经经气，故称“阴脉之海”
督脉	腰、背、头面正中	督领六阳经，调节全身阳经经气，故称“阳脉之海”
冲脉	与足少阴经并行，环绕口唇，且与任、督、足阳明经等有联系	涵蓄十二经气血，故称“十二经之海”或“血海”
带脉	起于胁下，环腰一周，状如束带	约束纵行躯干的诸条经脉
阴维脉	起于小腿内侧，并足太阴、厥阴上行，至咽喉合于任脉	维系全身阴经
阳维脉	起于足跗外侧，并足少阳经上行，至项后会于督脉	维系全身阳经
阴跷脉	起于足跟内侧，伴足少阴等经上行，至目内眦与阳跷脉会合	调节下肢运动，司眼睑开合
阳跷脉	起于足跟外侧，伴足太阳等经上行，至目内眦与阴跷脉会合	调节下肢运动，司眼睑开合

奇经八脉中的任脉和督脉，各有其所属的腧穴，故与十二经相提并论合称“十四经”。十四经均有一定的循行路线和所属穴位，是经络系统的主要部分。

三、十五络脉

十二经脉和任脉、督脉各自别出一络，加上脾之大络，总计15条，称为十五络脉，分别以其所别出处的腧穴命名。

十二经脉的别络在四肢肘膝关节以下本经络穴分出后，均走向其相表里的经脉；任脉的别络，从胸骨剑突下鸠尾分出后，散布于腹部；督脉的别络，从尾骨下长强分出后，散布于头部，并走向背部两侧的足太阳经；脾之大络，出于腋下大包穴，散布于胸胁部。全身络脉中，十五络脉较大，络脉中浮行于浅表部位的称为“浮络”。络脉最细小的分支称为“孙络”，遍布全身，难以计数。

络脉具有输送营卫气血、渗灌濡养周身组织的作用。十二经脉的络脉加强了十二经脉表里经之间的联系，沟通了表里两经的经气。躯干部的任脉络、督脉络和脾之大络，分别沟通了腹、背和胸胁经气。《灵枢·本脏》说：“经脉者，所以行血气而营阴阳，濡筋骨，利关节者也。”循行于经脉中的营卫气血，正是通过络脉而布散全身，以温养、濡润所有组织，维持人体正常生理功能。

络脉理论为经络理论的重要组成部分，对针灸临床有重要的指导意义。如根据络脉病候和络脉沟通表里两经的特点，选用络穴治疗相应的络脉病变和表里两经的病变。络脉理论还用于诊察疾病，如通过诊察络脉颜色的变化，可测知脏腑经脉有关方面的病变；用于指导针刺放血，以治疗相应疾病，如用刺络拔罐法放出少许血液，可祛除络脉中的瘀积，达到通畅气血，治疗疾病的目的。

四、十二经别

十二经别是十二正经别行深入体腔的支脉。由于经别均由十二经脉分出，故其名称也依十二经脉而定，即有手三阴、手三阳经别和足三阴、足三阳经别。

十二经别的循行分布具有离、入、出、合的特点，多从四肢肘膝关节附近正经别出（离），经过躯干深入体腔与相关的脏腑联系（入），再浅出体表上行头项部（出），在头项部，阳经经别合于本经的经脉，阴经的经别合于其相表里的阳经经脉（合），由此将十二经别按阴阳表里关系汇合成六组，称为"六合"。

由于十二经别从其同名经脉分出后，其阴经经别，多走向阳经经别，并与之会合，从而使十二经脉表里属络关系又增加了一重联系。同时，进入体腔以后，绝大多数经别都循行于该经脉所属脏腑，特别是阳经经别全部联系到其本经有关的脏和腑，这样，就使体内脏腑的配合以及表里两经在内行部分的联系更加密切，为临床常用的表里配穴法提供了理论依据。

在十二经脉中，循行于头面部位的主要是阳经，阴经一般不上头部。只有足厥阴肝经上达巅顶，手少阴心经上连目系。十二经别不仅阳经经别到达头部，阴经经别也合于头面。由于经别加强了十二经脉对头面的联系，从而突出了头面部经脉和穴位的重要性及其主治作用，为手足三阴经穴位之所以能治疗头面和五官疾病，以及近代发展起来的头针、面针、耳针等奠定了理论基础。

五、十二经筋

十二经筋是十二经脉之气结聚散络于筋肉关节的体系，是附属十二经脉的筋肉系统。十二经筋皆隶属于十二经脉，并随所辖经脉而命名。

十二经筋的循行分布，与其所辖经脉体表通路基本一致，其循行走向均起始于四肢末端，结聚于关节骨骼部，而走向躯干头面，行于体表，不入内脏。十二经筋有刚筋、柔筋之分。刚（阳）筋分布于项背和四肢外侧，以手足阳经经筋为主；柔（阴）筋分布于胸腹和四肢内侧，以手足阴经经筋为主。

经筋的作用主要是约束骨骼，利于关节屈伸活动，保持人体正常的运动功能。《素问·痿论篇》曰："宗筋主束骨而利机关也。"

经筋为病，多为转筋、筋痛、弛纵等，针灸治疗多局部取穴，且多用燔针劫刺。如《灵枢·经筋》云："治在燔针劫刺，以知为数，以痛为输。"

六、十二皮部

十二皮部是十二经脉功能活动反映于体表的部位，也是络脉之气在皮肤所散布的部位。十二皮部的分布区域，是以十二经脉体表的分布范围为依据的。《素问·皮部论篇》指出："欲知皮部以经脉为纪者，诸经皆然。"

十二皮部居于人体最外层，与经络气血相通，是机体的卫外屏障，起着保卫机体、抗御外邪和反映病症的作用。通过观察皮部的病变征象，如皮肤上的丘疹，切诊皮肤的寒热、皮肤的感觉差异等，可协助诊断。皮部也是针灸临床上重要的治疗部位，如皮肤针法、刮痧法、穴位贴敷法等都是皮部理论的具体运用。

PPT

第二节 经络的生理功能和临床应用

一、经络的生理功能

（一）联系脏腑，沟通内外

人体的五脏六腑、四肢百骸、五官九窍、皮肉筋骨等组织器官，之所以能保持相对的协调与统一，完成正常的生理活动，是依靠经络系统的联络沟通而实现的。由于十二经脉及其分支纵横交错、入里出表，通上达下联系了脏腑器官，奇经八脉沟通于十二经之间，经筋皮部联结了肢体筋肉皮肤，从而使人体的各脏腑组织器官有机地联系起来，正如《灵枢·海论》说："夫十二经脉者，内属于腑脏，外络于肢节。"脏腑居于内，肢节居于外，其间是通过经络系统相联系。

（二）运行气血，协调阴阳

人体的各个脏腑组织器官均需要气血的温养濡润，才能发挥正常作用。气血必须依赖经络的传注，才能输布全身，以濡润全身各脏腑组织器官，维持机体的正常功能。如营气之和调于五脏，洒陈于六腑，这就为五脏藏精，六腑传化的功能活动提供了物质条件。所以《灵枢·本藏》说："经脉者，所以行血气而营阴阳，濡筋骨，利关节者也。"这就指明了经络具有运行气血，协调阴阳和营养全身的作用。

（三）抗御病邪，反映症候

在疾病的情况下，经络具有有抗御病邪，反映症候的作用。当体表受到病邪侵犯时，可通过经络由表及里，由浅入深。《素问·缪刺论》载："夫邪之客于形也，必先舍于皮毛，留而不去，入舍于孙脉，留而不去，入舍于络脉，留而不去，入舍于经脉，内连五脏，散于肠胃"，指出了经络是外邪从皮毛腠理内传于脏腑的传变途径。此外，经络也是脏腑之间、脏腑与体表组织器官之间相互影响的渠道。如心热移于小肠，肝病影响到胃，胃病影响到脾等，这是脏腑病变通过经络传注而相互影响的结果。

（四）传导感应，调整虚实

针灸防病治病，是基于经络具有传导感应和调整虚实的作用。针刺中的得气和气行现象都是经络传导感应的功能表现。人身经络之气发于周身腧穴，《灵枢·九针十二原》说："节之交，三百六十五会，所言节者，神气之所游行出入也"，所以针刺操作的主要关键在于调气，所谓"刺之要，气至而有效"。当经络或内脏机能失调时，通过针灸等刺激体表的一定穴位，经络可以将其治疗性刺激传导到有关的部位和脏腑，以发挥其调节人体脏腑气血的功能，从而使阴阳平复，达到治疗疾病的目的。

二、经络的临床应用

经络学说在临床上的应用，主要表现在诊断和治疗两个方面。

（一）诊断方面

1. 经络辨证 是以经络学说为理论依据，对患者所反映的症状、体征进行综合分析，以判断病属何经，并进而确定发病原因、病变性质及病机的一种辨证方法。由于经络有一定的循行部位和脏腑属络，它可以反映经络本身及所属脏腑的病症，因而在临床上，根据疾病所出现的症状，结合经脉循行的部位及所联系的脏腑，作为辨证归经的依据。如头痛一症，痛在前额部多与阳明经有关，痛在侧头部多与少阳经有关，痛在后头部多与太阳经有关，痛在巅顶部多与厥阴经有关。另外，临床上还可以根据所出现的证候进行辨证归经。如咳嗽、鼻流清涕、胸痛、上肢内侧前沿痛等，与手太阴肺经有关。

2. 经络望诊　是通过观察经络所过部位所发生的各种异常改变来诊断疾病的方法。经络望诊要注意观察全身经络穴位的色泽、形态变化，如皮肤的皱缩、隆陷、松弛，以及颜色的变异、光泽的明晦、色素的沉着和斑疹的有无等。《灵枢·经脉》说："凡诊络脉，脉色青则寒且痛，赤则有热。胃中有寒，手鱼之络多青矣；胃中有热，鱼际络赤。其暴黑者，留久痹也；其有赤有黑有青者，寒热气也；其青短者，少气也。"说明诊察络脉所表现的各种不同颜色，是诊断不同病症的重要依据之一。

3. 经络腧穴按诊　是在经络腧穴部位上运用按压、触摸等方法来寻找异常变化，如压痛、麻木、硬结、索条状物、肿胀、凹陷等，借以诊断疾病的方法。这一诊法常可为针灸临床治疗提供选穴的直接依据。经络按诊的部位多为背俞穴，其次是胸腹部的募穴以及四肢的原穴、郄穴、合穴或阿是穴等。

4. 经络腧穴电测定　是利用经络穴位测定仪检测经络腧穴部位的电学参数，借以判断各经气血之盛衰的方法。测定内容主要包括经络穴位皮肤的电阻或电位。由于人体腧穴具有低电阻特性，并且还受疾病等因素的影响而发生变化。因此，测定这些变化，对于诊断经络脏腑疾病和选取治疗穴位，都有重要参考价值。

（二）治疗方面

1. 指导针灸治疗　针灸临床选穴一般是在明确辨证的基础上，除选用局部腧穴外，通常以循经取穴为主，即某一经络或脏腑有病，便选用该经或脏腑的所属经络或相应经脉的腧穴来治疗。有上病下取，下病上取，中病旁取，左右交叉取以及前后对取等。如胃痛循经远取足三里、梁丘；胁痛循经选取阳陵泉、太冲；前额阳明头痛，循经选取上肢的合谷和下肢的内庭等。《四总穴歌》说："肚腹三里留，腰背委中求，头项寻列缺，面口合谷收"就是循经取穴的典型。此外，根据皮部与经络脏腑的密切联系，临床上用皮肤针叩刺皮肤，皮内针埋藏皮内来治疗脏腑经脉的病症；根据"菀陈则除之"的原则，使用刺络放血的方法来治疗一些常见病，如目赤肿痛刺太阳出血，咽喉肿痛刺少商出血，急性腰扭伤刺委中出血等等；经筋的病候，多表现为拘挛、抽搐等症，治疗多局部取穴等。这些都是经络理论在针灸临床上的应用。

2. 指导药物归经　药物按其主治性能归入某经或某几经，简称药物归经，它是在分经辨证的基础上发展起来的。因病证可以分经，主治某些病症的药物也就成为某经或某几经之药。徐灵胎《医学源流论》说："如柴胡治寒热往来，能愈少阳之病；桂枝治畏寒发热，能愈太阳之病；葛根治肢体大热，能愈阳明之病。盖其止寒热、已畏寒、除大热，此乃柴胡、桂枝、葛根专长之事。因其能治何经之病，后人即指为何经之药。"此外，中医临床各科药物的应用，也有很多是以经络特殊联系的原理为依据的，如目病有时可以不治目而用补肝的方法，因为肝脉上通于目之故；口舌生疮，可清泄小肠，是根据心与小肠为表里，心火上炎，可以导火下行，两经经脉有密切的联系。

第三节　腧穴的命名、分类与治疗作用

PPT

一、腧穴的命名

腧穴各有一定的部位和命名。《素问·阴阳应象大论篇》说："气穴所发，各有处名。"腧穴的名称都有一定的意义。故孙思邈《千金翼方》说："凡诸孔穴，名不徒设，皆有深意。"有关腧穴命名含义的解释在古代文献中早有记载。

古人对腧穴的命名，取义十分广泛，可谓上察天文，下观地理，中通人事，远取诸物，近取诸身，结合腧穴的分布特点、作用、主治等内容赋予一定的名称。清代程知（扶生）著《医经理解》对腧穴命名意义曾作以下概括："经曰：肉之大会为谷，小会为溪，谓经气会于孔穴，如水流之行而会于溪谷

也。海，言其所归也。渊、泉，言其深也。狭者为沟、渎。浅者为池、渚也。市、府，言其所聚也。道，里，言其所由也。室、舍，言其所居也。门、户，言其所出入也。尊者为阙、堂。要会者为关、梁也。丘、陵，言其骨肉之高起者也。髎，言其骨之空阔者也。俞，言其气之传输也。天以言乎其上，地以言乎其下也……”现将腧穴命名归纳介绍如下。

（一）天象地理

1. 以日月星辰命名　如日月、上星、璇玑、华盖、太乙、太白、天枢等。

2. 以山、谷、丘、陵命名　如承山、合谷、大陵、梁丘、丘墟等。

3. 以大小水流命名　如后溪、支沟、四渎、少海、尺泽、曲池、曲泉、经渠、太渊等。

4. 以交通要冲命名　如气冲、水道、关冲、内关、风市等。

（二）人事物象类

1. 以动植物名称命名　如鱼际、鸠尾、伏兔、犊鼻、攒竹等。

2. 以建筑居处命名　如天井、玉堂、巨阙、曲垣、库房、府舍、天窗、地仓、梁门、紫宫、内庭、气户等。

3. 以生活用具命名　如大杼、地机、颊车、阳辅、缺盆、天鼎、悬钟等。

4. 以人事活动命名　如人迎、百会、归来、三里等。

（三）形态功能类

1. 以解剖部位命名　如腕骨、完骨、大椎、曲骨、京骨、巨骨等。

2. 以脏腑功能命名　如脏腑背俞和神堂、魄户、魂门、意舍、志室等。

3. 以经络阴阳命名　如三阴交、三阳络、阴陵泉、阳陵泉等。

4. 以穴位作用命名　如承浆、承泣、听会、迎香、廉泉、劳宫、气海、血海、光明等。

二、腧穴的分类

腧穴一般可分为经穴、奇穴和阿是穴三类。

（一）经穴

凡归属于十二经脉和任、督脉的腧穴，亦即归属于十四经的穴位，总称“十四经穴”，简称“经穴”。经穴有具体的穴名和固定的位置，分布在十四经循行路线上，有明确的针灸主治证，是腧穴的主要部分。《内经》多处提到“三百六十五穴”之数，但实际其载有穴名者约160穴左右；经穴专书《针灸甲乙经》载古代《明堂孔穴针灸治要》共349穴（《千金翼方》所载相同）；宋代《铜人腧穴针灸图经》（《十四经发挥》同）穴数有所增加，穴名数达354；明代《针灸大成》载有359穴；至清代《针灸逢源》，经穴总数才达361。在2006年国家标准《腧穴名称与定位》（GB/T12346－2006）中将印堂穴由经外奇穴归至督脉，经穴总数达362。

（二）奇穴

凡未归入十四经穴范围，而有具体的位置和名称的经验效穴，统称“经外奇穴”，简称“奇穴”。奇穴是在“阿是穴”的基础上发展起来的，这类腧穴的主治范围比较单一，多数对某些病症有特殊疗效，如百劳穴治瘰疬，四缝穴治小儿疳积等。

历代文献有关奇穴的记载很多，如《备急千金要方》载有奇穴187个之多，均散见于各类病症的治疗篇中。但这时没有“奇穴”这一称法，只因其取穴法不同于经穴，近人都把它算成奇穴。明代《奇效良方》才专列“奇穴”，收集了26穴。《针灸大成》始列“经外奇穴”一门，载有35穴。《类经图翼》也专列“奇俞类集”一篇，载有84穴。《针灸集成》汇集了144穴。可见，历代医家对奇穴颇为重视。奇穴的分布较为分散，有的在十四经循行路线上；有的虽不在十四经循行路线上，但却与经络系统有着密切联系；有的奇穴并不是指一个穴位，而是多个穴位的组合，如十宣、八邪、八风、华佗夹脊等；有些虽名为奇穴，但实际上就是经穴的别名，如胞门、子户，实际就是水道穴，四花就是胆俞、膈俞四穴。

（三）阿是穴

阿是穴，又称天应穴、不定穴等，通常是指该处既不是经穴，又不是奇穴，只是按压痛点取穴。这类穴既无具体名称，又无固定位置，而是以压痛或其他反应点作为刺灸的部位。阿是穴多位于病变附近，也可在与其距离较远处。

“阿是”之名见于唐代《备急千金要方》。因其没有固定的部位，故《扁鹊神应针灸玉龙经》称“不定穴”，《医学纲目》称“天应穴”。其名虽异，意义则同。这种取穴法，实即出自《内经》所说之“以痛为腧”。《灵枢·五邪》说：“以手疾按之，快然乃刺之”；《素问·缪刺论》也说：“疾按之应手如痛，刺之”；《素问·骨空论》还说：“切之坚痛，如筋者灸之”，说明或痛、或快、或特殊反应处，都有“阿是”之意。

三、腧穴的治疗作用

（一）腧穴的主治特点

腧穴是脏腑经络之气输注于体表的特殊部位，当人体生理功能失调时，腧穴是疾病的反应点，在防治疾病时腧穴又是针灸的刺激点。通过针刺、艾灸等对腧穴的刺激以通其经脉，调其气血，使阴阳归于平衡，脏腑趋于和调，从而达到扶正祛邪的目的。腧穴的主治作用有以下三个方面的特点。

1. 近治作用 这是经穴、奇穴和阿是穴所共有的主治作用特点，即腧穴都能治疗其所在部位及邻近部位的病症，如眼区的睛明、承泣、四白、球后各穴，均能治眼病；耳区的听宫、听会、翳风、耳门诸穴，均能治疗耳病；胃部的中脘、建里、梁门等穴，均能治疗胃病。邻近作用还可包括较宽的范围，头和躯干部及分段选穴，都属于腧穴的邻近作用，如脏腑俞募穴的应用等。

2. 远治作用 这是经穴，尤其是十二经脉在四肢肘、膝关节以下的腧穴的主治特点。这些穴位不仅能治局部病症，而且能治本经循行所到达的远隔部位的病症。这就是常说的“经络所过，主治所及”。如合谷穴，不仅能治上肢病症，而且能治颈部和头面部病症；足三里穴不但能治下肢病症，而且能治胃肠以及其他病症等。

3. 特殊作用 除了上述近治和远治作用外，腧穴还具有双向调整、整体调整和相对的特异治疗作用。很多腧穴都有双向调整作用，如泄泻时针刺天枢能止泻，便秘时针刺则能通便；心动过速时针刺内关能减慢心率，心动过缓时针刺则可加快心率。有些穴位还能调治全身性的病症，这在手足阳明经穴和任督脉经穴中更为多见，如合谷、曲池、大椎可治外感发热；足三里、关元、膏肓俞具有增强人体防卫和免疫功能的作用。有些穴位的治疗作用还具有相对的特异性，如至阴穴可矫正胎位；阑尾穴可治阑尾炎等。

（二）腧穴的主治规律

每个腧穴都有较广泛的主治范围，这与其所属经络和所在部位的不同有直接关系。无论腧穴的局部治疗作用，还是远隔部位的治疗作用，都是以经络学说为依据。腧穴的主治规律，主要有分经主治、分部主治两方面。一般来说，四肢部经穴以分经主治为主，头身部经穴以分部主治为主。

1. 分经主治规律 分经主治，是指某一经脉所属的经穴均可治疗该经脉循行部位及其相应脏腑的病症。同一经脉的不同经穴，可以治疗本经相同病症。如手太阴肺经的尺泽、孔最、列缺、鱼际均可治疗咳嗽、气喘等肺系疾患。根据腧穴的分经主治规律，后世医家在针灸治疗上有“宁失其穴，勿失其经”之说。

各经有其主要治症（主病），邻近的经又有类似作用，或两经相同，或三经相同，这是“三阴”“三阳”在治疗作用上的共性。如手太阴肺经穴治肺、咽喉及上肢内侧前缘痹痛，手厥阴心包经穴治心、胃病及上肢内侧中间痹痛，手少阴心经穴治心痛及上肢内侧后缘痹痛，但此手三阴经又有共同主治特点，即均能治胸部病。

2. 分部主治规律　分部主治，是指位于身体某一部位的腧穴均可治疗该部位及某类病症，即腧穴的分部主治与腧穴的位置特点相关。如位于头面、颈项部的腧穴，以治疗头面五官及颈项部的病症为主，后头部及项区的腧穴又可治疗神志病；胸、腹与背腰部前后对应，“脏腑腹背，气相通应”，这是分部主治的规律，体现经脉在纵行分经的基础上又有横行分部的关系。任、督脉由于地位的特殊对于整体有更大的作用。督脉以头项部为重点，任脉以下腹部为重点，体现阴升阳降的作用。

第四节　特定穴

PPT

一、特定穴及分类

十四经中具有特殊治疗作用，并按特定称号归类的腧穴，称为特定穴。根据其不同的分布特点、含义和治疗作用，将特定穴分为五输穴、原穴、络穴、郄穴、下合穴、背俞穴、募穴、八会穴、八脉交会穴、交会穴。特定穴是针灸临床最常用的经穴，其相关理论在针灸临床选穴中有着极其重要的意义。

二、特定穴的分布及特点

（一）五输穴

十二经脉在肘膝关节以下各有称为井、荥、输、经、合的五个腧穴，合称“五输穴”。有关记载首见于《灵枢·九针十二原》：“所出为井、所溜为荥、所注为输、所行为经、所入为合。”这是按经气的由小到大，由浅而深所做的排列。《灵枢·本输》详细载述了各经井、荥、输、经、合各穴的名称和具体位置，唯独缺手少阴心经的五输穴，在《针灸甲乙经》中才补充完备。

古人把经气运行过程用自然界的水流由小到大，由浅入深的变化来形容，把五输穴按井、荥、输、经、合的顺序，从四肢末端向肘、膝方向依次排列。“井”穴多位于手足之端，喻作水的源头，是经气所出的部位，即“所出为井”。“荥”穴多位于掌指或跖趾关节之前，喻作水流尚微，萦迂未成大流，是经气流行的部位，即“所溜为荥”。“输”穴多位于掌指或跖趾关节之后，喻作水流由小而大，由浅注深，是经气渐盛，由此注彼的部位，即“所注为输”。“经”穴多位于腕踝关节以上，喻作水流变大，畅通无阻，是经气正盛运行经过的部位，即“所行为经”。“合”穴位于肘膝关节附近，喻作江河水流汇入湖海，是经气由此深入，进而会合于脏腑的部位，即“所入为合”。

（二）原穴、络穴

十二经脉在腕、踝关节附近各有一个腧穴，是脏腑原气留止的部位，称为“原穴”，合称“十二原”。“原”即本原、原气之意，是人体生命活动的原动力。原穴名称首载于《灵枢·九针十二原》。阴经五脏之原穴，即是五输穴中的输穴，所谓“阴经之输并于原”（《图翼》），或说成“以输为原”。阳经于输穴之后另置一原穴。

络脉由经脉分出之处各有一穴，称“络穴”。“络”，是联络的意思。络穴名称首载于《灵枢·经脉》篇。十二经在肘膝关节以下各有一络穴，加上躯干前的任脉络穴鸠尾、躯干后的督脉络穴长强和躯干侧的脾之大络之大包，合称“十五络穴”。

（三）背俞穴、募穴

背俞穴是脏腑之气输注于背腰部的腧穴。背俞穴首见于《灵枢·背腧》。背俞穴位于背腰部足太阳膀胱经的第一侧线上，大体依脏腑位置而上下排列。六脏六腑各有一相应的背俞穴，共十二个，分别冠以脏腑之名。

脏腑之气结聚于胸腹部的腧穴，称“募穴”。募穴始见于《素问·奇病论》。“募”，有聚集、汇合之意。六脏六腑各有一相应的募穴，共十二个，其部位都接近其相应的脏腑。

（四）八会穴

八会穴，是指脏、腑、气、血、筋、脉、骨、髓所会聚的八个腧穴。八会穴首载于《难经·四十五难》。“会”，是聚会的意思。八会穴分散在躯干部和四肢部，其中脏、腑、气、血、骨之会穴位于躯干部，筋、脉、髓之会穴位于四肢部。

（五）郄穴

郄穴是各经脉在四肢部经气深聚的部位。郄与“隙”通，是空隙、间隙的意思，其名称和位置首载于《针灸甲乙经》。郄穴大多分布于四肢肘膝关节以下。十二经脉、阴阳跷脉和阴阳维脉各有一郄穴，合为十六郄穴。

（六）下合穴

下合穴，即六腑下合穴，是六腑之气下合于足三阳经的六个腧穴。下合穴首见于《灵枢·邪气藏府病形》。下合穴共六个，其中胃、胆、膀胱三腑的下合穴，即本经五输穴中的合穴，而大肠、小肠、三焦三腑在下肢则另有合穴。大肠、小肠下合于胃经，三焦下合于膀胱经。

（七）八脉交会穴

八脉交会穴是指与奇经八脉相通的十二经脉在四肢部的八个腧穴，原称“交经八穴”“流注八穴”和“八脉八穴”。八脉交会穴首见于窦汉卿《针经指南》。八脉交会穴均分布于肘膝关节以下。

（八）交会穴

交会穴是指两经或数经相交会合的腧穴。交会穴的记载始见于《针灸甲乙经》。交会穴多分布于头面、躯干部。

第五节　腧穴的定位方法 微课

PPT

腧穴定位法，又称取穴法，是指确定腧穴位置的基本方法。确定腧穴位置，一般以体表标志为主要依据，在距离标志较远的部位，则于两标志之间折合一定的比例寸，即“骨度分寸”，用此“寸”表示上下左右的距离；取穴时，用手指比量这种距离，则有手指“同身寸”的应用。腧穴的定位方法主要有体表解剖标志定位法、骨度分寸定位法、手指同身寸定位法和简便定位法 4 种。

一、体表解剖标志定位法

体表解剖标志定位法，是以人体解剖学的各种体表标志为依据来确定穴位位置的方法，又称自然标志定位法。体表标志，主要指分布于全身体表的骨性标志和肌性标志，可分为固定标志和活动标志两类。

（一）固定标志

固定标志定位，是指利用五官、毛发、爪甲、乳头、脐窝和骨节凸起、凹陷及肌肉隆起等固定标志来取穴的方法。比较明显的标志，如鼻尖取素髎；两眉中间取印堂；两乳中间取膻中；脐旁二寸取天枢；腓骨小头前下缘取阳陵泉。在两骨分歧处，如锁骨肩峰端与肩胛冈分歧处取巨骨；胸骨下端与肋软骨分歧处取中庭等。此外，肩胛冈平第三胸椎棘突，肩胛骨下角平第七胸椎棘突，髂嵴最高点平第四腰椎棘突，这些可作背腰部穴的取穴标志。

（二）活动标志

活动标志定位，是指利用关节、肌肉、皮肤随活动而出现的孔隙、凹陷、皱纹等活动标志来取穴的方法。如耳门、听宫、听会等应张口取穴；下关应闭口取穴。又如，曲池宜屈肘于横纹头处取之；外展上臂时肩峰前下方的凹陷中取肩髃；取阳溪穴时应将拇指跷起，当拇长、短伸肌腱之间的凹陷中取之；取养老穴时，应正坐屈肘，掌心向胸，当尺骨小头桡侧骨缝中取之。

人体体表标志，尤其是固定标志的位置恒定不变，用这些标志定穴是准确性最高的取穴法，故此法是确定腧穴位置的主要依据。但由于全身腧穴中分布于体表标志处的仅限于部分穴位，所以此法也有一定的局限性。

二、骨度分寸定位法

骨度分寸定位法，古称“骨度法”，即以骨节为主要标志测量周身各部的大小、长短，并依其尺寸按比例折算作为定穴的标准。此法的记载，最早见于《灵枢·骨度》。取穴时，将设定的骨节两端之间的长度折成为一定的等分，每一等分为一寸。不论男女老幼，肥瘦高矮，均可按一定的骨度分寸在其自身测量，作为量取腧穴的依据。

骨度分寸定位法通常是以体表标志为基准，测量全身各部的长度或宽度，实际上是体表标志定位法应用的扩大，可补充体表标志定位法的局限性，是临床常用、适用穴位多、准确性较高的腧穴定位法。现将全身各部骨度折量寸列表、图示如下（表 1－3，图 1－3）。

表 1－3　常用骨度表

部位	起止点	折量寸	度量法	说明
头部	前发际至后发际	12 寸	直	如前发际不明，从眉心至大椎穴作 18 寸，眉心至前发际 3 寸，大椎穴至后发际 3 寸
	前额两发角之间	9 寸	横	用于量头部的横寸
	耳后两完骨（乳突）之间	9 寸	横	
胸腹部	天突至歧骨（胸剑联合）	9 寸	直	胸部与胁肋部取穴直寸，一般根据肋骨计算，每一肋骨折作 1.6 寸（天突穴至璇玑穴可作 1 寸，璇玑穴至中庭穴，各穴间可作 1.6 寸计算）
	歧骨至脐中	8 寸	直	
	脐中至横骨上廉（耻骨联合上缘）	5 寸	直	
	两乳头之间	8 寸	横	胸腹部取穴横寸，可根据两乳头间的距离折量，女性可用锁骨中线代替
背腰部	大椎以下至尾骶	21 椎	直	背腰部腧穴以脊椎棘突作为定位标志。一般，两肩胛骨下角连线平第七胸椎棘突；两髂嵴最高点连线平第四腰椎棘突
	两肩胛骨脊柱缘之间	6 寸	横	
身侧部	腋以下至季胁	12 寸	直	季胁此指第 11 肋端下方
	季胁以下至髀枢	9 寸	直	髀枢指股骨大转子高点

续表

部位	起止点	折量寸	度量法	说明
上肢部	腋前纹头（腋前皱襞）至肘横纹	9 寸	直	于手三阴、手三阳经的骨度分寸
	肘横纹至腕横纹	12 寸	直	
下肢部	横骨上廉至内辅骨上廉	18 寸	直	内辅骨上廉指股骨内侧髁上缘 内辅骨下廉指胫骨内侧髁下缘 内踝尖指内踝向内的凸起处
	内辅骨下廉至内踝尖	13 寸	直	
	髀枢至膝中	19 寸	直	臀横纹至膝中，可作 14 寸折量 膝中的水平线，前平膝盖下缘，后平腘横纹，屈膝时可平犊鼻穴
	膝中至外踝尖	16 寸	直	
	外踝尖至足底	3 寸	直	

三、手指同身寸定位法

手指同身寸定位法，是指以患者本人的手指为尺寸折量标准来量取穴位的定位方法，又称“手指比量法”和“指寸法”。此法常用的有中指同身寸、拇指同身寸和横指同身寸三种。

（一）中指同身寸

中指同身寸是以患者中指屈曲时中节桡侧两端纹头之间的距离为 1 寸（图 1－4）。

（二）拇指同身寸

拇指同身寸是以患者拇指指间关节之宽度为 1 寸（图 1－5）。

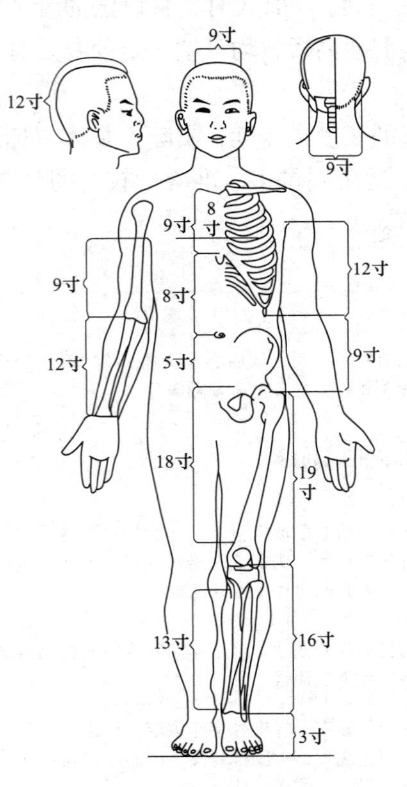

图 1－3 常用骨度分寸示意图

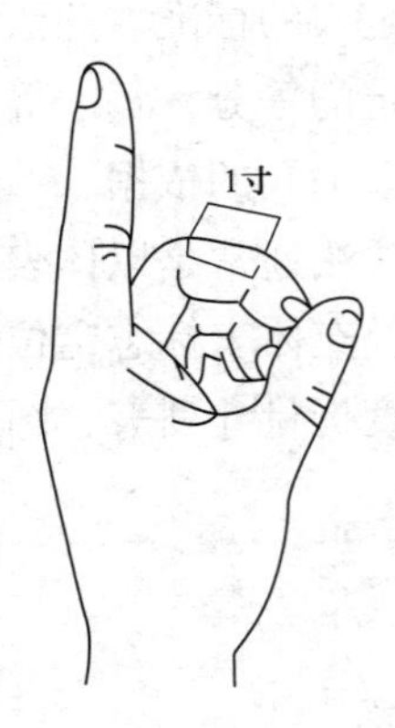

图 1－4 中指同身寸

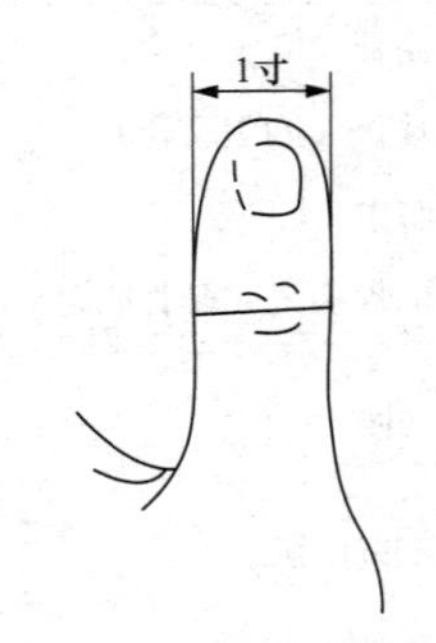

图 1－5 拇指同身寸

（三）横指同身寸

横指同身寸是当患者第2～5指并拢时中指近侧指间关节横纹水平的4指宽度为3寸（图1－6）。四横指为一夫，合三寸，故此法又称“一夫法”。

手指同身寸定位法在体表标志和骨度法的基础上应用，不能以指寸悉量全身各部，否则长短失度。

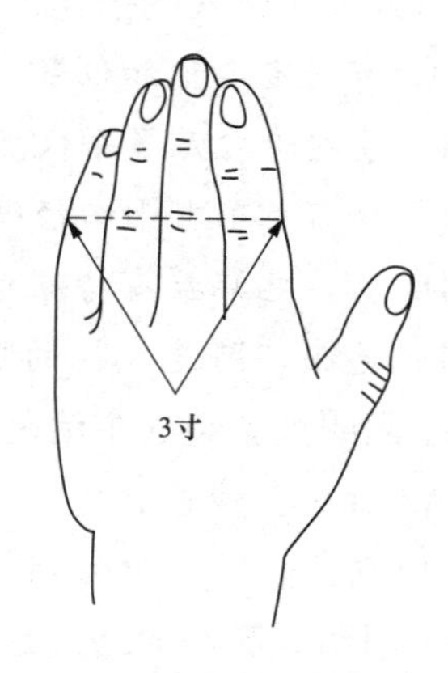

图1－6 横指同身寸

四、简便定位法

简便定位法是一种简便易行的腧穴定位方法。常用的简便取穴方法有：两手伸开，于虎口交叉，当食指端处取列缺；半握拳，当中指端所指处取劳宫；两手自然下垂，于中指端处取风市；垂肩屈肘于平肘尖处取章门；两耳角直上连线中点取百会等。简便定位法通常仅作为取穴法的参考和补充，临床应用时尽量以体表解剖标志和骨度分寸定位法为准。

目标检测

答案解析

一、A型题（最佳选择题）

1. 手足三阳经在四肢的分布规律是（ ）
   A. 太阳在前，少阳在中，阳明在后　B. 太阳在前，阳明在中，少阳在后
   C. 阳明在前，太阳在中，少阳在后　D. 阳明在前，少阳在中，太阳在后
   E. 少阳在前，阳明在中，太阳在后
2. 相表里的阴经与阳经的循行交接部位是（ ）
   A. 心中　B. 胸中　C. 腹中
   D. 头面部　E. 手足部
3. 相互衔接的阴经与阴经的循行交接部位是（ ）
   A. 头面部　B. 肘膝部　C. 胸部
   D. 腹部　E. 手足末端
4. 下列各组经脉中，不属于表里关系的是（ ）
   A. 手太阴肺经、手阳明大肠经　B. 足少阴肾经、足太阳膀胱经
   C. 手少阴心经、手少阳三焦经　D. 足太阴脾经、足阳明胃经
   E. 足厥阴肝经、足少阳胆经
5. 足三阳经的循行规律是（ ）
   A. 从胸走手　B. 从足走头　C. 从头走足
   D. 从足走胸　E. 从胸走足
6. 属于腧穴近治作用的是（ ）
   A. 气病取膻中　B. 血病取膈俞　C. 膝痛取梁丘
   D. 头痛取列缺　E. 呕吐取公孙

7. 下列关于奇穴的描述，错误的是（　）

A. 有固定名称和位置

B. 某些奇穴是多个穴点的组合

C. 分布都不在十四经循行路线上

D. 对某些病症有特殊疗效

E. 是在“阿是穴”的基础上发展起来的

8. 手阳明大肠经的主治范围是（　）

A. 后头、神志病　　B. 侧头、胁肋病　　C. 侧头、耳、胁肋病

D. 前头、鼻、口齿病　　E. 前头、咽喉、胃肠病

9. 手阳明大肠经的络穴是（　）

A. 商阳　　B. 合谷　　C. 阳池

D. 偏历　　E. 温溜

10. 治疗耳聋，应首选的背俞穴是（　）

A. 肺俞　　B. 肝俞　　C. 脾俞

D. 肾俞　　E. 三焦俞

11. 治疗急症宜选用（　）

A. 原穴　　B. 络穴　　C. 郄穴

D. 募穴　　E. 八会穴

12. 眉间至后发际正中的骨度分寸是（　）

A. 12 寸　　B. 13 寸　　C. 14 寸

D. 15 寸　　E. 16 寸

13. 耳后两乳突之间的骨度分寸是（　）

A. 4 寸　　B. 6 寸　　C. 8 寸

D. 9 寸　　E. 12 寸

二、B 型题（配伍选择题）

[1 -2]

A. 脏腑之气输注于背腰部的腧穴

B. 脏腑之气汇聚于胸腹部的腧穴

C. 经脉从本经别出部位的腧穴

D. 十二经脉与奇经八脉相通的 8 个腧穴

E. 脏、腑、气、血、筋、脉、骨、髓等精气聚会的 8 个腧穴

1. 八会穴所指的是（　）

2. 八脉交会穴所指的是（　）

[3 -4]

A. 井穴　　B. 荥穴　　C. 输穴

D. 经穴　　E. 合穴

3. 急救时宜选用（　）

4. 治疗热证时宜选用（　）

[5－6]

A. 6 寸　　B. 8 寸　　C. 9 寸

D. 12 寸　　E. 13 寸

5. 胫骨内侧髁下方至内踝尖的骨度分寸是（　）

6. 肘横纹（平肘尖）至腕掌（背）侧横纹的骨度分寸是（　）

（曾志华）

书网融合……

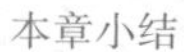
本章小结

微课

题库

第二章　经络腧穴各论

微课

学习目标

知识要求：

1. 掌握　十四经脉的经脉循行，并重点掌握常用经穴、奇穴的定位、主治症证和操作要求。
2. 熟悉　十四经脉的主治病证。
3. 了解　十四经脉脏腑属络关系，十四经其余腧穴的定位和主治证。

技能要求：

熟练掌握常用经穴、奇穴的定位和操作方法。

素质要求：

学习本章知识，学生能够掌握十四经脉的经脉循行，独立完成重点经穴、奇穴的定位及操作工作。从中体会到中国传统文化的博大精深，加深对中医药文化的认同感、归属感。

第一节　十二经脉及其腧穴

PPT

一、手太阴肺经（LU）

【经脉循行】手太阴肺经起于中焦，属肺、络大肠，联系胃及肺系；外行线起于侧胸上部，循行于上肢内侧前缘，止于拇指桡侧端；分支从腕后分出，止于食指桡侧端（图2－1）。

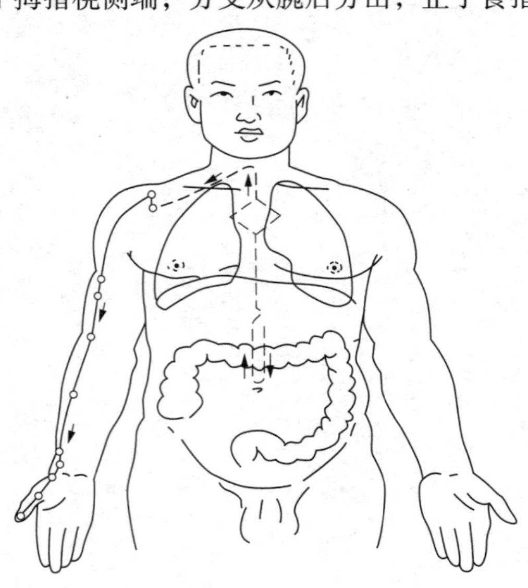

图2－1　手太阴肺经脉循行示意图

【主治病证】本经腧穴主治胸、肺、喉病，以及经脉循行经过部位的其他病症。

【本经常用腧穴】（7穴）

中府　**LU 1**　肺之募穴

定位　在胸部，横平第1肋间隙，锁骨下窝外侧，前正中线旁开6寸（图2－2）。

解剖　当胸大肌、胸小肌处，内侧深层为第1肋间内、外肌；上外侧有腋动、静脉，胸肩峰动、静脉；布有锁骨上神经中间支，胸前神经分支及第1肋间神经外侧皮支。

主治　①咳嗽，气喘，胸满痛；②肩背痛。

操作　向外斜刺或平刺0.5～0.8寸，不可向内深刺，以免伤及肺脏、引起气胸。

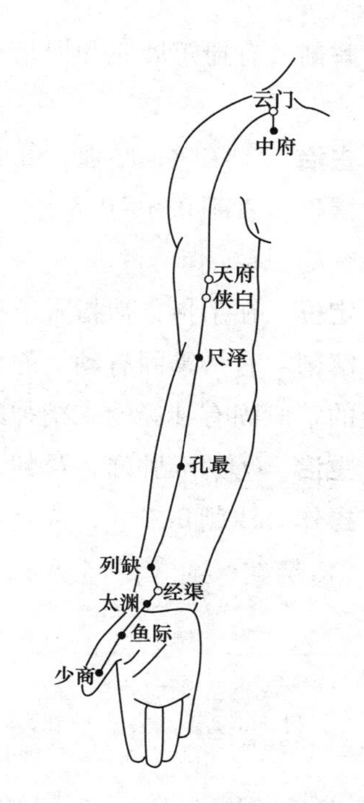

图2－2　手太阴肺经腧穴总图

尺泽　**LU 5**　合穴

定位　在肘区，肘横纹上，肱二头肌腱桡侧缘凹陷中（图2－2）。

解剖　在肘关节，当肘二头肌腱之外方，肱桡肌起始部；有桡侧返动、静脉分支及头静脉；布有前臂外侧皮神经，直下为桡神经。

主治　①咳嗽，气喘，咯血，咽喉肿痛等肺疾；②肘臂挛痛；③急性吐泻，中暑，小儿惊风。

操作　直刺0.8～1.2寸，或点刺出血，尤其用于治疗急性咽喉肿痛及急性吐泻、中暑、小儿惊风等。

孔最　**LU 6**　郄穴

定位　在前臂前区，腕掌侧远端横纹上7寸，尺泽（LU 5）与太渊（LU 9）连线上（图2－2）。

解剖　有肱桡肌，在旋前圆肌上端之外缘，桡侧腕长、短伸肌的内缘；有头静脉、桡动、静脉；布有前臂外侧皮神经，桡神经浅支。

主治　①咯血，咳嗽，气喘，咽喉肿痛；②肘臂挛痛。

操作　直刺0.5～1寸。

列缺　**LU 7**　络穴；八脉交会穴，通任脉

定位　在前臂，腕掌侧远端横纹上1.5寸，拇短伸肌腱与拇长展肌腱之间，拇长展肌腱沟的凹陷中（图2－2）。

解剖　在肱桡肌腱与拇长展肌腱之间，桡侧腕长伸肌腱内侧；有头静脉，桡动、静脉分支；布有前臂外侧皮神经和桡神经浅支的混合支。

主治　①咳嗽，气喘，咽喉肿痛；②头痛，齿痛，项强，口眼歪斜等头项疾患。

操作　向上斜刺0.5～0.8寸。

太渊　**LU 9**　输穴；原穴；八会穴之脉会

定位　在腕前区，桡骨茎突与舟状骨之间，拇长展肌腱尺侧凹陷中（图2－2）。

解剖　桡侧腕屈肌腱的外侧，拇展长肌腱内侧；有桡动、静脉；布有前臂外侧皮神经和桡神经浅支混合支。

主治　①咳嗽，气喘；②无脉症；③腕臂痛。

操作　避开桡动脉，直刺0.3～0.5寸。

鱼际　**LU 10**　荥穴

定位　在手外侧，第1掌骨桡侧中点赤白肉际处（图2－2）。

解剖 有拇短展肌和拇指对掌肌；血管当拇指静脉回流支；布有前臂外侧皮神经和桡神经浅支混合支。

主治 ①咳嗽，咯血；②咽干，咽喉肿痛，失音；③小儿疳积。

操作 直刺0.5~0.8寸。治小儿疳积可用割治法。

少商 **LU 11** 井穴

定位 在手指，拇指末节桡侧，指甲根角侧上方0.1寸（图2-2）。

解剖 有指掌固有动、静脉所形成的动、静脉网；布有前臂外侧皮神经和桡神经浅支混合支，正中神经的掌侧固有神经的末梢神经网。

主治 ①咽喉肿痛，鼻衄；②高热，昏迷，癫狂。

操作 浅刺0.1寸，或点刺出血。

【本经其余腧穴】（4穴） 见表2-1、图2-2。

表2-1 手太阴经其余腧穴

序号	穴名	定位	主治
1	云门 LU 2	在胸部，锁骨下窝凹陷中，肩胛骨喙突内缘，前正中线旁开6寸	①咳嗽，气喘，胸痛；②肩背痛
2	天府 LU 3	在臂前区，腋前纹头下3寸，肱二头肌桡侧缘处	①咳嗽，气喘，鼻衄；②瘿气；③上臂痛
3	侠白 LU 4	在臂前区，腋前纹头下4寸，肱二头肌桡侧缘处	①咳嗽，气喘；②干呕；③上臂痛
4	经渠 （经穴）LU 8	在前臂前区，腕掌侧远端横纹上1寸，桡骨茎突与桡动脉之间	①咳嗽，气喘，胸痛，咽喉肿痛；②手腕痛

二、手阳明大肠经（LI）

PPT

【经脉循行】手阳明大肠经起于食指桡侧端，循行于上肢外侧的前缘，上走肩，入缺盆，络肺属大肠；从缺盆上走颈，经颈部入下齿，过人中沟，止于对侧鼻旁（图2-3）。

【主治病证】本经腧穴主治头面五官疾患、热病、皮肤病、肠胃病、神志病等及经脉循行部位的其他病症。

【本经常用腧穴】（8穴）

商阳 **LI 1** 井穴

定位 在手指，食指末节桡侧，指甲根角侧上方0.1寸（图2-4）。

解剖 有指及掌背动、静脉网；布有来自正中神经的指掌侧固有神经，桡神经的指背侧神经。

主治 ①齿痛，咽喉肿痛等五官疾患；②热病，昏迷。

操作 浅刺0.1寸，或点刺出血。

合谷 **LI 4** 原穴

定位 在手背，第二掌骨桡侧的中点处（图2-4）。

解剖 在第一、二掌骨之间，第一骨间背侧肌中，深层有拇收肌横头；有手背静脉网，为头静脉的起部，腧穴近侧正当桡动脉从手背穿向手掌之处；布有桡神经浅支的掌背侧神经，深部有正中神

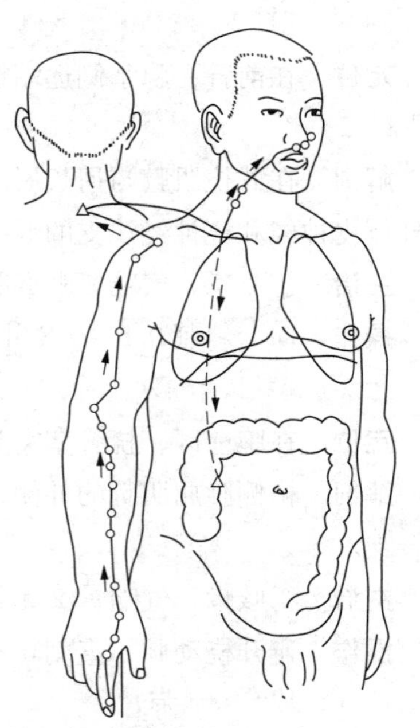
图2-3 手阳明大肠经脉循行示意图

经的指掌侧固有神经。

主治　①头痛，目赤肿痛，鼻衄，齿痛，口眼歪斜，耳聋等头面五官诸疾；②诸痛症；③热病，无汗，多汗；④经闭，滞产。

操作　直刺0.5～1寸，针刺时手呈半握拳状。孕妇不宜针。

阳溪　**LI 5**　经穴

定位　在腕区，腕背侧远端横纹桡侧，桡骨茎突远端，解剖学"鼻咽窝"凹陷中（图2－4）。

解剖　当拇短、长伸肌腱之间；有头静脉、桡动脉的腕背支；布有桡神经浅支。

主治　①手腕痛；②头痛，目赤肿痛，耳聋等头面五官疾患。

操作　直刺0.5～0.8寸。

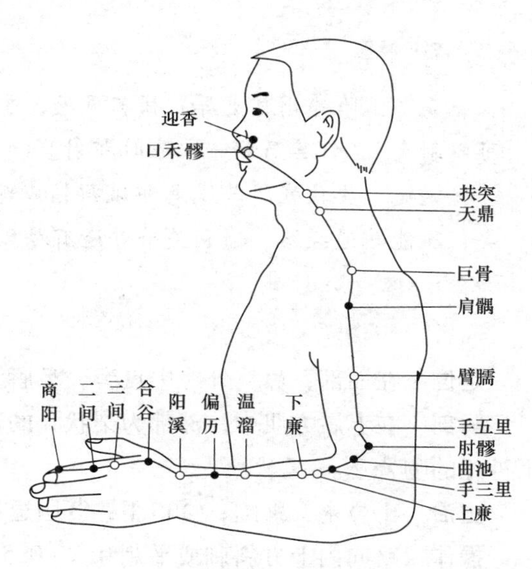

图2－4　手阳明大肠经腧穴总图

偏历　**LI 6**　络穴

定位　在前臂，腕背侧远端横纹上3寸，阳溪（LI 5）与曲池（LI 11）连线上（图2－4）。

解剖　在桡骨远端，桡侧腕伸肌腱与拇长展肌腱之间；有头静脉；掌侧为前臂外侧皮神经和桡神经浅支，背侧为前臂背侧皮神经和前臂骨间背侧神经。

主治　①耳鸣，鼻衄等五官疾患；②手臂酸痛；③腹部胀满，水肿。

操作　直刺或斜刺0.5～0.8寸。

手三里　**LI 10**

定位　在前臂，肘横纹下2寸，阳溪（LI 5）与曲池（LI 11）连线上（图2－4）。

解剖　肌肉、神经同下廉穴，血管为桡返动脉的分支。

主治　①手臂无力，上肢不遂；②腹痛，腹泻；③齿痛，颊肿。

操作　直刺0.8～1.2寸。

曲池　**LI 11**　合穴

定位　在肘区，尺泽（LU 5）与肱骨外上髁连线的中点处（图2－4）。

解剖　桡侧腕长伸肌起始部，肱桡肌的桡侧；有桡返动脉的分支；布有前臂背侧皮神经，内侧深层为桡神经本干。

主治　①手臂痹痛，上肢不遂；②热病，高血压，癫狂；③腹痛，吐泻；④五官疼痛；⑤瘾疹，湿疹，瘰疬。

操作　直刺0.5～1寸。

肩髃　**LI 15**

定位　在三角肌区，肩峰外侧缘前端与肱骨大结节两骨间凹陷中（图2－4）。

解剖　有旋肱后动、静脉；布有锁骨上神经，腋神经。

主治　①肩臂挛痛，上肢不遂；②瘾疹。

操作　直刺或向下斜刺0.8～1.5寸。肩周炎宜向肩关节直刺，上肢不遂宜向三角肌方向斜刺。

案例引导

案例　隋鲁州刺史厍狄嵚苦风患，手不得引弓，诸医莫能疗，权谓曰“但将弓箭向垛，一针可以射矣”，针其肩髃一穴应时即射。（《旧唐书·本传》）

讨论　厍狄嵚所苦风患即风痹，以疼痛游走不定为主要特点。肩髃穴为大肠经与阳跷脉交会，除能疏通经络、通利关节外还有祛风清热、止痒等功效。故甄权以其治疗风患随手而愈。

迎香　**LI 20**

定位　在面部，鼻翼外缘中点旁，鼻唇沟中（图2－4）。

解剖　在上唇方肌中，深部为梨状孔的边缘；有面动、静脉及眶下动、静脉分支；布有面神经与眶下神经的吻合丛。

主治　①鼻塞，鼽衄；②口歪；③胆道蛔虫症。

操作　略向内上方斜刺或平刺0.3～0.5寸。

【本经其余腧穴】（12穴）　见表2－2、图2－4。

表2－2　手阳明经其余腧穴

序号	穴名	定位	主治
1	二间（荥穴）LI 2	在手指，第2掌指关节桡侧远端赤白肉际处	①鼻衄，齿痛等五官疾患；②热病
2	三间（输穴）LI 3	在手背，第2掌指关节桡侧近端凹陷中	①齿痛，咽喉肿痛；②腹胀，肠鸣；③嗜睡
3	温溜（郄穴）LI 7	在前臂，腕背侧远端横纹上5寸，阳溪（LI 5）与曲池（LI 11）连线上	①急性肠鸣腹痛；②疔疮；③头痛，面肿，咽喉肿痛；④肩背酸痛
4	下廉　LI 8	在前臂，肘横纹下4寸，阳溪（LI 5）与曲池（LI 11）连线上	①肘臂痛；②头痛，眩晕，目痛；③腹胀，腹痛
5	上廉　LI 9	在前臂，肘横纹下3寸，阳溪（LI 5）与曲池（LI 11）连线上	①肘臂痛，半身不遂，手臂麻木；②头痛；③肠鸣腹痛
6	肘髎　LI 12	在肘区，肱骨外上髁上缘，髁上嵴的前缘	肘臂部疼痛、麻木、挛急
7	手五里　LI 13	在臂部，肘横纹上3寸，曲池（LI 11）与肩髃（LI 15）连线上	①肘臂挛痛；②瘰疬
8	臂臑　LI 14	在臂部，曲池（LI 11）上7寸，三角肌前缘处	①肩臂疼痛不遂，颈项拘挛；②瘰疬；③目疾
9	巨骨　LI 16	在锁骨肩峰端与肩胛冈之间凹陷处	①肩臂挛痛，臂不举；②瘰疬，瘿气
10	天鼎　LI 17	在肩胛区，锁骨肩峰端与肩胛冈之间凹陷中	①暴喑气梗，咽喉肿痛；②瘰疬，瘿气
11	扶突　LI 18	在胸锁乳突肌区，横平喉结，胸锁乳突肌前、后缘中间	①咽喉肿痛，暴喑；②瘿气，瘰疬；③咳嗽，气喘；④颈部手术针麻用穴
12	口禾髎　LI 19	在面部，横平人中沟上1/3与下2/3交点，鼻孔外缘直下	①鼻塞，鼽衄；②口歪

三、足阳明胃经（ST）

PPT

【经脉循行】足阳明胃经起于鼻旁，上行鼻根，沿着鼻外侧（承泣）下行，入上齿，环绕口唇，交会承浆，循行过下颌、耳前，止头角；主干线从颈下胸，内行部分入缺盆，属胃络脾；外行部分循行于胸腹第二侧线，抵腹股沟处，下循下肢外侧前缘，止于第二趾外侧端；分支从膝下3寸和足背分出，分别到中趾和足大趾（图2－5）。

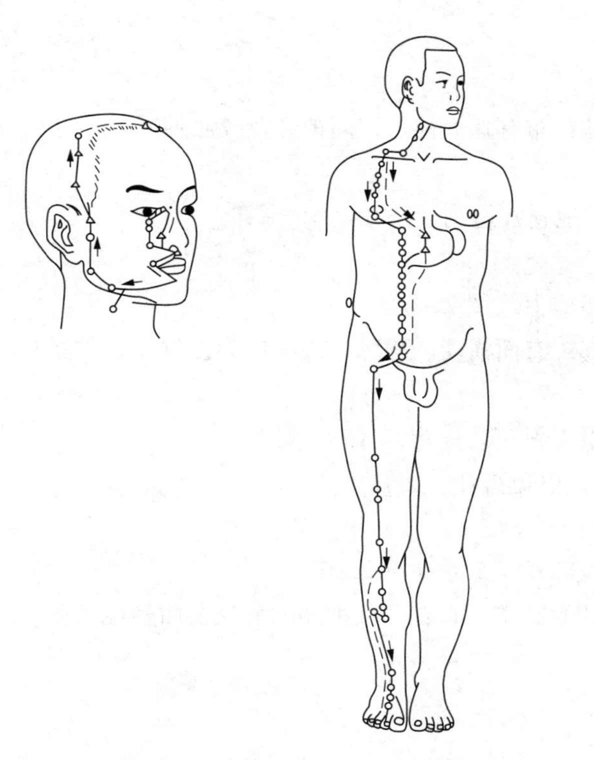

图 2－5 足阳明胃经脉循行示意图

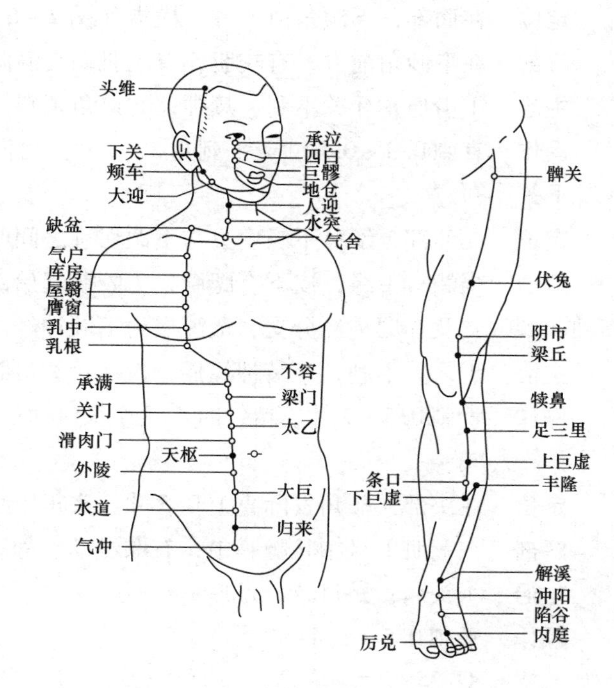

图 2－6 足阳明胃经腧穴总图

【主治病证】本经腧穴主治胃肠病、头面五官病、神志病、皮肤病、热病及经脉循行部位的其他病症。

【本经常用腧穴】（14 穴）

承泣 **ST 1**

定位 在面部，眼球与眶下缘之间，瞳孔直下（图 2－6）。

解剖 在眶下缘上方，眼轮匝肌中，深层眶内有眼球下直肌，下斜肌；有眶下动、静脉分支，眼动、静脉的分支；布有眶下神经分支及动眼神经下支的肌支，面神经分支。

主治 ①目疾；②口眼歪斜，面肌痉挛。

操作 以左手拇指向上轻推眼球，紧靠眶缘缓慢直刺 0.5～1.5 寸，不宜提插，以防刺破血管引起血肿。出针时稍加按压，以防出血。

四白 **ST 2**

定位 在面部，眶下孔处（图 2－6）。

解剖 在眶下孔处，当眼轮匝肌和上唇方肌之间；有面动、静脉分支，眶下动、静脉；布有面神经分支，当眶下神经处。

主治 ①目疾；②口眼歪斜，三叉神经痛，面肌痉挛；③头痛，眩晕。

操作 直刺或微向上斜刺 0.3～0.5 寸，不可深刺，以免伤及眼球，不可过度提插捻转。

地仓 **ST 4**

定位 在面部，口角旁开 0.4 寸（图 2－6）。

解剖 在口轮匝肌中，深层为颊肌；有面动、静脉；布有面神经和眶下神经分支，深层为颊肌神经的末支。

主治 ①口角歪斜，流涎；②三叉神经痛。

操作 斜刺或平刺 0.5～0.8 寸。可向颊车穴透刺。

颊车 **ST 6**

定位 在面部，下颌角前上方一横指（图2-6）。

解剖 在下颌角前方，有咬肌；有咬肌动、静脉；布有耳大神经，面神经及咬肌神经。

主治 ①齿痛，牙关不利，颊肿；②口角歪斜。

操作 直刺0.3~0.5寸或平刺0.5~1寸。可向地仓穴透刺。

下关 **ST 7**

定位 在面部，颧弓下缘中央与下颌切迹之间凹陷中（图2-6）。

解剖 当颧弓下缘，皮下有腮腺，为咬肌起始部；有面横动、静脉，最深层为上颌动、静脉；正当面神经颧眶支及耳颞神经分支，最深层为下颌神经。

主治 ①牙关不利，三叉神经痛，齿痛；②口眼歪斜；③耳聋，耳鸣，聤耳。

操作 直刺0.5~1寸。留针时不可作张口动作，以免折针。

头维 **ST 8**

定位 在头部，额角发际直上0.5寸，头正中线旁开4.5寸（图2-6）。

解剖 在颞肌上缘帽状腱膜中；有颞浅动、静脉的额支；布有耳额神经的分支及面神经额颞支。

主治 ①头痛；②目眩，目痛。

操作 平刺0.5~1寸。

天枢 **ST 25** 大肠募穴

定位 在腹部，横平脐中，前正中线旁开2寸（图2-6）。

解剖 当腹直肌及其鞘处；有第9肋间动、静脉分支及腹壁下动、静脉分支；布有第9肋间神经分支。

主治 ①腹痛，腹胀，便秘，腹泻，痢疾等胃肠病；②月经不调，痛经。

操作 直刺1~1.5寸。《千金翼方》：孕妇不可灸。

足三里 **ST 36** 合穴；胃之下合穴

定位 在小腿外侧，犊鼻（ST 35）下3寸，犊鼻（ST 35）与解溪（ST 41）连线上（图2-6）。

解剖 在胫骨前肌，趾长伸肌之间；有胫前动、静脉；为腓肠外侧皮神经及隐神经的皮支分布处，深层当腓深神经。

主治 ①胃痛，呕吐，噎膈，腹胀，腹泻，痢疾，便秘等胃肠诸疾；②下肢痿痹；③心悸，高血压，癫狂；④乳痈；⑤虚劳诸症，为强壮保健要穴。

操作 直刺1~2寸。强壮保健用，常施以温针灸法。

上巨虚 **ST 37** 大肠下合穴

定位 在小腿外侧，犊鼻（ST 35）下6寸，犊鼻（ST 35）与解溪（ST 41）连线上（图2-6）。

解剖 在胫骨前肌中；有胫前动、静脉；布有腓肠外侧皮神经及隐神经的皮支，深层当腓深神经。

主治 ①肠鸣，腹痛，腹泻，便秘，肠痈等肠胃疾患；②下肢痿痹。

操作 直刺1~2寸。

下巨虚 **ST 39** 小肠下合穴

定位 在小腿外侧，犊鼻（ST 35）下9寸，犊鼻（ST 35）与解溪（ST 41）连线上（图2-6）。

解剖 在胫骨前肌与趾长伸肌之间，深层为胫长伸肌；有胫前动、静脉；布有腓浅神经分支，深层为腓深神经。

主治 ①腹泻，痢疾，小腹痛；②下肢痿痹；③乳痈。

操作 直刺1~1.5寸。

丰隆　**ST 0**　络穴

定位　在小腿外侧，外踝尖上 8 寸，胫骨前肌的外缘（图 2－6）。

解剖　在趾长伸肌外侧和腓骨短肌之间；有胫前动脉分支；当腓浅神经处。

主治　①头痛，眩晕，癫狂；②咳嗽痰多；③下肢痿痹。

操作　直刺 1～1.5 寸。

解溪　**ST 41**　经穴

定位　在踝区，踝关节前面中央凹陷中，当拇长伸肌腱与趾长伸肌腱之间（图 2－6）。

解剖　在拇长伸肌膜与趾长伸肌胫之间；有胫前动、静脉；浅部当腓浅神经，深层当腓深神经。

主治　①下肢痿痹，踝关节病，垂足；②头痛，眩晕，癫狂；③腹胀，便秘。

操作　直刺 0.5～1 寸。

内庭　**ST 44**　荥穴

定位　在足背，第 2、3 趾间，趾蹼缘后方赤白肉际处（图 2－6）。

解剖　有足背静脉网；布有腓浅神经足背支。

主治　①齿痛，咽喉肿痛，鼻衄；②热病；③胃病吐酸，腹泻，痢疾，便秘；④足背肿痛，跖趾关节痛。

操作　直刺或斜刺 0.5～0.8 寸。

厉兑　**ST 45**　井穴

定位　在足趾，第 2 趾末节外侧，趾甲根角侧后方 0.1 寸（图 2－6）。

解剖　有趾背动脉形成的动脉网；布有腓浅神经的足背支。

主治　①鼻衄，齿痛，咽喉肿痛；②热病，多梦，癫狂。

操作　浅刺 0.1 寸。

【本经其余腧穴】（31 穴）　见表 2－3、图 2－6。

表 2－3　足阳明胃经其余腧穴

序号	穴名		定位	主治
1	巨髎	ST 3	在面部，横平鼻翼下缘，瞳孔直下	①口角歪斜；②鼻衄，齿痛，唇颊肿
2	大迎	ST 5	在面部，下颌角前方，咬肌附着部的前缘凹陷中，面动脉搏动处	口角歪斜，颊肿，齿痛
3	人迎	ST 9	在颈部，横平喉结，胸锁乳突肌前缘，颈总动脉搏动处	①瘿气，咽喉肿痛，瘰疬；②高血压；③气喘
4	水突	ST 10	在颈部，横平环状软骨，胸锁乳突肌前缘	①咽喉肿痛；②咳嗽，气喘
5	气舍	ST 11	在胸锁乳突肌区，锁骨上小窝，锁骨胸骨端上缘，胸锁乳突肌胸骨头与锁骨头中间的凹陷中	①咽喉肿痛，瘿瘤，瘰疬；②气喘，呃逆；③颈项强
6	缺盆	ST 12	在颈外侧区，锁骨上大窝，锁骨上缘凹陷中，前正中线旁开 4 寸	①咳嗽，气喘；②咽喉肿痛，缺盆中痛，瘰疬
7	气户	ST 13	在胸部，锁骨下缘，前正中线旁开 4 寸	①咳嗽，气喘，呃逆；②胸胁满痛
8	库房	ST 14	在胸部，第 1 肋间隙，前正中线旁开 4 寸	①咳嗽，气喘，咳唾脓血；②胸肋胀痛
9	屋翳	ST 15	在胸部，第 2 肋间隙，前正中线旁开 4 寸	①咳嗽，气喘，咳唾脓血；②胸肋胀痛；③乳痈
10	膺窗	ST 16	在胸部，第 3 肋间隙，前正中线旁开 4 寸	①咳嗽，气喘；②胸肋胀痛；③乳痈
11	乳中	ST 17	在胸部，乳头中央	只作胸腹部腧穴的定位标志
12	乳根	ST 18	在胸部，第 5 肋间隙，前正中线旁开 4 寸	①乳痈，乳汁少；②咳嗽，气喘，呃逆；③胸痛

续表

序号	穴名	定位	主治
13	不容 ST 19	在上腹部，脐中上6寸，前正中线旁开2寸	呕吐，胃痛，纳少，腹胀等胃疾
14	承满 ST 20	在上腹部，脐中上5寸，前正中线旁开2寸	胃痛，吐血，纳少等胃疾
15	梁门 ST 21	在上腹部，脐中上4寸，前正中线旁开2寸	纳少，胃痛，呕吐等胃疾
16	关门 ST 22	在上腹部，脐中上3寸，前正中线旁开2寸	腹胀，腹痛，肠鸣腹泻等胃肠疾病
17	太乙 ST 23	在上腹部，脐中上2寸，前正中线旁开2寸	①胃病；②心烦，癫狂
18	滑肉门 ST 24	在上腹部，脐中上1寸，前正中线旁开2寸	①胃痛，呕吐；②癫狂
19	外陵 ST 26	在下腹部，脐中下1寸，前正中线旁开2寸	①腹痛，疝气；②痛经
20	大巨 ST 27	在下腹部，脐中下2寸，前正中线旁开2寸	①小腹胀满，小便不利，疝气；②遗精，早泄
21	水道 ST 28	在下腹部，脐中下3寸，前正中线旁开2寸	①小腹胀满，小便不利，疝气；②痛经，不孕
22	归来 ST 29	在下腹部，脐中下4寸，前正中线旁开2寸	①小腹痛，疝气；②月经不调，带下，阴挺
23	气冲 ST 30	在腹股沟区，耻骨联合上缘，前正中线旁开2寸，动脉搏动处	①肠鸣腹痛，疝气；②月经不调，不孕，阳痿，阴肿
24	髀关 ST 31	在股前区，股直肌近端、缝匠肌与阔筋膜张肌3条肌肉之间凹陷中	下肢痿痹，腰痛膝冷
25	伏兔 ST 32	在股前区，髌底上6寸，髂前上棘与髌底外侧端的连线上	①下肢痿痹，腰痛膝冷；②疝气，脚气
26	阴市 ST 33	在股前区，髌底上3寸，股直肌肌腱外侧缘	①下肢痿痹，膝关节屈伸不利；②疝气
27	梁丘（郄穴）ST 34	在股前区，髌底上2寸，股外侧肌与股直肌肌腱之间	①膝肿痛，下肢不遂；②急性胃痛，乳痈，乳痛
28	犊鼻 ST 35	在膝前区，髌韧带外侧凹陷中	膝痛，屈伸不利，下肢麻痹
29	条口 ST 38	在小腿外侧，犊鼻下8寸，犊鼻（ST 35）与解溪（ST 41）连线上	①下肢痿痹，转筋；②肩臂痛；③脘腹疼痛
30	冲阳（原穴）ST 42	在足背，第2跖骨基底部与中间楔状骨关节处，可触及足背动脉	①胃痛；②口眼歪斜；③癫狂（痫）；④足痿无力
31	陷谷（输穴）ST 43	在足背，第2、3跖骨间，第2跖趾关节近端凹陷中	①面肿，水肿；②足背肿痛；③肠鸣腹痛

四、足太阴脾经（SP）

PPT

【经脉循行】足太阴脾经起于足大趾，循行于小腿内侧的中间，至内踝上八寸后循行于小腿内侧前缘，经膝股部内侧前缘，入腹属脾络胃，上膈，经过咽，止于舌；分支从胃注心中；另有一条分布于胸腹部第三侧线，经锁骨下，止于腋下大包穴（图2-7）。

【主治病证】本经腧穴主治脾胃病、妇科病、前阴病及经脉循行部位的其他病症。

【本经常用腧穴】（7穴）

隐白　**SP 1**　井穴

定位　在足趾，大趾末节内侧，趾甲根角侧后方0.1寸（图2-8）。

解剖　有趾背动脉；为腓浅神经的足背支及足底内侧神经。

主治　①月经过多，崩漏；②便血、尿血等慢性出血；③癫狂，多梦，惊风；④腹满，暴泄。

操作　浅刺0.1寸。

公孙　**SP 4**　络穴；八脉交会穴，通冲脉

定位　在跖区，第1跖骨底的前下缘赤白肉际处（图2-8）。

解剖　在拇展肌中；有跗内侧动脉分支及足背静脉网；布有隐神经及腓浅神经分支。

主治　胃痛，呕吐，腹痛，腹泻，痢疾。

操作　直刺0.6～1.2寸。

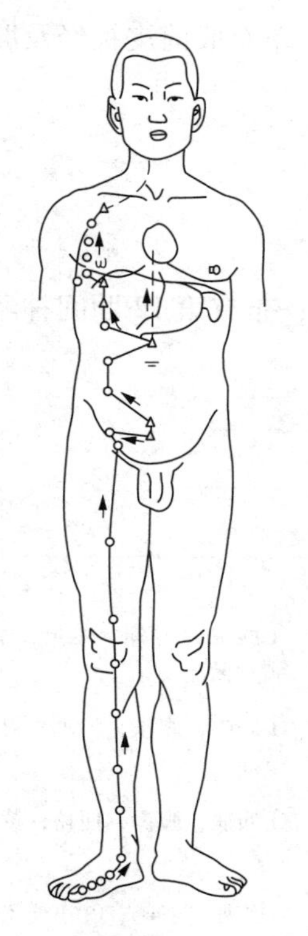

图2－7　足太阴脾经脉循行示意图

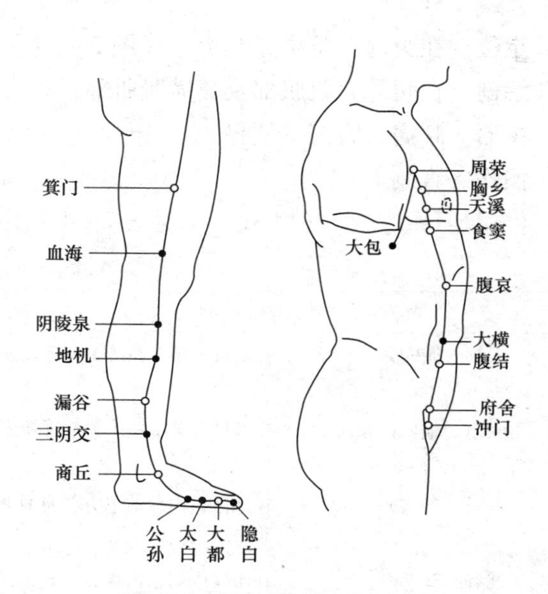

图2－8　足太阴脾经腧穴总图

三阴交　**SP 6**

定位　在小腿内侧，内踝尖上3寸，胫骨内侧缘后际（图2－8）。

解剖　在胫骨后缘和比目鱼肌之间，深层有屈趾长肌；有大隐静脉，胫后动、静脉；有小腿内侧皮神经，深层后方有胫神经。

主治　①肠鸣腹胀，腹泻等脾胃虚弱诸症；②月经不调，带下，阴挺，不孕，滞产，遗精，阳痿，遗尿等生殖泌尿系统疾患；③心悸，失眠，高血压；④下肢痿痹；⑤阴虚诸症。

操作　直刺1～1.5寸。孕妇禁针。

地机　**SP 8**　郄穴

定位　在小腿内侧，阴陵泉（SP 9）下3寸，胫骨内侧缘后际（图2－8）。

解剖　在胫骨后缘与比目鱼肌之间；前方有大隐静脉及膝最上动脉的末支，深层有胫后动、静脉；布有小腿内侧皮神经，深层后方有胫神经。

主治　①痛经，崩漏，月经不调；②腹痛，腹泻，小便不利，水肿。

操作　直刺1～1.5寸。

阴陵泉　**SP 9**　合穴

定位　在小腿内侧，胫骨内侧髁下缘与胫骨内侧缘之间的凹陷中（图2－8）。

解剖　在胫骨后缘和腓肠肌之间，比目鱼肌起点上；前方有大隐静脉，膝最上动脉，最深层有胫后动、静脉；布有小腿内侧皮神经本干，最深层有胫神经。

主治　①腹胀，腹泻，水肿，黄疸，小便不利；②膝痛。

操作　直刺1～2寸。

血海 **SP 10**

定位 在股前区，髌底内侧端上2寸，股内侧肌隆起处（图2-8）。

解剖 在股骨内上髁上缘，股内侧肌中间；有股动、静脉肌支；布有股前皮神经及股神经肌支。

主治 ①月经不调，痛经，经闭；②瘾疹，湿疹，丹毒。

操作 直刺1~1.5寸。

大横 **SP 15**

定位 在腹部，脐中旁开4寸（图2-8）。

解剖 在腹外斜肌肌部及腹横肌肌部；布有第11肋间动、静脉；布有第12肋间神经。

主治 腹痛，腹泻，便秘。

操作 直刺1~2寸。

【本经其余腧穴】（14穴） 见表2-4、图2-8。

表2-4 足太阴脾经其余腧穴

序号	穴名	定位	主治
1	大都（荥穴） SP 2	在足趾，第1跖趾关节远端赤白肉际凹陷中	①腹胀，胃痛，呕吐，腹泻，便秘；②热病，无汗
2	太白（输穴；原穴） SP 3	在跖区，第1跖趾关节近端赤白肉际凹陷中	①肠鸣，腹胀，腹泻，胃痛，便秘；②体重节痛
3	商丘（经穴） SP 5	在踝区，内踝前下方，舟骨粗隆与内踝尖连线中点凹陷中	①腹胀，腹泻，便秘，黄疸；②足踝痛
4	漏谷 SP 7	在小腿内侧，内踝尖上6寸，胫骨内侧缘后际	①腹胀，肠鸣；②小便不利，遗精；③下肢痿痹
5	箕门 SP 11	在股前区，髌底内侧端与冲门（SP 12）的连线上1/3与下2/3交点，长收肌和缝匠肌交角的动脉搏动处	①小便不利，遗尿；②腹股沟肿痛
6	冲门 SP 12	在腹股沟区，腹股沟斜纹中，髂外动脉搏动处的外侧	腹痛，疝气，崩漏，带下
7	府舍 SP 13	在下腹部，脐中下4.3寸，前正中线旁开4寸	腹痛，积聚，疝气
8	腹结 SP 14	在下腹部，脐中下1.3寸，前正中线旁开4寸	腹痛，腹泻，疝气
9	腹哀 SP 16	在上腹部，脐中上3寸，前正中线旁开4寸	消化不良，腹痛，便秘，痢疾
10	食窦 SP 17	在胸部，第5肋间隙，前正中线旁开6寸	①胸胁胀痛；②嗳气，翻胃，腹胀，水肿
11	天溪 SP 18	在胸部，第4肋间隙，前正中线旁开6寸	①胸胁疼痛，咳嗽；②乳痈，乳汁少
12	胸乡 SP 19	在胸部，第3肋间隙，前正中线旁开6寸	胸胁胀痛
13	周荣 SP 20	在胸部，第2肋间隙，前正中线旁开6寸	①咳嗽，气逆；②胸胁胀满
14	大包（脾之大络） SP 21	在胸外侧区，第6肋间隙，在腋中线上	①气喘；②胸胁痛；③全身疼痛，急性扭伤，四肢无力

五、手少阴心经（HT）

PPT

【经脉循行】手少阴心经起于心中，联系心系、肺、咽及目系，属心络小肠，浅出腋下，循行于上肢内侧后缘，止于小指桡侧端（图2-9）。

【主治病证】本经腧穴主治心、胸、神志及经脉循行部位的其他病症。

【本经常用腧穴】（5穴）

极泉 **HT 1**

定位 在腋区，腋窝中央，腋动脉搏动处（图2-10）。

解剖　在胸大肌的外下缘，深层为喙肱肌；外侧为腋动脉；布有尺神经，正中神经，前臂内侧皮神经及臂内侧皮神经。

主治　①心痛，心悸；②肩臂疼痛，胁肋疼痛，臂丛神经损伤；③瘰疬，腋臭；④上肢针麻用穴。

操作　避开腋动脉，直刺或斜刺 0.3～0.5 寸。

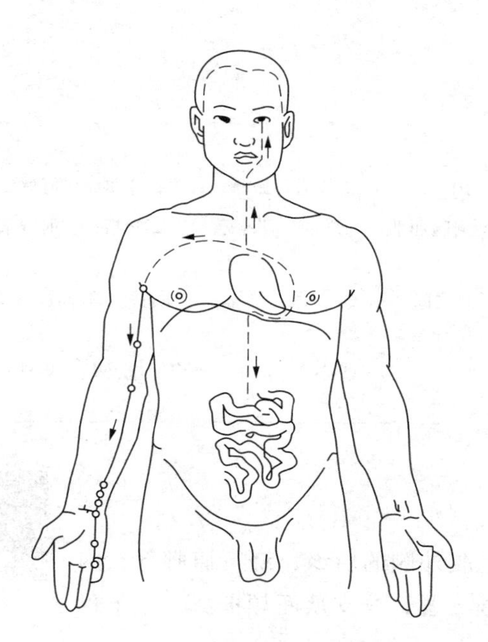

图 2－9　手少阴心经脉循行示意图

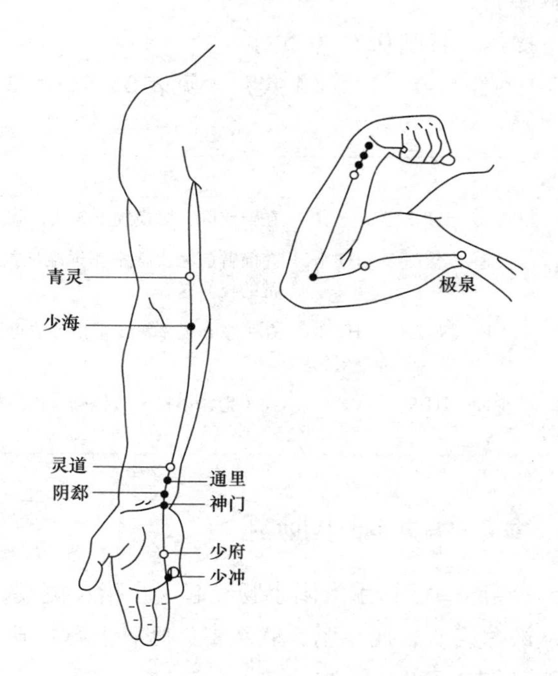

图 2－10　手少阴心经腧穴总图

少海　**HT 3**　合穴

定位　在肘前区，横平肘横纹，肱骨内上髁前缘（图 2－10）。

解剖　有旋前圆肌，肱肌；有贵要静脉，尺侧上下副动脉，尺返动脉；布有前臂内侧皮神经，外前方有正中神经。

主治　①心痛，癔症；②肘臂挛痛，臂麻手颤，头项痛，腋胁痛；③瘰疬。

操作　直刺 0.5～1 寸。

通里　**HT 5**　络穴

定位　在前臂前区，腕掌侧远端横纹上 1 寸，尺侧屈腕肌腱的桡侧缘（图 2－10）。

解剖　在尺侧腕屈肌与指浅屈肌之间，深层为指深屈肌；有尺动脉通过；布有前臂内侧皮神经，尺侧为尺神经。

主治　①心悸，怔忡；②舌强不语，暴喑；③腕臂痛。

操作　直刺 0.3～0.5 寸。不宜深刺，以免伤及血管和神经。留针时，不可屈腕。

阴郄　**HT 6**　郄穴

定位　在前臂前区，腕掌侧远端横纹上 0.5 寸，尺侧屈腕肌腱的桡侧缘（图 2－10）。

解剖　在尺侧腕屈肌与指浅屈肌之间，深层为指深屈肌；有尺动脉通过；布有前臂内侧皮神经，尺侧为尺神经。

主治　①心痛，惊悸；②骨蒸盗汗；③吐血，衄血。

操作　直刺 0.3～0.5 寸。不宜深刺，以免伤及血管和神经。留针时，不可屈腕。

神门　**HT 7**　输穴；原穴

定位　在腕前区，腕掌侧远端横纹尺侧端，尺侧屈腕肌腱的桡侧缘（图 2－10）。

解剖 在尺侧腕屈肌与指浅屈肌之间，深层为指深屈肌；有尺动脉通过；布有前臂内侧皮神经，尺侧为尺神经。

主治 ①心痛，心烦，惊悸，怔忡，健忘，失眠，痴呆，癫狂（痫）等心与神志病变；②高血压；③胸胁痛。

操作 直刺0.3～0.5寸。

【本经其余腧穴】（4穴） 见表2－5、图2－10。

表2－5 手少阴心经其余腧穴

序号	穴名	定位	主治
1	青灵 HT 2	在臂前区，肘横纹上3寸，肱二头肌的内侧沟中	①头痛，振寒，目黄；②胁痛，肩臂疼痛
2	灵道（经穴） HT 4	在前臂前区，腕掌侧远端横纹上1.5寸，尺侧腕屈肌腱的桡侧缘	①心痛，悲恐善笑；②暴喑；③肘臂挛痛
3	少府（荥穴） HT 8	在手掌，横平第5掌指关节近端，第4、5掌骨之间	①心悸，胸痛；②阴痒，阴痛；③痈疡；④小指挛痛
4	少冲 HT 9	在手指，小指末节桡侧，指甲根角侧上方0.1寸	①心悸，心痛，癫狂；②热病，昏迷；③胸胁痛

六、手太阳小肠经（SI）

PPT

【经脉循行】手太阳小肠经起于小指尺侧端，循行于上肢外侧的后缘，绕行肩胛部，内行从缺盆络心，属小肠，联系胃、咽；上行从缺盆至目外眦、耳，分支从面颊抵鼻，止于目内眦（图2－11）。

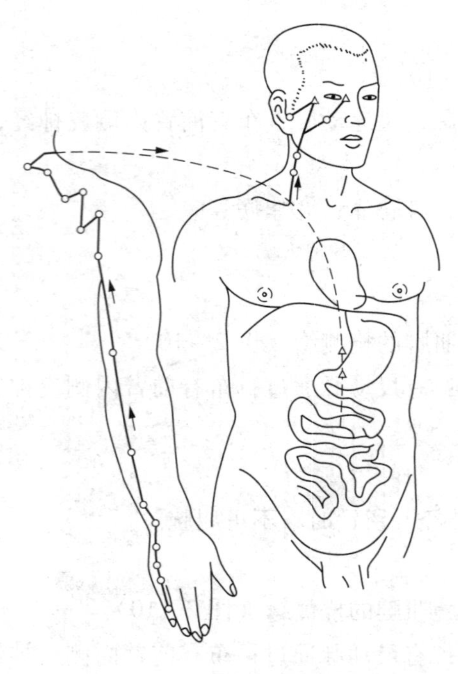
图2－11 手太阳小肠经脉循行示意图

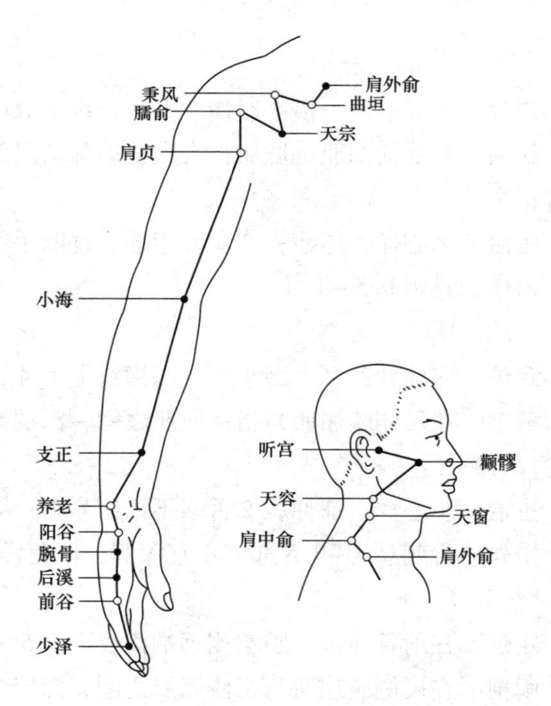

图2－12 手太阳小肠经腧穴总图

【主治病证】本经腧穴主治头面五官病、热病、神志病及经脉循行部位的其他病症。

【本经常用腧穴】（6穴）

少泽 **SI 1** 井穴

定位 在手指，小指末节尺侧，指甲根角侧上方0.1寸（图2－12）。

解剖 有指掌侧固有动、静脉，指背动脉形成的动、静脉网；布有尺神经手背支。

主治 ①乳痈，乳汁少；②昏迷，热病；③头痛，目翳，咽喉肿痛。

操作 浅刺0.1寸或点刺出血。孕妇慎用。

后溪 **SI 3** 输穴；八脉交会穴，通督脉

定位 在手内侧，第5掌指关节尺侧近端赤白肉际凹陷中（图2-12）。

解剖 在小指尺侧，第5掌骨小头后方，当小指展肌起点外缘；有指背动、静脉，手背静脉网；布有尺神经手背支。

主治 ①头项强痛，腰背痛，手指及肘臂挛痛；②耳聋，目赤；③癫狂（痫）；④疟疾。

操作 直刺0.5~1寸。治手指挛痛可透刺合谷穴。

腕骨 **SI 4** 原穴

定位 在腕区，第5掌骨底与三角骨之间的赤白肉际凹陷中（图2-12）。

解剖 在手背尺侧，小指展肌起点外缘；右腕背侧动脉（尺动脉分支），手背静脉网；布有尺神经手背支。

主治 ①指挛腕痛，头项强痛；②目翳，黄疸；③热病，疟疾。

操作 直刺0.3~0.5寸。

支正 **SI 7** 络穴

定位 在前臂后区，腕背侧远端横纹上5寸，尺骨尺侧与尺侧腕屈肌之间（图2-12）。

解剖 在尺骨背面，尺侧腕伸肌的尺侧缘；布有骨间背侧动、静脉；布有前臂内侧皮神经分支。

主治 ①头痛，项强，肘臂酸痛；②热病，癫狂；③疣症。

操作 直刺或斜刺0.5~0.8寸。

颧髎 **SI 18**

定位 在面部，颧骨下缘，目外眦直下的凹陷中（图2-12）。

解剖 在颧骨下颌突的后下缘稍后，咬肌的起始部，颧肌中；有面横动、静分支；布有面神经及眶下神经。

主治 口眼歪斜，眼睑瞤动，齿痛，三叉神经痛。

操作 直刺0.3~0.5寸，斜刺或平刺0.5~1寸。

听宫 **SI 19**

定位 在面部，耳屏正中与下颌骨髁状突之间的凹陷中（图2-12）。

解剖 有颞浅动、静脉的耳前支；布有面神经及三叉神经的第3支的耳颞神经。

主治 ①耳鸣，耳聋，聤耳等诸耳疾；②齿痛。

操作 张口，直刺1~1.5寸。留针时应保持一定的张口姿势。

【本经其余腧穴】（13穴） 见表2-6、图2-12。

表2-6 手太阳小肠经其余腧穴

序号	穴名		定位	主治
1	前谷（荥穴）	SI 2	在手指，第5掌指关节尺侧远端赤白肉际凹陷中	①热病；②乳痈，乳汁少；③头痛，目痛，耳鸣，咽喉肿痛
2	阳谷（经穴）	SI 5	在腕后区，尺骨茎突与三角骨之间的凹陷中	①颈颔肿，臂外侧痛，腕痛；②头痛，目眩，耳鸣，耳聋；③热病，癫狂（痫）
3	养老（郄穴）	SI 6	在前臂后区，腕背横纹上1寸，尺骨头桡侧凹陷中	①目视不明；②肩、背、肘、臂酸痛
4	小海（合穴）	SI 8	在肘后区，尺骨鹰嘴与肱骨内上髁之间凹陷处	①肘臂疼痛，麻木；②癫痫

续表

序号	穴名	定位	主治
5	肩贞　SI 9	在肩胛区，肩关节后下方，腋后纹头直上1寸	①肩臂疼痛，上肢不遂；②瘰疬
6	臑俞　SI 10	在肩胛区，腋后纹头直上，肩胛冈下缘凹陷中	①肩臂疼痛，肩不举；②瘰疬
7	天宗　SI 11	在肩胛区，肩胛冈中点与肩胛骨下角连线的上1/3与下2/3交点凹陷中	①肩胛疼痛，肩背部损伤；②气喘
8	秉风　SI 12	在肩胛区，肩胛冈中点上方冈上窝中	肩胛疼痛，上肢酸麻
9	曲垣　SI 13	在肩胛区，肩胛冈内侧端上缘凹陷中	肩胛疼痛
10	肩外俞　SI 14	在脊柱区，第1胸椎棘突下，后正中线旁开3寸	肩背疼痛，颈项强急
11	肩中俞　SI 15	在脊柱区，第7颈椎棘突下，后正中线旁开2寸	①咳嗽，气喘；②肩背疼痛
12	天窗　SI 16	在颈部，横平喉结，胸锁乳突肌后缘	①耳鸣，耳聋，咽喉肿痛，暴喑；②颈项强痛
13	天容　SI 17	在颈部，下颌角后方，胸锁乳突肌的前缘凹陷中	①耳鸣，耳聋，咽喉肿痛；②头痛，颈项强痛

七、足太阳膀胱经（BL）

PPT

【经脉循行】足太阳膀胱经起于目内眦，循行至头顶并入络脑；分支至耳上角，在枕部分出两支向下，分别循行分布于背腰臀部，入内属膀胱络肾，向下贯臀，在腘窝相合后循行于小腿后侧，止于小趾外侧端（图2－13）。

【主治病证】本经腧穴主治头面五官病，项、背、腰、下肢病症及神志病；位于背部两条侧线的背俞穴及其他腧穴主治相应的脏腑病症和有关的组织器官病症。

【本经常用腧穴】（26穴）

睛明　**BL 1**

定位　在面部，目内眦内上方眶内侧壁凹陷中（图2－14）。

解剖　在眶内缘睑内侧韧带中，深部为眼内直肌；有内眦动、静脉和滑车上下动、静脉，深层上方有眼动、静脉本干；布有滑车上、下神经，深层为眼神经，上方为鼻睫神经。

主治　①目赤肿痛，流泪，视物不明，目眩，近视，夜盲，色盲等目疾；②急性腰扭伤，坐骨神经痛；③心动过速。

操作　嘱患者闭目，医者左手轻推眼球向外侧固定，右手缓慢进针，紧靠眶缘直刺0.5～1寸。遇到阻力时，不宜强行进针，应改变进针方向或退针。不捻转，不提插。出针后按压针孔片刻，以防出血。针具宜细，消毒宜严。禁灸。

图2－13　足太阳膀胱经脉循行示意图

攒竹　**BL 2**

定位　在面部，眉头凹陷中，额切迹处（图2－14）。

解剖　有额肌及皱眉肌；当额动、静脉处；布有额神经内侧支。

主治　①头痛，眉棱骨痛；②眼睑瞤动，眼睑下垂，口眼歪斜，目视不明，流泪，目赤肿痛；③呃逆。

操作　可向眉中或向眼眶内缘平刺或斜刺0.5～0.8寸。禁灸。

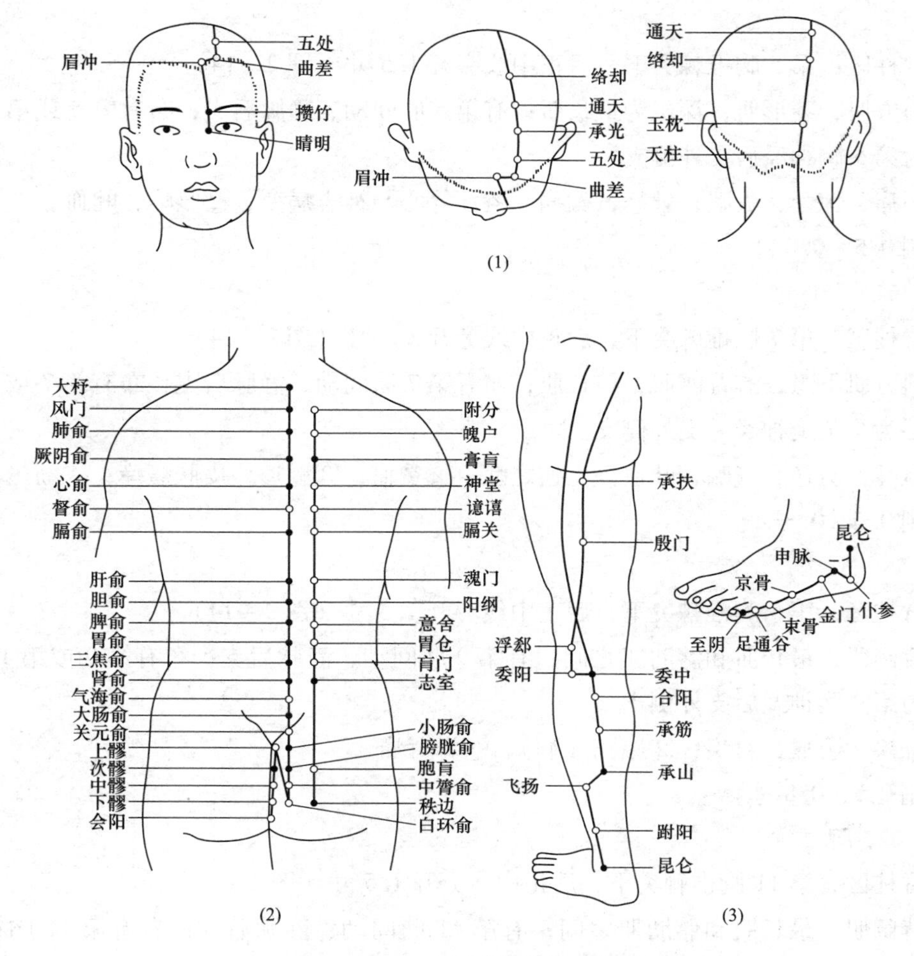

图 2-14 足太阳膀胱经腧穴总图

天柱 **BL 10**

定位 在颈后区，横平第 2 颈椎棘突上际，斜方肌外缘凹陷中（图 2-14）。

解剖 在斜方肌起部，深层为头半棘肌；有枕动、静脉干；布有枕大神经干。

主治 ①后头痛，项强，肩背腰痛；②鼻塞；③癫狂（痫），热病。

操作 直刺或斜刺 0.5 ~0.8 寸，不可向内上方深刺，以免伤及延髓。

风门 **BL 12**

定位 在脊柱区，第 2 胸椎棘突下，后正中线旁开 1.5 寸（图 2-14）。

解剖 有斜方肌，菱形肌，上后锯肌，深层为最长肌；有第 2 肋间动、静脉后支；布有 2、3 胸神经后支的皮支，深层为第 3 胸神经后支外侧支。

主治 ①感冒，咳嗽，发热，头痛；②项强，胸背痛。

操作 斜刺 0.5 ~0.8 寸。

肺俞 **BL 13** 肺之背俞穴

定位 在脊柱区，第 3 胸椎棘突下，后正中线旁开 1.5 寸（图 2-14）。

解剖 有斜方肌、菱形肌，深层为最长肌；有第 3 肋间动、静脉后支；布有第 3 或第 4 胸神经后支的皮支，深层为第 3 胸神经后支外侧支。

主治 ①咳嗽，气喘，咯血等肺疾；②骨蒸潮热，盗汗。

操作 斜刺 0.5 ~0.8 寸。

心俞　**BL 15**　心之背俞穴

定位　在脊柱区，第5胸椎棘突下，后正中线旁开1.5寸（图2－14）。

解剖　有斜方肌，菱形肌，深层为最长肌；有第5肋间动、静脉后支；布有第5或第6胸神经后支的皮支，深层为第5胸神经后支外侧支。

主治　①心痛，惊悸，失眠，健忘，癫痫，盗汗等心与神志病变；②咳嗽，吐血。

操作　斜刺0.5～0.8寸。

膈俞　**BL 17**　八会穴之血会

定位　在脊柱区，第7胸椎棘突下，后正中线旁开1.5寸（图2－14）。

解剖　在斜方肌下缘，有背阔肌，最长肌；布有第7肋间动、静脉后支；布有第7或第8胸神经后支的皮支，深层为第7胸神经后支外侧支。

主治　①呕吐，呃逆，气喘，吐血等上逆之症；②贫血；③瘾疹，皮肤瘙痒；④潮热，盗汗。

操作　斜刺0.5～0.8寸。

肝俞　**BL 18**　肝之背俞穴

定位　在脊柱区，第9胸椎棘突下，后正中线旁开1.5寸（图2－14）。

解剖　在背阔肌，最长肌和髂肋肌之间；有第9肋间动、静脉后支；布有第9或第10胸神经后支的皮支，深层为第9胸神经后支外侧支。

主治　①肝疾，胁痛，目疾；②癫狂（痫）；③脊背痛。

操作　斜刺0.5～0.8寸。

脾俞　**BL 20**　脾之背俞穴

定位　在脊柱区，第11胸椎棘突下，后正中线旁开1.5寸（图2－14）。

解剖　在背阔肌，最长肌和髂肋肌之间；有第11肋间动、静脉后支；布有第11胸神经后支的皮支，深层为第11胸神经后支肌支。

主治　①腹胀，纳呆，呕吐，腹泻，痢疾，便血，水肿等脾胃疾患；②背痛。

操作　斜刺0.5～0.8寸。

胃俞　**BL 21**　胃之背俞穴

定位　在脊柱区，第12胸椎棘突下，后正中线旁开1.5寸（图2－14）。

解剖　在腰背筋膜，最长肌和髂肋肌之间；有肋下动、静脉后支；布有第12胸神经后支的皮支，深层为第12胸神经后支外侧支。

主治　胃脘痛，呕吐，腹胀，肠鸣等胃肠疾患。

操作　斜刺0.5～0.8寸。

三焦俞　**BL 22**　三焦背俞穴

定位　在脊柱区，第1腰椎棘突下，后正中线旁开1.5寸（图2－14）。

解剖　在腰背筋膜，最长肌和髂肋肌之间；有第1腰动、静脉后支；布有第12神经后支的皮支，深层为第1腰神经后支外侧支。

主治　①肠鸣，腹胀，呕吐，腹泻，痢疾，水肿等脾胃疾患；②腰背强痛。

操作　直刺0.5～1寸。

肾俞　**BL 23**　肾之背俞穴

定位　在脊柱区，第2腰椎棘突下，后正中线旁开1.5寸（图2－14）。

解剖　在腰背筋膜，最长肌和髂肋肌之间；有第2腰动、静脉后支；布有第1腰神经后支的外侧支，深层为第 1 腰丛。

主治　①腰痛；②遗尿，遗精，阳痿，月经不调，带下等生殖泌尿系疾患；③耳鸣，耳聋。

操作　直刺 0.5～1 寸。

大肠俞　BL 25　大肠背俞穴

定位　在脊柱区，第 4 腰椎棘突下，后正中线旁开 1.5 寸（图 2－14）。

解剖　在腰背筋膜，最长肌和髂肋肌之间；有第 4 腰动、静脉后支；布有第 3 腰神经皮支，深层为腰丛。

主治　①腰腿痛；②腹胀，腹泻，便秘。

操作　直刺 0.8～1.2 寸。

小肠俞　BL 27　小肠背俞穴

定位　在骶区，横平第 1 骶后孔，骶正中嵴旁开 1.5 寸（图 2－14）。

解剖　在骶髂肌起始部和臀大肌起始部之间；有骶外侧动、静脉后支的外侧支；布有第 1 骶神经后支外侧支，第 5 腰神经后支。

主治　①遗精，遗尿，尿血，尿痛，带下；②腹泻，痢疾，疝气；③腰骶痛。

操作　直刺或斜刺 0.8～1 寸。

膀胱俞　BL 28　膀胱背俞穴

定位　在骶区，横平第 2 骶后孔，骶正中嵴旁开 1.5 寸（图 2－14）。

解剖　在骶棘肌起部和臀大肌起部之间；有骶外侧动、静脉后支；布有臀中皮神经分支。

主治　①小便不利，遗尿；②腰骶痛；③腹泻，便秘。

操作　直刺或斜刺 0.8～1.2 寸。

次髎　BL 32

定位　在骶区，正对第 2 骶后孔中（图 2－14）。

解剖　在臀大肌起始部；当骶外侧动、静脉后支处；为第 2 骶神经后支通过处。

主治　①月经不调，痛经，带下等妇科疾患；②小便不利，遗精，疝气；③腰骶痛，下肢痿痹。

操作　直刺 1～1.5 寸。

委阳　BL 39　三焦下合穴

定位　在膝部，腘横纹上，股二头肌腱的内侧缘（图 2－14）。

解剖　在股二头肌腱内侧；有膝上外侧动、静脉；布有股后皮神经，正当腓总神经处。

主治　①腹满，小便不利；②腰脊强痛，腿足挛痛。

操作　直刺 1～1.5 寸。

委中　BL 40　合穴；膀胱下合穴

定位　在膝后区，腘横纹中点（图 2－14）。

解剖　在腘窝正中，有腘筋膜；皮下有股腘静脉，深层内侧为腘静脉，最深层为腘动脉，有股后皮神经，正当胫神经处。

主治　①腰背痛，下肢痿痹；②腹痛，急性吐泻；③小便不利，遗尿；④丹毒。

操作　直刺 1～1.5 寸，或用三棱针点刺腘静脉出血。针刺不宜过快、过强、过深，以免损伤血管和神经。

知识链接

四总穴歌

四总穴歌最早见于明代《针灸大全》，即“肚腹三里留，腰背委中求，头项寻列缺，面口合谷收。”四总穴又称四绝穴，为明代以前针灸医家根据临床实践总结出的四个经验穴位，即足三里、委中、列缺、合谷。此四穴分别对腹部、腰背部、头项部、面口部疾病特异性的治疗作用。无论寒热虚实、发病的缓急都可酌情选用。

膏肓 BL 43

定位 在脊柱区，第4胸椎棘突下，后正中线旁开3寸（图2－14）。

解剖 在肩胛骨脊柱缘，有斜方肌、菱形肌，深层为髂肋肌；有第4肋间动、静脉背侧支及颈横动脉降支；布有第3、4胸神经后支。

主治 ①咳嗽，气喘，肺痨；②肩胛痛；③虚劳诸疾。

操作 斜刺0.5～0.8寸。

秩边 BL 54

定位 在骶区，横平第4骶后孔，骶正中嵴旁开3寸（图2－14）。

解剖 有臀大肌，在梨状肌下缘；正当臀下动、静脉深层当臀下神经及股后皮神经，外侧为坐骨神经。

主治 ①腰骶痛，下肢痿痹；②小便不利，便秘，痔疾。

操作 直刺1.5～2寸。

承山 BL 57

定位 在小腿后区，腓肠肌两肌腹与肌腱交角处（图2－14）。

解剖 在腓肠肌两肌腹交界下端；有小隐静脉，深层为股后动、静脉；布有腓肠内侧皮神经，深层为腓神经。

主治 ①腰腿拘急、疼痛；②痔疾，便秘。

操作 直刺1～2寸。不宜做过强的刺激，以免引起腓肠肌痉挛。

飞扬 BL 58 络穴

定位 在小腿后区，昆仑（BL 60）直上7寸，腓肠肌外下缘与跟腱移行处（图2－14）。

解剖 有腓肠肌及比目鱼肌；布有腓肠外侧皮神经。

主治 ①头痛，目眩；②腰腿疼痛；③痔疾。

操作 直刺1～1.5寸。

跗阳 BL 59 阳跷脉郄穴

定位 在小腿后区，昆仑（BL 60）直上3寸，腓骨与跟腱之间（图2－14）。

解剖 在腓骨的后部，跟腱外前缘，深层为拇长屈肌；有小隐静脉，深层为腓动脉末支；布有腓肠神经。

主治 ①腰骶痛，下肢痿痹，外踝肿痛；②头痛。

操作 直刺0.8～1.2寸。

昆仑 BL 60 经穴

定位 在踝区，外踝尖与跟腱之间的凹陷中（图2－14）。

解剖 有腓骨短肌；有小隐静脉及外踝后动、静脉；布有腓肠神经。

主治　①后头痛，项强，腰骶疼痛，足踝肿痛；②癫痫；③滞产。

操作　直刺0.5~0.8寸。妊娠期妇女禁用，经期慎用。

申脉　BL 62　八脉交会穴，通阳跷脉

定位　在踝区，外踝尖直下，外踝下缘与跟骨之间凹陷中（图2-14）。

解剖　在腓骨长短肌腱上缘；有外踝动脉网及小隐静脉；布有腓肠神经的足背外侧皮神经分支。

主治　①头痛，眩晕；②癫狂（痫），失眠；③腰腿酸痛。

操作　直刺0.3~0.5寸。

至阴　BL 67　井穴

定位　在足趾，小趾末节外侧，趾甲根角侧后方0.1寸（图2-14）。

解剖　有趾背动脉及趾跖侧固有动脉形成的动脉网；布有趾跖侧固有神经及足背外侧皮神经。

主治　①胎位不正，滞产；②头痛，目痛，鼻塞，鼻衄。

操作　浅刺0.1寸。胎位不正用灸法。

【本经其余腧穴】（41穴）　见表2-7、图2-14。

表2-7　足太阳膀胱经其余腧穴

序号	穴名	定位	主治
1	眉冲　BL 3	在头部，额切迹直上入发际0.5寸	①头痛，目眩；②鼻塞，鼻衄
2	曲差　BL 4	在头部，前发际正中直上0.5寸，旁开1.5寸	①头痛，目眩；②鼻塞，鼻衄
3	五处　BL 5	在头部，前发际正中直上1寸，旁开1.5寸	①头痛，目眩；②癫痫
4	承光　BL 6	在头部，前发际正中直上2.5寸，旁开1.5寸	①头痛，目眩；②鼻塞；③热病
5	通天　BL 7	在头部，前发际正中直上4寸，旁开1.5寸	①头痛，眩晕；②鼻塞，鼻衄，鼻渊
6	络却　BL 8	在头部，前发际正中直上5.5寸，旁开1.5寸	①头晕，目视不明，②耳鸣
7	玉枕　BL 9	在头部，横平枕外隆凸上缘，后发际正中旁开1.3寸	①头项痛，目痛；②鼻塞
8	大杼（八会穴之骨会）　BL 11	在脊柱区，第1胸椎棘突下，后正中线旁开1.5寸	①咳嗽；②项强，肩背痛
9	厥阴俞（心包背俞穴）　BL 14	在脊柱区，第4胸椎棘突下，后正中线旁开1.5寸	①心痛，心悸；②咳嗽，胸闷；③呕吐
10	督俞　BL 16	在脊柱区，第6胸椎棘突下，后正中线旁开1.5寸	①心痛，胸闷；②寒热、气喘
11	胆俞（胆之背俞穴）　BL 19	在脊柱区，第10胸椎棘突下，后正中线旁开1.5寸	①黄疸，口苦，胁痛等肝胆疾患；②肺痨，潮热
12	气海俞　BL 24	在脊柱区，第3腰椎棘突下，后正中线旁开1.5寸	①肠鸣腹胀；②痛经，腰痛
13	关元俞　BL 26	在脊柱区，第5腰椎棘突下，后正中线旁开1.5寸	①腹胀、腹泻；②腰骶痛；③小便频数或不利，遗尿
14	中膂俞　BL 29	在骶区，横平第3骶后孔，骶正中嵴旁开1.5寸	①腹泻，疝气；②腰骶痛
15	白环俞　BL 30	在骶区，横平第4骶后孔，骶正中嵴旁开1.5寸	①遗尿，遗精，月经不调，带下，疝气；②腰骶痛
16	上髎　BL 31	在骶区，正对第1骶后孔中	①大小便不利，月经不调，带下，阴挺，遗精，阳痿；②腰骶痛
17	中髎　BL 33	在骶区，正对第3骶后孔中	①便秘，腹泻；②小便不利，月经不调，带下；③腰骶痛
18	下髎　BL 34	在骶区，正对第4骶后孔中	①腹痛，便秘；②小便不利，带下；③腰骶痛
19	会阳　BL 35	在骶区，尾骨端旁开0.5寸	①痔疾，腹泻；②阳痿，带下

续表

序号	穴名	定位	主治
20	承扶　BL 36	在股后区，臀沟的中点	①腰骶臀股部疼痛；②痔疾
21	殷门　BL 37	在股后区，臀沟下6寸，股二头肌与半腱肌之间	①腰痛；②下肢痿痹
22	浮郄　BL 38	在膝后区，腘横纹上1寸，股二头肌腱的内侧缘	①股腘部疼痛、麻木；②便秘
23	附分　BL 41	在脊柱区，第2胸椎棘突下，后正中线旁开3寸	①颈项强痛；②肩背拘急；③肘臂麻木
24	魄户　BL 42	在脊柱区，第3胸椎棘突下，后正中线旁开3寸	①咳嗽，气喘，肺痨；②项强，肩背痛
25	神堂　BL 44	在脊柱区，第4胸椎棘突下，后正中线旁开3寸	①咳嗽，气喘，胸闷；②脊背强痛
26	譩譆　BL 45	在脊柱区，第6胸椎棘突下，后正中线旁开3寸	①咳嗽，气喘；②肩背痛；③疟疾，热病
27	膈关　BL 46	在脊柱区，第7胸椎棘突下，后正中线旁开3寸	①胸闷，嗳气，呕吐；②脊背强痛
28	魂门　BL 47	在脊柱区，第9胸椎棘突下，后正中线旁开3寸	①胸胁痛，背痛；②呕吐，腹泻
29	阳纲　BL 48	在脊柱区，第10胸椎棘突下，后正中线旁开3寸	肠鸣，腹痛，腹泻，黄疸，消渴
30	意舍　BL 49	在脊柱区，第11胸椎棘突下，后正中线旁开3寸	腹胀、肠鸣、呕吐、腹泻
31	胃仓　BL 50	在脊柱区，第12胸椎棘突下，后正中线旁开3寸	①胃脘痛，腹胀，小儿食积，水肿；②背脊痛
21	肓门　BL 51	在腰区，第1腰椎棘突下，后正中线旁开3寸	①腹痛，痞块，便秘；②乳疾
33	志室　BL 52	在腰区，第2腰椎棘突下，后正中线旁开3寸	①遗精，阳痿，小便不利；②腰脊强痛
34	胞肓　BL 53	在骶区，横平第2骶后孔，骶正中嵴旁开3寸	①肠鸣，腹胀，便秘；②癃闭；③腰脊强痛
35	合阳　BL 55	在小腿后区，腘横纹下2寸，腓肠肌内、外侧头之间	①腰脊强痛，下肢痿痹；②疝气，崩漏
36	承筋　BL 56	在小腿后区，腘横纹下5寸，腓肠肌两肌腹之间	①腰腿拘急、疼痛；②痔疾
37	仆参　BL 61	在跟区，昆仑（BL 60）直下，跟骨外侧，赤白肉际处	①下肢痿痹，足跟痛；②癫痫
38	金门（郄穴）　BL 63	在足背，外踝前缘直下，第5跖骨粗隆后方，股骨下缘凹陷中	①头痛，腰痛，下肢痿痹，外踝痛；②癫痫，小儿惊风
39	京骨（原穴）　BL 64	在跖区，第5跖骨关节粗隆前下方，赤白肉际处	①头痛，项强，腰痛；②癫痫
40	束骨（输穴）　BL 65	在跖区，第5跖趾关节的近端，赤白肉际处	①头痛，项强，目眩，腰腿痛；②癫狂
41	足通谷（荥穴）BL 66	在跖区，第5跖趾关节的远端，赤白肉际处	①头痛，项强，鼻衄；②癫狂

PPT

八、足少阴肾经（KI）

【经脉循行】足少阴肾经起于足小趾之下，斜走足心，经舟骨粗隆下、内踝后侧，沿小腿、腘窝、大腿的内后侧上行，穿过脊柱，属于肾（腧穴通路：还出于前，向上行于腹部前正中线旁0.5寸，胸部前正中线旁2寸，止于锁骨下缘），络膀胱。肾部直行脉向上穿过肝、膈，进入肺中，再沿喉咙上行，止于舌根两旁；肺部支脉，联络于心，流注于胸中（图2－15）。

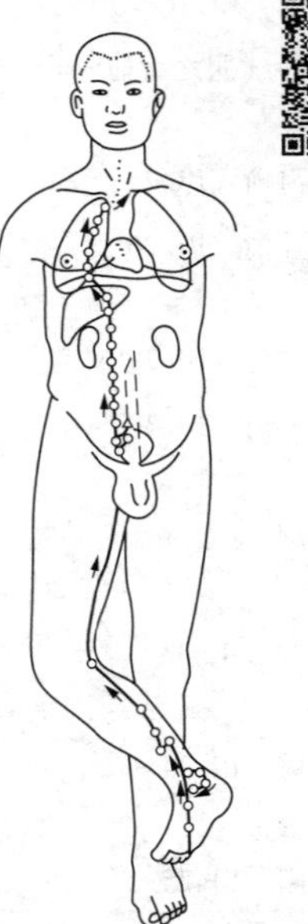
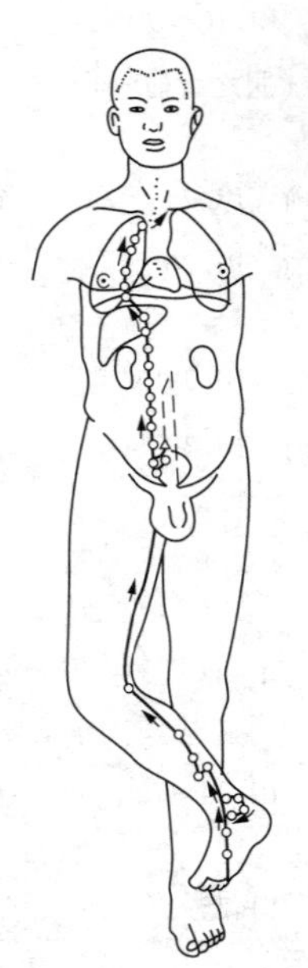

图2－15　足少阴肾经脉循行示意图

【主治病证】本经腧穴主治妇科病、前阴病、肾脏病，以及与肾有关的肺、心、肝、脑病，咽喉、舌等经脉循行经过部位的其他病症。

【本经常用腧穴】（5穴）

涌泉　**KI 1**　井穴

定位　在足底，屈足卷趾时足心最凹陷中（图2－16）。

解剖　有趾短屈肌腱，趾长屈肌腱，第二蚓状肌，深层为骨间

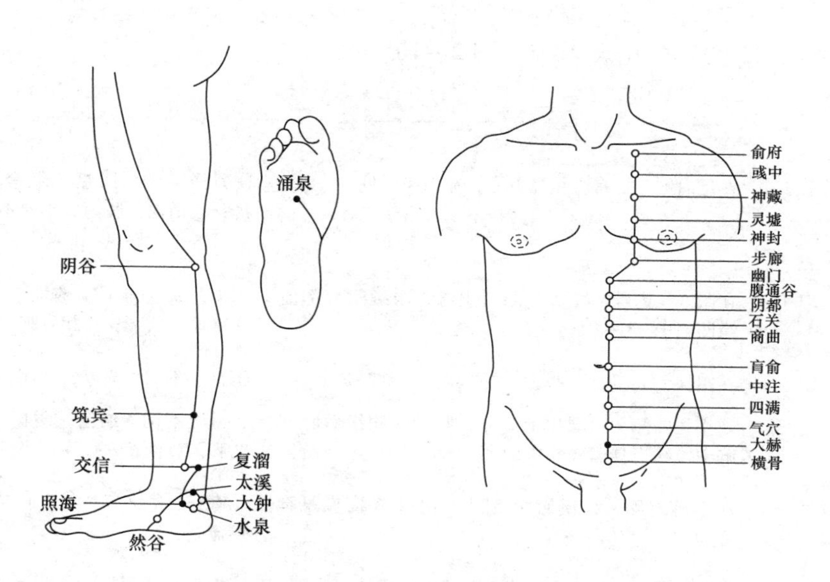

图2－16　足少阴肾经腧穴总图

肌；有来自胫前动脉的足底弓；布有足底内侧神经支。

主治　①昏厥，中暑，癫狂痫，小儿惊风；②头痛，头晕，目眩，失眠；③咯血，咽喉肿痛，喉痹；④大便难，小便不利；⑤奔豚气；⑥足心热。急救要穴之一。

操作　直刺0.5～0.8寸。降邪宜用灸法或药物贴敷。

太溪　**KI 3**　输穴；原穴

定位　在踝区，内踝尖与跟腱之间的凹陷中（图2－16）。

解剖　有胫后动、静脉；布有小腿内侧皮神经，当胫神经经过处。

主治　①头痛，目眩，失眠，健忘，咽喉肿痛，齿痛，耳鸣，耳聋；②咳嗽，气喘，咯血，胸痛；③消渴，小便频数，便秘；④月经不调，遗精，阳痿；⑤腰脊痛，下肢厥冷。

操作　直刺0.5～0.8寸。

照海　**KI 6**　八脉交会穴，通阴跷脉

定位　在踝区，内踝尖下1寸，内踝下缘边际凹陷中（图2－16）。

解剖　在足大趾外展肌的止点处；后方有胫后动、静脉；布有小腿内侧皮神经，深部为胫神经干。

主治　①失眠，癫痫；②咽喉干痛，目赤肿痛；③月经不调，带下，阴挺，小便频数，癃闭。

操作　直刺0.5～0.8寸。

复溜　**KI 7**　经穴

定位　在小腿内侧，内踝尖上2寸，跟腱的前缘（图2－16）。

解剖　在比目鱼肌下端移行于跟腱处的内侧；前方有胫后动、静脉；布有腓肠内侧皮神经，小腿内侧皮神经，深层为胫神经。

主治　①水肿，汗证；②腹胀，腹泻；③腰脊强痛，下肢痿痹。

操作　直刺0.5～1寸。

俞府　**KI 27**

定位　在胸部，锁骨下缘，前正中线旁开2寸（图2－16）。

解剖　在胸大肌中，有胸内动、静脉的前穿支；布有锁骨上神经前支。

主治　咳嗽，气喘，胸痛。

操作　斜刺或平刺0.5～0.8寸，不可深刺，以免伤及心、肺。

【本经其余腧穴】（22 穴） 见表 2－8、图 2－16。

表 2－8 足少阴肾经其余腧穴

序号	穴名	定位	主治
1	然谷（荥穴） KI 2	在足内侧，足舟骨粗隆下方，赤白肉际处	①月经不调，阴挺，阴痒，白浊；②遗精，阳痿；③消渴，腹泻，小便不利；④咯血，咽喉肿痛；⑤小儿脐风，口噤
2	大钟（络穴） KI 4	在跟区，内踝后下方，跟骨上缘，跟腱附着部前缘凹陷中	①痴呆；②癃闭，遗尿，便秘；③月经不调；④咯血，气喘；⑤腰脊强痛，足跟痛
3	水泉（郄穴） KI 5	在跟区，太溪直下 1 寸，跟骨结节内侧凹陷中	①月经不调，痛经，经闭，阴挺；②小便不利
4	交信（阴跷脉之郄穴） KI 8	在小腿内侧，内踝尖上 2 寸，胫骨内侧缘后际凹陷中，约当复溜穴前 0.5 寸	①月经不调，崩漏，阴挺，阴痒，疝气，五淋；②腹泻，便秘，痢疾
5	筑宾（阴维脉之郄穴） KI 9	在小腿内侧，太溪直上 5 寸，比目鱼肌与跟腱之间	①癫狂；②疝气；③呕吐涎沫，吐舌；④小腿内侧痛
6	阴谷（合穴） KI 10	在膝后区，腘横纹上，半腱肌肌腱外侧缘	①癫狂；②阳痿，月经不调，崩漏，小便不利；③膝股内侧痛
7	横骨 KI 11	在下腹部，脐中下 5 寸，前正中线旁开 0.5 寸	①少腹胀痛；②小便不利，遗尿，遗精，阳痿；③疝气
8	大赫 KI 12	在下腹部，脐中下 4 寸，前正中线旁开 0.5 寸	①遗精，阳痿；②阴挺，带下
9	气穴 KI 13	在下腹部，脐中下 3 寸，前正中线旁开 0.5 寸	①奔豚气；②月经不调，带下；③小便不利；④腹泻
10	四满 KI 14	在下腹部，脐中下 2 寸，前正中线旁开 0.5 寸	①月经不调，崩漏，带下，产后恶露不净；②遗精，小腹痛；③脐下积、聚、疝、瘕，水肿
11	中注 KI 15	在下腹部，脐中下 1 寸，前正中线旁开 0.5 寸	①月经不调；②腹痛，便秘，腹泻
12	肓俞 KI 16	在腹部，脐中旁开 0.5 寸	①腹痛，腹胀，腹泻，便秘；②月经不调；③疝气
13	商曲 KI 17	在上腹部，脐中上 2 寸，前正中线旁开 0.5 寸	胃痛，腹痛，腹胀，腹泻，便秘，腹中积聚
14	石关 KI 18	在上腹部，脐中上 3 寸，前正中线旁开 0.5 寸	①胃痛，呕吐，腹痛，腹胀，便秘；②不孕
15	阴都 KI 19	在上腹部，脐中上 4 寸，前正中线旁开 0.5 寸	胃痛，腹胀，便秘
16	腹通谷 KI 20	在上腹部，脐中上 5 寸，前正中线旁开 0.5 寸	①腹痛，腹胀，胃痛，呕吐；②心悸，胸痛
17	幽门 KI 21	在上腹部，脐中上 6 寸，前正中线旁开 0.5 寸	善哕，呕吐，腹痛，腹胀，腹泻
18	步廊 KI 22	在胸部，第 5 肋间隙，前正中线旁开 2 寸	胸痛，咳嗽，气喘，乳痈
19	神封 KI 23	在胸部，第 4 肋间隙，前正中线旁开 2 寸	胸胁支满，咳嗽，气喘，乳痈
20	灵墟 KI 24	在胸部，第 3 肋间隙，前正中线旁开 2 寸	胸胁支满，咳嗽，气喘，乳痈
21	神藏 KI 25	在胸部，第 2 肋间隙，前正中线旁开 2 寸	胸胁支满，咳嗽，气喘，乳痈
22	彧中 KI 26	在胸部，第 1 肋间隙，前正中线旁开 2 寸	胸胁支满，咳嗽，气喘，痰涌

九、手厥阴心包经（PC）

PPT

【经脉循行】手厥阴心包经起于胸中，属心包，下膈，联络三焦；外行支出于侧胸上部，循行于上肢的中间部，入掌止于中指端；掌中分支止于无名指末端（图 2－17）。

【主治病证】本经腧穴主治心、心包、胸、胃、神志病，以及经脉循行经过部位的其他病症。

【本经常用腧穴】（6穴）

曲泽　**PC 3**　合穴

定位　在肘前区，肘横纹上，肱二头肌腱的尺侧缘凹陷中（图2－18）。

解剖　在肱二头肌腱的尺侧；当肱动、静脉处；布有正中神经的主干。

主治　①心痛，心悸，善惊；②胃痛，呕血，呕吐；③暑热病；④肘臂挛痛。

操作　直刺1～1.5寸或点刺出血。

间使　**PC 5**　经穴

定位　在前臂前区，腕掌侧远端横纹上3寸，掌长肌腱与桡侧腕屈肌腱之间（图2－18）。

解剖　在桡侧腕屈肌腱与掌长肌腱之间，有指浅屈肌，深部为指深屈肌；有前臂正中动、静脉，深部为前臂掌侧骨间动、静脉；布有前臂内侧皮神经，其下为正中神经，深层有前臂掌侧骨间神经。

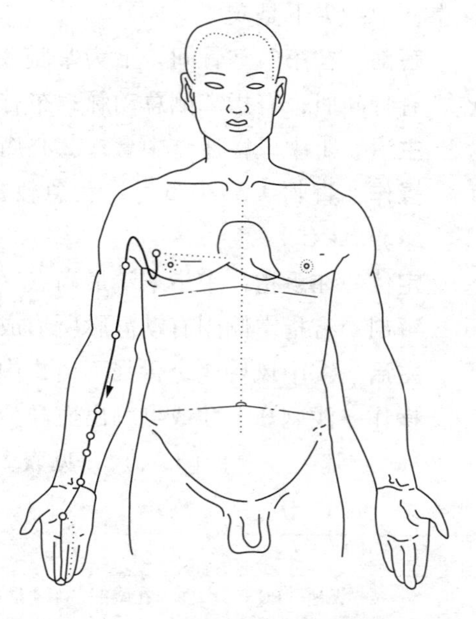

图2－17　手厥阴心包经脉循行示意图

主治　①心痛，心悸；②胃痛，呕吐；③热病，疟疾；④癫狂（痫）。

操作　直刺0.5～1寸。

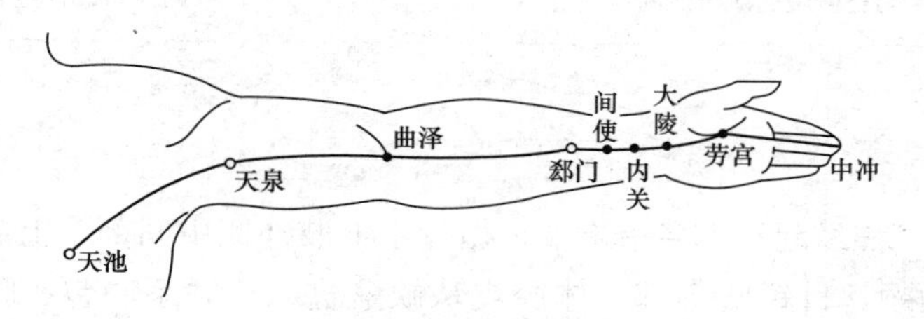

图2－18　手厥阴心包经腧穴总图

内关　**PC 6**　络穴；八脉交会穴，通阴维脉

定位　在前臂前区，腕掌侧远端横纹上1寸，掌长肌腱与桡侧腕屈肌腱之间（图2－18）。

解剖　在桡侧腕屈肌腱与掌长肌腱之间，有指浅屈肌，深部为指深屈肌；有前臂正中动、静脉，深部为前臂掌侧骨间动、静脉；布有前臂内侧皮神经，其下为正中神经，深层有前臂掌侧骨间神经。

主治　①心痛，心悸；②胃痛，呕吐，呃逆，③胁痛，胁下痞块；③中风，失眠，眩晕，郁证，癫狂痫，偏头痛；④热病；⑤肘臂挛痛。

操作　直刺0.5～1寸。

大陵　**PC 7**　输穴；原穴

定位　在腕前区，腕掌侧远端横纹中，掌长肌腱与桡侧腕屈肌腱之间（图2－18）。

解剖　在掌长肌腱与桡侧腕屈肌腱之间，有拇长屈肌和指深屈肌腱；有腕掌侧动、静脉网；布有前臂内侧皮神经，正中神经掌皮支，深层为正中神经本干。

主治　①心痛，心悸；②胃痛，呕吐，口臭；③胸胁满痛；④喜笑悲恐，癫狂（痫）；⑤臂、手挛痛。

操作　直刺0.3～0.5寸。

劳宫　**PC 8**　荥穴

定位　在掌区，横平第3掌指关节近端，第2、3掌骨之间偏于第3掌骨（图2－18）。简便取穴法：

握拳，中指尖下是穴。

解剖 在第二掌骨间，下为掌腱膜，第二蚓状肌及指浅、深屈肌腱，深层为拇指内收肌横头的起点，有骨间肌；有指掌侧总动脉；布有正中神经的第二指掌侧总神经。

主治 ①中风昏迷，中暑；②心痛，烦闷，癫狂（痫）；③口疮，口臭；④鹅掌风。

操作 直刺0.3～0.5寸。为急救要穴之一。

中冲 PC 9 井穴

定位 在手指，中指末端最高点（图2－18）。

解剖 有指掌侧固有动静脉所形成的动、静脉网；为正中神经的指掌侧固有神经分布处。

主治 ①中风昏迷，舌强不语，中暑，昏厥，小儿惊风；②热病。

操作 浅刺0.1寸或点刺出血。为急救要穴之一。

【本经其余腧穴】（3穴） 见表2－9、图2－18。

表2－9 手厥阴心包经其余腧穴

序号	穴名	定位	主治
1	天池 PC 1	在胸部，第4肋间隙，前正中线旁开5寸	①咳嗽，痰多，胸闷，气喘，胸痛；②乳痈；③瘰疬
2	天泉 PC 2	在臂前区，腋前纹头下2寸，肱二头肌的长、短头之间	①心痛，咳嗽，胸胁胀满；②胸背及上臂内侧痛
3	郄门（郄穴）PC 4	在前臂前区，腕掌侧远端横纹上5寸，掌长肌腱与桡侧腕屈肌腱之间	①心痛，心悸，心烦胸痛；②咯血，呕血，衄血；③疔疮；④癫痫

十、手少阳三焦经（TE）

PPT

【经脉循行】手少阳三焦经起于无名指末端，循行于上肢外侧中间部，上肩，经颈部上行联系耳内及耳前后、面颊、目锐眦等部；体腔支从缺盆进入，联系心包、膻中、三焦等（图2－19）。

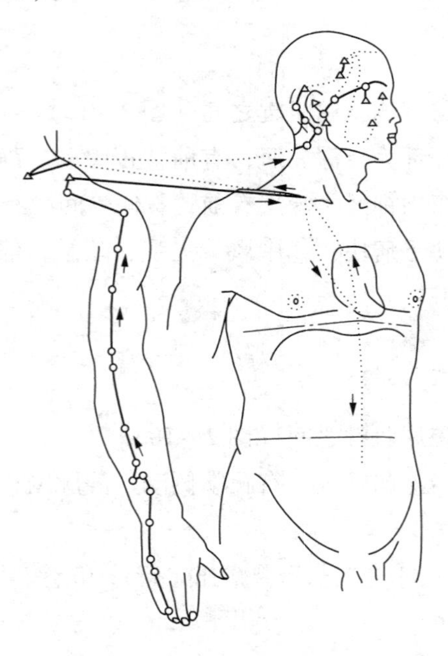

图2－19 手少阳三焦经脉循行示意图

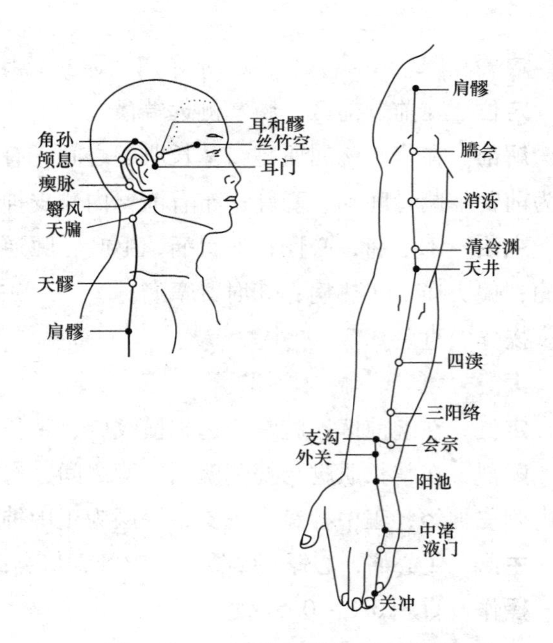

图2－20 手少阳三焦经腧穴总图

【主治病证】本经腧穴主治头、目、耳、颊、咽喉、胸胁病和热病，以及经脉循行经过部位的其他病症。

【本经常用腧穴】（7 穴）

中渚　**TE 3**　输穴

定位　在手背，第 4、5 掌骨间，第 4 掌指关节近端凹陷中（图 2－20）。

解剖　有第四骨间肌；皮下有手背静脉网及第四掌背动脉；布有来自尺神经的手背支。

主治　①头痛，目赤，耳鸣，耳聋，喉痹；②热病；③肩背肘臂酸痛，手指不能屈伸。

操作　直刺 0.3～0.5 寸。

阳池　**TE 4**　原穴

定位　在腕后区，腕背侧远端横纹上，指伸肌腱的尺侧缘凹陷中（图 2－20）。

解剖　有皮下手背静脉网，第四掌背动脉；布有尺侧神经手背支及前臂背侧皮神经末支。

主治　①目赤肿痛，耳聋，喉痹；②消渴，口干；③腕痛，肩臂痛。

操作　直刺 0.3～0.5 寸。

外关　**TE 5**　络穴；八脉交会穴，通阳维脉

定位　在前臂背侧，腕背侧远端横纹上 2 寸，尺骨与桡骨间隙中点（图 2－20）。

解剖　在桡骨与尺骨之间，指总深肌与拇长伸肌之间；深层有前臂骨间背侧动脉和掌侧动、静脉；布有前臂背侧皮神经，深层有前臂骨间背侧神经及掌侧神经。

主治　①热病；②头痛，目赤肿痛，耳鸣，耳聋；③瘰疬，胁肋痛；④上肢痿痹不遂。

操作　直刺 0.5～1 寸。

支沟　**TE 6**　经穴

定位　在前臂后区，腕背侧远端横纹上 3 寸，尺骨与桡骨间隙中点（图 2－20）。

解剖　在桡骨与尺骨之间，指总深肌与拇长伸肌之间；深层有前臂骨间背侧动脉和掌侧动、静脉；布有前臂背侧皮神经，深层有前臂骨间背侧神经及掌侧神经。

主治　①便秘；②耳鸣，耳聋，暴喑；③瘰疬，胁肋疼痛；④热病。

操作　直刺 0.5～1 寸。

肩髎　**TE 14**

定位　在三角肌区，肩峰角与肱骨大结节两骨间凹陷中（图 2－20）。

解剖　在肩峰后下方，三角肌中；有旋肱后动脉肌支；布有腋神经的肌支。

主治　肩臂挛痛不遂。

操作　直刺 1～1.5 寸。

翳风　**TE 17**

定位　在颈部，耳垂后方，乳突下端前方凹陷中（图 2－20）。

解剖　有耳后动、静脉，颈外浅静脉；布有耳大神经，深层为面神经干从茎乳突穿出处。

主治　①耳鸣，耳聋；②口眼歪斜，牙关紧闭，颊肿；③瘰疬。

操作　直刺 0.5～1 寸。

耳门　**TE 21**

定位　在耳区，耳屏上切迹与下颌骨髁突之间的凹陷中（图 2－20）。

解剖　有颞浅动、静脉耳前支；布有耳颞神经，面神经分支。

主治　①耳鸣，耳聋，聤耳；②齿痛，头颔痛。

操作　微张口，直刺 0.5～1 寸。

【本经其余腧穴】（16 穴）　见表 2－10、图 2－20。

表 2－10　手少阳三焦经经其余腧穴

序号	穴名	定位	主治
1	关冲（井穴）　TE 1	在手指，第 4 指末节尺侧，指甲根角侧上方 0.1 寸	①头痛，目赤，耳鸣，耳聋，喉痹，舌强；②热病，心烦
2	液门（荥穴）　TE 2	在手背，第 4、5 指间，指蹼缘上方赤白肉际凹陷中	①头痛，目赤，耳鸣，耳聋，喉痹；②疟疾；③手臂痛
3	会宗（郄穴）　TE 7	在前臂后区，腕背侧远端横纹上 3 寸，尺骨的桡侧缘	主治耳聋，痫证，上肢肌肤痛
4	三阳络　TE 8	在前臂后区，腕背侧远端横纹上 4 寸，尺骨与桡骨间隙中点	耳聋，暴喑，齿痛，手臂痛
5	四渎　TE 9	在前臂后区，肘尖（EX－UE 1）下 5 寸，尺骨与桡骨间隙中点	耳聋，暴喑，齿痛，手臂痛
6	天井（合穴）　TE 10	在肘后区，肘尖（EX－UE 1）上 1 寸凹陷中	①耳聋；②癫痫；③瘰疬，瘿气；④偏头痛，胁肋痛，颈项肩臂痛
7	清冷渊　TE 11	在臂后区，肘尖（EX－UE 1）与肩峰角连线上，肘尖（EX－UE 1）上 2 寸	头痛，目黄，肩臂痛不能举
8	消泺　TE 12	在臂后区，肘尖（EX－UE 1）与肩峰角连线上，肘尖（EX－UE 1）上 5 寸	头痛，赤痛，项背痛
9	臑会　TE 13	在臂后区，肩峰角下 3 寸，三角肌的后下缘	①瘰疬；②瘿气；③上肢痹痛
10	天髎　TE 15	在肩胛区，肩胛骨上角骨际凹陷中	肩臂痛，颈项强急
11	天牖　TE 16	在颈部，横平下颌角，胸锁乳突肌的后缘凹陷中	①头痛，头眩，项强，目不明，突发性聋，鼻衄，喉痹；②瘰疬；③肩背痛
12	瘈脉　TE 18	在头部，乳突中央，角孙与翳风沿耳轮弧形连线的上 2/3 与下 1/3 的交点处	①头痛，耳鸣，耳聋；②小儿惊风
13	颅息　TE 19	在头部，角孙与翳风沿耳轮弧形连线的上 1/3 与下 2/3 的交点处	①头痛，耳鸣，耳聋；②小儿惊风
14	角孙　TE 20	在头部，耳尖正对发际处	①头痛，项强；②目赤肿痛，目翳；③齿痛，颊肿
15	耳和髎　TE 22	在头部，鬓发后缘，耳郭根的前方，颞浅动脉的后缘	①头痛，耳鸣；②牙关紧闭，口歪
16	丝竹空　TE 23	在面部，眉梢凹陷中	①癫痫；②头痛，眩晕，目赤肿痛，眼睑瞤动；③齿痛

十一、足少阳胆经（GB）

PPT

【经脉循行】足少阳胆经起于目外眦，向上到达额角，向后行至耳后（风池），经颈、肩部后下入缺盆；耳部支脉从耳后进入耳中，出走耳前，到目外眦后方；外眦部支脉，从外眦部分出，下走大迎，上达目眶下，下行经颊车，由颈部向下会合前脉于缺盆；从缺盆部发出内行支进入胸中，通过横膈，联系肝胆，经胁肋内，下达腹股沟动脉部，再经过外阴毛际，横行入髋关节部（环跳）；从缺盆部发出的外行支，下经腋、侧胸、季胁部与前脉会合于髋关节部，再向下沿着大腿外侧、膝外侧、腓骨前、腓骨下段、外踝前至足背，沿足背下行止于第四趾外侧；足背分支止于足大趾（图 2－21）。

【主治病证】本经腧穴主治肝胆病，侧头、目、耳、咽喉、胸胁病，以及经脉循行经过部位的其他病症。

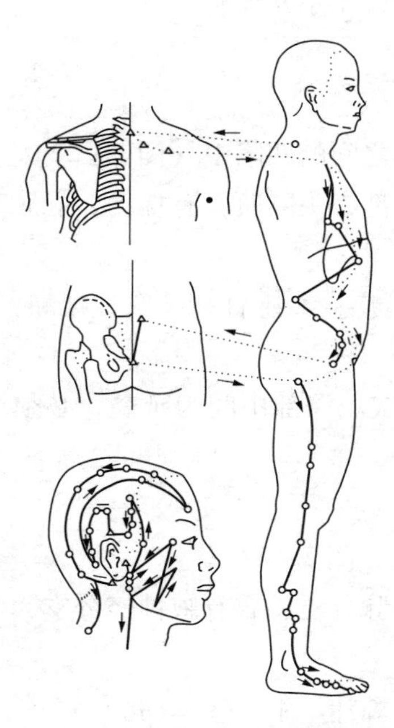

图 2－21　足少阳胆经脉循行示意图

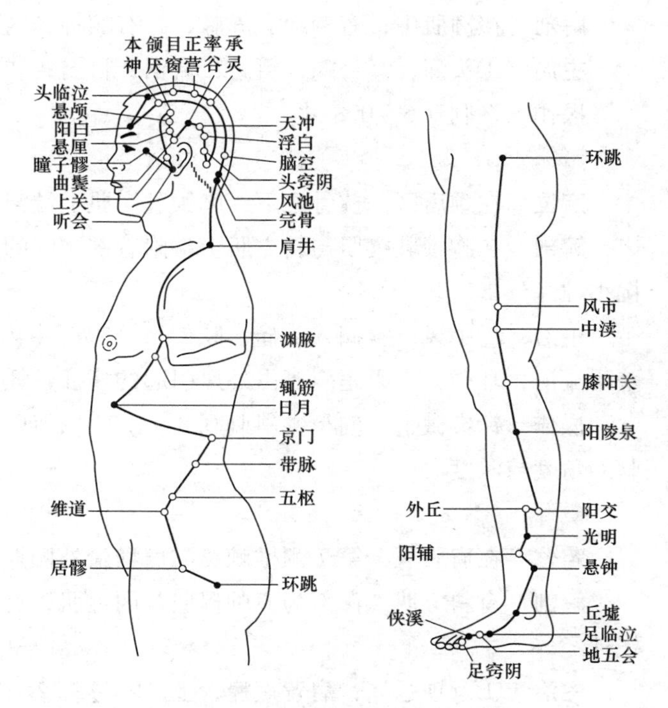

图 2－22　足少阳胆经腧穴总图

【本经常用腧穴】（15 穴）

瞳子髎　**GB 1**

定位　在面部，目外眦外侧 0.5 寸凹陷中（图 2－22）。

解剖　有眼轮匝肌，深层为颞肌；当颧眶动、静脉分布处；布有颧面神经和颧颞神经，面神经的额颞支。

主治　①头痛；②目赤肿痛，畏光流泪，目翳等目疾。

操作　平刺 0.3～0.5 寸或三棱针点刺出血。

听会　**GB 2**

定位　在面部，耳屏间切迹与下颌骨髁突之间的凹陷中（图 2－22）。

解剖　有颞浅动脉耳前支，深部为颈外动脉及面后静脉；布有耳大神经，皮下为面神经。

主治　①耳鸣，耳聋，聤耳；②齿痛，口眼歪斜。

操作　微张口，直刺 0.5～0.8 寸。

率谷　**GB 8**

定位　在头部，耳尖直上入发际 1.5 寸（图 2－22）。

解剖　在颞肌中；有颞动、静脉顶支；布有耳颞神经和枕大神经会合支。

主治　①头痛，眩晕；②小儿急、慢惊风。

操作　平刺 0.5～0.8 寸。

阳白　**GB 14**

定位　在头部，眉上 1 寸，瞳孔直上（图 2－22）。

解剖　在额肌中；有额动、静脉外侧支；布有额神经外侧支。

主治　①头痛；②目眩，目痛，视物模糊，眼睑瞤动。

操作　平刺 0.5～0.8 寸。

头临泣　**GB 15**

定位　在头部，前发际上 0.5 寸，瞳孔直上（图 2－22）。

解剖 在额肌中；有额动、静脉；布有额神经内、外支会合支。

主治 ①头痛；②目痛，目眩，流泪，目翳；③鼻塞，鼻渊；④小儿惊痫。

操作 平刺0.5～0.8寸。

风池 **GB 20**

定位 在颈后区，枕骨之下，胸锁乳突肌上端与斜方肌上端之间的凹陷中（图2－22）。

解剖 在胸锁乳突肌与斜方肌上端附着部之间的凹陷中，深部为头夹肌；有枕动、静脉分支；布有枕小神经分支。

主治 ①中风，癫痫，头痛，眩晕，耳鸣等由内风引起的病症；②感冒，鼻塞，鼽衄，目赤肿痛，羞明流泪，耳聋，口眼歪斜等由外风引起的病症；③颈项强痛。

操作 针尖微下，向鼻尖斜刺0.8～1.2寸，或平刺透风府穴。深部中间为延髓，必须严格掌握针刺的角度与深度。

肩井 **GB 21**

定位 在肩胛区，第7颈椎棘突与肩峰最外侧点连线的中点（图2－22）。

解剖 有斜方肌，深部为肩胛提肌与冈上肌；有颈横动、静脉分支；布有腋神经分支，深部上方为桡神经。

主治 ①颈项强痛，肩背疼痛，上肢不遂；②难产，乳痈，乳汁不下；③瘰疬。

操作 直刺0.5～0.8寸。内有肺尖，忌深刺；孕妇禁针。

环跳 **GB 30**

定位 在臀区，股骨大转子最凸点与骶管裂孔连线的外1/3与内2/3交点处（图2－22）。

解剖 在臀大肌、梨状肌下缘；内侧为臀下动、静脉；布有臀下皮神经，臀下神经，深部正当坐骨神经。

主治 ①腰胯疼痛，下肢痿痹，半身不遂；②遍身风疹。

操作 直刺2～3寸。

风市 **GB 31**

定位 在股部，直立垂手，掌心贴于大腿时，中指尖所指凹陷中，髂胫束后缘（图2－22）。

解剖 在阔筋膜下，股外侧肌中；有旋股外侧动、静脉肌支；布有股外侧皮神经，股神经肌支。

主治 ①下肢痿痹、麻木，半身不遂；②遍身瘙痒。

操作 直刺1～1.5寸。

阳陵泉 **GB 34** 合穴；胆之下合穴；八会穴之筋会

定位 在小腿外侧，腓骨头前下方凹陷中（图2－22）。

解剖 在腓骨长、短肌中；有膝下外侧动、静脉；当腓总神经分为腓浅神经及腓深神经处。

主治 ①黄疸，胁痛，口苦，呕吐，吞酸等胆腑病；②膝肿痛，下肢痿痹、麻木；③小儿惊风。

操作 直刺1～1.5寸。

光明 **GB 37** 络穴

定位 在小腿外侧，外踝尖上5寸，腓骨前缘（图2－22）。

解剖 在趾长伸肌和腓骨短肌之间；有胫前动、静脉分支；布有腓浅神经。

主治 ①目痛，夜盲；②胸乳胀痛；③下肢痿痹。

操作 直刺0.5～0.8寸。

悬钟 **GB 39** 八会穴之髓会

定位 在小腿外侧，外踝尖上3寸，腓骨前缘（图2－22）。

解剖　在腓骨短肌与趾长伸肌分歧处；有胫前动、静脉分支；布有腓浅神经。

主治　①痴呆，中风，半身不遂；②颈项强痛，胸胁满痛，下肢痿痹。

操作　直刺0.5~0.8寸。

丘墟　GB 40　原穴

定位　在踝区，外踝的前下方，趾长伸肌腱的外侧凹陷中（图2-22）。

解剖　在趾短伸肌起点处；有外踝前动、静脉分支；布有足背外侧皮神经分支及腓浅神经分支。

主治　①目赤肿痛，目生翳膜；②颈项痛，腋下肿，胸胁痛，外踝肿痛；③下肢痿痹。

操作　直刺0.5~0.8寸。

足临泣　GB 41　输穴；八脉交会穴，通带脉

定位　在足背，第4、5跖骨底结合部的前方，第5趾长伸肌腱外侧凹陷中（图2-22）。

解剖　有足背静脉网，第四跖背侧动、静脉；布有足背中间皮神经。

主治　①偏头痛，目赤肿痛，胁肋疼痛，足跗疼痛；②月经不调，乳痈；③瘰疬。

操作　直刺0.5~0.8寸。

足窍阴　GB 44　井穴

定位　在足趾，第4趾末节外侧，趾甲根角侧后方0.1寸（图2-22）。

解剖　有趾背侧动、静脉，跖趾侧动、静脉形成的动、静脉网；布有趾背侧神经。

主治　①头痛，目赤肿痛，耳鸣，耳聋，咽喉肿痛；②胸胁痛，足跗肿痛。

操作　浅刺0.1寸或点刺出血。

【本经其余腧穴】（29穴）　见表2-11、图2-22。

表2-11　足少阳胆经其余腧穴

序号	穴名	定位	主治
1	上关　GB 3	在面部，颧弓上缘中央凹陷中	①耳鸣，耳聋，聤耳；②齿痛，面痛，口眼歪斜，口噤
2	颔厌　GB 4	在头部，从头维至曲鬓的弧形连线的上1/4与下3/4的交点处	①头痛，眩晕；②惊痫，瘈疭；③耳鸣，目外眦痛，齿痛
3	悬颅　GB 5	在头部，从头维至曲鬓的弧形连线的中点处	偏头痛，目赤肿痛，齿痛
4	悬厘　GB 6	在头部，从头维至曲鬓的弧形连线的上3/4与下1/4的交点处	偏头痛，目赤肿痛，耳鸣
5	曲鬓　GB 7	在头部，耳前鬓角发际后缘与耳尖水平线的交点处	头痛连齿，颊颔肿，口噤
6	天冲　GB 9	在头部，耳根后缘直上，入发际2寸	①头痛，癫痫；②牙龈肿痛
7	浮白　GB 10	在头部，耳后乳突的后上方，从天冲至完骨的弧形连线上1/3与下2/3交点处	①头痛，耳鸣，耳聋，齿痛；②瘿气
8	头窍阴　GB 11	在头部，耳后乳突的后上方，从天冲到完骨的弧形连线的上2/3与下1/3交点处	①头痛，眩晕，颈项强痛；②耳鸣，耳聋
9	完骨　GB 12	在头部，耳后乳突的后下方凹陷中	①癫痫，头痛，颈项强痛；②喉痹，颊肿，齿痛，口歪
10	本神　GB 13	在头部，前发际上0.5寸，头正中线旁开3寸	①癫痫，小儿惊风，中风；②头痛，目眩
11	目窗　GB 16	在头部，前发际上1.5寸，瞳孔直上	①头痛；②目痛，目眩，远视，近视；③小儿惊痫
12	正营　GB 17	在头部，前发际上2.5寸，瞳孔直上	头痛，头晕，目眩

续表

序号	穴名	定位	主治
13	承灵 GB 18	在头部，前发际上4寸，瞳孔直上	①头痛，眩晕，目痛；②鼻渊，鼻衄，鼻窒，多涕
14	脑空 GB 19	在头部，横平枕外隆凸的上缘，风池（GB 20）直上	①热病；②头痛，颈项强痛；③目眩，目赤肿痛，鼻痛，耳聋；④惊悸，癫痫
15	渊腋 GB 22	在胸外侧区，第4肋间隙中，在腋中线上	①胸满，胁痛；②上肢痹痛，腋下肿
16	辄筋 GB 23	在胸外侧区，第4肋间隙中，在腋中线前1寸	①胸满，气喘；②胁痛，呕吐，吞酸；③腋肿，肩背痛
17	日月（胆之募穴）GB 24	在胸部，第7肋间隙中，前正中线旁开4寸	①黄疸，呕吐，吞酸，呃逆等胆腑病；②胁痛
18	京门（肾之募穴）GB 25	在上腹部，第12肋骨游离端的下际	①小便不利，水肿；②腹胀，肠鸣，腹泻；③腰痛，胁痛
19	带脉 GB 26	在侧腹部，第11肋骨游离端垂线与脐水平线的交点上	①月经不调，闭经，赤白带下；②疝气；③腰痛，胁痛
20	五枢 GB 27	在下腹部，横平脐下3寸，髂前上棘内侧	①阴挺，赤白带下，月经不调；②疝气；③少腹痛，腰胯痛
21	维道 GB 28	在下腹部，髂前上棘内下0.5寸	①阴挺，赤白带下，月经不调；②疝气；③少腹痛，腰胯痛
22	居髎 GB 29	在臀区，髂前上棘与股骨大转子最凸点连线的中点处	①腰腿痹痛，瘫痪；②疝气，少腹痛
23	中渎 GB 32	在股部，腘横纹上7寸，髂胫束后缘	下肢痿痹、麻木，半身不遂
24	膝阳关 GB 33	在膝部，股骨外上髁后上缘，股二头肌腱与髂胫束之间的凹陷中	膝腘肿痛、挛急，小腿麻木
25	阳交（阳维脉之郄穴）GB 35	在小腿外侧，外踝尖上7寸，腓骨后缘	①惊狂，癫痫，瘈疭；②胸胁满痛；③下肢痿痹
26	外丘（郄穴）GB 36	在小腿外侧，外踝尖上7寸，腓骨前缘	①癫狂；②胸胁胀满；③下肢痿痹
27	阳辅（经穴）GB 38	在小腿外侧，外踝尖上4寸，腓骨前缘	①偏头痛，目外眦痛，咽喉肿痛，腋下肿痛，胸胁满痛；②瘰疬；③下肢痿痹
28	地五会 GB 42	在足背，第4、5跖间，第4跖趾关节近端凹陷中	①头痛，目赤肿痛，耳鸣，耳聋；②乳痈；③腋肿，胁痛，足跗肿痛
29	侠溪（荥穴）GB 43	在足背，第4、5趾间，趾蹼缘后方赤白肉际处	①惊悸；②头痛，眩晕，耳鸣，耳聋；③颊肿，目外眦赤痛，胁肋疼痛，膝股痛，足跗肿痛；④乳痈

十二、足厥阴肝经（LR）

PPT

【经脉循行】足厥阴肝经起于足大趾外侧，经足背、内踝前上行于大腿内侧，联系阴部，入体腔联系于胃、肝、胆、膈、胁肋，经咽喉上联目系，上行出于额部，与督脉交会于巅顶部。目系支脉下经颊里，环绕唇内。肝部支脉上膈，注于肺中（图2-23）。

【主治病证】本经腧穴主治肝、胆、脾、胃病，妇科病，少腹、前阴病，以及经脉循行经过部位的其他病症。

【本经常用腧穴】（6穴）

大敦　**LR 1**　井穴

定位　在足趾，大趾末节外侧，趾甲根角侧后方0.1寸（图2-24）。

解剖　有趾背动、静脉；布有腓深神经的趾背神经。

主治　①疝气，少腹痛；②遗尿，癃闭，五淋，尿血；③月经不调，崩漏，缩阴，阴中痛，阴挺；④癫痫，嗜寐。

操作　浅刺0.1～0.2寸或点刺出血。

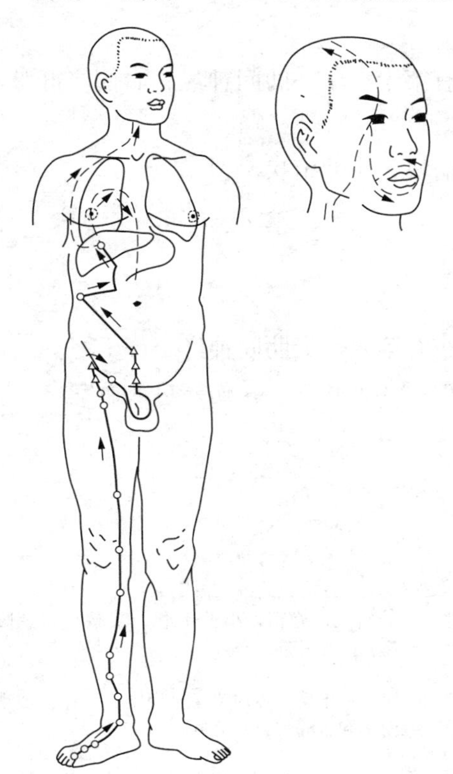

图2－23　足厥阴肝经脉循行示意图

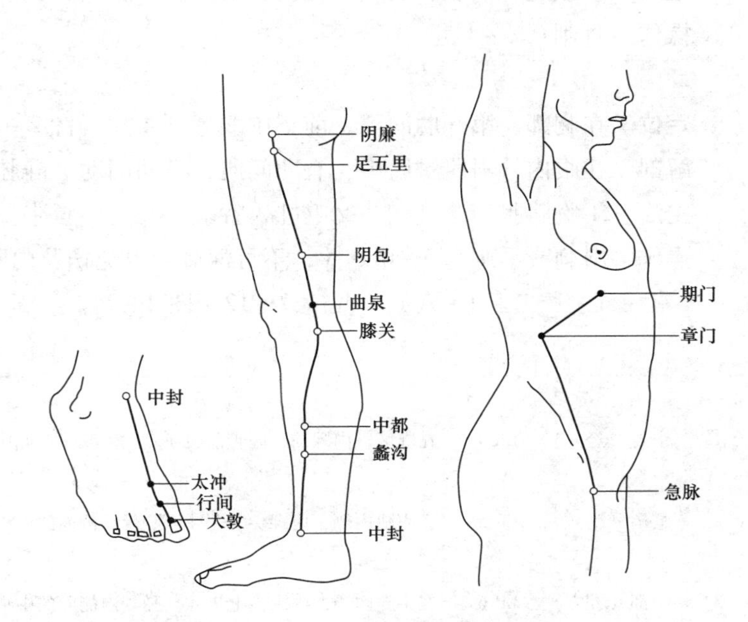

图2－24　足厥阴肝经腧穴总图

行间　**LR 2**　荥穴

定位　在足背，第1、2趾之间，趾蹼缘的后方赤白肉际处（图2－24）。

解剖　有足背静脉网；第一跖背动、静脉；正当腓深神经的趾背神经分为趾背神经的分歧处。

主治　①中风，癫痫；②头痛，目眩，目赤肿痛，青盲，口歪；③月经不调，痛经，闭经，崩漏，带下，阴中痛，疝气；④遗尿，癃闭，五淋；⑤胸胁满痛；⑥下肢内侧痛，足跗肿痛。

操作　直刺0.5～0.8寸。

太冲　**LR 3**　输穴；原穴

定位　在足背，第1、2跖骨间，跖骨底结合部前方凹陷中，或触及动脉搏动（图2－24）。

解剖　在拇长伸肌腱外缘；有足背静脉网，第一跖背动脉；布有腓深神经的跖背侧神经，深层为胫神经足底内侧神经。

主治　①中风，癫狂（痫），小儿惊风；②头痛，眩晕，耳鸣，目赤肿痛，口歪，咽痛；③月经不调，痛经，经闭，崩漏，带下；④胁痛，腹胀，呕逆，黄疸；⑤癃闭，遗尿；⑥下肢痿痹，足跗肿痛。

操作　直刺0.5～0.8寸。

曲泉　**LR 8**　合穴

定位　在膝部，腘横纹内侧端，半腱肌肌腱内缘凹陷中（图2－24）。

解剖　在胫骨内髁后缘，半膜肌、半腱肌止点前上方，缝匠肌后缘；浅层有大隐静脉，深层有腘动、静脉；布有隐神经，闭孔神经，深向腘窝可及胫神经。

主治　①月经不调，痛经，带下，阴挺，阴痒，产后腹痛；②遗精，阳痿，疝气，小便不利；③膝髌肿痛，下肢痿痹。

操作 直刺1～1.5寸。

章门 **LR 13** 脾之募穴；八会穴之脏会

定位 在侧腹部，在第11肋游离端的下际（图2-24）。

解剖 有腹内、外斜肌及腹横肌；有第十肋间动脉末支；布有第十、十一肋间神经；右侧当肝脏下缘，左侧当脾脏下缘。

主治 ①腹痛，腹胀，肠鸣，腹泻，呕吐；②胁痛，黄疸，痞块，小儿疳疾。

操作 直刺0.8～1寸。

期门 **LR 14** 肝之募穴

定位 在胸部，第6肋间隙，前正中线旁开4寸（图2-24）。

解剖 在腹内外斜肌腱膜中，有肋间肌；有肋间动、静脉；布有第六、七肋间神经。

主治 ①胸胁胀痛，乳痈；②呕吐，吞酸，呃逆，腹胀，腹泻；③奔豚气；④伤寒热入血室。

操作 斜刺或平刺0.5～0.8寸，不可深刺，以免伤及内脏。

【本经其余腧穴】（8穴） 见表2-12、图2-24。

表2-12 足厥阴肝经其余腧穴

序号	穴名	定位	主治
1	中封（经穴） LR 4	在踝区，内踝前，胫骨前肌肌腱的内侧缘凹陷中	①疝气，遗精，小便不利；②腰痛，少腹痛，内踝肿痛
2	蠡沟（络穴） LR 5	在小腿内侧，内踝尖上5寸，胫骨内侧面的中央	①月经不调，赤白带下，阴挺，阴痒；②小便不利，疝气，睾丸肿痛
3	中都（郄穴） LR 6	在小腿内侧，内踝尖上7寸，胫骨内侧面的中央	①疝气，小腹痛；②崩漏，恶露不尽
4	膝关 LR 7	在膝部，胫骨内侧髁的下方，阴陵泉（SP 9）后1寸	膝髌肿痛，下肢痿痹
5	阴包 LR 9	在股前区，髌底上4寸，股薄肌与缝匠肌之间	①月经不调，小便不利，遗尿；②腰骶痛引少腹
6	足五里 LR 10	在股前区，气冲（ST 30）直下3寸，动脉搏动处	①少腹痛，小便不通，阴挺，睾丸肿痛；②瘰疬
7	阴廉 LR 11	在股前区，气冲（ST 30）直下2寸	月经不调，带下，少腹痛
8	急脉 LR 12	在腹股沟区，横平耻骨联合上缘，前正中线旁开2.5寸	少腹痛，疝气，阴挺

第二节 奇经八脉及其腧穴

一、督脉（GV）

PPT

【经脉循行】起于小腹内，下出于会阴部，向后、向上行于脊柱的内部，上达项后风府，进入脑内，上行巅顶，沿前额下行鼻柱，止于上唇内龈交穴（图2-25）。

【主治病证】本经腧穴主治神志病，热病，腰骶、背、头项等局部病症及相应的内脏病症。

【本经常用腧穴】（11穴）

长强 **GV 1** 督脉络穴

定位 在会阴区，尾骨下方，尾骨端与肛门连线的中点处（图2-26）。

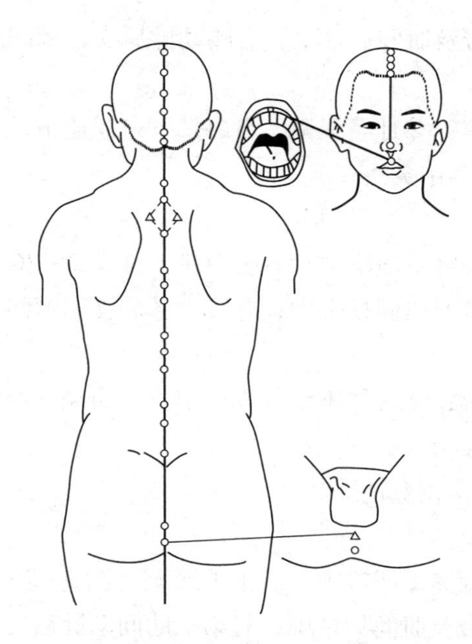

图 2－25　督脉循行示意图

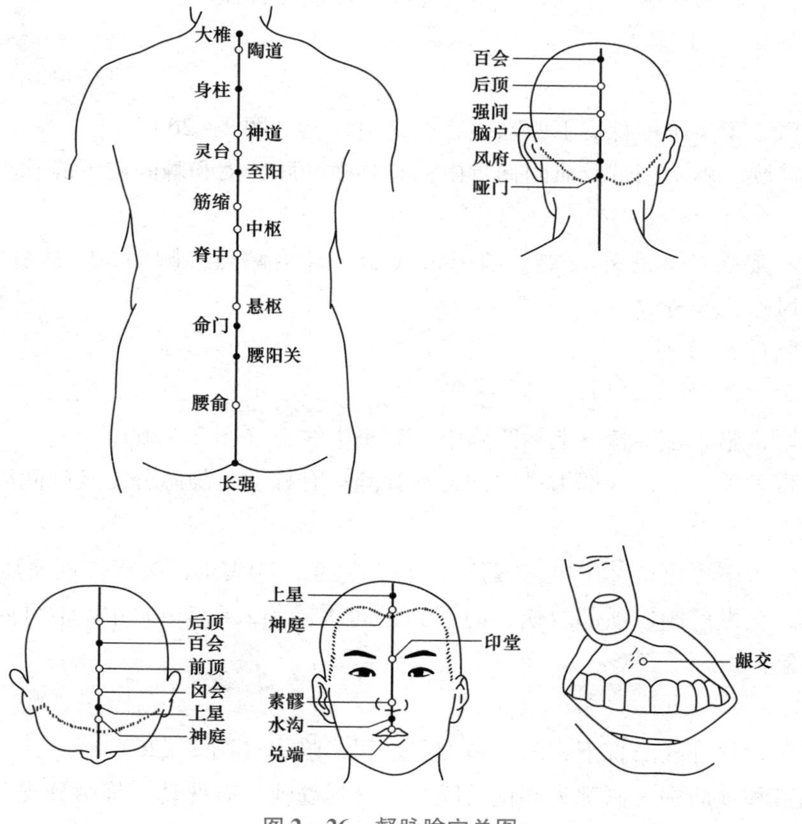

图 2－26　督脉腧穴总图

解剖　在肛尾膈中；有肛门动、静脉分支，棘突间静脉丛的延续部；布有尾神经后支及肛门神经。

主治　①腹泻，痢疾，便血，便秘，痔疮，脱肛；②癫狂（痫），瘈疭，脊强反折。

操作　紧靠尾骨前面斜刺 0.8～1 寸；不宜直刺，以免伤及直肠。

腰阳关　**GV 3**

定位　在脊柱区，第 4 腰椎棘突下凹陷中，后正中线上（图 2－26）。

解剖 在腰背筋膜、棘上韧带及肌间韧带中；有腰动脉后支，棘间皮下静脉丛；布有腰神经后支的内侧支。

主治 ①腰骶疼痛，下肢痿痹；②月经不调，赤白带下；③遗精，阳痿。

操作 向上斜刺0.5～1寸。多用灸法。

命门 **GV 4**

定位 在脊柱区，第2腰椎棘突下凹陷中，后正中线上（图2－26）。

解剖 在腰背筋膜、棘上韧带及肌间韧带中；有腰动脉后支和棘间皮下静脉丛；布有腰神经后支的内侧支。

主治 ①腰脊强痛，下肢痿痹；②月经不调，赤白带下，痛经，经闭，不孕；③遗精，阳痿，精冷不育，小便频数；④小腹冷痛，腹泻。

操作 向上斜刺0.5～1寸。多用灸法。

至阳 **GV 9**

定位 在脊柱区，第7胸椎棘突下凹陷中，后正中线上（图2－26）。

解剖 在腰背筋膜、棘上韧带及肌间韧带中；有第七肋间动脉后支和棘间皮下静脉丛；布有第七胸神经后支的内侧支。

主治 ①黄疸；②胸胁支满，咳嗽，气喘；③腰背疼痛，脊强。

操作 向上斜刺0.5～1寸。

大椎 **GV 14**

定位 在脊柱区，第7颈椎棘突下凹陷中，后正中线上（图2－26）。

解剖 在腰背筋膜、棘上韧带及肌间韧带中；有颈横动脉分支和棘间皮下静脉丛；布有第八颈神经后支的内侧支。

主治 ①热病，疟疾；②恶寒发热，咳嗽，气喘，骨蒸潮热，胸痛；③癫狂（痫），小儿惊风；④项强，脊痛；⑤风疹，痤疮。

操作 向上斜刺0.5～1寸。

哑门 **GV 15**

定位 在颈后区，第2颈椎棘突上际凹陷中，后正中线上（图2－26）。

解剖 在项韧带和项肌中，深部为弓间韧带和脊髓；有枕动、静脉分支及棘间静脉丛；布有第三颈神经和枕大神经支。

主治 ①暴喑，舌缓不语；②中风，癫狂（痫），癔症；③头重，头痛，颈项强急。

操作 正坐位，头微前倾，项部放松，向下颌方向缓慢刺入0.5～1寸；不可向上深刺，以免刺入枕骨大孔，伤及延髓。

风府 **GV 16**

定位 在颈后区，枕外隆凸直下，两侧斜方肌之间凹陷中（图2－26）。

解剖 在项韧带和项肌中，深部为环枕后膜和小脑延髓池；有枕动、静脉分支及棘间静脉丛；布有第三颈神经和枕大神经支。

主治 ①中风，癫狂（痫），癔症；②眩晕，头痛，颈项强痛；③咽喉肿痛，失音，目痛。

操作 正坐位，头微前倾，项部放松，向下颌方向缓慢刺入0.5～1寸；不可向上深刺，以免刺入枕骨大孔，伤及延髓。

百会 **GV 20**

定位 在头部，前发际正中直上5寸（图2－26）。

解剖　在帽状腱膜中；有左右颞浅动、静脉及左右枕动、静脉吻合网；布有枕大神经及额神经分支。

主治　①中风，痴呆，癫狂（痫），癔症，瘈疭；②头风，头痛，眩晕，耳鸣；③惊悸，失眠，健忘；④脱肛，阴挺，腹泻。

操作　平刺0.5～0.8寸；升阳举陷可用灸法。

上星　**GV 23**

定位　在头部，前发际正中直上1寸（图2－26）。

解剖　在左右额肌交界处；有额动、静脉分支，颞浅动、静脉分支；布有额神经分支。

主治　①头痛，目痛，鼻渊，鼻衄；②热病，疟疾；③癫狂。

操作　平刺0.5～0.8寸。

水沟　**GV 26**

定位　在面部，人中沟的上1/3与中1/3交点处（图2－26）。

解剖　在口轮匝肌中；有上唇动、静脉；布有眶下神经支及面神经颊支。

主治　①昏迷，晕厥，中风，中暑，癔症，癫狂（痫），急慢惊风；②鼻塞，鼻衄，面肿，口歪，齿痛，牙关紧闭；③闪挫腰痛。

操作　向上斜刺0.3～0.5寸，强刺激；或指甲掐按。为急救要穴之一。

印堂　**GV 29**

定位　在头部，两眉毛内侧端中间的凹陷中（图2－26）。

解剖　在掣眉间肌中，浅层有滑车上神经分布，深层有面神经颞支和内眦动脉分布。

主治　头痛、眩晕、鼻衄、鼻渊、小儿惊风、失眠。

操作　提捏局部皮肤，平刺0.3～0.5寸，或用三棱针点刺出血；可灸。

【本经其余腧穴】（18穴）　见表2－13、图2－26。

表2－13　督脉其余腧穴

序号	穴名	定位	主治
1	腰俞　GV 2	在骶区，正对骶管裂孔，后正中线上	①腹泻，痢疾，便血，便秘，痔疮，脱肛；②月经不调，经闭；③腰脊强痛，下肢痿痹
2	悬枢　GV 5	在脊柱区，第1腰椎棘突下凹陷中，后正中线上	①腰脊强痛；②腹胀，腹痛，完谷不化，腹泻，痢疾
3	脊中　GV 6	在脊柱区，第11胸椎棘突下凹陷中，后正中线上	①癫痫；②黄疸，腹泻，痢疾，小儿疳疾；③痔疮，脱肛，便血；④腰脊强痛
4	中枢　GV 7	在脊柱区，第10胸椎棘突下凹陷中，后正中线上	①黄疸；②呕吐，腹满，胃痛，食欲不振；③腰背疼痛
5	筋缩　GV 8	在脊柱区，第9胸椎棘突下凹陷中，后正中线上	①癫狂（痫）；②抽搐，脊强，背痛，四肢不收，痉挛拘急；③胃痛，黄疸
6	灵台　GV 10	在脊柱区，第6胸椎棘突下凹陷中，后正中线上	①咳嗽，气喘；②脊痛，项强；③疔疮
7	神道　GV 11	在脊柱区，第5胸椎棘突下凹陷中，后正中线上	①心痛，心悸，怔忡，失眠，健忘；②中风不语，癫痫；③咳嗽，气喘；④腰脊强，肩背痛
8	身柱　GV 12	在脊柱区，第3胸椎棘突下凹陷中，后正中线上	①身热头痛，咳嗽，气喘；②惊厥，癫狂（痫）；③腰脊强痛；④疔疮发背
9	陶道　GV 13	在脊柱区，第1胸椎棘突下凹陷中，后正中线上	①热病，疟疾；②恶寒发热，咳嗽，气喘，骨蒸潮热；③癫狂，脊强

续表

序号	穴名		定位	主治
10	脑户	GV 17	在头部，枕外隆凸的上缘凹陷中	头晕，项强，失音，癫痫
11	强间	GV 18	在头部，后发际正中直上4寸	头痛，目眩，项强，癫狂
12	后顶	GV 19	在头部，后发际正中直上5.5寸	头痛，眩晕，癫狂（痫）
13	前顶	GV 21	在头部，前发际正中直上3.5寸	中风，头痛，眩晕，鼻渊，癫痫
14	囟会	GV 22	在头部，前发际正中直上2寸	头痛，眩晕，鼻渊，癫痫
15	神庭	GV 24	在头部，前发际正中直上0.5寸	①癫狂（痫），中风；②头痛，目眩，失眠，惊悸；③目赤，目翳，鼻渊，鼻衄
16	素髎	GV 25	在面部，鼻尖的正中央	①昏迷，惊厥，新生儿窒息；②鼻渊，鼻衄，喘息
17	兑端	GV 27	在面部，上唇结节的中点	①昏迷，晕厥，癫狂，癔症；②口歪，口噤，口臭，齿痛；③消渴嗜饮
18	龈交	GV 28	在上唇内，上唇系带与上牙龈的交点	①口歪，口噤，口臭，齿衄，齿痛，鼻衄，面赤颊肿；②癫狂，项强

二、任脉（CV）

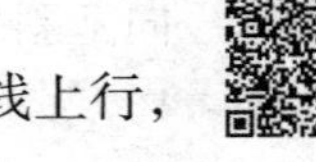
PPT

【经脉循行】任脉起于小腹内，下出会阴部，向前上行于阴毛部，在腹内沿前正中线上行，经关元等穴至咽喉部，再上行环绕口唇，经过面部，进入目眶下，联系于目（图2－27）。

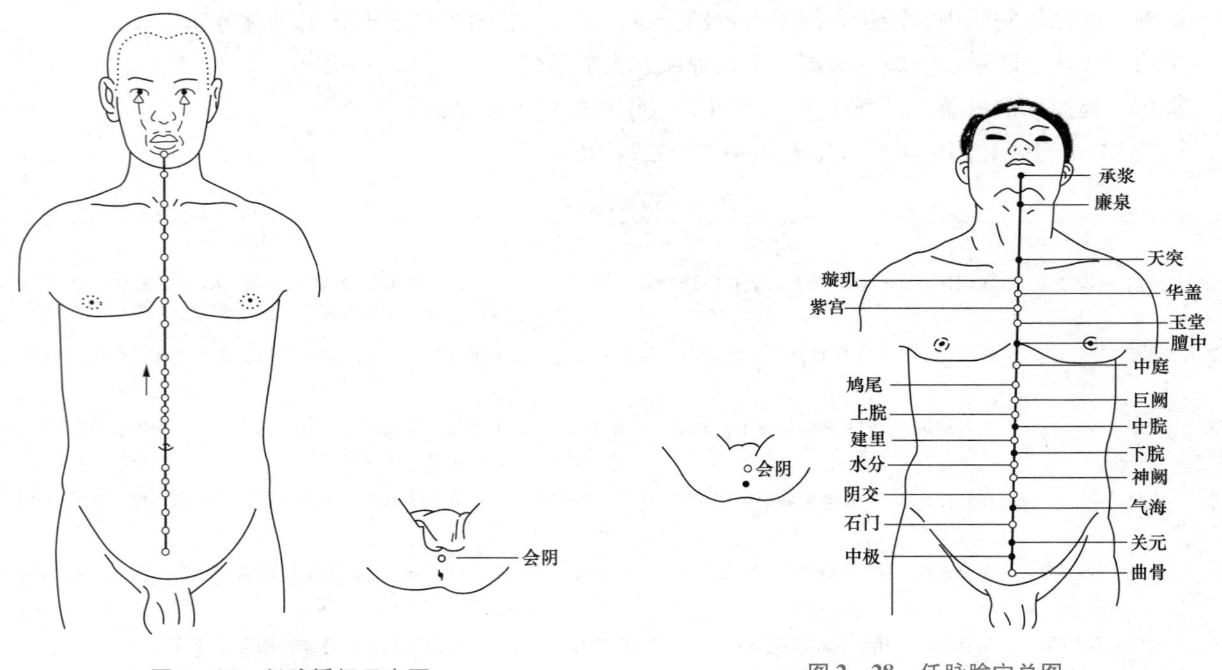

图2－27　任脉循行示意图　　　图2－28　任脉腧穴总图

【主治病证】本经腧穴主治少腹、脐腹、胃脘、胸、颈、咽喉、头面等局部病症和相应的内脏病症，部分腧穴有强壮作用或可治疗神志病。

【本经常用腧穴】（13穴）

中极　**CV 3**　膀胱募穴

定位　在下腹部，脐中下4寸，前正中线上（图2－28）。

解剖　在腹白线上，内部为乙状结肠；有腹壁浅动、静脉分支和腹壁下动、静脉分支；布有髂腹下神经的前皮支。

主治　①遗尿，小便不利，癃闭；②遗精，阳痿，不育；③月经不调，崩漏，阴挺，阴痒，不孕，产后恶露不止，带下。

操作　直刺1～1.5寸；孕妇慎用。

关元　**CV 4**　小肠募穴

定位　在下腹部，脐中下3寸，前正中线上（图2－28）。

解剖　在腹白线上，深部为小肠；有腹壁浅动、静脉分支和腹壁下动、静脉分支；布有第十二肋间神经前皮支的内侧支。

主治　①中风脱证，虚劳冷惫；②少腹疼痛，腹泻，痢疾，脱肛，疝气；③五淋，便血，尿血，尿闭，尿频；④遗精，阳痿，早泄，白浊；⑤月经不调，痛经，经闭，崩漏，带下，阴挺，恶露不尽，胞衣不下。

操作　直刺1～1.5寸；多用灸法。孕妇慎用。

石门　**CV 5**　三焦募穴

定位　在下腹部，脐中下2寸，前正中线上（图2－28）。

解剖　在腹白线上，深部为小肠；有腹壁浅动、静脉分支和腹壁下动、静脉分支；布有第十一肋间神经前皮支的内侧支。

主治　①腹胀，腹泻，痢疾，绕脐疼痛；②奔豚气，疝气，浮肿，小便不利；③遗精，阳痿；④经闭，带下，崩漏，产后恶露不止。

操作　直刺1～1.5寸；孕妇慎用。

气海　**CV 6**　肓之原穴

定位　在下腹部，脐中下1.5寸，前正中线上（图2－28）。

解剖　在腹白线上，深部为小肠；有腹壁浅动、静脉分支和腹壁下动、静脉分支；布有第十一肋间神经前皮支的内侧支。

主治　①虚脱，形体羸瘦，脏气衰惫，乏力；②水谷不化，绕脐疼痛，腹泻，痢疾，便秘；③小便不利，遗尿；④遗精，阳痿，疝气；⑤月经不调，痛经，经闭，崩漏，带下，阴挺，产后恶露不止，胞衣不下；⑥浮肿，气喘。

操作　直刺1～1.5寸；多用灸法。孕妇慎用。

神阙　**CV 8**

定位　在脐区，脐中央（图2－28）。

解剖　在脐窝正中，深部为小肠；有腹壁下动、静脉；有第十肋间神经前皮支的内侧支。

主治　①阳气暴脱，形寒神惫，尸厥，风痫；②腹痛，腹胀，腹泻，痢疾，便秘，脱肛；③水肿，鼓胀，小便不利。

操作　一般不针，多用艾炷隔盐灸法。

下脘　**CV 10**

定位　在上腹部，脐中上2寸，前正中线上（图2－28）。

解剖　在腹白线上，深部为横结肠；有腹壁上、下动、静脉交界处的分支；布有第八肋间神经前皮支的内侧支。

主治　①腹痛，腹胀，腹泻，呕吐，食谷不化；②小儿疳疾，痞块。

操作　直刺1～1.5寸。

中脘　**CV 12**　胃之募穴；八会穴之腑会

定位　在上腹部，脐中上4寸，前正中线上（图2－28）。

解剖　在腹白线上，深部为胃幽门部；有腹壁上动、静脉；布有第七、八肋间神经前皮支的内侧支。

主治　①胃痛，腹胀，纳呆，呕吐，吞酸，呃逆，疳疾，黄疸；②癫狂（痫），脏躁，尸厥，失眠，惊悸，哮喘。

操作　直刺1～1.5寸。

巨阙　**CV 14**　心之募穴

定位　在上腹部，脐中上6寸，前正中线上（图2－28）。

解剖　在腹白线上，深部为肝脏；有腹壁上动、静脉分支；布有第七肋间神经前皮支的内侧支。

主治　①癫狂（痫）；②胸痛，心悸；③呕吐，吞酸。

操作　向下斜刺0.5～1寸。不可深刺，以免伤及肝脏。

鸠尾　**CV 15**　任脉络穴；膏之原穴

定位　在上腹部，剑胸结合下1寸，前正中线上（图2－28）。

解剖　在腹白线上，腹直肌起始部，深部为肝脏；有腹壁上动、静脉分支；布有第六肋间神经前皮支的内侧支。

主治　①癫狂（痫）；②胸满，咳喘；③皮肤痛或瘙痒。

操作　向下斜刺0.5～1寸。

膻中　**CV 17**　心包募穴；八会穴之气会

定位　在上腹部，横平第4肋间隙，前正中线上（图2－28）。

解剖　在胸骨体上；有胸廓内动、静脉的前穿支；布有第四肋间神经前皮支的内侧支。

主治　①咳嗽，气喘；②胸闷，心痛；③噎嗝，呃逆；④产后乳少，乳痈。

操作　平刺0.3～0.5寸。

天突　**CV 22**

定位　在颈前区，胸骨上窝中央，前正中线上（图2－28）。

解剖　在胸骨切迹中央，左右胸锁乳突肌之间，深层为胸骨舌骨肌和胸骨甲状肌；皮下有颈静脉弓，甲状腺下动脉分支，深部为气管，向下胸骨柄后方为无名静脉及主动脉弓；布有锁骨上神经前支。

主治　①咳嗽，哮喘，胸痛，咽喉肿痛；②暴喑，瘿气，梅核气；③噎嗝。

操作　先直刺0.2～0.3寸，然后将针尖向下，紧靠胸骨柄后方刺入1～1.5寸。必须严格掌握针刺的角度和深度，以防刺伤肺和有关动、静脉。

廉泉　**CV 23**

定位　在颈前区，喉结上方，舌骨上缘凹陷中，前正中线上（图2－28）。

解剖　在舌骨上方，左右颏舌骨肌之间，深部为会厌，下方为喉门，有甲状舌骨肌、舌肌；有颈前浅静脉，甲状腺上动、静脉；布有颈皮神经的分支，深层为舌根，有舌下神经及舌咽神经的分支。

主治　①舌强不语，暴喑，喉痹，吞咽困难；②舌缓流涎，舌下肿痛，口舌生疮。

操作　向舌根斜刺0.5～0.8寸。

承浆　**CV 24**

定位　在面部，颏唇沟的正中凹陷处（图2－28）。

解剖　在口轮匝肌和颏肌之间；有下唇动、静脉分支；有面神经的下颌支及颏神经分支。

主治　①口歪，齿龈肿痛，流涎；②暴喑，癫狂。

操作　斜刺0.3～0.5寸。

【本经其余腧穴】（11 穴）　见表 2－14、图 2－28。

表 2－14　任脉其余腧穴

序号	穴名		定位	主治
1	会阴	CV 1	在会阴区，男性在阴囊根部与肛门连线的中点，女性在大阴唇后联合与肛门连线的中点	①溺水窒息，昏迷，癫狂（痫）；②小便不利，遗尿，阴痛，阴痒，脱肛，阴挺，痔疮；③遗精，月经不调
2	曲骨	CV 2	在下腹部，耻骨联合上缘，前正中线上	①少腹胀满，小便淋漓，遗尿；②阳痿，阴囊湿痒；③月经不调，痛经，赤白带下
3	阴交	CV 7	在下腹部，脐中下 1 寸，前正中线上	①腹痛，水肿，疝气，小便不利；②月经不调，崩漏，带下
4	水分	CV 9	在上腹部，脐中上 1 寸，前正中线上	①水肿，小便不利；②腹痛，腹泻，胃反吐食
5	建里	CV 11	在上腹部，脐中上 3 寸，前正中线上	①胃痛，呕吐，食欲不振；②腹胀，腹痛；③水肿
6	上脘	CV 13	在上腹部，脐中上 5 寸，前正中线上	①胃痛，呕吐，呃逆，腹胀；②癫痫
7	中庭	CV 16	在上腹部，剑胸结合中点处，前正中线上	①胸腹胀满，噎嗝，呕吐；②心痛，梅核气
8	玉堂	CV 18	在上腹部，横平第 3 肋间隙，前正中线上	①咳嗽，气喘，胸闷，胸痛，乳房胀痛；②喉痹，咽肿
9	紫宫	CV 19	在上腹部，横平第 2 肋间隙，前正中线上	咳嗽，气喘，胸痛
10	华盖	CV 20	在上腹部，横平第 1 肋间隙，前正中线上	咳嗽，气喘，胸痛，喉痹
11	璇玑	CV 21	在胸部，胸骨上窝下 1 寸，前正中线上	咳嗽，气喘，胸痛，咽喉肿痛

第三节　常用奇穴

PPT

一、头颈部穴（EX－HN）

四神聪　EX－HN 1

定位　在头部，百会前后左右各旁开 1 寸，共 4 穴（图 2－29）。

解剖　在帽状腱膜中，有枕大神经、滑车上神经、耳颞神经分布，并有枕动脉、颞浅动脉、额动脉的吻合网分布。

主治　①头痛、眩晕、失眠、健忘、癫痫；②目疾。

操作　平刺 0.5～0.8 寸；可灸。

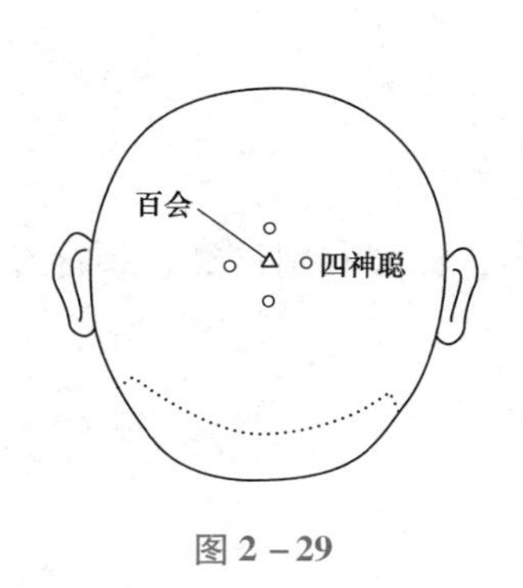

图 2－29

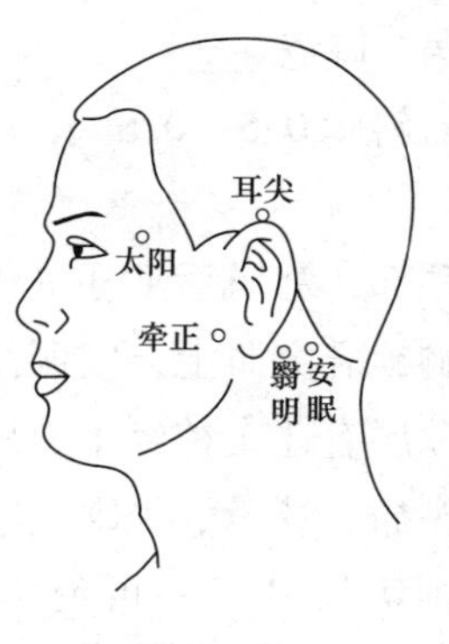

图 2－30

太阳　EX－HN 5

定位　在头部，眉梢与目外眦之间，向后约一横指的凹陷中（图 2－30）。

解剖 在颞筋膜及颞肌中，浅层有上颌神经颧颞支和颞浅动脉分布，深层有下颌神经肌支和颞浅动脉肌支分布。

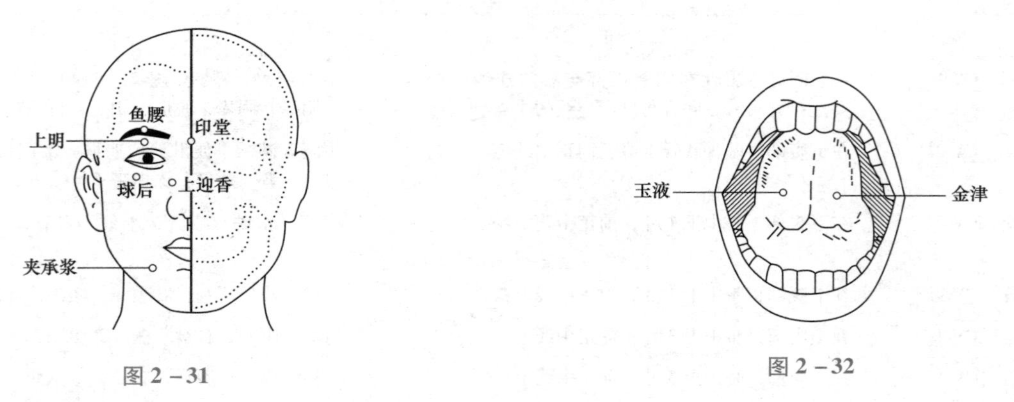

图 2－31

图 2－32

主治 ①头痛；②目疾；③面瘫。

操作 直刺或斜刺 0.3～0.5 寸，或点刺出血；可灸。

球后 **EX－HN 7**

定位 在面部，眶下缘外 1/4 与内 3/4 交界处（图 2－31）。

解剖 在眼轮匝肌中，深部为眼肌。浅层有上颌神经颧颞支和眶下神经分布；深层有面神经颧支和颞浅动脉肌支分布；进入眶内可刺及眶下神经干、下直肌、下斜肌和眶脂体，有眼神经和动眼神经分布。

主治 目疾。

操作 轻压眼球向上，向眶缘缓慢直刺 0.5～1.5 寸，不提插。

金津、玉液 **EX－HN 12、EX－HN13**

定位 在口腔内，舌下系带的静脉上，左侧为金津，右侧为玉液（图 2－32）。

解剖 穴区浅层有舌神经（发自下颌神经）和舌深静脉干经过；深层有舌神经、舌下神经和舌动脉分布。

主治 ①口疮、舌强、舌肿；②呕吐、消渴。

操作 点刺出血。

牵正

定位 在面颊部，耳垂前 0.5～1 寸处（图 2－30）。

解剖 在咬肌中，浅层有耳大神经分布；深层有面神经颊支、下颌神经咬肌支和咬肌动脉分布。

主治 口㖞、口疮。

操作 向前斜刺 0.5～0.8 寸；可灸。

翳明 **EX－HN 14**

定位 在颈部，翳风后 1 寸（图 2－30）。

解剖 在胸锁乳突肌上，穴区浅层有耳大神经和枕小神经分布；深层有副神经、颈神经后支和耳后动脉分布；再深层有迷走神经干、副神经干和颈内动、静脉经过。

主治 ①头痛、眩晕、失眠；②目疾、耳鸣。

操作 直刺 0.5～1 寸；可灸。

二、胸腹部穴（EX－CA）

子宫 **EX－CA 1**

定位 在下腹部，脐中下 4 寸，前正中线旁开 3 寸（图 2－33）。

解剖 在腹内、外斜肌中，穴区浅层有髂腹下神经和腹壁浅动脉分布；深层有髂腹股沟神经的肌支和腹壁下动脉分布；再深层可进入腹腔刺及小肠。

主治 ①阴挺；②月经不调、痛经、崩漏；③不孕。

操作 直刺0.8～1.2寸。

三角灸

定位 以患者两口角之间的长度为一边，作等边三角形，将顶角置于患者脐心，底边呈水平线，两底角处是该穴（图2－33）。

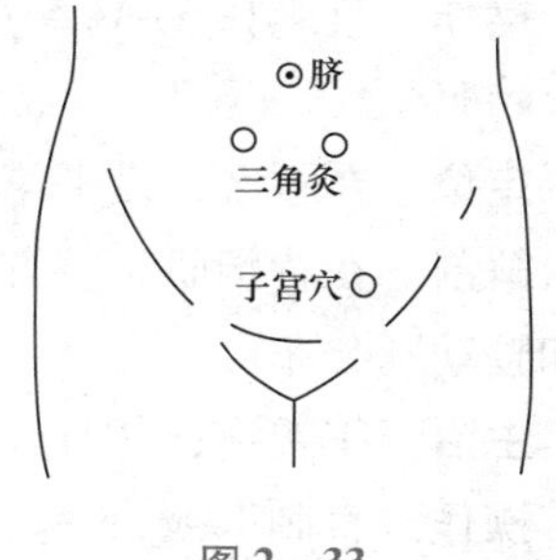

图2－33

解剖 在腹直肌中，穴区有腹壁下动、静脉和第十肋间神经分布。

主治 疝气、腹痛。

操作 艾炷灸5～7壮。

三、背腰部穴（EX－B）

定喘 **EX－B 1**

定位 在脊柱区，横平第7颈椎棘突下，后正中线旁开0.5寸（图2－34）。

解剖 在斜方肌、菱形肌、上后锯肌、头夹肌、头半棘肌中，穴区浅层有颈神经后支的皮支分布；深层有颈神经后支的肌支、副神经和颈横动脉、颈深动脉分布。

主治 ①哮喘、咳嗽；②肩背痛、落枕。

操作 直刺0.5～0.8寸；可灸。

夹脊 **EX－B 2**

定位 在脊柱区，第1胸椎至第5腰椎棘突下两侧，后正中线旁开0.5寸，一侧17穴（图2－34）。

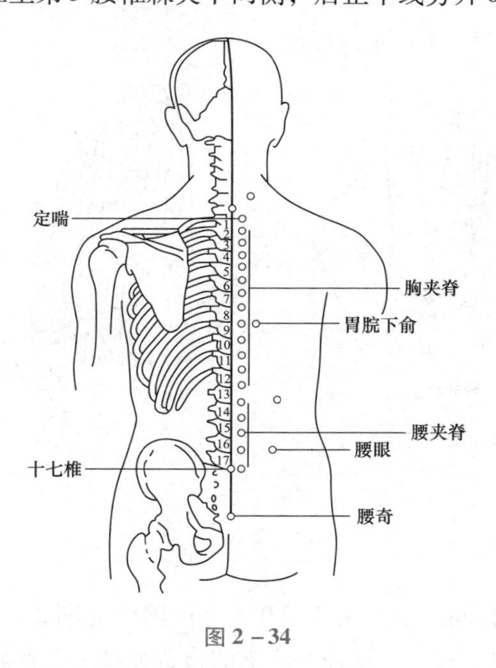

图2－34

解剖 在背肌浅层（斜方肌、菱形肌、胸腰筋膜、后锯肌）及背肌深层（竖脊肌）中。穴区浅层有胸或腰神经后支的皮支分布；深层有胸或腰神经后支和肋间后动脉、腰动脉分布。

主治 适应范围较广，其中上胸部的穴位治疗心肺、上肢疾病；下胸部的穴位治疗胃肠疾病；腰部的穴位治疗腰腹及下肢疾病。

操作 直刺0.3～0.5寸，或用梅花针叩刺；可灸。

腰眼 **EX－B 7**

定位 在腰区，横平第四腰椎棘突下，后正中线旁开约3.5寸凹陷中（图2－34）。

解剖 在背阔肌、腰方肌中，穴区浅层有第3腰神经后支的皮支分布；深层有第4腰神经后支的肌支和腰动脉分布。

主治 ①腰痛；②月经不调、带下；③虚劳。

操作 直刺1～1.5寸；可灸。

四、上肢部穴（EX－UE）

肩前

定位 在肩部，正坐垂臂，当腋前皱襞顶端与肩髃穴连线的中点（图2－35）。

解剖 在三角肌中，穴区浅层有锁骨上神经外侧支分布；深层有腋神经、肌皮神经和胸肩峰动脉分布。

主治 肩臂痛、臂不能举。

操作 直刺1～1.5寸；可灸。

腰痛点 **EX－UE 7**

定位 在手背，第2、3掌骨间及第4、5掌骨间，腕背侧远端横纹与掌指关节的中点处，一手2穴（图2－36）。

解剖 在桡侧腕短伸肌腱和小指伸肌腱中，穴区浅层有桡神经浅支的手背支和尺神经手背支分布；深层有桡神经肌支和掌背动脉分布。

主治 急性腰扭伤。

操作 由两侧向掌中斜刺0.5～0.8寸；可灸。

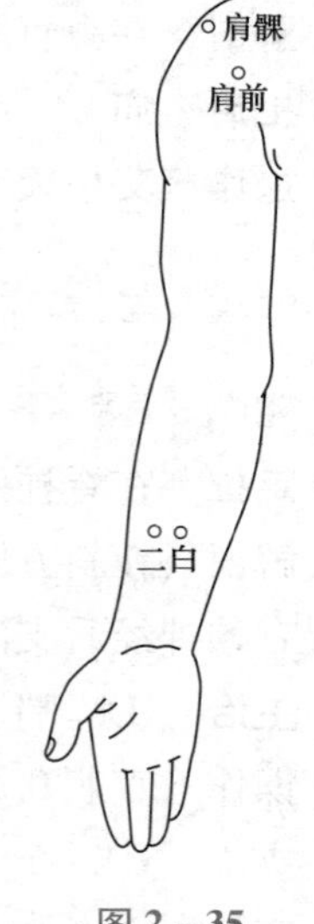

图2－35

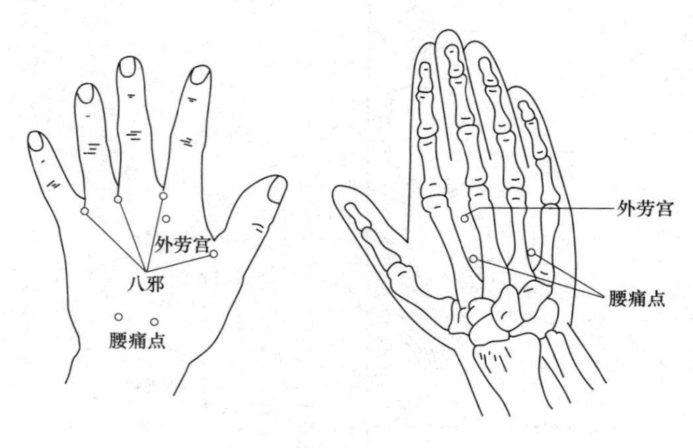

图2－36

外劳宫 **EX－UE 8**

定位 在手背，第2、3掌骨间，掌指关节后0.5寸凹陷中（图2－36）。

解剖 在第2骨间背侧肌中，穴区有桡神经浅支的指背神经、手背静脉网和掌背动脉。

主治 ①落枕、手臂肿痛；②脐风。

操作 直刺0.5～0.8寸；可灸。

八邪 **EX－UE 9**

定位 在手背，第1～5指间，指蹼缘后方赤白肉际处，左右共8穴（图2－36）。

解剖 在拇收肌（八邪1）和骨间肌（八邪2、3、4）中，穴区浅层有桡神经浅支的手背支、尺神经手背支和手背静脉网分布；深层有尺神经肌支和掌背动脉分布。

主治 ①手背肿痛、手指麻木；②烦热、目痛；③毒蛇咬伤。

操作 斜刺0.5～0.8寸，或点刺出血。

四缝 **EX－UE 10**

定位 在手指，第2－5指掌面的近侧指间关节横纹的中央，一手4穴（图2－37）。

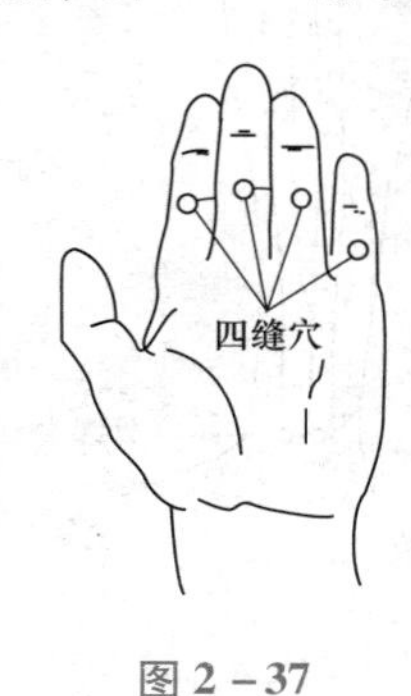

图2－37

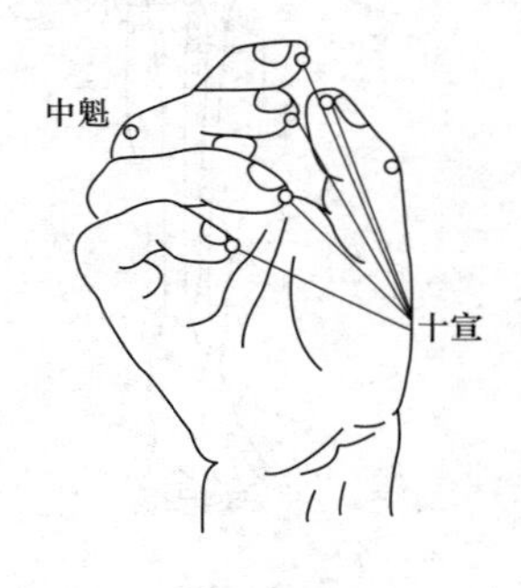

图2－38

解剖 在指深屈肌腱中，穴区浅层有掌侧固有神经和指掌侧固有动脉分布；深层有正中神经肌支和尺神经肌支分布。

主治 ①小儿疳积；②百日咳。

操作 点刺出血或挤出少许黄色透明黏液。

十宣 **EX－UE 11**

定位 在手指，十指尖端，距指甲游离缘0.1寸，左右共10穴（图2－38）。

解剖 有指掌侧固有神经和掌侧固有动脉分布。

主治 ①昏迷；②癫痫；③高热、咽喉肿痛。

操作 浅刺0.1～0.2寸，或点刺出血。

五、下肢部穴（EX－LE）

百虫窝 **EX－LE 3**

定位 在股前区，髌底内侧端上3寸（图2－39）。

解剖 在股内侧肌中，穴区浅层有股神经前皮支分布；深层有股神经肌支和股动脉分布。

主治 ①虫积；②风湿痒疹、下肢生疮。

操作 直刺1.5～2寸；可灸。

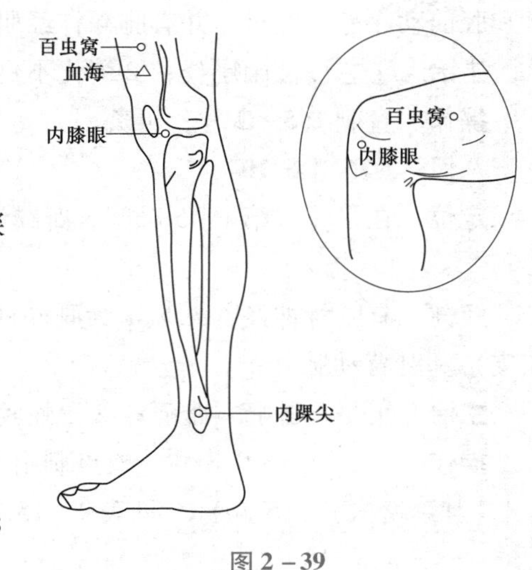

图2－39

鹤顶 **EX－LE 2**

定位 在膝前区，髌底中点的上方凹陷中（图2－40）。

解剖 在股四头肌腱中，穴区浅层有股神经前皮支分布；深层有股神经肌支和膝关节动脉网分布。

主治 ①膝痛；②足胫无力；③瘫痪。

操作 直刺0.8～1寸；可灸。

膝眼 **EX－LE 5**

定位 在膝部，髌韧带两侧凹陷处的中央。在内侧的称内膝眼，在外侧的称外膝眼（图2－40）。

解剖 浅层有隐神经分支和股神经前皮支分布；深层有股神经关节支和膝关节动脉网分布。

主治 ①膝痛、腿痛；②脚气。

操作 向膝中斜刺 0.5 ~1 寸，或透刺对侧膝眼；可灸。

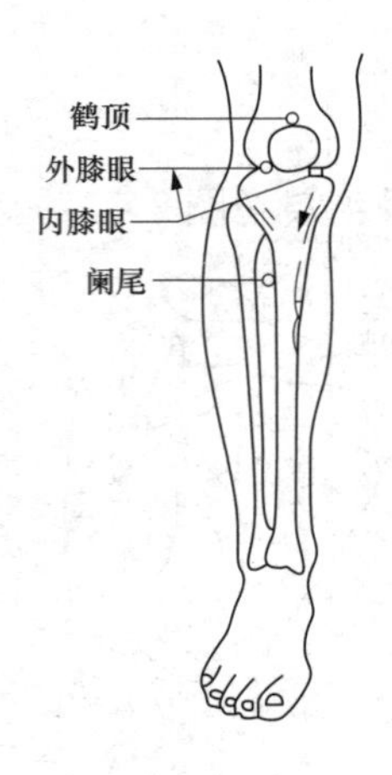

图 2 -40

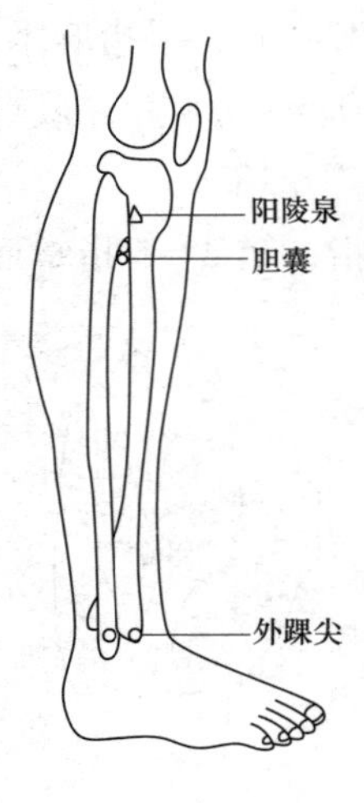

图 2 -41

胆囊 **EX -LE 6**

定位 在小腿外侧，腓骨小头直下 2 寸（图 2 -41）。

解剖 在腓骨长肌中，穴区浅层有腓肠外侧皮神经分布；深层有腓深神经干和胫前动、静脉经过，并有腓浅神经肌支和胫前动脉分布。

主治 ①急慢性胆囊炎、胆石症、胆道蛔虫症；②下肢痿痹。

操作 直刺 1 ~2 寸；可灸。

阑尾 **EX -LE 7**

定位 在小腿外侧，髌韧带外侧凹陷下 5 寸，胫骨前嵴外一横指（中指）（图 2 -40）。

解剖 在胫骨前肌、小腿骨间膜、胫骨后肌中，穴区浅层有腓肠外侧皮神经分布；深层有腓深神经干和胫前动、静脉经过，并有腓深神经肌支、胫神经肌支和胫前动脉分布。

主治 ①急慢性阑尾炎；②消化不良；③下肢痿痹。

操作 直刺 1.5 ~2 寸；可灸。

八风 **EX -LE 10**

定位 在足背，第 1 ~5 趾间，趾蹼缘后方赤白肉际处，左右共 8 穴（图 2 -42）。

解剖 有趾背神经（八风 1 为腓深神经终末支，八风 2、3、4 为腓浅神经终末支）和趾背动脉分布。

主治 ①足跗肿痛、趾痛；②毒蛇咬伤；③脚气。

操作 斜刺 0.5 ~0.8 寸，或点刺出血。

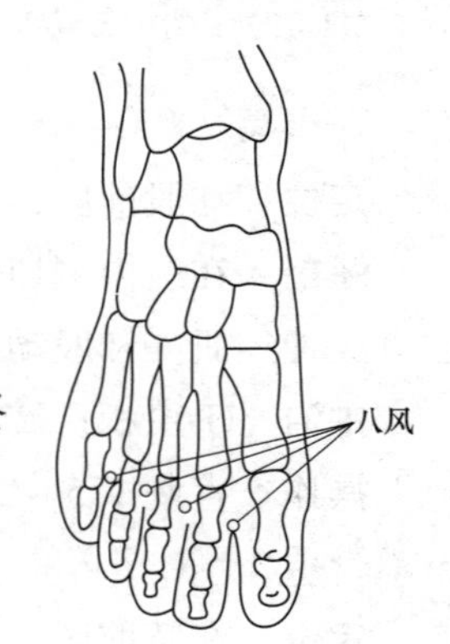

图 2 -42

【其余奇穴】（15 穴） 见表 2 -15。

表 2 -15 其余奇穴

序号	穴名		定位	主治
1	鱼腰	EX -HN 4	在头部，瞳孔直上，眉毛中	①眉棱骨痛；②眼睑瞤动、眼睑下垂、目赤肿痛、目翳；③口眼㖞斜
2	上明		在额部，眉弓中点，眶上缘下	目疾

续表

序号	穴名	定位	主治
3	耳尖 EX－HN 6	在耳区，在外耳轮的最高点	①目疾；②头痛；③咽喉肿痛
4	上迎香 EX－HN 8	在面部，鼻翼软骨与鼻甲的交界处，近鼻翼沟上端处	鼻渊、鼻部疮疖
5	夹承浆 EX－HN 19	在面部，承浆穴旁开1寸处	齿龈肿痛、口㖞
6	胃脘下俞 EX－B 3	在脊柱区，横平第8胸椎棘突下，后正中线旁开1.5寸	①胃痛、腹痛、胸胁痛；②消渴
7	十七椎 EX－B 8	在腰区，第5腰椎棘突凹陷中	①腰腿痛、下肢瘫痪；②崩漏、月经不调；③小便不利
8	腰奇 EX－B 9	在骶区，尾骨端直上2寸，骶角之间凹陷中	①癫痫、头痛、失眠；②便秘
9	二白 EX－UE 2	在前臂前区，腕掌侧远端横纹上4寸，桡侧腕屈肌腱的两侧，一肢2穴	①痔疾、脱肛；②前臂痛、胸胁痛
10	中魁 EX－UE 4	在手指，中指背面，近侧指间关节的中点处	噎膈、呕吐、食欲不振、呃逆
11	内踝尖 EX－LE 8	在踝区，内踝的最凸起处	①牙痛、乳蛾；②小儿不语；③霍乱；④转筋
12	外踝尖 EX－LE 10	在踝区，外踝的最凸起处	①脚趾拘急、踝关节肿痛；②脚气；③牙痛

答案解析

目标检测

一、A型题（最佳选择题）

1. 手太阴肺经穴名有（　）

A. 20个　B. 12个　C. 11个　D. 24个　E. 44个

2. "起于中焦，下络大肠"的经脉是（　）

A. 足阳明胃经　B. 足太阴脾经　C. 手少阴心经　D. 手阳明大肠经　E. 手太阴肺经

3. 既是络穴，又是八脉交会穴的是（　）

A. 中府　B. 云门　C. 孔最　D. 列缺　E. 少商

4. 腕掌侧横纹桡侧，桡动脉搏动处的穴位是（　）

A. 大陵　B. 间使　C. 少府　D. 商阳　E. 太渊

5. 手三里位于（　）

A. 肘横纹下3寸　B. 肘横纹下4寸　C. 肘横纹上3寸　D. 肘横纹上4寸　E. 肘横纹下2寸

6. 合谷穴（　）

A. 以治疗大肠的疾患见长　B. 在第2掌骨尺侧的中点处　C. 是输穴　D. 是八脉交会穴　E. 以治疗头面五官的疾患见长

7. 下列经脉循行中"交人中"的是（　）

A. 足阳明胃经　B. 手少阴心经　C. 手阳明大肠经

D. 手太阳小肠经　　E. 足少阳胆经

8. 以下穴位中，既是络穴，又是八脉交会穴的是（　）

A. 前谷　　B. 足临泣　　C. 丰隆

D. 后溪　　E. 公孙

9. 在腹部，循行距任脉旁开 4 寸的经脉是（　）

A. 足少阴肾经　　B. 手太阴肺经　　C. 足太阴脾经

D. 足阳明胃经　　E. 足厥阴肝经

10. 胸部腋中线上，当第 6 肋间隙处的穴位是（　）

A. 章门　　B. 期门　　C. 府舍

D. 大包　　E. 极泉

二、填空题

1. 手少阴心经起________，出属________。

2. 通里是________穴，位于 ________。

3. 络心的经脉有 ________和 ________。

4. 大肠的募穴是________，位于________。

5. 通于带脉的穴位是 ________。

三、简答题

1. 叙述足厥阴肝经的经脉循行及主治病证。

2. 简述足三里、上巨虚、下巨虚的定位、主治和针刺操作。

3. 关元、气海的穴位定位、主治。

4. 简述听宫、耳门、听会的归经、定位、主治和针刺操作。

5. 简要写出睛明穴的针刺操作。

（惠建萍）

书网融合……

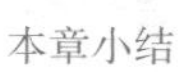

本章小结

微课

题库

PPT

第三章　刺灸法

学习目标

知识要求：

1. 掌握　毫针刺法的进针法、行针基本手法、常用补泻手法，灸法的种类和适应范围等。

2. 熟悉　得气的概念，针刺异常情况的预防和处理，三棱针、电针的操作方法、适应范围和注意事项。

3. 了解　其他常用刺灸方法。

技能要求：

熟练掌握毫针刺法的进针法、行针基本手法、常用补泻手法，艾灸、三棱针、电针的操作方法。

素质要求：

具有预防刺法灸法突发情况的意识，具备尊重和保护患者隐私的素质。

案例引导

案例　患者，男，48 岁。1 周前劳累后出现左侧头痛，为阵发性疼痛，劳累时加重，休息后缓解。来我院针灸科就诊，诊断为“偏头痛”，予以毫针针刺治疗，针刺尚未全部结束，患者面容紧张，出现心慌、恶心、头晕等症状，迅速予以起针、平卧、通风、保暖、口服温糖水。休息片刻后，患者心慌、恶心、头晕症状消失。

讨论

1. 该患者在针刺过程中出现心慌、恶心、头晕，考虑什么原因？

2. 该患者在针刺过程中出现意外，当立即采取什么护理措施？

刺灸法包括各种刺法和灸法，主要论述针刺和艾灸等治疗方法的操作手法和基本理论，这是针灸治疗的基本操作技术，为针灸临床所必须掌握的知识和技能。本章就刺灸法的定义、作用和临床应用等内容加以介绍。

第一节　毫针刺法

毫针为古代“九针”之一，因针体微细，故又称“微针”“小针”，是古今临床应用最广的一种针具。毫针刺法，古代称为“砭刺”，是由砭石治病发展而来，现指使用不同型号的针具，通过一定的手法刺激机体的一定部位，或浅或深，激发经络气血，以调节人体的整体功能。从古至今，历代的针灸学家在长期针灸医疗实践中，积累了丰富的临床经验。

目前的毫针都是用金属制成，其中不锈钢毫针因其有较高的强度和韧性、弹性好、不生锈、耐腐蚀、耐高温、针体挺直滑利，不易折针，是目前应用最广泛的针具。

毫针的构造，分为针尖、针身、针根、针柄、针尾五部分。毫针的规格因毫针的针身长短、粗细不同而不同，有新旧两种计量方式。针身的长度规格，旧规格以寸为单位，新规格以毫米为单位，如表3-1所示。针身的粗细规格，旧规格以针号计量，新规格以针身直径（毫米）计量，如表3-2所示。临床使用率最高的毫针是粗细为28~30号（0.30~0.35mm）和长短为1~3寸（25~75mm）的毫针（图3-1）。

表3-1　毫针的长度规格表

规格（寸）	0.5	1.0	1.5	2.0	2.5	3.0	4.0	5.0
针身长度（mm）	13	25	40	50	60	75	100	125

表3-2　毫针的直径规格表

号数	22	24	26	28	30	32	34
直径（mm）	0.50	0.45	0.40	0.35	0.30	0.25	0.22

毫针的操作技术包括针刺前的准备、持针法和进针法、行针法与得气、毫针补泻法、留针法与出针法等，每一种方法都有严格的操作规范和明确的目的要求，毫针刺法是针灸临床治疗的主体，是针灸工作者必须掌握的一门技术。

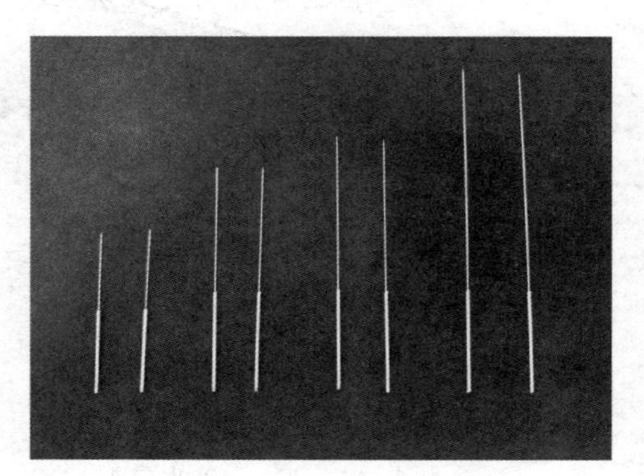

图3-1　毫针

一、针刺前准备

（一）毫针的选择和检查

毫针的选择，现在多选用不锈钢针具。在临床使用前，必须严格检查。如果发现针体有损坏现象应立即拣出。

1. 检查针尖　检查针尖有无卷毛或钩曲现象，已经消毒的毫针，可用左手执酒精棉球，裹住针身下段，右手持针柄，将针尖在棉球中反复旋转退出，如果发觉有不光滑处或退出后针尖上带有棉絮者，即是针尖毛钩。如同时检查多支毫针，可用右手执针柄，针柄在下，针尖在上，于阳光充足处观察，如果发现针尖有白点者，为有毛钩。

2. 检查针身　针身弯曲或斑驳明显者，肉眼容易察觉。针身的锈斑剥蚀的块点较小者，须细心查察。可用右手执针柄，微慢转动，左手拇、食二指夹持针身，上下四周拉擦针身，如有不平滑者，即是折裂剥蚀之处；如有怀疑，可进一步利用放大镜检查。

在选择针具时，除应注意上述事项外，临床上还应根据患者的性别、年龄、形体的肥瘦、体质的强弱、病情的虚实、病变部位的表里深浅和腧穴所在的部位，选择长短、粗细适宜的针具。《灵枢·官针》曰："九针之宜，各有所为，长短大小，各有所施也。"如男性体壮、形肥、病变部位较深者，可选略细、略长的毫针。反之，若女性、体弱、形瘦，且病变部位较浅者，就应选用较短、较细的针具。根据腧穴的所在具体部位进行选针时，一般是皮薄肉少之处和针刺较浅的腧穴，选针宜短而针身宜细；皮厚肉多而针刺宜深的腧穴，宜选用针身稍长、稍粗的毫针。临床上选针常以将针刺入腧穴应至之深度，且针身还应露在皮肤上稍许为宜。如应刺入0.5寸，可选用1寸的毫针；应刺入1寸时，可选用1.5寸的毫针。总之，选择针具应适宜，否则，难以取得针感和达到治疗效果。

（二）体位选择

针刺时患者体位选择的是否得当，对腧穴的正确定位、针刺的施术操作、持久的留针以及防止晕针、滞针、弯针甚至折针等都有很大影响。如病重体弱或精神紧张的患者，采用坐位，易使患者感到疲劳，往往易于发生晕针。又如体位选择不当，在针刺施术时或留针过程中，患者常因移动体位而造成弯针、滞针甚至发生折针事故。因此，根据处方选取腧穴的所在部位，选择适当的体位，有利于腧穴的正确定位，便于针灸的施术操作，可长时间留针而不致疲劳。临床上针刺的常用体位主要有以下几种：

1. 仰卧位 适宜于取头、面、胸、腹部腧穴和上、下肢部分腧穴。

2. 侧卧位 适宜于取身体侧面少阳经腧穴和上、下肢部分腧穴。

3. 俯卧位 适宜于取头、项、脊背、腰骶部腧穴和下肢背侧及上肢部分腧穴。

4. 仰靠坐位 适宜于取前头、颜面和颈前等部位的腧穴。

5. 俯坐位 适宜于取后头和项、背部的腧穴。

6. 侧俯坐位 适宜于取头部的一侧、面颊及耳前后部位的腧穴。

临床上除上述常用体位外，对某些腧穴则应根据腧穴的具体要求采取不同的体位。同时也应注意根据处方所取腧穴的位置，尽可能用一种体位针刺取穴。如因治疗要求和某些腧穴定位的特点而必须采用两种不同体位时，应根据患者的体质、病情等具体情况灵活掌握。对初诊、精神紧张或年老、体弱、病重的患者，有条件时，应尽量采取卧位，以防患者感到疲劳或晕针等。

（三）消毒

使用毫针，除一次性使用的无菌针外，普通毫针针刺都有可能造成交叉感染。同时，由于不消毒或消毒不严，也容易引起感染。因此，针刺治病要有严格的无菌观念，做好消毒工作。针刺前的消毒范围应包括：针具器械、医者的双手、患者的施术部位、治疗室用具等。

1. 针具、器械消毒 针具、器械的消毒方法很多，以高压蒸汽灭菌法为佳，将毫针等针具用棉布包好，放在密闭的高压蒸汽锅内灭菌。一般在 1～1.4kg/cm^2 的压力，115～123℃的高温下，保持 30 分钟以上，可达到消毒灭菌的要求。酒精浸泡消毒法也是临床常用的消毒方法之一。将针具放入 75% 乙醇内浸泡 30～60 分钟，取出用消毒巾或消毒棉球擦干后使用。已消毒的毫针，应用时只能一针一穴。近年来国内已经大范围推广应用一次性毫针，一针一穴，不能重复使用。

2. 医者手指消毒 在针刺前，医者应先用洗手液将手洗刷干净，待干再用酒精棉球擦拭后，方可持针操作。持针施术时，医者应尽量避免手指直接接触针身，如某些刺法需要触及针身时，必须用消毒干棉球作隔物，以确保手指和针身无菌。

3. 针刺部位消毒 在患者需要针刺的穴位皮肤上用 75% 酒精棉球擦拭消毒，或先用 2% 碘酊涂擦，稍干后，再用 75% 酒精棉球擦拭脱碘。擦拭时应从腧穴部位的中心点向外绕圈消毒。当穴位皮肤消毒后，切忌接触污物，保持洁净，防止重新污染。

4. 治疗室内消毒 针灸治疗室内的消毒，包括治疗台上的床垫、枕巾、毛毯、垫席等物品，要按时换洗晾晒，如采用一人一用的消毒垫布、垫纸、枕巾则更好。治疗室也应定期消毒净化，保持空气流通，环境卫生洁净。

二、持针法与进针法

（一）持针法

持针法是指医生手指持针保持其端正坚挺的方法。毫针操作时，多是一手持针，一手辅助，双手配合，完成操作。一般将医者持针的右手称为“刺手”，辅助进针的左手称为“押手”。

刺手的作用主要是掌握毫针，进针时将臂、腕、指之力集于刺手，使针尖快速透入皮肤，然后行针。押手的作用，主要是固定穴位皮肤，使毫针能够准确地刺中腧穴，并使长毫针针身有所依靠，不致摇晃和弯曲。进针时，刺手与押手配合得当，动作协调，可以减轻痛感，行针顺利，并能调整和加强针感，提高治疗效果。古代医家非常重视双手配合，如《标幽赋》所说：“左手重而多按，欲令气散；右手轻而徐入，不痛之因”，确是经验之谈。

持针的姿势有两指持针和多指持针等数种，临床医生可根据自己的指力情况灵活应用。

1. 拇、示指持针 即用右手拇、示两指指腹挟持针柄，中指可抵在穴位旁。一般适用于40mm以下短针的持针。

2. 拇、示、中指持针 即用右手拇、示、中、无名指指腹执持针柄，小指指尖抵于针旁皮肤，支持针身垂直。一般适用于50mm以上的长针的持针。

3. 持针身 将手指严密消毒，以拇、示指紧捏针体下端近针尖处，针尖露出3～5mm，也可以用拇、示指捏一消毒干棉球，裹在针体下端近针尖处捏紧，露出针尖。此法适用于长针的单手速刺。

4. 双手持针 以右手拇、示、中指三指捏针柄，无名指抵住针体，左手拇指、示指的指腹严密消毒后，紧捏针体下端，针尖露出3～5mm，进针时，双手配合，协调用力，以免针身弯曲。适用于长针的进针。

（二）进针法

进针法是指以单手或双手配合，运用指力和腕力将毫针刺透穴位皮肤进入皮下，并插入一定深度的操作。进针是毫针刺法无痛或微痛的关键技术，人体表皮分布着丰富的痛觉感受器，针刺疼痛多表现在透皮过程中。进针法运用熟练，即可保证针刺无痛或如蚊叮一样微痛。针刺不同的腧穴，应选用长短不同的针具，宜采用不同的进针手法，目的是使医生刺手下针有力，押手配合方便，尽量做到针刺基本无痛或者微痛。临床常用的进针方法有以下几种。

1. 单手进针法 多用于较短的毫针。用右手的拇、示指持针，中指端紧靠穴位，指腹抵住针体中部，当拇、示指向下用力时，中指也随之屈曲，将针刺入。针入穴位后，中指即离开应针之穴，此时拇、示、中指可随意配合，施行补泻手法。

2. 双手进针法

（1）指切进针法 又称爪切进针法，用左手拇指或示指端切按在腧穴位置的旁边，右手持针，紧靠左手指甲面将针刺入腧穴。此法适宜于短针的进针。

（2）夹持进针法 或称骈指进针法，即用左手拇、示二指持捏消毒干棉球，夹住针身下端，将针尖固定在所刺腧穴的皮肤表面位置，右手捻动针柄，将针刺入腧穴。此法适用于长针的进针。

（3）舒张进针法 用左手拇、示二指将所刺腧穴部位的皮肤向两侧撑开，使皮肤绷紧，右手持针，使针从左手拇、示二指的中间刺入。此法主要用于皮肤松弛部位的腧穴。

（4）提捏进针法 用左手拇、示二指将所刺腧穴部位的皮肤提起，右手持针，从捏起的上端将针刺入，此法主要用于皮肉浅薄部位的腧穴，如印堂穴等。

3. 管针进针法 针刺前备好塑料、玻璃或金属制成的针管，针管长度约比毫针短5mm，以便露出针柄。针管的直径，以能顺利通过针尾为宜。进针时左手持针管，将针装入管内，针尖与针管下端平齐，置于应刺的腧穴上，针管上端露出针柄5mm，用右手食指叩打针尾或用中指弹击针尾，即可使针刺入，然后退出针管，再运用行针手法。此法多用于儿童或惧针者。

以上各种进针方法在临床上应根据腧穴所在部位的解剖特点、针刺深浅和手法的要求灵活选用，以便于透皮顺利和减少患者的疼痛。

（三）毫针刺入的角度、方向和深度

针刺的角度、方向和深度，是指毫针刺入皮下后的具体操作要求。在针刺操作过程中，掌握正确的针刺角度、方向和深度，是增强针感、提高疗效、防止意外的关键。腧穴定位的正确，不仅限于体表的位置，还必须与正确的进针角度、方向、深度等有机结合起来，才能充分发挥其应有的效应。临床上同一腧穴，由于针刺的角度、方向、深度的不同，所产生针感的强弱、感传的方向和治疗效果常有明显的差异。要根据施术腧穴所在的具体位置、患者体质、病情需要和针刺手法等情况具体。

1. 针刺的角度 是指进针时针身与皮肤表面所形成的夹角。针刺的角度需要根据腧穴所在的位置

和医者针刺时所要达到的目的来确定。一般分为以下三种角度。

（1）直刺　是针身与皮肤表面呈90°左右垂直刺入。此法适用于人体大部分腧穴，尤其是肌肉丰厚处的腧穴。

（2）斜刺　是针身与皮肤表面呈45°左右倾斜刺。此法适用于肌肉浅薄处或内有重要脏器，或不宜直刺、深刺的腧穴。

（3）平刺　即横刺、沿皮刺，是针身与皮肤表面呈15°左右沿皮刺入。此法适用于皮薄肉少部位的腧穴，如头部的腧穴等。

2. 针刺的方向　是指进针时针尖对准的某一方向或部位，一般依经脉循行的方向、腧穴的部位特点和治疗的需要而定。

（1）依循行定方向　即根据针刺补泻的需要，为达到“迎随补泻”的目的，在针刺时结合经脉循行的方向，或顺经而刺，或逆经而刺。行补法时，针尖须与经脉循行的方向一致；行泻法时，针尖与经脉循行的方向相反。

（2）依腧穴定方向　即根据针刺腧穴的所在部位的特点，为保证针刺的安全，某些部位必须朝向某一特定的方向或部位。如针刺哑门穴时，针尖应朝向下颌方向刺入；针刺廉泉穴时，针尖应朝向舌根方向刺入；针刺背部的某些腧穴，针尖要朝向脊柱方向。

（3）依病情定方向　根据病情的治疗需要，为使针刺的感应达到病变所在的部位，针刺时针尖应朝向病所，以达到“气至病所”的目的，选择行针手法时须根据病情决定。

3. 针刺的深度　针刺的深度是指针身刺入穴位的深浅度。每个穴位的针刺深度，以既有明显的针感，又不损伤深部脏器组织为原则。在临床实际中，应根据腧穴所在部位肌肉的深浅，所属经脉的阴阳深浅，以及针刺的季节，患者的体质、年龄、病情、部位等方面的不同，使针刺深浅适度，增强疗效。进针的深度可根据以下原则综合考虑，灵活掌握。

（1）腧穴部位　人体各部的肌肉有厚薄之分，凡头面、胸背部穴位，其肌肉浅薄，或者深部有重要脏器，皆应浅刺，一般以平刺或斜刺为主。对于腰、腹、臀部及四肢的穴位，其肌肉厚，无重要脏器，只要避开大血管、大神经和骨骼，皆可深刺，一般多用直刺。

（2）经脉深浅　经络在人体的分布有深有浅，亦有属阴属阳之不同。一般情况下，刺经宜深刺，刺络宜浅刺；刺阳经可浅刺，刺阴经可深刺；四肢肘臂、腿膝部位的经脉较深，故刺之宜深；循行于腕踝、足趾部位的经脉较浅，故刺之应浅。

（3）季节　人体与时令息息相关，针刺必须因时而异；在针刺深度上既要根据病情，又要结合时令。一般认为春夏阳气循行表浅宜浅刺，秋冬阳气深伏于里宜深刺。

（4）年龄、体质　年老体弱，气血衰退；小儿娇嫩，稚阴稚阳，均不宜深刺。中青年身强体壮者，可适当深刺。对形瘦体弱者宜浅刺；形盛体强者宜适当深刺。

（5）病情　阳证、新病，其邪在表，宜浅刺以逐邪外出；阴证、久病，其正虚于里，宜深刺扶正。

（6）手法　有些特定手法有针刺深浅的要求，如提插补泻的操作中，补法应先浅后深，泻法应先深后浅。

认识针刺的角度、方向和深度的重要性，掌握正确的角度、方向和深度，能提高针刺疗效，防止发生针刺意外。临床应用时，三者宜综合考虑。例如深刺多用直刺，浅刺多用平刺或者斜刺。对于深部有重要脏器的穴位，要掌握好针刺的角度、方向和深度，避开脏器，防止发生意外，同时应根据临床经验，还要尽量向有针感的方向刺，针刺的深度要以穴位有针感为度。

三、行针法与得气

毫针进针后，为了使患者产生针刺感应，或进一步调整针感的强弱，以及使针感向某一方向扩散、传导而采取的操作方法，称为“行针”，亦称“运针”。行针手法包括基本手法和辅助手法两类。得气又称气至，是指毫针刺入穴位的一定深度后，获得的一种特殊感觉。得气是针刺产生疗效的关键，在针灸治疗过程中有非常重要的意义。

（一）行针的基本手法

行针的基本手法是毫针刺法的基本技术，临床常用的主要有提插法和捻转法两种。两种基本手法临床施术时既可单独应用，又可配合应用。

1. 提插法 即将针刺入腧穴一定深度后，施以上提下插的操作手法。这种使针由浅层向下刺入深层的操作谓之插，从深层向上引退至浅层的操作谓之提，如此反复地上下纵向运动的行针手法，即为提插法。

对于提插幅度的大小、层次的变化、频率的快慢和操作时间的长短，应根据患者的体质、病情、腧穴部位和针刺目的等的不同灵活掌握。使用提插法时，指力一定要均匀一致，幅度不宜过大，一般以3~5mm为宜，频率不宜过快，每分钟60次左右，保持针身垂直，不改变针刺角度、方向和深度。通常认为行针时提插的幅度大，频率快，刺激量就大；反之，提插的幅度小、频率慢，刺激量就小。

2. 捻转法 即将针刺入腧穴一定深度后，施向前向后捻转动作的操作手法。这种使针在腧穴内反复前后来回旋转的行针手法，即为捻转法。

捻转角度的大小，频率的快慢、时间的长短等，需根据患者的体质、病情、腧穴的部位、针刺目的等具体情况而定。使用捻转法时，指力要均匀，角度要适当，一般应掌握在180°~360°左右，不能单向捻针，否则针身易被肌纤维等缠绕，引起局部疼痛和导致滞针而出针困难。一般认为捻转角度大、频率快，刺激量大；捻转角度小、频率慢，刺激量小。

（二）行针的辅助手法

行针的辅助手法，是行针基本手法的补充，是为了促使得气和加强针刺感应的操作手法。临床常用的行针辅助手法有以下几种。

1. 循法 循法是将针刺入一定深度后，医生用手指循着经脉的循行径路，在腧穴的上下部轻柔循按的方法。当针刺不得气时，可以用循法催气。《针灸大成》指出：“凡下针，若气不至，用指于所属部分经络之路，上下左右循之，使气血往来，上下均匀，针下自然气至沉紧。”说明此法能推动气血，激发经气，促使针后易于得气。

2. 弹法 针刺后在留针过程中，以手指轻弹针尾或针柄，使针体微微振动的方法称为弹法。弹法可以加强针感，助气运行。《针灸问对》曰：“如气不行，将针轻弹之，使气速行”。本法有催气、行气的作用。

3. 刮法 毫针刺入一定深度后，经气未至，以拇指或示指的指腹抵住针尾，用拇指、示指或中指指甲，由上而下频频刮动针柄，促使得气。本法在针刺不得气时用之可激发经气，如已得气者可以加强针刺感应的传导和扩散。

4. 摇法 毫针刺入一定深度后，手持针柄，将针轻轻摇动，以行经气。《针灸问对》有“摇以行气”的记载。其法有二：一是直立针身而摇，以加强得气的感应；二是卧倒针身而摇，使经气向一定方向传导。

5. 飞法 针后不得气者，用右手拇、示指持针柄，细细捻搓数次，然后张开两指，一搓一放，反复数次，状如飞鸟展翅，故称飞法。《医学入门》载：“以大指次指捻针，连搓三下，如手颤之状，谓之飞。”本法的作用在于催气、行气，并使针刺感应增强。

6. 震颤法 针刺入一定深度后，右手持针柄，用小幅度、快频率的提插、捻转手法，使针身轻微震颤。本法可促使针下得气，增强针刺感应。

毫针行针手法以提插、捻转为基本操作方法，并根据临证情况，选用相应的辅助手法。如刮法、弹法，可应用于一些不宜施行大角度捻转的腧穴；飞法可应用于某些肌肉丰厚部位的腧穴；摇法、震颤法可用于较为浅表部位的腧穴。通过行针基本手法和辅助手法的施用，主要促使针后气至或加强针刺感应，以疏通经络、调和气血，达到防治疾病的目的。

（三）得气

古称“气至”，近称“针感”，是指毫针刺入腧穴一定深度后，施以提插或捻转等行针手法，使针刺部位获得“经气”的感应，谓之得气。

1. 得气的感觉 针下是否得气，可以从临床两个方面分析判断。一是患者对针刺的感觉和反应，另一是医者对刺手指下的感觉。当针刺腧穴得气时，患者的针刺部位有酸胀、麻重等自觉反应，有时出现热、凉、痒、痛、抽搐、蚁行等感觉，或呈现沿着一定的方向和部位传导和扩散现象。少数患者还会出现循经性肌肤震颤等反应，有的还可见到针刺腧穴部位的循经性皮疹带或红、白线等现象。当患者有自觉反应的同时，医者的刺手亦能体会到针下沉紧、涩滞或针体颤动等反应。若针刺后未得气，患者则无任何特殊感觉或反应，医者刺手亦感觉到针下空松、虚滑。正如窦汉卿在《标幽赋》说：“轻滑慢而未来，沉涩紧而已至……气之至也，如鱼吞钩饵之浮沉；气未至也，如闲处幽堂之深邃”。这可以说是对得气与否所做的最形象的描述。

2. 得气的意义 得气与否以及气至的迟速是针刺产生治疗作用的关键。得气不仅关系针刺的治疗效果，而且可以借此窥测疾病的预后。《灵枢·九针十二原》说：“刺之要，气至而有效”。充分说明得气的重要意义。临床上一般是得气迅速，疗效较好，得气较慢效果就差，若不得气，可能无治疗效果。《金针赋》也说：“气速效速，气迟效迟”。其次，在临床上若刺之而不得气时，就要分析经气不至的原因；或因取穴定位不准确，手法运用不当，或为针刺角度有误，深浅失度，对此就应重新调整腧穴的针刺部位、角度、深度，运用必要的针刺手法，这样再次行针时，一般即可得气。

四、毫针补泻法

毫针补泻法就是通过毫针针刺腧穴，采用适当的手法激发经气以补益正气，疏泄病邪而调节人体脏腑经络功能，促使阴阳平衡而恢复健康的方法。补法是泛指能鼓舞人体正气，使低下的功能恢复旺盛的方法。泻法是泛指能疏泄病邪使亢进的功能恢复正常的方法。毫针补泻法分为单式补泻法和复式补泻法。

（一）单式补泻手法

1. 捻转补泻 针下得气后，捻转角度小，用力轻，频率慢，操作时间短者为补法。捻转角度大，用力重，频率快，操作时间长者为泻法。也有以左转时角度小，用力轻者为补；右转时角度大，用力重者为泻。

2. 提插补泻 针下得气后，先浅后深，重插轻提，提插幅度小，频率慢，操作时间短者为补法。先深后浅，轻插重提，提插幅度大，频率快，操作时间长者为泻法。

3. 疾徐补泻 进针时徐徐刺入，疾速出针者为补法；进针时疾速刺入，徐徐出针者为泻法。

4. 迎随补泻 进针时针尖随着经脉循行去的方向刺入为补法；针尖迎着经脉循行来的方向刺入为泻法。

5. 呼吸补泻 患者呼气时进针，吸气时出针为补法；吸气时进针，呼气时出针为泻法。

6. 开阖补泻 出针后迅速揉按针孔为补法；出针时摇大针孔而不立即揉按为泻法。

7. 平补平泻 进针得气后均匀的提插、捻转后即可出针。

（二）复式补泻手法

复式补泻手法最为常用的是烧山火法和透天凉法，用于治疗寒热明显的重症。

1. 烧山火法 又称热补法，在患者呼气时，将针刺入腧穴应刺深度的上1/3（天部），得气后行提插补法9次，再将针刺入中1/3（人部），得气后行提插补法9次，然后将针刺入下1/3（地部），得气后行提插补法9次，随患者吸气时慢慢地将针提到上1/3。如此反复操作3次，即将针按至地部留针，出针时按压针孔。该手法在操作过程中，将呼吸补泻法中的补法和提插补泻中的补法结合起来，多用于治疗冷痹顽麻、虚寒性疾病等。

2. 透天凉法 又称凉泻法，在患者吸气时，将针刺入腧穴应刺深度的下1/3（地部），得气后行提插泻法6次，再将针紧提至中1/3（人部），得气后行提插泻法6次，然后将针紧提至上1/3（天部），得气后行提插泻法6次。如此反复操作3次，将针重提至上1/3即可留针，出针时摇大针孔而不按压。该手法在操作过程中，将呼吸补泻法中的泻法和提插补泻中的泻法结合起来，多用于治疗热痹、急性痈肿等实热性疾病。

五、留针法和出针法

（一）留针法

将针刺入腧穴施术后，使毫针留置腧穴内一段时间称为留针。留针的目的是为了加强针刺的作用和便于继续行针施术。一般病症只要针下得气而施以适当的补泻手法后，即可出针或留针10～20分钟。但对一些特殊病症，如急性腹痛，破伤风、角弓反张，寒性、顽固性疼痛或痉挛性病证，即可适当延长留针时间，有时留针可达数小时，以便在留针过程中作间歇性行针，以增强、巩固疗效。在临床上留针与否或留针时间的长短，不可一概而论，应根据患者具体病情而定。

（二）出针法

出针又称起针、退针。在施行针刺手法或留针达到预定针刺目的和治疗要求后，即可出针。

出针的方法，一般以左手拇、示两指持消毒干棉球轻轻按压于针刺部位，右手持针作轻微的小幅度捻转，并随势将针缓慢提至皮下，静留片刻，然后出针。出针时，依补泻的不同要求，分别采取“疾出”或“徐出”以及“疾按针孔”或“摇大针孔”的方法。出针后，除特殊需要外，都要用消毒棉球轻压针孔片刻，以防出血或针孔疼痛。当针退出后，要仔细查看针孔是否出血，询问针刺部位有无不适感，检查核对针数有否遗漏，还应注意有无晕针延迟反应现象。

六、异常情况的处理和注意事项

针刺治疗虽然比较安全，但如操作不慎、疏忽大意，或犯刺禁，或针刺手法不当，或对人体解剖部位缺乏全面的了解，在临床上有时也会出现一些异常情况，如晕针、滞针、弯针、折针等。一旦出现上述情况，应立即进行有效的处理，不然，将会给患者造成不必要的痛苦，甚至危及生命。因此，在针灸的临床工作中要尤为注意，加以预防。

（一）针刺异常情况的处理

1. 晕针 晕针是在针刺过程中患者发生的晕厥现象，是可以避免的，医者应注意防止。

症状：患者突然出现精神疲倦、头晕目眩、面色苍白、恶心欲吐、多汗、心慌、四肢发冷、血压下降、脉象沉细，或神志昏迷、仆倒在地、唇甲青紫、二便失禁、脉微细欲绝。

原因：患者体质虚弱、精神紧张或疲劳、饥饿、大汗、大泻、大出血之后或体位不当，或医者在针刺时手法过重，而致针刺时或留针过程中引发晕针。

处理：立即停止针刺，将针全部起出。使患者平卧，注意保暖，轻者仰卧片刻，给饮温开水或糖水后，即可恢复正常。重者在上述处理基础上，可刺人中、素髎、内关、足三里；灸百会、关元、气海等穴，即可恢复。若仍不省人事，呼吸细微，脉细弱者，可考虑配合其他治疗或采用急救措施。

预防：对于晕针应注重预防。如初次接受针刺治疗或精神过度紧张、身体虚弱者，应先做好解释，消除对针刺的顾虑，同时选择舒适持久的体位，最好采用卧位。选穴宜少，手法要轻。若饥饿、疲劳、大渴时，应令进食、休息、饮水后再予针刺。医者在针刺治疗过程中，要精神专一，随时注意观察患者的神色，询问患者的感觉。一旦有不适等晕针先兆，可及早采取处理措施，防患于未然。

2. 滞针 滞针是指在行针时或留针后医者感觉针下涩滞，捻转、提插、出针均感困难而患者感觉疼痛的现象，称为滞针。

症状：针在体内，捻转不动，提插、出针均感困难，若勉强捻转，提插时，则患者痛不可忍。

原因：患者精神紧张，当针刺入腧穴后，患者局部肌肉强烈收缩，或行针手法不当，向单一方向捻针太过，以致肌肉组织缠绕针体而成滞针。若留针时间过长，有时也可出现滞针。

处理：若患者精神紧张，局部肌肉过度收缩时，可稍延长留针时间，或于滞针腧穴附近，进行循按或用叩弹针柄，或在附近再刺一针，以宣散气血，而缓解肌肉的紧张。若行针不当，或单向捻针而致者，可向相反方向将针捻回，并用刮柄、弹柄法，使缠绕的肌纤维回释，即可消除滞针。

预防：对精神紧张者，应先做好解释工作，消除患者不必要的顾虑。注意行针的操作手法，避免单向捻转，若用搓法时，应注意与提插法的配合，则可避免肌纤维缠绕针身而防止滞针的发生。

3. 弯针 弯针是指进针时或将针刺入腧穴后，针身在体内弯曲，称为弯针。

症状：针柄改变了进针或留针时的方向和角度，提插、捻转及出针均感困难，且患者感到疼痛。

原因：医生进针手法不熟练，用力过猛、过速，以致针尖碰到坚硬组织器官或患者在针刺或留针时移动体位，或因针柄受到某种外力压迫、碰击等，均可造成弯针。

处理：出现弯针后，即不得再行提插、捻转等手法。如针系轻微弯曲，应慢慢将针起出。若弯曲角度过大时，应顺着弯曲方向将针起出。若由患者移动体位所致，应使患者慢慢恢复原来体位，局部肌肉放松后，再将针缓缓起出，切忌强行拔针以免将针断入体内。

预防：医者进针手法要熟练，指力要均匀，并要避免进针过速、过猛。选择适当体位，在留针过程中，嘱患者不要随意变动体位，注意保护针刺部位，针柄不得受外物硬碰和压迫。

4. 断针 或称折针，是指针体折断在人体内。若能术前做好针具的检修，施术时加以应有的预防意识，是可以避免的。

症状：行针时或出针后发现针身折断，其断端部分针身尚露于皮肤外，或断端全部没入皮肤之下。

原因：针具质量欠佳，针身或针根有损伤剥蚀，进针前失于检查，针刺时将针身全部刺入腧穴。行针时强力提插、捻转，肌肉猛烈收缩，留针时患者随意变更体位，或弯针，滞针未能进行及时地正确处理等，均可造成断针。

处理：医者必须从容镇静，嘱患者切勿变动原有体位，以防断针向肌肉深部陷入。若残端部分针身显露于体外时，可用手指或镊子将针起出。若断端与皮肤相平或稍凹陷于体内者，可用左手拇、示二指垂直向下挤压针孔两旁，使断针暴露体外，右手持镊子将针取出。若断针完全深入皮下或肌肉深层时，应在X线下定位，手术取出。

预防：为了防止折针，应认真仔细地检查针具，对不符合质量要求的针具，应剔出不用。避免过猛、过强的行针。在行针或留针时，应嘱患者不要随意更换体位。针刺时更不宜将针身全部刺入腧穴，应留部分针身在体外，以便于针根断折时取针。在进针、行针过程中，如发现弯针时，应立即出针，切不可强行刺入、行针。对于滞针等亦应及时正确地处理，不可强行硬拔。

5. 血肿 是指针刺部位出现的皮下出血而引起的肿痛，称为血肿。

症状：出针后，针刺部位肿胀疼痛，继则皮肤呈现紫色。

原因：针尖弯曲带钩，使皮肉受损，或刺伤血管所致。

处理：若微量的皮下出血而局部小块青紫时，一般不必处理，可以自行消退。若局部肿胀疼痛较剧，青紫面积大而且影响到活动功能时，可先作冷敷止血，再做热敷或在局部轻轻揉按，以促使局部瘀血消散吸收。

预防：仔细检查针具，熟悉人体解剖，避开血管针刺，出针时立即用消毒干棉球揉按压迫针孔。

6. 气胸　气胸指的是由于针刺伤及肺脏，使空气进入胸腔，引起肺萎陷。

症状：轻者出现胸痛、胸闷、心慌、呼吸不畅甚则呼吸困难，唇甲发绀、出汗、血压下降等症。体检时，可见患侧胸部肋间隙变宽，胸部叩诊呈过清音，气管向健侧移位，听诊时呼吸音明显减弱或消失，有部分病例当时并无明显异常现象，隔几小时后才逐渐出现胸痛、胸闷、呼吸困难等症状。

原因：由于针刺胸背、腋、胁、缺盆等部位的腧穴时，直刺过深，伤及肺脏，引起创伤性气胸。

处理：一旦发生气胸，应立即起针，并让患者采取半卧位休息，要求患者心情平静，切勿恐惧而反转体位。一般漏气量少者，可自然吸收。医者要密切观察，随时对症处理，如给予镇咳、消炎类药物；以防止肺组织因咳嗽扩大创口，加重漏气和感染。对严重病例需及时组织抢救，如胸腔排气、少量慢速输氧等。

预防：医者在进行针刺过程中精神必须高度集中，令患者选择适当的体位，严格掌握进针的深度、角度。

7. 刺伤内脏　指由于针刺的角度和深度不正确引起的刺伤肺、肝、脾、肾等脏器，而引起的一系列症状。

症状：刺伤肝、脾，可引起内出血，肝区或脾区疼痛，有的可向背部放射。如出血不止，腹腔聚血过多，会出现腹痛、腹肌紧张，并有压痛及反跳痛等急腹症症状。刺伤心脏时，轻者可出现强烈刺痛，重者有剧烈撕裂痛，引起心外射血，即刻导致休克等危重情况。刺伤肾脏，可出现腰痛，肾区叩击痛，血尿，严重时血压下降、休克。刺伤胆囊、膀胱、胃、肠等空腔脏器时，可引起疼痛、腹膜刺激征或急腹症等症状。

原因：主要是施术者缺乏解剖学、腧穴学知识，对腧穴和脏器的部位不熟悉，加之针刺过深，或提插幅度过大，造成相应的内脏损伤。

处理：损伤轻者，卧床休息一段时间后，一般即可自愈。如损伤较重，或继续有出血倾向者，应加用止血药，或局部作冷敷止血处理，并加强观察；注意病情及血压变化。若损伤严重，出血较多，出现休克时，则必须迅速进行输血等急救措施。

预防：医者要学好解剖学、腧穴学；掌握腧穴结构，明确腧穴下的脏器组织。针刺胸腹、腰背部的腧穴时，应控制针刺深度，行针幅度不宜过大。

8. 刺伤脑脊髓　是指针刺颈项、背部腧穴过深，针刺入脑脊髓，引起头痛、恶心等现象。

症状：如误伤延髓时，可出现头痛、恶心、呕吐、呼吸困难、休克和神志昏迷等。如刺伤脊髓，可出现触电样感觉向肢端放射，甚至引起暂时性肢体瘫痪，有时可危及生命。

原因：脑脊髓是中枢神经统率周身各种机体组织的总枢纽、总通道，而它的表层分布有督脉和华佗夹脊等一些重要腧穴，如风府、哑门、大椎、风池以及背部正中线第1腰椎以上棘突间腧穴。若针刺过深，或针刺方向、角度不当，均可伤及，造成严重后果。

处理：当出现上述症状时，应及时出针。轻者需安静休息，经过一段时间，可自行恢复。重者则应结合有关科室如神经外科等，进行及时抢救。

预防：凡针刺督脉腧穴（12胸椎以上的项、背部）及华佗夹脊穴，都要认真掌握针刺深度、方向和角度。如针刺风府、哑门，针尖方向不可上斜，不可过深；悬枢穴以上的督脉腧穴及华佗夹脊穴，均不可深刺。上述腧穴在行针时只宜捻转手法，避免提插手法，禁用捣刺手法。

知识链接

针刺损伤周围神经

针刺过程中可能损伤周围神经。

刺伤周围神经是指针刺引起的周围神经损伤，出现损伤部位感觉异常、严重者可出现肌肉萎缩等。

症状：误伤外周神经，当即出现一种向末梢分散的麻木感，一旦造成损伤，该神经分布区可出现感觉障碍，包括麻木、发热、触觉及温觉减退等。同时，有程度不等的功能障碍、肌肉萎缩。

原因：在有神经干或主要分支分布的腧穴上，行针手法过重，刺激手法时间过长，操作手法不熟练，留针时间过长。

预防：熟悉神经干解剖位置，不宜过度施行针手法，刺激手法时间不宜过长，提高针刺手法熟练度。

（二）针刺注意事项

由于人的生理功能状态和生活环境条件等因素，在针刺治疗时，还应注意以下几个方面。

（1）患者在过于饥饿、疲劳、精神过度紧张时，不宜立即进行针刺。对身体瘦弱，气虚血亏的患者，进行针刺时手法不宜过强，并应尽量选用卧位。

（2）妊娠三个月以内者，不宜针刺小腹部的腧穴。若妊娠三个月以上者，腹部、腰骶部腧穴也不宜针刺。至于三阴交、合谷、昆仑、至阴等一些通经活血的腧穴，在妊娠期亦应予禁刺。如妇女行经时，若非为了调经，亦不应针刺。

（3）小儿囟门未合时，头顶部的腧穴不宜针刺。

（4）常有自发性出血或损伤后出血不止的患者，不宜针刺。

（5）皮肤有感染、溃疡、瘢痕或肿瘤的部位，不宜针刺。

（6）对胸、胁、腰、背脏腑所居之处的腧穴，不宜直刺、深刺。肝、脾肿大、肺气肿患者更应注意。

（7）针刺眼区和项部的风府、哑门等穴以及脊椎部的腧穴，要注意掌握一定的角度，更不宜大幅度的提插、捻转和长时间的留针，以免伤及重要组织器官，产生严重的不良后果。

（8）对尿潴留等患者在针刺小腹部的腧穴时，也应掌握适当的针刺方向、角度、深度等，以免误伤膀胱等器官出现意外的事故。

第二节 灸 法

灸法是指以艾绒为主要燃烧材料，烧灼、熏熨体表的一定部位或腧穴，通过经络腧穴的作用，以达到防治疾病的一种方法。灸，灼、烧的意思。《说文解字》：“灸，灼也，从火音‘久’，灸乃治病之法，以艾燃火，按而灼也”。灸法古称“灸焫（ruò）”。广义的灸法还包括用刺激性药物敷贴穴位以防治疾病的方法，又称天灸、药物灸。《医学入门·针灸》说：“凡病药之不及，针之不到，必须灸之。”说明灸法与针药相互补充，相辅相成。

一、灸法的材料

灸法可用的材料很多。由于艾叶容易燃烧，燃烧后难于熄灭；同时艾火较为温和，其气味芳香，取材容易；且艾叶具有温经通络、行气活血、祛湿散寒、消肿散结的功效，因此古今所采用的艾灸材料多选用艾叶。新艾叶因含挥发油较多，灸时火力过强，故以陈年久置的艾叶为佳，如《孟子》中有“七年之病，当求三年之艾”的说法。

为了方便临床应用，常把艾叶加工成不同的制品，临床常用的艾制品如下。

1. 艾绒 艾绒是艾叶经过反复晒杵、捶打、粉碎，筛除杂质、粉尘，而得到的软细如棉的物品（图 3－2）。艾绒是制作艾炷、艾条的原材料，也是灸疗所用的主要材料。

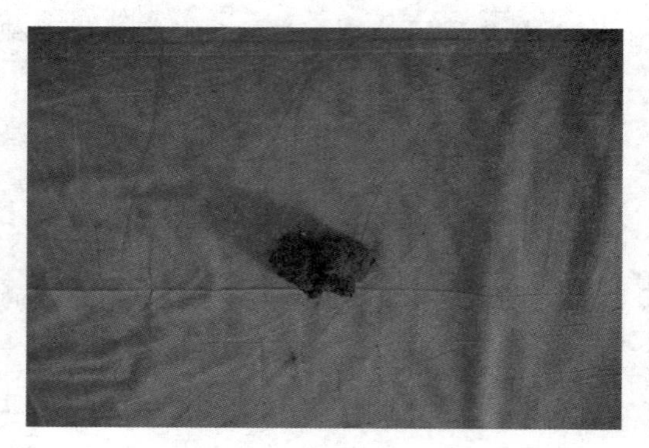

图 3－2 艾绒

2. 艾炷 将纯净的艾绒放在平板之上，用拇、示、中三指边捏边旋转，把艾绒捏紧成规格大小不同的圆锥状物即为艾炷（图 3－3）。艾炷有大、中、小之分，小者如麦粒大，中等如半截枣核大，大者如半截橄榄大。每燃尽 1 个艾炷，称为 1 壮。

3. 艾条 又名艾卷，是用艾绒卷成的圆柱形长条。根据内含药物之有无，又分为纯艾条和药艾条两种。一般长 20cm，直径 1.5cm。具有使用简便、不起疱、不发疮、无痛苦、患者可以自灸等特点，临床应用十分广泛（图 3－4）。

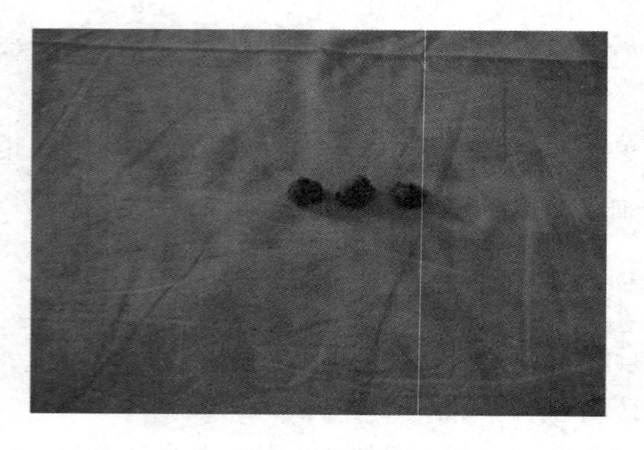

图 3－3 艾炷

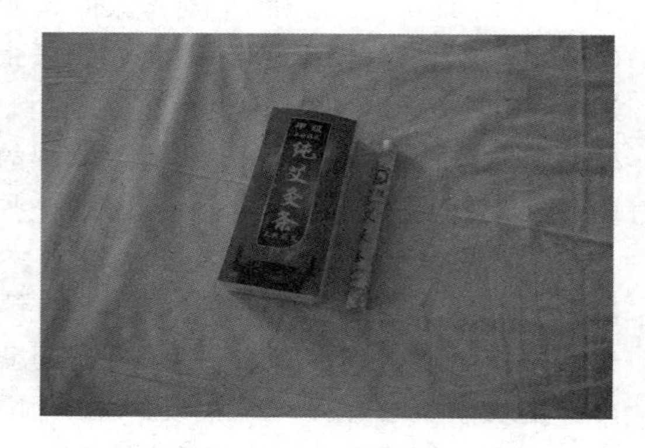

图 3－4 艾条

临床上除了艾叶制品为灸法的主要原料外，还有用灯心草、白芥子、细辛、蒜泥等作为灸法原料的。

二、灸法的作用

（一）防病保健

灸法可以激发人体正气，增强抗病能力。《备急千金要方》说：“凡入吴蜀地游宦，体上常须三两处灸之，勿令疮暂瘥，则瘴疠瘟疟毒气不能着人也。”《扁鹊心书》说：“人于无病时，常灸关元、气海、命门、中脘，虽未得长生，亦可保百余年寿矣。”以增强人体抗病能力而达到强身保健目的的灸法称为保健灸，又称之为“逆灸”（《诸病源候论》）。

（二）温经散寒

灸火的温和热力具有直接的温通经络、驱散寒邪功能，这正是寒者温之的具体运用。《素问・异法方宜论篇》说：“脏寒生满病，其治宜灸焫。”临床上可用于治疗风寒湿痹和寒邪为患之胃脘痛、腹痛、泄泻、痢疾等病症。

（三）扶阳固脱

灸火的热力具有扶助阳气，举陷固脱的功能。《素问·生气通天论篇》说："阳气者，若天与日，失其所则折寿而不彰。"说明了阳气的重要性。阳衰则阴盛，阴盛则为寒、为厥，甚则欲脱，此时，就可用艾灸来温补，以扶助虚脱之阳气。《扁鹊心书》说："真气虚则人病，真气脱则人死，保命之法，灼艾第一。"《伤寒论》也说："下利，手足逆冷，无脉者，灸之。"可见阳气下陷或欲脱之危证，可用灸法。临床上，各种虚寒证、寒厥证、虚脱证和中气不足、阳气下陷而引起的遗尿、脱肛、阴挺、崩漏、带下等病证皆可用灸法治疗。

（四）消瘀散结

艾灸具有行气活血、消瘀散结的作用。《灵枢·刺节真邪》说："脉中之血，凝而留止，弗之火调，弗能取之。"气为血之帅，血随气行，气得温则行，气行则血亦行。灸能使气机通调，营卫和畅，故瘀结自散。所以，临床常用于气血凝滞之疾，如乳痈初起、瘰疬、瘿瘤等病证。

（五）引热外行

艾火的温热能使皮肤腠理开放，毛窍通畅，热有去路，从而引热外行。《医学入门》说："热者灸之，引郁热之气外发"。故灸法同样可用于某些热性病，如疖肿、带状疱疹、丹毒、甲沟炎等。对阴虚发热，也可使用灸法，可选用膏肓、四花穴等治疗骨蒸潮热、虚痨咳喘。

三、灸法的种类

灸法种类很多，常用灸法如表3-3所示。

表3-3 灸法的种类

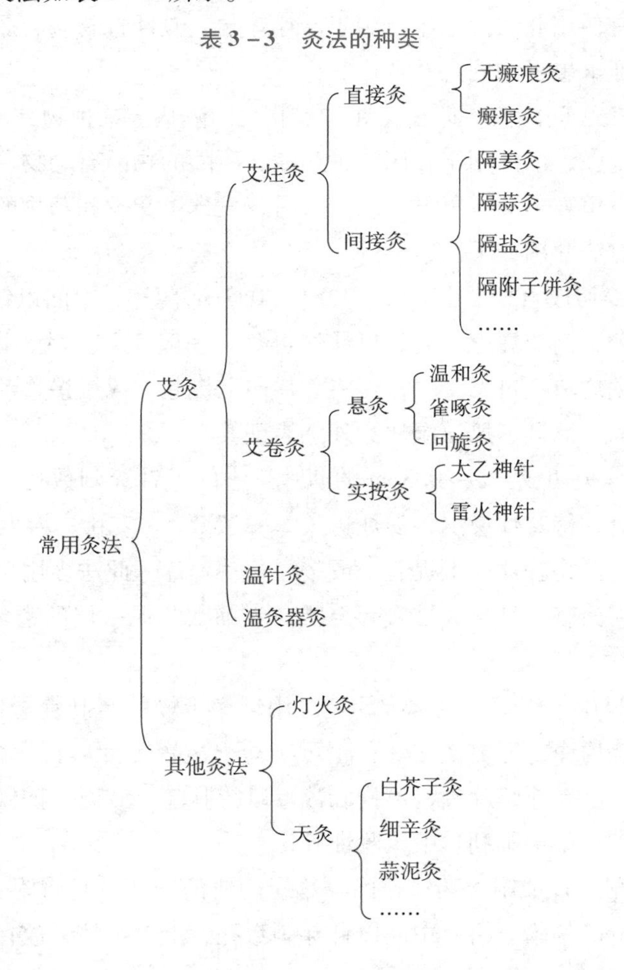

四、灸法的操作及应用

（一）艾炷灸

将艾炷放在穴位上施灸称艾炷灸。艾炷灸可分为直接灸和间接灸两类。

1. 直接灸 又称明灸、着肤灸，即将艾炷直接置放在皮肤上施灸的一种方法。根据灸后对皮肤刺激的程度不同，又分为无瘢痕灸和瘢痕灸两种。

（1）无瘢痕灸 又称非化脓灸，临床上多用中、小艾炷。施灸前先在施术部位涂以少量的凡士林，以增加黏附性。然后将艾炷放上，从上端点燃，当燃剩2/5左右，患者感到烫时，用镊子将艾炷挟去，换炷再灸，一般灸3～7壮，以局部皮肤充血、红晕为度。因施灸后皮肤不致起泡，不留瘢痕，故名。此法适用于慢性虚寒性疾病，如哮喘、眩晕、慢性腹泻、风寒湿痹和皮肤疣等。

（2）瘢痕灸 又称化脓灸，临床上多用小艾炷，亦有用中艾炷者。施灸前先在施术部位上涂以少量大蒜汁，以增加黏附性和刺激作用，然后放置艾炷，从上端点燃，烧近皮肤时患者有灼痛感，可用手在穴位四周拍打以减轻疼痛。应用此法一般每壮艾炷须燃尽后，除去灰烬，方可换炷。按前法再灸，可灸7～9壮。灸毕，在施灸穴位上贴敷消炎药膏，大约1周可化脓形成灸疮。灸疮5～6周愈合，留有瘢痕，故称瘢痕灸。在灸疮化脓期间，需注意局部清洁，每天换膏药1次，以避免继发感染。《针灸资生经》说："凡着艾得疮，所患即瘥，不得疮发，其疾不愈。"可见灸疮的发和不发与疗效有密切关系。因此，应叮嘱患者多吃豆腐等营养丰富的食物以促进灸疮的透发。就灸疮而言，是局部组织经烫伤后产生的无菌性化脓现象，可对穴位局部产生一个持续的刺激，有治病保健作用。但对身体过于虚弱，或有糖尿病、皮肤病的患者不宜使用此法。临床常用于治疗哮喘、慢性胃肠病、瘰疬等。但由于这种方法灸后遗有瘢痕，故灸前必须征求患者的同意及合作。

2. 间接灸 又称隔物灸、间隔灸，即在艾炷与皮肤之间隔垫上某种物品而施灸的一种方法。

古代的隔物灸法种类很多，广泛用于临床各种病症。所隔的物品有动物、植物和矿物，多数属于中药。药物因病证而异，既有单方，又有复方。故治疗时，发挥了艾灸和药物的双重作用，而有特殊的效果。现将临床常用的几种方法介绍如下。

（1）隔姜灸 用鲜生姜切成直径2～3cm，厚0.2～0.3cm薄片，中间以针穿刺数孔，上置艾炷放在应灸的部位，然后点燃施灸，当艾炷燃尽后，可易炷再灸。一般5～10壮，以皮肤红晕而不起泡为度。在施灸过程中，若患者感觉灼热不可忍受时，可将姜片向上提起，或缓慢移动姜片。此法应用很广，多用于因寒而致的呕吐、腹痛、泄泻、风寒湿痹和外感表证等。

（2）隔蒜灸 用鲜大蒜头切成0.2～0.3cm的薄片，中间以针穿刺数孔，上置艾炷放在应灸的腧穴部位或患处，然后点燃施灸，待艾炷燃尽，易炷再灸，一般灸5～7壮。因大蒜液对皮肤有刺激性，灸后容易起泡，若不使起泡，可将蒜片向上提起，或缓慢移动蒜片。此法多用于治疗瘰疬、肺结核、腹中积块及未溃疮疡等。此外，尚有一种自大椎穴起至腰俞穴铺敷蒜泥一层的铺灸法（长蛇灸），民间用于治疗虚劳、顽痹等证。

（3）隔盐灸 因本法只用于脐部，又称神阙灸。用纯净干燥的精制食盐填敷于脐部，使其与脐平，上置艾炷施灸，如患者稍感灼痛，即更换艾炷；也可于盐上放置姜片后再施灸，一般灸5～9壮。此法有回阳、救逆、固脱之功，但需连续施灸，不拘壮数，以待脉起、肢温、证候改善。临床上常用于治疗急性寒性腹痛、吐泻、痢疾、小便不利、中风脱证等。

（4）隔附子饼灸 以附子片或附子药饼作间隔物。药饼的制法，是将附子研成细末，以黄酒调和，制成直径约3cm、厚约0.8cm的附子饼，中间以针穿刺数孔，上置艾炷，放在应灸腧穴或患处，点燃施灸。由于附子辛温大热，有温肾补阳的作用，故多于用治疗命门火衰而致的阳痿、早泄、遗精、宫寒不孕和疮疡久溃不敛的病证。

（二）艾条灸 微课

艾条灸又称艾卷灸，即用细草纸或桑皮纸包裹艾绒卷成圆筒形的艾卷，也称艾条，将其一端点燃，对准穴位或患处施灸的一种方法。有关艾卷灸的最早记载，见于明代朱权的《寿域神方》一书，其中有“用纸实卷艾，以纸隔之点穴，于隔纸上用力实按之，待腹内觉热，汗出即瘥”的记载。后来发展为在艾绒内加进药物，再用纸卷成条状艾卷施灸，名为“雷火神针”和“太乙神针”。在此基础上又演变为现代的单纯艾卷灸和药物艾卷灸。

按操作方法艾卷灸可分为悬起灸、实按灸两种，现介绍如下。

1. 悬灸　按其操作方法又可分为温和灸、雀啄灸、回旋灸等。

（1）温和灸　将艾卷的一端点燃，对准应灸的腧穴或患处，约距离皮肤2～3cm处进行熏烤，使患者局部有温热感而无灼痛为宜，一般每穴灸10～15分钟，至皮肤红晕为度。如果遇到局部知觉减退或小儿等，医者可将示、中两指，置于施灸部位两侧，这样可以通过医者的手指来测知患者局部受热程度，以便随时调节施灸时间和距离，防止烫伤。

（2）雀啄灸　施灸时，艾卷点燃的一端与施灸部位的皮肤并不固定在一定的距离，而是像鸟雀啄食一样，一上一下施灸，以给施灸局部一个变量的刺激。

（3）回旋灸　施灸时，艾卷点燃的一端与施灸部位的皮肤虽保持一定的距离，但不固定，而是向左右方向移动或反复旋转地施灸。

以上方法一般病症均可采用，但温和灸、回旋灸多用于治疗慢性病，雀啄灸多用于治疗急性病。

2. 实按灸　施灸时，先在施灸腧穴部位或患处垫上布或纸数层，然后将药物艾卷的一端点燃，趁热按在施术部位上，使热力透达深部，若艾火熄灭，再点再按；或者以布6～7层包裹艾火熨于穴位。若火熄灭，再点再熨。最常用的为太乙针灸和雷火针灸，适用于风寒湿痹、痿证和虚寒证。

太乙神针的通用方：艾绒100g，硫黄6g，麝香、乳香、没药、松香、桂枝、杜仲、枳壳、皂角、细辛、川芎、独活、雄黄、白芷、全蝎各1g。上药研成细末，和匀。以桑皮纸1张，约30cm见方，摊平，先取艾绒24g，均匀铺在纸上，次取药末6g，均匀掺在艾绒里，然后卷紧如爆竹状，外用鸡蛋清涂抹，再糊上桑皮纸1层，两头留空3cm，捻紧即成。

雷火神针的药物处方：沉香、木香、乳香、茵陈、羌活、干姜各9g，麝香少许，艾绒100g。其制法与太乙神针相同。

（三）温针灸

温针灸是针刺与艾灸相结合的一种方法，又称温针疗法。在针刺得气后，将针留在适当的深度，在针柄上穿置一段长约2cm的艾卷施灸，或在针尾上搓捏少许艾绒点燃施灸，直待燃尽，除去灰烬，每穴每次可施灸3～5壮，施灸完毕再将针取出。此法是一种简而易行的针灸并用的方法，其艾绒燃烧的热力可通过针身传入体内，使其发挥针和灸的作用，达到治疗的目的。应用此法应注意防止灰火脱落烧伤皮肤，可在针刺穴位附近皮肤处用阻燃物（如纸板）隔开。此法适用于既需要针刺留针，又须施灸的疾病，尤其适用于风寒湿痹。

（四）温灸器灸

温灸器是一种专门用于施灸的器具，用温灸器施灸的方法称温灸器灸，临床常用的有温灸盒、灸架和温灸筒等。此外还有现代艾灸仪等。现将临床常用的三种艾灸器介绍如下。

1. 温灸盒灸 将适量的艾绒置于灸盒的金属网上，点燃后将灸盒放于施灸部位灸治即可。还有一种灸盒，可将艾条点燃后放在灸盒的插孔上，灸火向下，并随时调整灸火和皮肤高度，或将点燃后的艾条直接置于灸盒内的金属网上。适用于腹、腰等面积较大部位的治疗，因患者可以通过双手将盒提起，从而可防止烫伤皮肤（图3－5）。

2. 温灸架灸 将艾条点燃后，燃烧端插入灸架的顶孔中，对准选定穴位施灸并用橡皮带给予固定，施灸完毕将剩艾条插入灭火管中。

3. 温灸筒灸 将适量的艾绒置于温灸筒内，点燃后盖上灸筒盖，执筒柄于患处施灸即可（图3－6）。

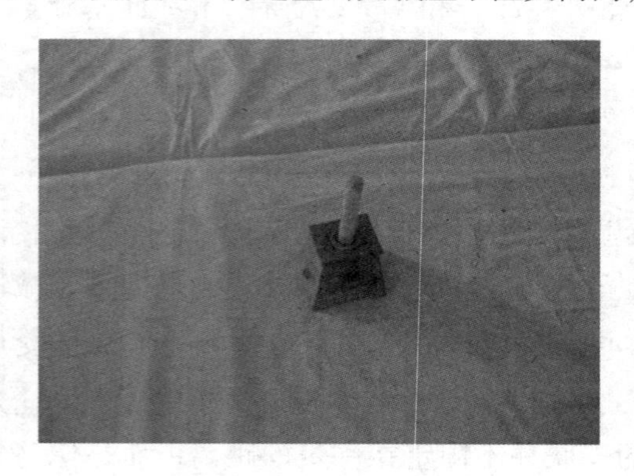

图3－5 温灸盒

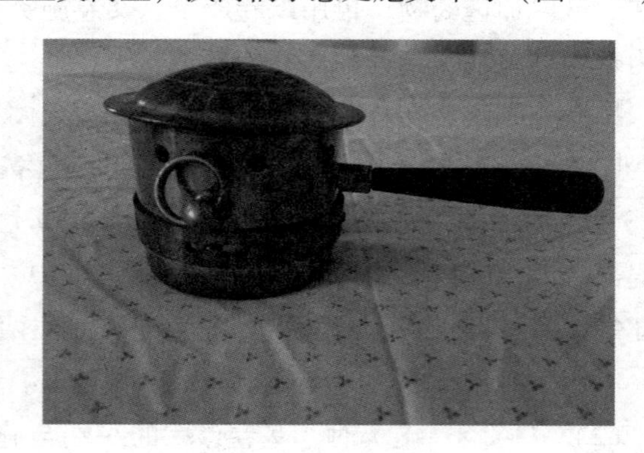

图3－6 温灸桶

（五）其他灸法

其他灸法又称非艾灸法，是指以艾绒以外的物品作为施灸材料的灸治方法。常用的有以下几种。

1. 灯火灸 又称灯草灸、灯草焠、打灯火、油捻灸，是民间沿用已久的简便灸法。即取10～15cm长的灯芯草或纸绳，蘸麻油或其他植物油，浸渍长3～4cm，点燃起火后快速对准穴位，猛一接触听到“叭”地一声迅速离开，如无爆焠之声可重复1次。灸后皮肤有一点发黄，偶尔也会起小泡。此法主要用于小儿痄腮、喉蛾、吐泻、麻疹、惊风等病症。

2. 天灸 又称药物灸、发泡灸。它是将一些具有刺激性的药物涂敷于穴位或患处，促使局部皮肤起泡的方法。所用药物多是单味中药，也有用复方，其常用的有白芥子灸、细辛灸、天南星灸、蒜泥灸等数十种。

（1）白芥子灸　将白芥子适量，研成细末，用水调和成糊状，敷贴于腧穴或患处，以麝香膏或油纸覆盖固定。敷贴1～3小时，以局部皮肤灼热疼痛为度。一般可用于治疗咳喘、关节痹痛、口眼㖞斜等病症。

（2）细辛灸　取细辛适量，研为细末，加醋少许调和成糊状，敷于穴位上，以麝香膏固定。敷贴1～3小时，以局部皮肤灼热疼痛为度。如敷涌泉或神阙穴治小儿口腔炎等。

（3）天南星灸　取天南星适量，研为细末，用生姜汁调和成糊状，敷于穴位上，以麝香膏固定。敷贴1～3小时，以局部皮肤灼热疼痛为度。如敷于颊车、颧髎穴治疗面神经麻痹等。

（4）蒜泥灸　将大蒜捣烂如泥，取3～5g贴敷于穴位上，以麝香膏固定，每次敷贴1～3小时，以局部皮肤灼热疼痛为度。如敷涌泉穴治疗咯血、衄血，敷合谷穴治疗扁桃体炎，敷鱼际穴治疗喉痹等。

知识链接

热敏灸

热敏灸：采用艾热，通过探敏定位找到热敏穴位，施以特定手法激发艾灸得气，达到个体化消敏灸量，以出现热敏现象为得气标准，显著提高疗效的一种新灸法。

1. 适应证 热敏灸是对热敏腧穴进行治疗，只要在与病症相关的热敏穴位高发区出现热敏腧穴，该病症就是热敏灸的适应证，不限于热证、寒证、虚证、实证、表证、里证。

2. 灸位 热敏灸选择热敏腧穴施灸，容易激发得气，产生“小刺激大反应”。

3. 灸感 灸感即施灸时患者的自我感觉。热敏灸强调施灸过程中产生透热、传热、扩热、非热觉、喜热、身烘热、面红（或额汗出）、肢端热、胃肠蠕动反应、皮肤扩散性潮红等10种热敏灸感，气至病所。

4. 灸法 灸法是指灸疗过程中的操作手法。热敏灸的灸法是动静手法的组合，动灸手法（如回旋灸、雀啄灸、循经往返灸）容易激发容性穴位的得气，静灸手法（温和灸）容易激发阻性穴位的得气。

5. 灸量不同 灸量是指每次艾灸的有效作用剂量。热敏灸以个体化的热敏灸感消失为度，这是患病机体自身表达出来的需求灸量。

五、灸法的适应证和禁忌证

（一）适应证

灸法的适应证非常广泛，主要应用如下：

（1）用于治疗寒湿凝滞、经络痹阻引起的各种病症，如各种痰饮、水肿之阴水、风寒湿痹和寒性疖肿、痛经、腹痛、子宫肌瘤等。

（2）用于治疗脾肾阳虚、元气暴脱之证，如久泄、久痢、中风脱证、虚脱及寒厥等。

（3）用于治疗气虚下陷、脏器下垂之证，如崩漏、阴挺、遗尿、阳痿、脱肛、寒疝等。

（4）用于治疗外科疮疡初起及瘰疬之证，如阴疽、瘰疬、瘿瘤及乳痈初起等。

（5）用于治疗部分皮肤科疾病，如带状疱疹、臁疮、压疮、硬皮病、斑秃、白癜风、银屑病、疣赘等。

（6）用于预防疾病、强身健体，如预防感冒、美容、抗衰老、亚健康状态和虚劳的调治。

（二）禁忌证

（1）阴虚阳亢及邪热内炽的病症不可用灸法。

（2）传染病不用灸法。

（3）急性炎症如肠痈、急腹症不用灸法。

（4）面部、乳头、阴部及重要脏器如心脏及大血管等处均不宜使用直接灸，以免烫伤形成瘢痕。关节活动部位亦不适宜用化脓灸，以免化脓溃破，不易愈合，甚至影响功能活动。

（5）妊娠期妇女的腹部和腰骶部不宜施灸。

（6）身体过于虚弱，或有糖尿病、皮肤病患者不宜使用化脓灸。

（7）一般空腹、过饱、极度疲劳和对灸恐惧者，应慎施灸。

（8）因部分天灸所用药品为有毒之品，且对皮肤有很强的刺激作用，因此妊娠期妇女、年老体弱及皮肤过敏者慎用或者禁用。

六、灸法的注意事项

（一）施灸的先后顺序

一般来说应先灸阳经，后灸阴经；先灸上部，再灸下部；就壮数而言，先灸少而后灸多；就大小而言，先灸艾炷小者而后灸大者。但临床上需结合病情，灵活应用。如脱肛的灸治，则应先灸长强以收肛，后灸百会以举陷，便是先灸下而后灸上，表明上述施灸的顺序是指一般的规律。此外，施灸应注意在通风环境中进行。

（二）灸法补泻

灸法的补泻效果因灸火大小及所用药物不同而不同。

1. 艾炷灸的补泻 艾炷灸的补泻与灸火大小有关。有关内容始载于《黄帝内经》。《灵枢・背腧》说："气盛则泻之，虚则补之。以火补者，毋吹其火，须自灭也；以火泻者，疾吹其火，传其艾，须其火灭也。"灸法的补泻亦需根据辨证施治的原则，虚证用补法，而实证则用泻法。艾灸补法，无须以口吹艾火，让其自然缓缓燃尽为止，以补其虚；艾灸泻法，应当以口快速吹艾火至燃尽，使艾火的热力迅速透达穴位深层，以泻邪气。

灸法大小补泻的规律，艾条雀啄灸、回旋灸、温和灸等较为温和的灸法为补法，直接灸、灯火灸等灸火较强的方法为泻法。

2. 天灸及隔物灸的补泻 天灸和隔物灸的补泻和所选药物有关系。采用泻实作用的药物进行天灸和隔物灸时，就会产生泻的作用，如天南星灸、隔蒜灸就有祛邪的作用；采用补虚作用的药物进行天灸和隔物灸时，就会产生补的作用，如附子饼灸、隔盐灸就有扶正的作用。临床中可根据病情需要，选用不同的药物，来达到补或泻的治疗目的。

此外，选用腧穴不同，会收到不同的补泻效果。如关元、气海为补气要穴，灸之就有补气的作用；肺俞穴为解表散寒要穴，灸之就能疏风解表、宣肺散寒，此属泻法。灸法的补泻还与机体的机能状态有关，如阳气暴脱者灸神阙，其功效为回阳救逆，属于补法；对于阴寒凝结之腹痛，同样灸神阙，其功效为驱寒外出，属于泻法。

（三）施灸剂量

古人在运用灸法时，对灸治的量非常重视。《千金翼方》说："头面目咽，灸之最欲生少；手臂四肢，灸之须小熟，亦不宜多；胸背腹灸之尤宜大熟，其腰脊欲须少生"。《外台秘要》曰："凡灸有生熟，候人盛衰及老小也。衰老者少灸，盛壮强实者多灸"。所谓"生"是少灸之意；"熟"是多灸之意。《扁鹊心书》说："大病灸百壮，……小病不过三五七壮"，由此可以看出，对灸量的掌握是根据患者的体质、年龄、施灸部位、所患病情等方面来确定的。临床上施灸的量，多以艾炷的大小和壮数的多少来计算。施灸疗程的长短，也是灸疗量的另一个方面，可根据病情灵活掌握。急性病疗程较短，灸治1～2次即可；慢性病疗程较长，可灸数月乃至1年以上。一般初灸时，每日1次，3次后改为2～3日1次。急性病亦可1日灸2～3次，慢性病需长期灸治者，可隔2～3日灸1次。

（四）施灸的意外

在施灸过程中少数受术者会出现类似晕针的晕灸现象。表现为突然头昏、眼花、恶心、颜面苍白、脉细手冷、血压降低、心慌汗出，甚至晕倒等症状。多见于体弱患者，或因初次施灸，或因空腹、疲劳、恐惧、姿势不当、灸炷过大、刺激过重引起。一旦发生晕灸，应立即停止施灸，并及时做出处理，处理方法同晕针。

（五）灸后的处理

如施灸局部出现水泡，叮嘱患者不要抓破或者擦破皮肤，水泡会自然吸收；如水泡较大，可用消毒毫针刺破水泡，放出水液，再涂以用紫。瘢痕灸者，在灸疮化脓期间，疮面局部勿用手搔，以保护痂皮，并保持清洁，防止感染。灸后须保持心情开朗，戒色欲，勿过劳，清淡饮食等，但如为化脓灸，灸后半月之内可吃鱼、虾、豆腐等发物，助灸疮发出。

第三节　其他针法

通过现代针灸实践发现，在人体的某些部位（如头皮、耳郭）分布有与人体相对应的穴位系统，在临床上可选取相应的穴位或反应点，如头针穴、耳穴，进行针刺治疗，从而获得治疗效果；在针刺方法中，除毫针刺法外，还有三棱针、皮肤针、皮内针等刺法；除了上述治疗方法外，还有特殊治疗，如电针、穴位注射、穴位埋线、穴位贴敷等。

一、头针法

（一）概述

头针法又称头皮针法，是在头部特定的穴线（经络腧穴）进行针刺或其他刺激，以防治疾病的方法。

目前流行的头针主要有两种，一种是焦顺发在20世纪六七十年代创立的，根据大脑皮层功能在头皮的投影所设立头针刺激区；另一种是20世纪80年代以后，由中国针灸学会拟定的中西合璧、结合透穴的《头皮针穴名标准化国际方案》，简称国标头针。本教材使用的是国标头针。

（二）头穴线的定位与主治

目前主要采用国际通用的头皮针标准治疗线为刺激部位（图3－7，图3－8，图3－9，图3－10）。

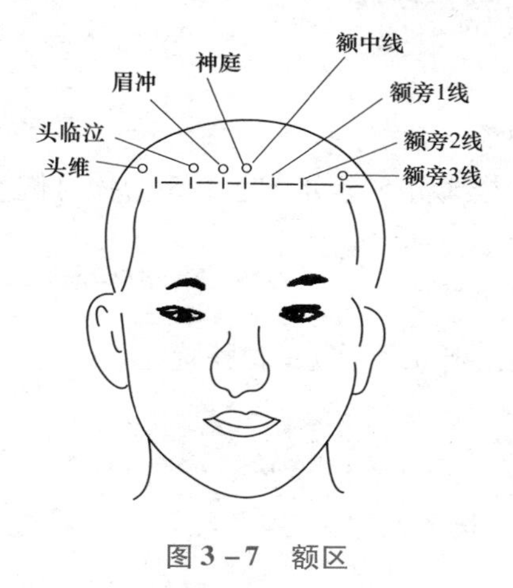

图3－7　额区

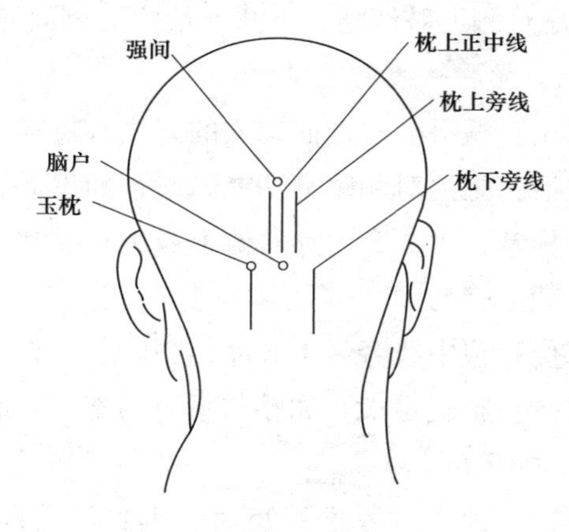

图3－8　枕区

1. 额中线

部位：在头前部，从督脉神庭穴向下引一直线，长1寸。

主治：神志病，如神经衰弱、癫狂（痫）；鼻病。

2. 额旁1线（胸腔区）

部位：额中线外侧，从膀胱经眉冲穴向下引一直线，长1寸。

主治：胸部疾病，如冠心病、支气管炎、哮喘；失眠；鼻病；上焦病。

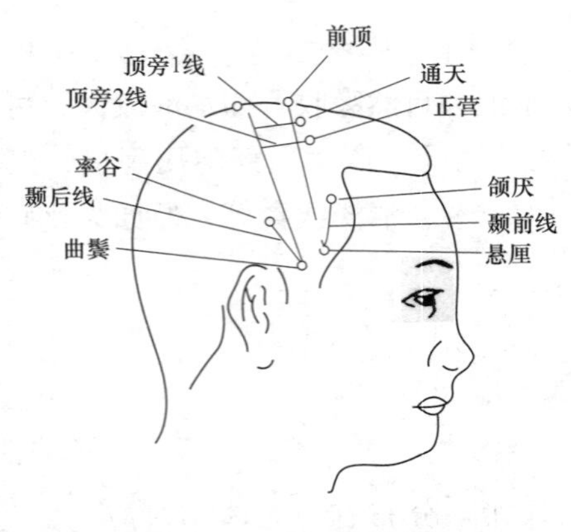

图 3-9　顶区 1 及颞区

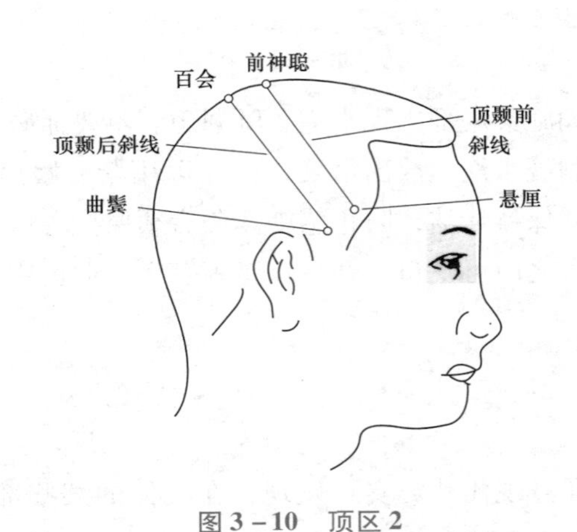

图 3-10　顶区 2

3. 额旁 2 线（胃区）

部位：额旁 1 线外侧，从胆经头临泣穴向下引一直线，长 1 寸。

主治：腹部疾病，如胃炎、胃溃疡、肝胆病；眼病；中焦病。

4. 额旁 3 线（生殖区）

部位：额旁 2 线外侧，从胃经头维穴内侧 0.75 寸处向下引一直线，长 1 寸。

主治：生殖系统疾病，如功能性子宫出血、阴挺、阳痿、遗精；眼病；下焦病。

5. 顶中线

部位：头顶部，从督脉前顶穴至百会穴，属督脉。

主治：腰腿足疾，如疼痛、麻木、瘫痪，以及多尿、小儿遗尿、脱肛、高血压、头顶痛等。

6. 顶颞前斜线（运动区）

部位：从前神聪穴至悬厘穴的连线。贯穿督脉、膀胱经、胆经。

主治：主治对侧运动功能障碍，如瘫痪等。全线分 5 等分，上 1/5 治疗对侧下肢、躯干瘫痪；中 2/5 治疗对侧上肢瘫痪；下 2/5 治疗对侧面瘫、运动性失语、流涎。

7. 顶颞后斜线（感觉区）

部位：从百会穴至曲鬓穴的连线。贯穿督脉、膀胱经、胆经。

主治：主治对侧感觉功能障碍，如疼痛、麻木、瘙痒等。全线分 5 等分，上 1/5 治疗对侧下肢、躯干感觉异常；中 2/5 治疗对侧上肢感觉异常；下 2/5 治疗对侧头面部感觉异常。

8. 顶旁 1 线

部位：顶中线旁开 1.5 寸，膀胱经通天穴至络却穴的连线（长 1.5 寸），属膀胱经。

主治：腰腿足疾，如腰与下肢的疼痛、麻木、瘫痪。

9. 顶旁 2 线

部位：顶中线旁开 2.25 寸，胆经正营穴至承灵穴的连线（长 1.5 寸），属胆经。

主治：肩臂手疾，如上肢疼痛、麻木、瘫痪。

10. 颞前线

部位：头颞部，胆经颔厌穴至悬厘穴的连线，属胆经。

主治：偏头痛、运动性失语、周围性面瘫、口腔病。

11. 颞后线

部位：头颞部，胆经率谷穴至曲鬓穴的连线，属胆经。

主治：偏头痛、眩晕、耳聋耳鸣。

12. 枕上正中线

部位：后头部，督脉强间穴至脑户穴的连线（长 1.5 寸），属督脉。

主治：眼病、腰脊痛。

13. 枕上旁线（视区）

部位：枕上正中线旁开 0.5 寸，与之平行的 2 条线（长 1.5 寸），属膀胱经。

主治：皮层性视力障碍、近视、白内障等。

14. 枕下旁线（平衡区）

部位：后头部，膀胱经玉枕穴至天柱穴的连线，属膀胱经。

主治：小脑疾病引起的平衡障碍、后头痛等。

（三）头皮针操作技术

一般选择 28～30 号、1～2 寸毫针，在进针前，首先要暴露头皮，分开局部头发以免刺入毛囊而产生疼痛。在患者体位合适的前提下，取穴定位并局部消毒。

1. 进针　常规消毒后，针尖与头皮呈 15°～30°快速刺入皮下，当针尖达到帽状腱膜下层，指下阻力减小时，沿穴线平刺 0.5～1.5 寸，再进行行针。

2. 行针　一般只捻转不提插，捻转角度 180°～360°，频率 200 次/分左右，持续捻转 2～3 分钟后，留针 20～30 分钟，隔 5 分钟行针 1 次。瘫痪患者可在留针期间主动或被动活动患肢。可用电针代替手捻，频率在 200～300 次/分以上，刺激强度根据患者的反应来决定，一般患者可选择连续波。

3. 针感　针下可有胀重、胀痛、麻胀、热、凉等感觉。少数敏感者可在患病部位出现抽动感、凉热感。

4. 出针　押手固定穴区周围头皮，刺手持针柄轻轻捻动针身后慢慢退至皮下，拔针后用消毒干棉球按压针孔片刻。

5. 疗程　每天或隔天 1 次，10 次为 1 疗程，休息 3 天后进行下一疗程。

（四）适用范围

头针主要用于脑源性疾病，其适应范围包括以下四个方面。

1. 中枢神经系统疾病　中风偏瘫、失语、小儿脑瘫、小儿智力发育不全、脑外伤后遗症、脑炎后遗症、皮层性视力障碍、皮层性多尿、震颤麻痹、小脑平衡障碍、舞蹈病等。

2. 精神类疾病　如精神分裂症、癔症、抑郁症等。

3. 疼痛与感觉异常　头痛、三叉神经痛、腰腿痛、胃痛、肢端麻木、皮肤感觉异常等。

4. 皮层内脏功能失调所致的疾病　高血压病、冠心病、溃疡病、阳痿、月经不调、子宫脱垂等。

（五）注意事项

（1）囟门未完全闭合的婴幼儿、妊娠期妇女，不宜用头针治疗。

（2）高热、心力衰竭、病危者禁用头针，血压不稳定者，必须等血压稳定后方可进行头针治疗。

（3）头皮有感染、溃疡、创伤、瘢痕等部位不宜针刺，可在其对侧取相应头针线进行针刺。

（4）头针刺入要注意避开毛囊。行针捻转时应注意观察患者表情，防止晕针。

（5）有脑出血病史者，头皮针必须谨慎从事。治疗前要认真进行各项检查，治疗时要避免过强的手法刺激，尽量少留针或不留针，加强严密监护。

（6）出针时，要用无菌棉球按压针孔，因头皮血管丰富，注意防止出血。

（六）处方举例

1. 中风偏瘫　顶颞前斜线、顶中线、顶旁 1 线、顶旁 2 线，留针时嘱患者主动或被动运动。

2. 腰腿痛　顶中线、顶颞后斜线、顶旁1线。

3. 偏头痛　顶颞后斜线、颞前线、颞后线。

4. 皮层性视力障碍　枕上正中线、枕上旁线、额旁2线。

二、耳针法

（一）概述

耳针法，是指用毫针或其他方法刺激耳穴，以防治疾病的方法。耳穴是耳郭表面与人体脏腑经络、组织器官、四肢躯干相互沟通的部位，是人体各部在耳郭的缩影，是阳性反应点与治疗刺激点。当人体内脏或体表发生病变时，往往在耳郭相应部位有压痛、形态色泽改变或电阻改变，这些异常反应点可以作为诊断的依据和防治疾病的刺激部位。耳穴不仅能防治疾病，而且还具有诊断作用。如通过按压、观察、电阻测定等方法，寻找阳性反应点，以辅助诊断。耳针法有自己的刺激区，集中在耳郭上，具有诊断、预防、治疗、保健四位一体的优点。

（二）耳穴的部位和主治

1. 耳郭表面解剖

（1）耳郭正面结构

耳垂：耳郭最下部的无软骨的皮垂。

耳轮：耳郭边缘向前卷曲的部分。

耳轮脚：耳轮前上端深入耳腔内的横行突起。

耳轮结节：耳轮外上方稍肥厚的小结节。

耳轮尾：耳郭末端，与耳垂相交处。

对耳轮：耳郭边缘内侧与耳轮相对的，上有分叉的平行隆起部分。

对耳轮上下脚：分别指对耳轮上端分叉的上支和下支。

三角窝：对耳轮上下脚构成的三角形凹陷。

耳舟：耳轮与对耳轮之间的凹沟。

耳屏：耳郭外面前缘的瓣状突起。

对耳屏：耳垂上部，与耳屏相对的隆起部。

屏上切迹：耳屏上缘与耳轮脚之间的凹陷。

屏间切迹：耳屏与对耳屏之间的凹陷。

轮屏切迹：对耳轮与对耳屏之间的凹陷。

耳甲：由对耳屏和弧形的对耳轮体部及对耳轮下脚下缘围成的凹窝。其中，耳轮脚以上部分的耳甲称耳甲艇，以下部分称耳甲腔。

外耳道口：耳甲腔内，被耳屏遮盖的孔。

（2）耳郭背面

耳轮背面：因耳轮向前卷曲，此面多向前方，又称耳轮外侧面。

耳舟后隆起：耳舟背面。

对耳轮后沟：同对耳轮相对应的背面凹沟处。

三角窝后隆起：三角窝的背面隆起处。

2. 耳穴的分布　耳穴的分布，特别是在耳郭前面，有一定的规律性，就像一个倒置在子宫内的胎儿，头朝下，臀与四肢朝上，胸腹躯干居中。与头面相应的穴位在耳垂及对耳屏；与上肢相应的穴位在耳舟；与下肢相应的穴位在对耳轮上、下脚；与躯干相应的穴位在对耳轮体；与腹腔相应的穴位在耳甲艇；与胸腔相应的穴位在耳甲腔；与消化道相应的穴位在耳轮脚周围环形排列；与耳鼻咽喉相应的穴位在耳屏周围。

3. 耳穴的部位和主治　国家标准“耳穴的名称与部位”共 91 穴，这里仅介绍临床中用的最多的耳穴（约 41 个），如图 3－11 所示。

（1）耳中　在耳轮脚处。主治呃逆，荨麻疹，皮肤瘙痒，咯血。

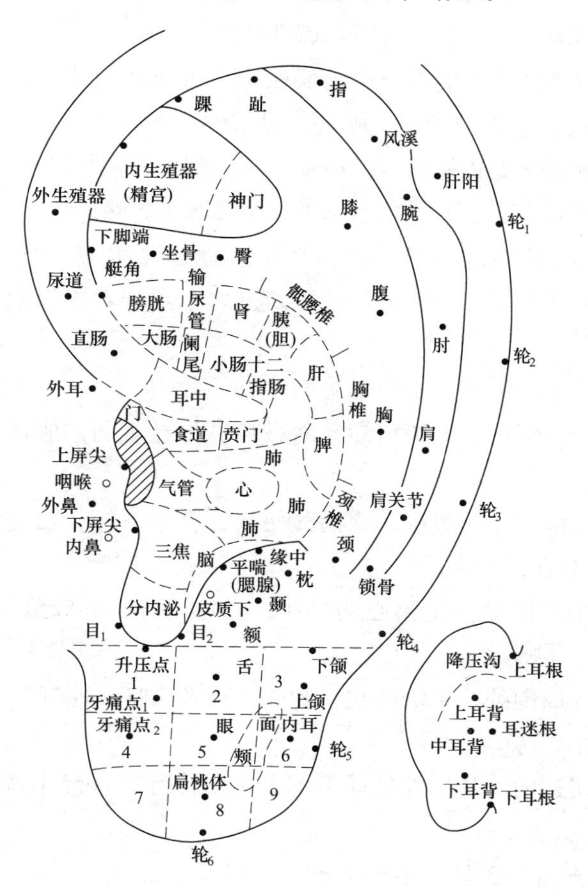

图 3－11　耳穴定位示意图

（2）外生殖器　在对耳轮下脚前方的耳轮处。主治睾丸炎，附睾炎，阴道炎，外阴瘙痒。

（3）耳尖　在耳郭向前对折的上部尖端处。主治发热，高血压，急性结膜炎，睑腺肿，痛症，风疹，失眠。

（4）结节　在耳轮结节处。主治头晕，头痛，高血压。

（5）风溪　在耳轮结节前方，指区与腕区之间。主治荨麻疹，皮肤瘙痒，过敏性鼻炎，哮喘。

（6）肩　耳舟上，将耳舟分五等分，自上而下在第 4 等分处。主治肩关节周围炎，肩部疼痛。

（7）膝　在对耳轮上脚中 1/3 处。主治膝关节肿痛。

（8）坐骨神经　在对耳轮下脚的前 2/3 处。主治坐骨神经痛，下肢瘫痪。

（9）交感　在对耳轮下脚末端与耳轮内缘相交处。主治胃肠痉挛，心绞痛，胆绞痛，肾绞痛，自主神经功能紊乱，心悸、多汗、失眠等。

（10）颈椎　在对耳轮体部将轮屏切迹至对耳轮上、下脚分叉处分为 5 等分，下 1/5 为本穴。主治落枕，颈椎病。

（11）胸椎　按上述分法，中 2/5 为本穴。主治胸胁疼痛，经前乳房胀痛，产后乳少，乳痈。

（12）神门　在三角窝后 1/3 的上部。主治失眠，多梦，各种痛症，咳嗽，哮喘，眩晕，高血压，过敏性疾病，戒断综合征。

（13）内生殖器　在三角窝前1/3的下部。主治痛经，月经不调，白带过多，功能性子宫出血，遗精，阳痿，早泄。

（14）外耳　在屏上切迹前方近耳轮部。主治外耳道炎，中耳炎，耳鸣。

（15）屏尖　在耳屏游离缘上部尖端。主治发热，牙痛，腮腺炎，咽炎，扁桃体炎，结膜炎。

（16）外鼻　在耳屏外侧面中部。主治鼻疖，鼻部痤疮，鼻炎。

（17）肾上腺　在耳屏游离缘下部尖端。主治低血压，风湿性关节炎，腮腺炎，间日疟，链霉素中毒性眩晕，哮喘，休克，鼻炎，急性结膜炎，咽炎，过敏性皮肤病等。

（18）咽喉　在耳屏内侧面上1/2处。主治声音嘶哑，咽炎，扁桃体炎。

（19）内鼻　在耳屏内侧面下1/2处。主治鼻炎，副鼻窦炎，鼻衄。

（20）对屏尖　在对耳屏游离缘的尖端。主治哮喘，腮腺炎，皮肤瘙痒，睾丸炎，附睾炎。

（21）缘中　在对耳屏游离缘上，对屏尖与轮屏切迹之中点处。主治遗尿，内耳眩晕症，功能性子宫出血。

（22）颞　在对耳屏外侧面的中部。主治偏头痛。

（23）皮质下　在对耳屏内侧面。主治痛症，间日疟，神经衰弱，假性近视，胃溃疡，腹泻，高血压病，冠心病，心律失常。

（24）脾　耳甲腔的后上部。主治腹胀，腹泻，便秘，食欲不振，功能性子宫出血，白带过多，内耳眩晕，水肿，痿证，内脏下垂，失眠。

（25）心　在耳甲腔正中凹陷处。主治心动过速，心律不齐，心绞痛，无脉症，自汗盗汗，癔症，口舌生疮，心悸怔忡，失眠，健忘。

（26）肺　在心、气管区周围处。主治咳喘，胸闷，声音嘶哑，痤疮，皮肤瘙痒，荨麻疹，扁平疣，便秘，戒断综合征，自汗盗汗，鼻炎。

（27）内分泌　在屏间切迹内，耳甲腔的前下部。主治痛经，月经不调，更年期综合征，痤疮，间日疟，糖尿病。

（28）口　在耳轮脚下方前1/3处。主治面瘫，口腔炎，胆囊炎，胆石症，戒断综合征，牙周炎，舌炎。

（29）胃　耳轮脚消失处。主治胃炎，胃溃疡，失眠，牙痛，消化不良，恶心呕吐。

（30）十二指肠　在耳轮脚上方后1/3处。主治十二指肠球部溃疡，胆囊炎，胆石症，幽门痉挛，腹胀，腹泻，腹痛。

（31）大肠　在耳轮脚上方前1/3处。主治腹泻，便秘，痢疾，咳嗽，痤疮。

（32）肾　在对耳轮下脚下方后部。主治腰痛，耳鸣，神经衰弱，水肿，哮喘，遗尿症，月经不调，遗精，阳痿，早泄，眼病，五更泻。

（33）胰胆　在耳甲艇的后上部。主治胆囊炎，胆石症，胆道蛔虫症，偏头痛，带状疱疹，中耳炎，耳鸣，听力减退，胰腺炎，口苦，胁痛。

（34）肝　在耳甲艇的后下部。主治胁痛，眩晕，经前期紧张症，月经不调，更年期综合征，高血压病，假性近视，单纯性青光眼，目赤肿痛。

（35）牙　在耳垂正面前上部。主治牙痛，牙周炎，低血压。

（36）眼　在耳垂正面中央部。主治假性近视，目赤肿痛，迎风流泪。

（37）面颊　在耳垂正面，眼区与内耳区之间。主治周围性面瘫，三叉神经痛，痤疮，扁平疣。

（38）内耳　在耳垂正面后中部。主治内耳眩晕症，耳鸣，听力减退。

（39）扁桃体　在耳垂正面下部。主治扁桃体炎，咽炎。

（40）耳背沟　在对耳轮沟和对耳轮上、下脚沟处。主治高血压病，皮肤瘙痒。

（41）耳迷根　在耳轮脚后沟的耳根处。主治胆囊炎，胆石症，胆道蛔虫症，鼻炎，心动过速，腹痛，腹泻。

4. 耳穴的探查　由于耳穴是人体脏腑、器官、躯体在耳部的缩影，当人体某部位发生病变时耳部相应区域就会发生异常变化，如出现压痛、变形、变色、电阻改变等，采用相应的耳穴检测方法，便可得出初步诊断，作为临床参考。如肝炎早期可见肝穴区红润，后期可见肝区片状隆起。常用的耳穴检测方法如下。

（1）望诊法（观察法）　在自然光线下，肉眼或借助放大镜观察耳部形态、色泽的改变的方法。观察耳郭的形态：是否有脱屑、水泡、丘疹、结节、条索状、隆起、凹陷等；色泽是否充血、红润、苍白、青紫、灰黑等。观察时要排除色素痣、冻疮以及随生理变化出现的假阳性反应，如肺区出现丘疹、条索状物，提示有肺病，可进一步作X线片检查，以确诊是支气管炎、肺炎，还是肺结核。

（2）压痛法（按压法）　用探棒在病变相应耳穴向心性均匀按压的方法。通常可用探棒或三棱针柄由周围向中心均匀按压，寻找痛点。当患者压痛时，可出现眨眼、皱眉、躲闪、拒按等反应。如胃痛患者，可在胃穴区找到明显的压痛点。

（3）电测定法　用耳穴电子测定仪测定患者耳郭良导点的方法。当人体患病时，相应穴区会出现电阻降低，导电量增加，形成良导点。在某穴区发现良导点，提示该穴区相应的脏器有疾病，可作为诊断参考。并可结合临床症状，作进一步检查以确诊。如在肝穴区发现良导点，可进一步检查肝功能，乙肝全套等确立诊断。

（三）耳针操作技术

1. 毫针法　即采用短毫针刺激耳穴的方法。多选用0.5～1寸长，28～30号粗的短毫针。首先对耳穴进行消毒，一般先用2%碘酒涂抹，再用75%的酒精棉球脱碘。进针时，左手拇、示指固定耳廓，中指托着刺激点耳背，右手持针，捻入或插入，速刺进针。进针角度因部位而异。耳甲艇、耳甲腔、三角窝直刺；耳垂、耳舟平刺，其他部位可呈40°～60°斜刺。进针深度视耳郭厚薄与耳穴位置而定，一般刺入2～3分，以毫针稳定不晃为度。不可穿透背面皮肤。针刺手法以小幅度捻转为主，针感可为胀痛感、灼热感、凉爽感，局部可出现潮红。留针时间一般为20～30分钟，出针时左手托耳背，右手拔针，并用消毒棉球压迫止血。出针后再用碘酒涂擦1次。

2. 埋针法　将皮内针埋入耳穴内的方法。具有持久而微弱的刺激，适用于痛症、慢性病、不能每天接受治疗者，或用于巩固疗效。局部消毒后，左手固定耳郭，绷紧埋针处皮肤，右手持镊子夹住消毒的皮内针柄，将针轻轻刺入耳穴，深度约为针体的2/3，用手按压平整。耳垂部也可用麦粒型皮内针横刺透穴。每次埋针3～5穴，每日自行按压3次，留针3～5天。一般仅埋患侧耳穴，必要时可埋双侧耳穴。

3. 压丸法　用质硬光滑的小粒药物种子或药丸贴压耳穴的方法。压丸的材料多用王不留行，也可用油菜籽、莱菔子、绿豆、六神丸、仁丹等，也可选用磁珠。选定穴位后，局部消毒，将粘在小方块胶布上的耳豆贴敷在耳穴上，并按压使之发热、胀痛。每次贴5穴左右，贴一侧耳穴，3天后取下贴对侧耳穴，病情重者可两侧同贴。嘱患者每天按压4～6次，每次每穴按压约30秒钟。

（四）适用范围

耳针广泛用于内、外、妇、儿、五官科疾病的治疗，涉及病症达200多种，其中以痛症的效果最好，同时，对于变态反应性疾病、各种炎症、功能性疾病也有较好的疗效。

1. 痛症　外伤性疼痛、术后疼痛、神经性疼痛（偏头痛、坐骨神经痛、肋间神经痛等）、内脏疼痛（胃痛、胆绞痛等），以及炎症、肿瘤性疼痛均有一定的疗效。

2. 炎症 ①五官科炎症：结膜炎、咽喉炎、扁桃体炎等。②其他炎症：气管炎、肠炎、盆腔炎、面神经炎、末梢神经炎、风湿性关节炎等。

3. 过敏性变态反应性疾病 过敏性鼻炎、支气管哮喘、荨麻疹、输液反应等。

4. 内分泌代谢性疾病 甲亢、肥胖症、尿崩症等。

5. 传染病 菌痢、疟疾、流感等。

6. 功能紊乱性疾病 心律不齐、高血压、神经衰弱、肠道功能紊乱、月经不调、多汗症、癔症等。

7. 各种慢性病 腰腿痛、肩周炎、颈椎病、腰椎骨质增生、近视等。

8. 其他 耳针麻醉；妇产科催产催乳；预防感冒、晕车、晕船；防治输液、输血反应；戒烟戒毒、美容等。

（五）注意事项

运用耳针法时，只要严格遵循操作规程，多不出现意外。最常见的事故是因消毒不严所引起的耳郭感染。由于耳郭肌肉较少、容易感染，若出现红肿、疼痛，应涂2%碘酒，或消炎软膏，服消炎药，防止化脓性耳软骨膜炎的发生。为了预防这类事故的发生，首先对针具严格消毒，皮内针最好使用一次性针；其次，耳穴穴区的消毒坚持先用碘酒再用乙醇的二步消毒法；最后，压丸时，不要用刮动压丸的手法，因为这也可以损伤表皮而发炎。

另外，耳郭上有湿疹、冻疮、破损、感染、溃疡部位禁针；孕妇禁用耳针；年老体弱，或有严重器质性病变者慎用耳针，耳针较痛，注意防治晕针。有运动障碍的患者，可在留针时，嘱患者活动肢体。

（六）处方举例

1. 心律失常 心、神门、交感、皮质下、内分泌。

2. 失眠 神门、心、皮质下、肝、肾、交感、脾。

3. 荨麻疹 肺、肾上腺、风溪、耳中、神门、肝、脾。

4. 坐骨神经痛 坐骨神经、神门、臀、胰胆、膀胱。

三、三棱针法

（一）概述

三棱针法是用三棱针刺破血络或腧穴，放出适量血液，或挤出少量液体，或挑断皮下纤维组织，以治疗疾病的方法。《灵枢·官针》称之为“络刺”“赞刺”“豹纹刺”等，现代称之为“放血疗法”。放血疗法在古代应用十分普遍，《灵枢·九针十二原》提出的“宛陈则除之，去血脉也”，即是指通过刺络放血法祛除宛陈。三棱针古称“锋针”，是一种“泻热出血”的常用工具。现三棱针多由不锈钢材料制成，针长约6cm，针柄稍粗呈圆柱体，针身呈三棱状，尖端三面有刃，针尖锋利（图3-12）。

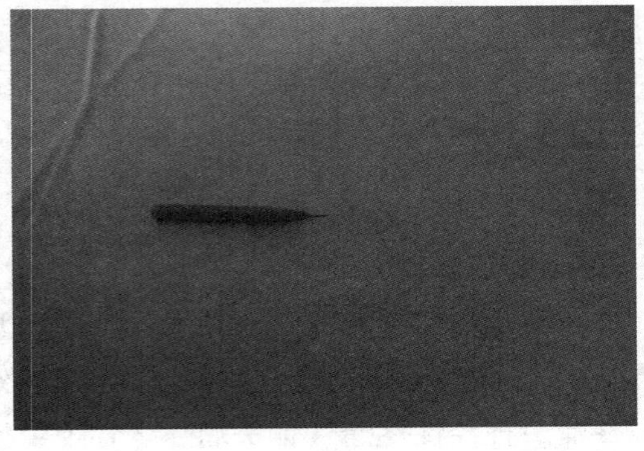

图3-12 三棱针

（二）操作步骤

三棱针的针刺方法一般分为点刺法、散刺法、刺络法、挑刺法4种。

1. 点刺法　是点刺腧穴放出少量血液或挤出少量液体的方法。此法多用于四肢末端及肌肉浅薄处的部位。如十宣、十二井穴和耳尖及头面部的攒竹、上星、太阳、印堂等穴。

操作时，先在点刺穴位的上下用手指向点刺处推按，使血液积聚于点刺部位，继而用2%碘酒棉球消毒，再用75%酒精棉球脱碘，左手拇、示、中三指固定点刺部位，右手持针，用拇、示两指捏住针柄、中指指腹紧靠针身下端，针尖露出3～5mm，对准已消毒的部位点刺，轻轻挤压针孔周围，使出血少许，然后用消毒干棉球按压针孔。

2. 散刺法　又叫豹纹刺，是在病变局部及其周围进行连续点刺以治疗疾病的方法。此法多用于局部瘀血、血肿或水肿、顽癣等。

操作时，根据病变部位大小不同，可点刺10～20针，由病变外缘呈环形向中心点刺，点刺后配合挤压或拔罐等方法，以促使瘀血或水肿的排除，达到祛瘀生新、通经活络的目的。

3. 刺络法　是刺入浅表血络或静脉放出适量血液的方法，因出血量较多，也称结扎放血法。此法多用于曲泽、委中等肘膝关节附近等有较明显浅表血络或静脉的部位。治疗急性吐泻、中暑、发热等。

操作时，先用松紧带或橡皮带，结扎在针刺部位上端（近心端），然后常规消毒。针刺时，左手拇指压在被针刺部位下端，右手持三棱针对准针刺部位的静脉，斜向上刺入脉中2～3mm，立即出针，使其流出一定量的血液，待出血停止后，再用消毒干棉球按压针孔。当出血时，也可轻轻按压静脉上端，以助瘀血排出、毒邪得泻。

4. 挑刺法　是用三棱针挑断穴位皮下纤维样组织以治疗疾病的方法。此法常用于比较平坦的利于挑提牵拉的部位，比如背俞穴。该法多治疗肩周炎、胃痛、颈椎病、失眠、支气管哮喘、血管神经性头痛等较顽固的反复发作性疾病。

操作时，用左手按压施术部位两侧，或捏起皮肤，使皮肤固定，右手持针迅速刺入皮肤1～2mm，随即将针身倾斜挑破表皮，再刺入5mm左右深，将针身倾斜并使针尖轻轻挑起，挑断皮下白色纤维样组织，尽量将施术部位的纤维样组织挑尽，然后出针，覆盖敷料。由于挑提牵拉伴有疼痛，可根据情况配合局部表浅麻醉。

（三）适应范围

三棱针放血疗法具有通经活络、开窍泻热、调和气血、消肿止痛等作用，临床上适应范围广泛，多用于实证、热证、瘀血、疼痛等，虚证慎用。如高热、中暑、中风闭证、咽喉肿痛、目赤肿痛、顽癣、痈疖初起、扭挫伤、疳证、痔疮、顽痹、头痛、丹毒、指（趾）麻木等。

表3－4　常见病症的三棱针针刺部位与方法

常见病症	针刺部位	方法
高血压	耳尖	点刺
发热	耳尖	点刺
中暑	曲泽、委中	泻血
昏迷、昏厥	十宣、十二井	点刺
高热抽搐	十宣、十二井	点刺
头痛	太阳、印堂	点刺
目赤肿痛	太阳、耳尖	点刺
口喎	耳背静脉	泻血

续表

常见病症	针刺部位	方法
咽喉肿痛	少商	点刺
中风失语	金津、玉液	点刺
瘿气	颈项部阿是穴	挑刺
瘰疬	颈项部	挑刺
肩周炎	肩部阿是穴	挑刺
关节肿痛	关节周围	散刺
急性腰扭伤	委中、腰部阿是穴	泻血
前列腺炎	八髎、腰骶部	挑刺
男性不育症	八髎、腰骶部	挑刺
痔疮	八髎、腰骶部	挑刺
顽癣	病位周围	散刺
疳积	四缝	点刺

（四）注意事项

（1）严格消毒，防止感染。

（2）点刺时手法宜轻、稳、准、快，不可用力过猛，防止刺入过深，创伤过大，损害其他组织。一般出血不宜过多，切勿伤及动脉。

（3）三棱针刺激较强，治疗过程中须注意患者体位要舒适，谨防晕针。

（4）体质虚弱者、妊娠期妇女、产后及有自发性出血倾向者，不宜使用本法。

（5）每日或隔日治疗1次，1～3次为1疗程，出血量多者，每周1～2次。一般每次出血量以数滴至3～5ml为宜。

四、皮肤针法

（一）概述

皮肤针法是运用皮肤针叩刺人体一定部位或穴位，激发经络功能，调整脏腑气血，以达到防病治病目的方法。皮肤针法是由古代的“半刺”“扬刺”“毛刺”等刺法发展而来。皮肤针呈小锤形，针头由多支短针组成，每支针的针尖不宜太锐，针柄一般长15～19cm，根据针头短针数目的不同，可分别称为梅花针（5支针）、七星针（7支针）、罗汉针（18支针）等（图3－13）。

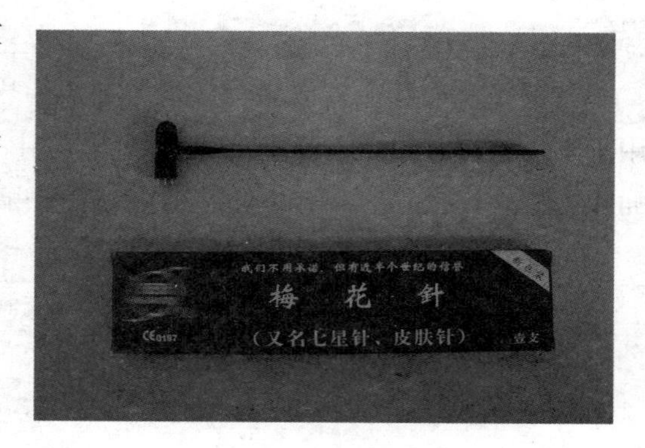

图3－13　梅花针

（二）操作方法

1. 操作特点　皮肤针主要是应用腕部的力量进行叩刺。操作时，将针具和叩刺部位用75%乙醇消毒，以右手拇指、中指、无名指握住针柄，示指伸直按住针柄中段，运用腕力弹刺，使针尖叩刺皮肤，立即弹起，如此反复进行叩击。注意：叩击时针尖与皮肤必须垂直，弹刺要准确，强度要均匀，可根据病情选择不同的刺激部位或刺激强度。

2. 叩刺部位　皮肤针的叩刺部位，一般可分循经叩刺、穴位叩刺、局部叩刺3种。

（1）循经叩刺　是指沿着经脉进行叩刺的一种方法，常用于项背腰骶部的督脉和足太阳膀胱经。

（2）穴位叩刺　是指在穴位上进行叩刺的一种方法，主要是根据穴位的主治作用，选择适当的穴位或阳性反应点予以叩刺治疗，临床常用于各种特定穴、华佗夹脊穴、阿是穴等。

（3）局部叩刺　是指在患部进行叩刺的一种方法，如扭伤后局部的瘀肿疼痛、顽癣等，可在局部进行围刺或散刺。

3. 刺激强度与疗程　皮肤针的刺激强度，是根据刺激的部位、患者的感觉和病情的不同而决定的，一般分轻、中、重3种。

（1）轻刺　用力稍小，针尖与皮肤接触时间短暂，皮肤仅现潮红、充血，无明显的疼感。适用于头面部、老弱、妇幼患者，以及病属虚证、久病者。

（2）重刺　用力较大，针尖与皮肤接触时间略长，以皮肤有明显潮红、微出血，患者可感较强的疼痛为度。适用于压痛点、背部、臀部、年轻体壮患者，以及病属实证、新病者。

（3）中刺　介于轻刺与重刺之间，以局部有较明显潮红，但不出血为度，适用于一般部位，以及一般患者。

叩刺治疗，一般每日或隔日1次，10次为1个疗程，疗程间可间隔3～5日。

（三）适应范围

临床各种病症均可应用，以功能性失调疗效更佳，对器质性病变也有效。如近视、视神经萎缩、急性扁桃体炎、感冒、咳嗽、慢性肠胃病、便秘、头痛、失眠、腰痛、皮神经炎、斑秃、痛经、儿童弱智等。

（四）注意事项

（1）针具要经常检查，注意针尖有无毛钩，针面是否平齐。针具可用75%的酒精浸泡或擦拭消毒，最好专人专用。

（2）叩刺时动作要轻捷，垂直无偏斜，以免造成患者疼痛。

（3）局部如有溃疡或创伤者不宜使用本法，急性传染性疾病和急腹症也不宜使用本法。

（4）叩刺局部和穴位，若手法重而出血者，应进行清洁和消毒，注意防止感染。

皮肤针治疗时，针具要保持完好，如针尖有钩毛、生锈，要及时处理。针具经常浸泡在75%乙醇或其他消毒液内。有条件的，应使用一次性灭菌针具。叩刺的部位也应严格消毒。

五、皮内针法

（一）概述

皮内针法是将特制的小型针具刺入并固定于腧穴部位的皮内或皮下，通过柔和而较长久的刺激，以调整经络脏腑功能，达到防治疾病的目的的方法，又称“埋针法”（图3－14）。它是古代针刺留针方法的发展，《素问·离合真邪论篇》有“静以久留”的刺法。

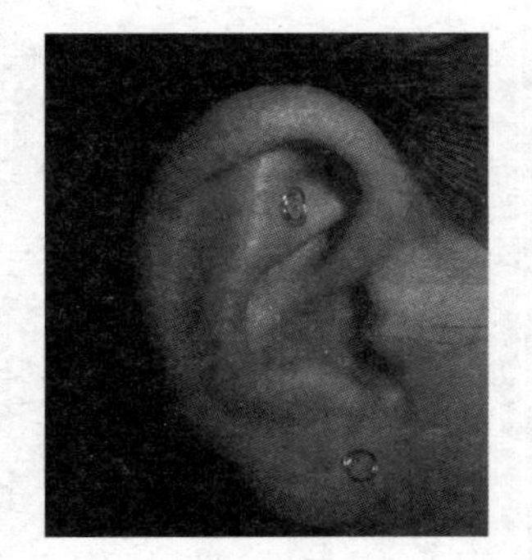

图3－14　埋针法

皮内针的针具有两种。一种称颗粒型，或称麦粒型，一般长1cm，针柄形似麦粒；一种称揿钉型，或称图钉型，长约0.2～0.3cm，针柄呈环形。前一种针身与针柄成一直线，而后一种针身与针柄呈垂直状。

（二）操作步骤

操作时，先将皮内针、镊子和埋针部皮肤进行严格的消毒。

1. 颗粒式皮内针　用镊子夹住针柄，对准腧穴，沿皮下横向刺入，针身可刺入0.5～0.8cm，针柄留于皮外，然后用胶布顺着针身进入的方向粘贴固定。

2. 揿钉式皮内针 用镊子挟住针圈，对准腧穴，直刺揿入，然后用胶布固定。也可将针圈贴在小块胶布上，手执胶布直压揿入所刺穴位。

皮内针可根据病情决定其留针时间的长短，一般为3~5日，最长可达1周。若天气炎热，留针时间不宜过长，以1~2日为好，以防感染。在留针期间，可每隔4小时用手按压埋针处1~2分钟，以加强刺激，提高疗效。

（三）适应范围

皮内针法临床多用于某些需要久留针的疼痛性、反复发作性或久治不愈的慢性病证，如神经性头痛、面神经麻痹、胆绞痛、腰痛、痹证、神经衰弱、高血压、哮喘、小儿遗尿、痛经、产后宫缩疼痛等。

（四）注意事项

（1）皮内针留针部位以不妨碍正常活动处腧穴为主，多选背俞穴、四肢穴和耳穴等。关节附近不可埋针，因活动时会疼痛。胸腹部因呼吸时会活动，亦不宜埋针。

（2）埋针后，如患者感觉疼痛或妨碍肢体活动时，应将针取出，改选穴位重埋。

（3）埋针期间，针处不可着水，热天出汗较多，埋针时间勿过长，避免感染。

（4）埋针针具，可用75%乙醇浸泡消毒，最好专人专用。

（5）患者可以用干净的手间断按压针柄，以加强刺激量，提高效果。

（6）若埋针处已发生感染，应给予常规外科包扎处理。如有发热等全身反应时，适当给予抗生素或者清热解毒中药治疗。

六、电针法

（一）概述

电针法是指将毫针刺入腧穴得气后，再通以接近人体生物电的脉冲电流，利用针和电的两种刺激，激发调整经络之气，以防治疾病的方法（图3-15）。

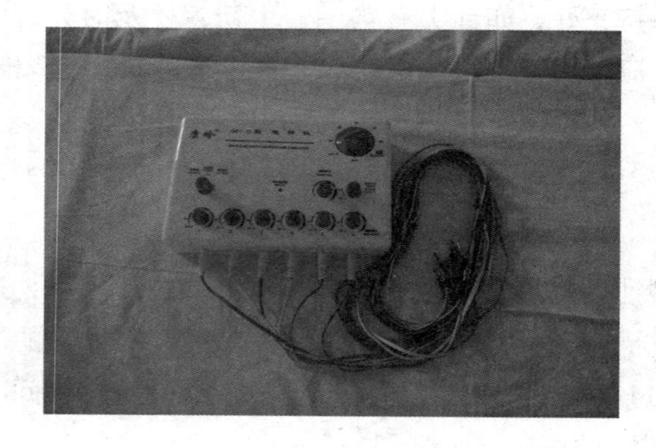

图3-15 电针仪

（二）电针操作

电针仪的种类繁多，虽然每种电针仪具有不同的特点，但操作的原则与程序基本相似。

（1）先按毫针操作程序，将毫针刺入穴位寻到得气感应。

（2）将电针仪（输出已经调至“0”位）输出导线的一对电极分别接在一对毫针针柄上，如遇只需单穴电针时，可将一个电极接在该穴的毫针上，另一个电极接在用水浸湿的纱布上，作无关电极。一般将同一对输出电极连接在身体的同侧，在胸、背部的穴位上使用电针时，不可将2个电极跨接在身体两侧，避免电流回路经过心脏。

（3）打开电源，选好波形，逐渐加大电流强度，以患者耐受为度。

（4）通电时间一般在20分钟左右。用于镇痛则一般在15～45分钟之间。

（5）结束电针治疗时，应先将输出退回“0”位，然后关闭电源开关，取下导线，最后按一般毫针起针方法将针取出。

一般5～7次为一疗程，每天1次或隔天1次；慢性病的疗程可稍长，一般10次为一疗程；急性病、新发病疗程可缩短，每天可电针2次。两疗程之间可休息3～5天。

（三）临床应用

电针所输出的脉冲电流可调整人体生理功能，有止痛、镇静、促进气血循环、调整肌张力等作用，治疗范围广泛，临床常用于各种痛证、痹证、痿证和内脏器官的功能性失调等，并可用于针刺麻醉。

1. 处方选穴 电针法的处方配穴与针刺法相同。可按传统针灸理论，循经选穴或者辨证选穴。在选穴时，要注意电流回路要求，尽量邻近配对选穴。一般选择其中的主穴，配用相应的辅助穴位，多选同侧肢体的1～3对穴位为宜。

2. 脉冲电流的选择 电针仪输出的是脉冲电，所谓脉冲电是指在极短时间内出现的电压或电流的突然变化。临床上常用的电针输出波形为连续波、疏密波和断续波。

（1）连续波 由单个脉冲采用不用方式组合形成。频率有每分钟几十次至每秒钟几百次不等。频率快的为密波，一般在每秒50～100次，能降低神经应激功能，常用于止痛、镇静、缓解肌肉和血管痉挛、针刺麻醉等；频率为每秒2～5次的连续波为疏波，其刺激作用较强，能引起肌肉充分收缩，提高肌肉韧带的张力，常用于治疗痿证和各种肌肉、关节、韧带、肌腱的损伤等。

（2）疏密波 是疏波、密波自动交替出现的一种波形，能克服单一波形易产生适应的缺点。能增加代谢，促进气血循环，改善组织营养，消除炎症水肿。常用于扭挫伤、关节周围炎、坐骨神经痛、面瘫、肌无力、局部冻伤等。

（3）断续波 是有节律地时断、时续的一种波形，该波形不易使机体产生适应，其动力作用颇强，能提高肌肉组织的兴奋性，对横纹肌有良好的刺激收缩作用。常用于治疗痿证、瘫痪等。

3. 电流的刺激强度 通常以患者能够承受为宜，应使患者局部肌肉作节律性收缩，或伴有酸、胀、麻、热等感觉。有些患者会出现“电针耐受”现象，即电针的感应与疗效逐渐降低，可通过适当加大输出电流量，或采用间歇通电法加以防范。

（四）适应范围

凡用毫针治疗有效的病症均可适当选择电针治疗。其中对颈肩腰腿痛、神经麻痹、脑血管意外后遗症、小儿麻痹症、胃肠疾病、心绞痛、高血压等疗效较好。

在针刺麻醉中，电针也常被应用。

（五）注意事项

（1）电针刺激量较大，需要防止晕针，体质虚弱、精神紧张者，注意电流不能过大。电针感应强，通电后会产生肌肉收缩，需事先告诉患者，使其思想上有准备，配合治疗。

（2）电针仪使用前必须检查其性能是否良好，输出值是否正常。调节电针电流时，应逐渐从小到大，不可突然增强，以防止引起肌肉强烈收缩，造成弯针、折针或晕针等，年老体弱、精神紧张者，尤应注意。如电流输出时断时续，需注意导线接触是否良好，应检查修理后再用。干电池使用一段时间后如输出电流微弱，需更换新电池。治疗后，需将输出调节按钮全部归零，随后关闭电源。

（3）对患有严重心脏病患者，治疗时应注意，避免电流经过心脏回路；不宜在延髓、心前区附近的穴位使用电针，以免诱发癫痫、心跳和呼吸骤停。在接近延髓、心脏附近的穴位使用电针时，电流宜小，切勿通电太强，以免发生意外。孕妇慎用电针。

（4）针柄如经过温针火烧之后，因表面氧化导电性下降及质地变脆，容易引发事故，不宜使用。

（5）年老、体弱、醉酒、饥饿、过饱、过劳等，不宜使用电针。

七、穴位注射法

（一）概述

穴位注射法又称水针，是将适量中西药物的注射液注入穴位，以防治疾病的方法（图3－16）。穴位注射法是在针刺疗法和现代医学封闭疗法的基础上发展起来的方法，它具有针刺与药物对穴位的双重刺激作用，具有操作简便、用药量小、适应证广、作用迅速等特点。

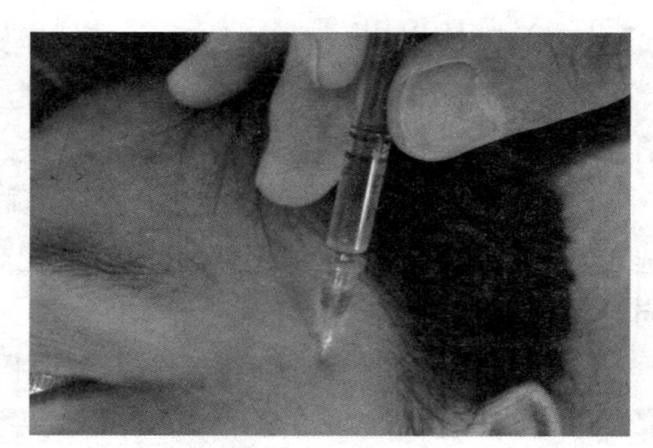

图3－16　穴位注射法

（二）操作方法

1. 针具　使用消毒或一次性的注射器与针头。可根据使用药物和剂量大小及针刺的深浅，选用不同规格的注射器和针头，一般可使用1ml、2ml、5ml注射器，若肌肉肥厚部位可使用10ml、20ml注射器。针头可选用5～7号普通注射针头、牙科用5号长针头，以及肌肉封闭用的长针头等。

2. 操作特点　选择适宜的消毒注射器和针头，抽取适量的药液，在穴位局部消毒后，右手持注射器对准穴位或阳性反应点，快速刺入皮下，然后将针缓慢推进，达一定深度后，进行和缓的提插，当获得得气感时，回抽无血后，再将药液注入。凡急性病、体强者可用快推的较强刺激；慢性病、体弱者可用缓推的较弱刺激；一般疾病，用中等速度推药液。如推注药液较多，可采用由深至浅，边推药液边退针，或分几个方向注射药液。

3. 注射剂量　穴位注射的用药剂量差异较大，决定于注射部位、药物的性质和浓度。一般耳穴每穴注射0.1ml，面部每穴注射0.3～0.5ml，四肢部每穴注射1～2ml，胸背部每穴注射0.5～1ml，腰臀部每穴注射2～5ml或5%～10%葡萄糖每次可注射10～20ml，而刺激性较大的药物（如乙醇）和特异性药物（如抗生素、激素、阿托品等）一般用量较小，每次用量为常规量的1/10～1/3。中药注射液的穴位注射常规剂量为1～4ml。

4. 选穴与疗程　选穴原则同毫针刺法。选穴宜少而精，以1～3个腧穴为宜。为获得更佳疗效，最好选用背腰部、胸腹部或四肢部出现条索、结节、压痛处，以及皮肤的凹陷、隆起、色泽变异等阳性反应的穴位或部位进行注射。每日或隔日注射1次，反应强烈的可以间隔2～3日注射1次，所选腧穴可交替使用。6～10次为1个疗程，疗程间休息3～5日。

5. 常用药物　凡可用于肌内注射的药液均可供穴位注射用。常用的穴位注射药液有以下三类。

（1）中草药制剂　如丹参注射液、川芎嗪注射液、鱼腥草注射液、银黄注射液、柴胡注射液、威灵仙注射液、徐长卿注射液、清开灵注射液等。

（2）维生素类制剂　如维生素B_1、维生素B_6、维生素B_{12}注射液，维生素C注射液，维丁胶性钙注射液。

（3）其他常用药物　5%～10%葡萄糖、生理盐水、三磷酸腺苷、神经生长因子、胎盘组织液、硫酸阿托品、山莨菪碱、青霉素、泼尼松、盐酸普鲁卡因、利多卡因、氯丙嗪等。

（三）适应范围

穴位注射法的适用范围非常广泛，凡是针灸的适应证大部分可以用本法治疗。在临床上可应用于肩周炎、关节炎等运动系统疾病；面神经麻痹、坐骨神经痛等神经系统疾病；胃下垂、腹泻等消化系统疾病；支气管炎、上呼吸道感染等呼吸道疾病。

（四）注意事项

（1）严格无菌操作，防止感染。

（2）穴位注射后局部通常有较明显的酸胀感，随后局部或更大范围有轻度不适感，一般 1 天后消失。

（3）注意注射用药的有效期、有无沉淀变质等情况，凡能引起过敏反应的药物，如青霉素、链霉素、普鲁卡因等，必须先做皮试。

（4）一般药液不宜注入关节腔、脊髓腔和血管内。还应注意避开神经干，以免损伤神经。

（5）孕妇的下腹部、腰骶部和三阴交、合谷等不宜用穴位注射法，以免引起流产。

（6）儿童、老人、体弱、敏感者，药液剂量应酌减。

八、穴位贴敷法

（一）概述

穴位贴敷法是指在穴位上贴敷药物，通过药物和穴位的共同作用治疗疾病的方法。若采用刺激性的药物（如毛茛、斑蝥、白芥子、甘遂等）捣烂或研粉贴敷穴位，引起局部发泡如“灸疮”，则称为“天灸”“自灸”，现代又称“发泡疗法”（图 3－17）。若将药物贴敷于神阙穴，通过脐部吸收或刺激脐部以治疗疾病时，又称“脐疗法”。若将药物贴敷于涌泉穴，通过足部吸收或刺激足部以治疗疾病时，又称“涌泉疗法”“足心疗法”。

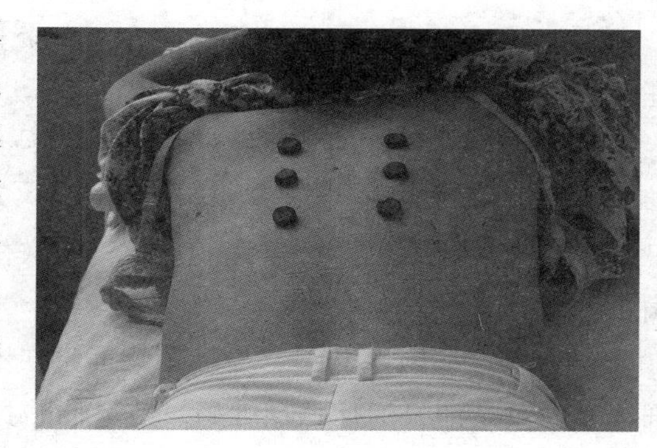

图 3－17　发泡疗法

由于穴位贴敷法既有药物对穴位的刺激作用，又有皮肤组织对药物有效成分的吸收而发挥出的药物效应，具有二者的双重治疗作用。另外药物通过皮肤吸收，不经过消化道，可以避免肝脏及消化酶对药物成分的分解、破坏，使药物保持更多的有效成分，更好地发挥其治疗作用。某些剧毒药物，若口服对消化道刺激太大，或对肝、肾的毒副作用较大，如巴豆、斑蝥、川乌、草乌、甘遂、马钱子等。如果采用穴位贴敷，则可避免这些不良反应。穴位贴敷法安全、简便易行，对老人、儿童、畏惧药物、药入即吐者尤为适宜。

穴位贴敷法与现代医学的“透皮给药系统”有很多相似之处，随着现代医学对“透皮给药系统”的深入研究，中药与经络腧穴相结合的透皮治疗将有广阔的发展前景。

（二）操作方法

1. 药物的选择　凡是临床上有效的汤剂、丸剂，均可熬膏或研粉用于穴位敷贴。正如吴师机在《理瀹骈文》中所说：“外治之理即内治之理，外治之药亦即内治之药，所异者，法耳。”与内服药物相比，敷贴药物又有以下特点。

（1）多用通经走窜、开窍活络之品　如麝香、冰片、丁香、肉桂、花椒、白芥子、生姜、葱白、大蒜、细辛、白芷、皂角、山甲、乳香、没药、王不留行、牛膝等。这些药物，不仅本身能治疗相应的病变，而且通经活络、走而不守，能促进其他药物向体内的渗透，以发挥最佳效应。

（2）多选气味俱厚、甚至力猛有毒之品　如生南星、半夏、川乌、草乌、巴豆、斑蝥、甘遂、马前子等。这些药物口服有毒，对肝肾等脏器有损害，但气味俱厚、药性猛烈、穿透力强，透皮给药，能通过经络腧穴，直达病所，起到速捷的效果。

（3）补法可选血肉有情之品　如羊肉、鳖甲、龟板、动物内脏。这在膏剂中用得较多。

（4）选择适当的溶剂调和贴敷药　①酒调：行气通络、消肿止痛。可促进血液循环、促使药物的渗透、吸收；对缓性药还可激活其性，提高疗效。②醋调：解毒化瘀敛疮。对峻猛药，可缓其性。③油调：润肤生肌，小麻油还能清热解毒。④水调：专取药物性能，只调溶而不增加作用。⑤姜汁调：温经活络、行气活血。能促进药物的渗透与吸收。

常用的溶调剂还有蒜汁、蜂蜜、蛋清、凡士林等。还可针对病情应用药物的浸剂作溶调剂。

2. 药物的制作

（1）丸剂　将药物研末，用水、蜜、药汁均匀拌和，制成圆形药丸。

（2）散剂　将药物研末，填放脐部进行治疗。

（3）糊剂　将药物研末，用姜汁或其他溶调剂调成糊状。

（4）膏剂　将药物制成膏药或软膏。

（5）饼剂　将药物研末，加适量的水调匀，制成药饼；也可将新鲜中草药的根茎叶等捣碎制成药饼。

3. 穴位的选择　穴位贴敷的选穴与针灸选穴总体上是一致的，是以脏腑经络学说为基础，通过辨证选取敷贴的穴位。所选穴位力求少而精，以局部穴位为主，并应结合以下特点。

（1）选病变局部的穴位贴药　局部穴位距病所最近，有利于药力直接渗透到病所。如：咳嗽，选肺俞、风门。

（2）选阿是穴贴药　若病变局部没有穴位，可以“以痛为腧”，选阿是穴贴敷药物，促使药力直达病所。

（3）选经验穴贴药　如吴茱萸贴涌泉穴治小儿流涎、高血压；蒜泥或蒜片贴涌泉治鼻衄；吴茱萸、细辛、大黄贴涌泉治疗咽喉肿痛。威灵仙贴身柱治疗百日咳。五倍子、何首乌研末醋调贴敷中极穴治遗尿。蓖麻子贴百会穴治脱肛、子宫脱垂。

（4）选常用穴贴药　神阙与涌泉为常用贴敷穴位，有脐疗法、足心疗法之称。

4. 敷贴方法

（1）体位、定穴与消毒　根据所选穴位，采用适当体位。用拇、示指甲掐“十”字定准穴位。用温水将局部洗干净，或用75%酒精棉球擦干净，也可用助渗剂穴位涂擦，或助渗剂与药物调和后再用。

（2）贴敷、固定与换药　将药物研末，用适当溶剂调成糊状；或研粉后熬成膏剂；也可直接选用鲜品捣烂备用（如毛茛、旱莲草）。先将贴敷药固定在穴位上，再用油纸或塑料薄膜覆盖，然后用胶布或绷带固定。

换药前先用消毒干棉球浸水轻轻揩去皮肤上的药物，擦干后按上述方法贴敷药物并固定好。一般隔1～3天换药1次。刺激性较强的药物，应根据患者的反应和发泡程度确定贴敷时间，几分钟至几小时不等，如新鲜毛茛贴敷1～2小时便充血、起泡，则可除去。如需再贴药，应等局部皮肤基本恢复正常后再敷贴，或另取穴位贴敷。寒证患者，还可在药上热敷或艾灸。

（三）适应范围

本法适应范围很广，无论是外感病还是内脏病，无论是急性病还是慢性病，均可运用。常用于感冒、急慢性支气管炎、支气管哮喘、面神经炎、神经衰弱、腹泻、子宫脱垂、脱肛、小儿遗尿、流涎、咽喉炎、鼻衄等病症。治疗的病症以内、妇、儿、五官科杂病为多，并且具有预防保健作用。

（四）注意事项

1. 凡用溶剂调敷药物时，应随调制随贴敷，以防蒸发变干。

2. 若用膏药贴敷，应掌握好温化膏药的温度，以防烫伤或贴不住。

3. 对胶布过敏者，改用绷带或肤疾宁贴膏固定。

4. 对刺激性强、毒性大的药物，如斑蝥、马钱子、巴豆，敷贴药量与穴位宜少，面积宜小，时间宜短，防止药物中毒。

5. 对久病体弱消瘦、有严重心、肝、肾脏病者，药量宜小，时间宜短，并注意观察有无不良反应。

6. 对妊娠期妇女、幼儿，避免使用刺激性强、毒性大的药物。

7. 对残留在皮肤上的药膏，不可用汽油或肥皂等有刺激性物品擦洗。

（五）处方举例

1. 支气管哮喘　炙白芥子、玄胡索各21g、甘遂、细辛各12g，研末，为1人3次用量。在三伏天的初伏、中伏、末伏各贴1次，每次贴1/3。使用时加姜汁调成糊状，贴肺俞、心俞、膈俞3穴左右共6个穴点，油纸覆盖，胶布固定，4～6小时后取下。

2. 尿潴留　甘遂适量研末，温开水调成糊膏状，也可加入面粉适量调成糊状，贴敷中极穴，油纸覆盖，胶布固定。

九、穴位埋线法

（一）概述

穴位埋线法是将羊肠线埋入穴位内，利用羊肠线对穴位的持续刺激作用以治疗疾病的方法（图3－18）。

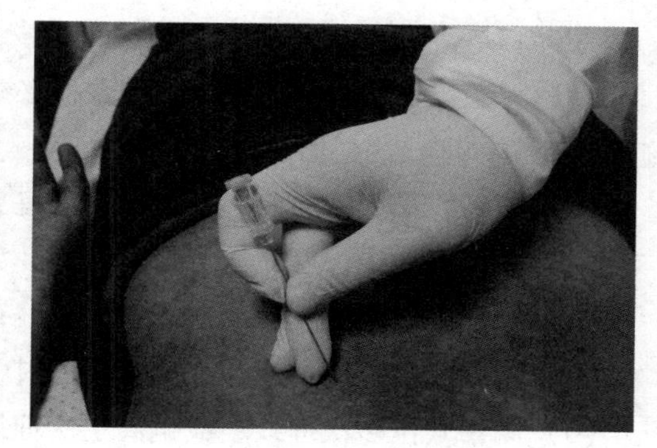

图3－18　穴位埋线

穴位埋线后，羊肠线在体内软化、分解、液化和吸收时，对穴位产生的生理、物理及化学刺激作用较长，从而对穴位产生一种缓慢、柔和、持久、良性的长效针感效应，从而达到平衡阴阳、调和气血、调整脏腑的目的。

本疗法古书中并无记载，为现代人在长期临床实践中按照经络原理发展起来的一种现代针灸方法。羊肠线刺激经络穴位后，能提高机体免疫力，增强抗病能力，并能改善血液循环。

（二）操作方法

1. 器材与穴位

（1）器材　①一般器材：2%碘酒、75%乙醇、00号铬制羊肠线、剪刀、镊子或血管钳、注射器、一次性手套、消毒敷料、胶布、创可贴等。②埋线针具：一次性埋线针；12号腰椎穿刺针：将针芯前端磨平，便于推羊肠线；特制埋线针：针尖呈三角形，底部有一缺口，针柄粗而扁平，便于持针，不锈钢制作，长约12～15cm；8号或9号普通注射针头，2寸的毫针（0.40mm），剪去针尖。针具在使用前均应高压消毒，一次性埋线针除外。

（2）穴位　选用肌肉较丰富的穴位，取穴宜少而精，每次取1～3穴。如胃溃疡：胃俞、脾俞、中脘、梁门、足三里、肝俞。慢性肠炎：关元、天枢、归来、大肠俞、上巨虚。

知识链接

三角针埋线法

三角针埋线法，在距离穴位1.5cm的两侧甲紫标记，常规消毒后皮内麻醉，用持针器夹住带羊肠线的皮肤缝合针，从一侧局麻点刺入，穿过穴位下方的皮下组织与肌层，从对侧局麻点穿出，捏起两针孔之间的皮肤，紧贴皮肤剪断两端线头，放松皮肤，轻轻按揉局部，使羊肠线完全埋入皮下组织内，用2%碘酒消毒针孔，敷盖消毒纱布3～5天，20～30天埋线1次。这种治疗方法由于创伤较大，临床已经很少应用。

2. 具体操作方法 局部常规消毒后，术者戴消毒橡皮手套。剪一段00号1～2cm的羊肠线放在一次性埋线针针管前端，接针芯，左手拇食指绷紧或捏起进针部位皮肤，右手持针刺入所需深度。当出现针感时，边推针芯，边退针管，将羊肠线埋在穴位肌层，贴上创可贴或无菌纱布。也可用腰穿针、注射针头埋线，方法同上。用特制的埋线针埋线时，穴位标记，局部皮肤常规消毒后作浸润麻醉，剪2～3cm羊肠线套在针尖缺口上，两端用血管钳夹住，右手持针柄，左手持钳，针尖缺口向下，以30°左右的角度刺入当缺口进入皮内后，左手将血管钳松开；右手继续进针，待线头埋入皮下后再进针0.5cm，将针顺原方向退出，用消毒干棉球压迫针孔片刻，贴创可贴。每周1次。

（三）适应范围

穴位埋线法主要用于慢性顽固性疾病：如胃痛、腹泻、哮喘、癫痫、肩周炎、偏瘫、痿证、腰腿痛等。

（四）注意事项

（1）无菌操作，预防感染。埋线器械必须高压消毒，除注射针头埋线法外，都应戴消毒橡皮手套施术，三角针埋线法还必须铺无菌孔巾。

（2）羊肠线最好埋入肌肉层，线头不可暴露于皮肤之外。

（3）掌握好埋线深度，不可伤及内脏、大血管、神经干。

（4）局部皮肤有感染、溃疡者不宜埋线；结核病、心脏病、妊娠期不宜埋线。

（5）羊肠线用剩后可浸泡在75%乙醇中，临用前再用生理盐水浸泡。

（6）同一穴位多次埋线，应偏离上次埋线部位。

（7）注意术后反应，有异常反应时，应及时处理。异常反应主要有以下几种情况。

①感染　治疗后3～4天局部红肿、疼痛加剧，伴全身畏寒发热，白细胞明显升高者，应予抗感染处理，局部热敷，应用抗生素。

②过敏　对异性蛋白反应强烈，出现局部红肿、瘙痒、发热、脂肪液化甚至羊肠线溢出者，应给予抗过敏处理。

③神经损伤　如坐骨神经损伤、腓神经损伤，可出现足下垂、足大蹞趾不能背屈，甚至下肢不能活动。

发生以上现象，应及时抽出羊肠线，并给予适当处理。

答案解析

目标检测

一、A 题型（最佳选择题）

1. 下列腧穴只能平刺的是（　）

A. 紫宫　B. 三阴交　C. 完骨　D. 中脘　E. 承泣

2. 行针的目的不包括（　）

A. 激发经气　B. 防止晕针　C. 缓解滞针　D. 催气运速　E. 补虚泻实

3. 针刺双侧环跳穴时体位宜为（　）

A. 仰卧位　B. 俯伏坐位　C. 俯卧位　D. 侧俯坐位　E. 仰靠坐位

4. 针刺上星穴时宜选（　）

A. 指切进针法　B. 挟持进针法　C. 提捏进针法　D. 舒张进针法　E. 单手进针法

5. 属于行针基本手法的是（　）

A. 循法　B. 弹法　C. 刮法　D. 提插法　E. 震颤法

6. 艾炷灸可分为（　）

A. 明灸和着肤灸　B. 化脓灸和非化脓灸　C. 间隔灸与悬灸　D. 着肤灸和间隔灸　E. 直接灸与间接灸

7. 治疗急性寒性腹痛宜选（　）

A. 隔姜灸　B. 隔蒜灸　C. 隔盐灸　D. 隔附子灸　E. 细辛灸

8. 不属于艾条灸的是（　）

A. 温和灸　B. 雀啄灸　C. 回旋灸　D. 无瘢痕灸　E. 太乙针灸

二、填空题

1. 针具器械的消毒方法有高压消毒、________、________三种。
2. 行针的基本手法有________、________。
3. 艾灸可分为艾炷灸、艾卷灸、________、________。
4. 常用的药物艾条有________、________。

三、简答题

1. 什么是行针？什么是得气？
2. 常用的毫针补泻法有哪些？
3. 灸法分几类？
4. 试述晕针的原因、症状、处理及预防。

5. 常用的其他刺法有哪些？临床该如何选用？

（王静华）

书网融合……

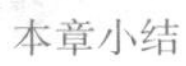
本章小结

微课

题库

第四章　拔罐法

PPT

学习目标

知识要求：

1. 掌握　拔罐法的作用、适应证、禁忌证、操作方法及注意事项。
2. 熟悉　罐的种类。

技能要求：

熟练掌握拔罐法的操作方法，能熟练应用各种拔罐方法。

素质要求：

具有尊重和保护患者隐私的素质及预防拔罐法异常情况发生的意识。

案例引导

案例　迈克尔·菲尔普斯是美国著名的游泳运动员。在2016年的里约奥运会上，菲尔普斯收获了自己第23枚金牌，当时备受瞩目的不仅是他脖子上的金牌，还有他颈部、肩膀和背部的“紫印子”。菲尔普斯称，是他的队友帮他拔的火罐。中医文化的展示及推广，已经在世界范围内逐渐被接纳。

讨论　菲尔普斯为什么会在这些部位进行拔罐治疗？

拔罐法是一种以罐为工具，借助燃火、抽气等方法，排出罐内空气，形成负压，使之吸附于腧穴或病变部位，使局部皮肤充血、瘀血，以防治疾病的方法。它是由古代“角法”发展而来，也称吸筒法。

第一节　拔罐法的作用

中医学认为，拔罐法主要通过开泄腠理和激发经气以达到扶正祛邪和调理气血与脏腑功能活动的治疗目的。具体来说，拔罐法具有调整脏腑、疏通经络、行气活血、消肿止痛、祛风散寒等作用。此外，它还具有防病保健的作用。

现代研究认为，拔罐的作用主要体现在以下几方面。

一、机械刺激作用

拔罐通过燃烧或抽气等方法，可排去罐内空气，罐内外空气压力差能使局部毛细血管通透性增加，部分毛细血管破裂，少量血液进入组织间隙，从而出现瘀血现象。这种瘀血现象属于一种轻微损伤，但这种损伤多数情况下属于良性刺激，能调动人体的免疫系统，增强人体的抗病能力。此外，拔罐的负压刺激，促进血液及淋巴液循环，增强新陈代谢，增加局部组织的营养供给，增加血管壁的通透性和白细胞的吞噬活动，从而增强机体机能和免疫能力。

二、温热作用

拔罐法对局部皮肤有温热刺激作用，以火罐、水罐、药罐最明显。温热刺激能使血管扩张，促进以局部为主的血液循环，改善充血状态，加强新陈代谢，使体内的废物、毒素加速排出，改变局部组织的营养状态，增强血管壁通透性，增强白细胞和网状细胞的吞噬力，增强局部耐受性和机体的抵抗力，从而达到促使疾病好转的目的。

三、调节作用

拔罐法的调节作用是建立在机械刺激和温热作用的基础上的。首先是对神经系统的调节作用。拔罐时的负压刺激和温热刺激，通过皮肤感受器和血管感受器的反射途径传到中枢神经系统，从而产生反射性兴奋，借此调节大脑皮层的兴奋与抑制过程，使之趋于平衡。其次是对免疫系统的调节作用，拔罐法可以增强白细胞和网状内皮系统的吞噬功能，增强机体的抗病能力。

四、不同罐法的不同作用

在火罐共性的基础上，不同的拔罐法各有其特殊的作用。如走罐法具有与按摩疗法、保健刮痧疗法相似的效应，可以改善皮肤的呼吸和营养，有利于汗腺和皮脂腺的分泌，对关节、肌腱可增强弹性和活动性。药罐法在罐内负压和温热作用下，局部毛孔、汗腺开放，毛细血管扩张，血液循环加快，药物可更多地被直接吸收，可发挥药物和拔罐双重效应。刺络拔罐法可以调节刺络的出血量，有较好的逐瘀化滞、解闭通结功效。针罐法则因选用的针法不同，可产生多种效应。

第二节　罐的种类

罐的种类很多，常用的有玻璃罐、竹罐、抽气罐、陶罐、多功能罐等。

一、玻璃罐

用耐热的玻璃制成，形状如笆斗，肚大口小，口边微厚而略向外翻，内外光滑，大小规格多样（图 4－1）。玻璃罐是临床应用最多的一类罐，常常用于留罐、闪罐、走罐和刺络拔罐。优点是质地透明，使用时可以直接观察罐内皮肤的充血、瘀血等变化，便于掌握拔罐治疗的程度。缺点是容易破碎。

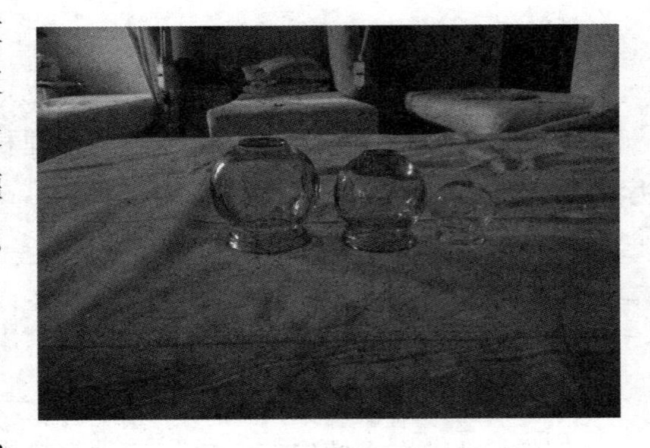

图 4－1　玻璃罐

二、竹罐

用直径 3～5cm 坚固无损的竹子，截成长为 6～10cm 长的竹筒，一端留节作底，另一端做罐口（图 4－2）。经去皮、取圆、锉底、作细、见光、磨口、水煮、取膜等工艺，制成管壁厚度为 2～3mm，中间呈腰鼓型的竹罐。它的优点是取材容易、制作简便、轻巧价廉、不易摔碎，适宜药煮。缺点是久置干燥后，易燥裂漏气，且不便观察施术部位的情况。

三、抽气罐

抽气罐是指用手动或电动的方法将罐内空气排出的拔罐器具（图4-3）。抽气罐分为连体式与分体式两类。抽气罐优点是可以避免烫伤，操作方法容易掌握。不足之处是没有火罐的温热刺激。此外，一些电动抽气罐临床应用日益增多。

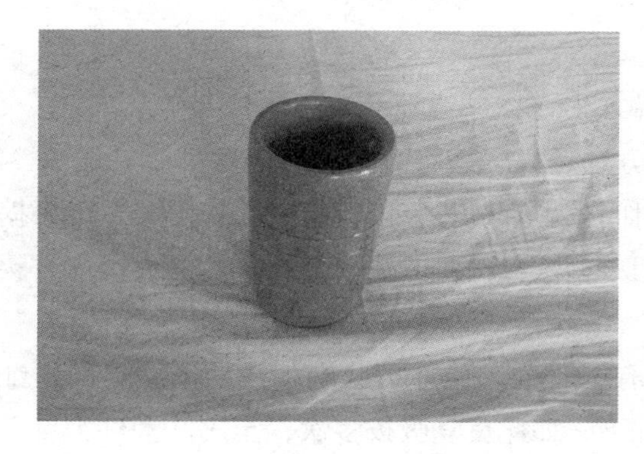

图4-2　竹罐

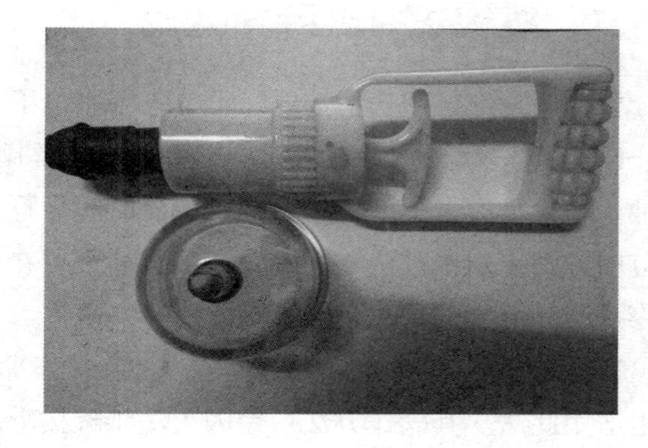

图4-3　抽气罐

没有特制罐时，可选用代用罐。凡是口小腔大、口部光滑平整、耐热，并能产生一定吸拔力的器具均可选用。临床最为常用的就是玻璃罐头瓶，其他如杯子、小口碗等。用时需选瓶口光滑、无破损者，以免伤及皮肤。

第三节　拔罐法的操作和应用

一、拔罐法的操作

（一）火罐法

利用燃烧时的热量使罐内的气体膨胀而排除空气，拔吸后罐内空气的迅速收缩使罐内气压低于外面大气压，借此将罐吸于施术部位的皮肤上。火罐法其吸拔力的大小与罐具的大小和深度、罐内燃火的温度和方式、扣罐的时机与速度及空气在扣罐时再进入罐内的多少等因素有关。如罐具深而大，在火力旺时扣罐，罐内热度高、扣罐动作快，下扣时空气再进入罐内少，则罐的吸拔力大；反之则小。可根据临床治疗需要灵活掌握，常用以下几种方法。

1. 闪火法　用镊子或止血钳等夹住95%酒精棉球，沥去多余的乙醇，点燃后在火罐内壁中段绕1～2圈，或稍作短暂停留后，迅速退出并及时将罐扣在施术部位上。此法是常用的拔罐方法，须注意操作时不要烧罐口，以免烫伤皮肤。

2. 投火法　将纸折成宽筒条状，点燃后投入罐内，迅速将罐扣在施术部位。此法适用侧面拔，需注意将纸条投入罐内时，未燃的一端应向下。若燃烧后罐内剩余纸筒条的长度大于罐口直径稍多时，此法即便是用于仰卧位拔罐，也不致灼伤皮肤。

3. 贴棉法　用直径约为2cm左右的棉花片，厚薄适中，浸少量95%乙醇，贴在罐内壁的中段，以火柴点燃，扣在施术部位上，即可吸住。此法多用于侧面拔，需防乙醇过多，滴下烫伤皮肤。

（二）水罐法

一般选用竹罐倒置在锅内加水煮沸，使用时用卵圆钳倒挟竹罐的底端，甩去罐内沸水，并用湿毛巾扪紧罐口，趁热扣在施术部位上，即能吸住。此法适用于任何部位的拔罐，其吸拔力小、操作需快捷。

（三）抽气法

先将备好的抽气罐紧扣在需拔罐的部位上，用抽气筒将罐内的空气抽出，使之产生所需负压，即能吸住，此法适用于任何部位的拔罐。

二、拔罐法的应用 微课

根据病变部位和病情性质，可分别采用以下几种拔罐方法。

1. 留罐法　又称坐罐法，是拔罐法中最常用的一种方法。拔罐后将罐留置一定时间，一般 10 ~ 15 分钟。罐大吸拔力强的应适当减少留罐时间，夏季留罐时间也不宜过长，以免起疱损伤皮肤。可根据病变范围分别采用单罐法或多罐法。如胃痛，可在中脘采用单罐法；腰肌劳损，可在肾俞、大肠俞、腰眼和疼痛明显的部位采用多罐法。

2. 闪罐法　适应于肌肉比较松弛，吸拔不紧或留罐有困难处，局部皮肤麻木或功能减退的虚证患者也适用此法。其操作方法：用闪火法将罐拔上后立即取下，如此反复吸拔多次，至皮肤潮红为度。需注意经多次闪罐后，罐体会发烫，应及时换罐；此外，酒精棉球因燃烧时间过长，火力不够，需及时更换。闪罐大多采用火罐法，且所用的罐不宜过大。

3. 走罐法　又名推罐法、飞罐法，一般用于面积较大，肌肉丰厚的部位，如腰背部、大腿等处。须选口径较大的罐，罐口要求平滑较厚实，最好选用玻璃罐，先在罐口涂一些润滑油脂或在走罐所经皮肤上涂以润滑油脂，待罐体吸住受术部位后，手握罐体，稍附加下压的力以防止罐体脱落，随即来回推拉移动数次，至皮肤紫红为度。此法类似刮痧疗法，有火罐和刮痧的双重作用，常用于治疗腰背痛、外感、慢性疲劳综合征，还可用于防病保健。

4. 刺血（刺络）拔罐法　先用三棱针或粗毫针、皮肤针等，按病变部位的大小和出血量要求或按刺血法要求，刺破小血管，然后拔以火罐，可加强刺血法的疗效。此法应用较广泛，多用于各种急慢性软组织损伤、神经性皮炎、痤疮、皮肤瘙痒、丹毒、哮喘、坐骨神经痛等。

5. 留针拔罐法　此法是将针刺和拔罐结合应用的一种方法。操作时先针刺得气后留针，再以针为中心，将罐拔上，留置 10 ~ 15 分钟，然后起罐、起针。

6. 药罐法　常用的药罐法有两种。

（1）煮药罐　将配制好的药物装入布袋内，扎紧口袋，放入清水煮至适当浓度，再把竹罐放入药液内煮 15 分钟。使用时，按水罐法吸拔在治疗部位，多用于风湿痹痛等病症。常用药物有羌活、独活、麻黄、桂枝、细辛、防风、艾叶、川椒、生乌头、曼陀罗花、乳香、没药等。

（2）贮药罐　在抽气罐内事先盛贮适量药液，常用的有辣椒水、生姜汁，或根据病情配制的药液，然后按抽气罐操作方法，抽去空气，使罐吸附在相应部位的皮肤上。常用于风湿痹痛、面神经麻痹、哮喘、咳嗽、消化不良、银屑病等。

三、起罐法

起罐亦称脱罐。用一手拿住罐体，另一手将罐口边缘的皮肤轻轻按下，或将罐体特制的气阀拉起，待空气缓缓进入罐内后，罐即落下。切不可硬拔，以免损伤皮肤。若起罐太快，易造成空气快速进入罐内，则负压骤减，易使患者产生疼痛。起罐后，如皮肤上有组织液或者血液，用消毒棉签擦拭即可。

第四节　拔罐的适应证、禁忌证与注意事项

一、适应证

拔罐法的适应证较广，可用于以下病症的辅助治疗。

（1）急慢性软组织损伤等原因引起的颈肩腰腿痛，以及关节扭伤引起的关节肿痛等运动系统病症。

（2）感冒、发热、咳嗽、急慢性支气管炎、支气管哮喘等呼吸系统病症。

（3）中风后遗症、高血压、头痛、面神经麻痹等心脑血管及神经系统病症。

（4）腹痛、腹泻及胃痛等消化系统病症。

（5）疮毒、疖肿等的吸拔脓血。

（6）痛经、闭经、盆腔炎、急性乳腺炎及乳腺增生等妇科病症。

（7）痤疮、荨麻疹等皮肤病。

（8）还可用于亚健康状态，可以缓解疲劳、增强人体抗病能力。

二、禁忌证

（1）皮肤过敏者，炎症急性期，皮肤溃疡，接触性传染病，及皮肤出血倾向的病症。

（2）高热、神志不清、抽搐痉挛发作者，不宜拔罐。

（3）过饥、过饱，过度疲劳，醉酒者，不宜拔罐。

（4）心衰患者，体表大血管搏动及走行，静脉曲张处，不宜拔罐。

（5）婴幼儿，孕妇的腰骶及腹部，不宜拔罐。

三、注意事项

（1）拔罐时要选择适当体位和肌肉丰满的部位，骨骼凹凸不平、毛发较多的部位均不宜拔罐。

（2）拔罐时要根据所拔部位的面积大小而选择适宜的罐。操作时必须迅速，才能使罐吸附有力。

（3）拔罐时应注意勿灼伤或烫伤皮肤。若烫伤或留罐时间太长而皮肤起水泡时，小泡无需处理，仅敷以消毒纱布，防止擦破即可。水泡较大时，碘伏消毒后用消毒针将水放出，涂以甲紫药水，或用消毒纱布包敷，以防感染。

答案解析

目标检测

一、A 题型（最佳选择题）

1. 下列疾病中除哪种疾病外均可采用拔罐法治疗（　）

A. 风湿痹痛　　B. 神经麻痹　　C. 高热抽搐
D. 痛经　　E. 毒蛇咬伤

2. 拔罐时若需留罐，其留罐的时间一般为（　）

A. 5～10 分钟　　B. 10～15 分钟　　C. 15～20 分钟
D. 20～25 分钟　　E. 25～30 分钟

3. 下列不属于拔罐治疗作用的是（　）

A. 通经活络　　B. 祛风散寒　　C. 行气活血

D. 消肿止痛　　E. 解毒杀虫

4. 治疗丹毒、扭伤常选用（　）

A. 闪罐法　　B. 留罐法　　C. 走罐法

D. 刺血拔罐法　　E. 留针拔罐法

5. 有关拔罐操作不当的是（　）

A. 动作要稳准轻快　　B. 起罐时旋转罐具

C. 拔罐起小泡无需处理　　D. 留针拔罐时应避免碰压针柄

E. 留罐过程中出现疼痛可减压放气

二、填空题

1. 拔罐法是一种以罐为工具，借助热力排除罐中空气，造成________，使之吸附于应拔部位体表而产生刺激，使局部皮肤________，以达到防治疾病的作用。

2. 煮罐法一般应使用的罐种为________，走罐则多选用________。

3. 常用的药罐法有两种，分别为________和________。

三、简答题

1. 拔罐法的作用有哪些？

2. 拔罐法的适应证和禁忌证有哪些？

3. 拔罐法的临床应用有哪些？

4. 拔罐法的注意事项有哪些？

（王静华）

书网融合……

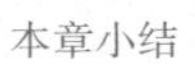

本章小结

微课

题库

中篇　推拿基础篇

第五章　推拿概述

PPT

学习目标

知识要求：

1. 掌握　推拿手法的基本技术要求。
2. 熟悉　推拿手法的适应证、禁忌证及操作注意事项。
3. 了解　推拿的作用原理和治疗原则；推拿意外及处理措施；推拿介质的应用。

素质要求：

具有推拿技能操作的基本素养，安全有效地进行推拿手法。

第一节　推拿手法的基本技术要求

推拿手法是指用手或肢体其他部分，按照各种特定技巧和规范动作，以力的形式作用于体表特定部位或穴位，以达到防病治病、强身健体目的的治疗方法。推拿手法种类较多，根据软组织与骨关节的特性可对推拿手法进行分类。在进行软组织手法操作中，力求做到“持久、有力、均匀、柔和、深透”，骨关节手法则要求具有“稳、准、巧、快”的基本技术要求。

一、软组织手法的基本要求

“持久”指手法持续操作一定的时间而不间断，保持动作和力量的连贯性，以保证手法对局部的刺激量达到足够的程度，达到治疗效果。“有力”指手法必须具备一定的力度，但不是用蛮力、暴力，而是用巧力。“均匀”指手法的力量、速度和操作幅度保持均匀一致，用力不能时快时慢、时轻时重，需要改变时尽量做到逐渐均匀地改变。“柔和”指手法动作轻柔和缓，富有节奏感，刚柔并济。“深透”指手法的刺激可透入皮下，深达皮下深层及脏腑组织，适达病所。

以上几方面关系密切，相辅相成，持续运用的手法可以逐渐降低患者肌张力，使手法力量逐渐渗透到深层组织。均匀协调的动作，能使手法更趋柔和。而力量与技巧结合，则使手法既有力又柔和。可以说，手法具备持久、有力、均匀、柔和这四项基本要求，最后才具备有效渗透的目的。

二、骨关节手法的基本要求

“稳”，即要求操作时平稳自然、因势利导，要在规定与允许的范用内动操作，避免生硬粗暴，体现了手法的安全性原则；"准"，包括手法术式的准确和作用部位的精确。尤其是脊柱的某一节段涉及多个关节，每一关节的解剖结构和运动程度是不同的，这就要求在运用手法的时候要能够精确地作用到目标关节；"巧"，就是指手法控制关节被动运动时的力量宜轻不宜重，点到即止，不可使用蛮力；"快"是指动作用力时要疾发疾收、有控制的加力，即"寸劲"。发力路线不可过长，推扳动作完成后，立即将该关节放松，适当放松一下骨关节周围软组织。

推拿手法质量的优劣是判定推拿防治疾病疗效的关键因素。所以，手法学习不仅要掌握动作要领，深刻领会技术要求，还要勤加练习，最终达到"一旦临证，机触于外，巧生于内，手随心转，法从手出"的境界。

第二节　推拿的作用原理和治疗原则

一、推拿的作用原理

推拿治疗的主要手段是手法，手法在推拿治疗中起着关键作用。规范、熟练的手法，并将其操作的方向、频率、用力与治疗部位、穴位及具体病情、患者体质强弱等结合，就能发挥调整脏腑，疏通经络，行气活血，理筋整复等作用，这是祖国医学对推拿治疗作用的基本认识。

（一）调整脏腑

推拿具有调整脏腑功能的作用。脏腑是化生气血，通调经络，主持人体生命活动的主要器官。脏腑功能失调产生的病变，通过经络传导反应在外，即所谓"有诸内，必形诸外"。推拿是通过手法刺激相应体表穴位、痛点，并通过经络的连属与传导作用，对内脏功能进行调节，达到治疗疾病的目的。如：按揉脾俞、胃俞可调理脾胃，缓解胃肠痉挛，止腹痛；一指禅推法在肺俞、肩中俞上操作能调理肺气，止哮喘。临床实践表明，不论是阴虚、阳虚，还是阴盛、阳亢，也不论是虚证或实证、寒证或热证，只要在相应的穴位、部位上选用相应的推拿手法进行治疗，均可使脏腑得到不同程度的调整，如肾阳不足可用擦命门达到温补肾阳的作用；肝阳上亢者可用强刺激点按太冲，达到平肝潜阳的作用。这些操作表明推拿不仅可以调整阴阳，补虚泻实，而且对脏腑功能具有良好的双向调节作用，这种作用一是直接作用，即通过手法刺激体表直接影响脏腑功能；二是间接作用，即通过经络与脏腑间的联系来实现。

（二）疏通经络

经络是人体内经脉和络脉的总称，是人体气血运行的通路，它内属脏腑，外连肢体，通达表里，贯穿上下，如网络样分布全身，将人体的脏腑组织器官各部分联系成一个统一协调而稳定的有机整体。具有"行血气而营阴阳，濡筋骨，利关节"之功能。人体即是依赖它来运行气血，发挥营内卫外的作用，使脏腑之间及其与四肢百骸保持动态平衡，使机体与外界环境协调一致。当经络的正常生理功能发生障碍时，外则皮、肉、筋、脉、骨失养不用，内则五脏不荣，六腑不运，气血失调，不能正常地发挥营内卫外的生理作用，则百病由此而生。

经气是脏腑生理功能的动力，经气的盛衰，直接反映了脏腑功能的强弱，推拿手法作用于体表的经络穴位上，可引起局部经络反应，起到激发和调整经气的作用，并通过经络影响到所连属的脏腑、组织、肢体的功能活动，以调节机体的生理、病理状况，达到百脉疏通，五脏安和，使人体恢复正常生理功能的目的。经络包含经脉、络脉、经筋和皮部，因此，推拿疏通经络的作用意义非常广泛，在临床各科疾病的治疗作用中均有体现。所谓"经脉所过，主治所及"就是这个道理。如搓摩胁肋可疏肝理气而使胁肋胀痛缓解；掐合谷可止牙痛；按揉角孙可治疗头痛。其调整、疏通作用的大小，与推拿时手法操作的经络、穴位（或部位）的准确与否、手法作用时间的长短、刺激量大小等有明显的关系。又如风、寒、湿邪侵入人体，痹阻经络，则产生酸痛，此属经络“不通则痛”，通过推拿手法治疗使风寒湿邪外达，经络疏通而痛消，此属“通则不痛”，故《素问·举痛论篇》曰：“寒气客于背俞之脉则脉泣，脉泣则血虚，血虚则痛，其俞注于心，故相引而痛。按之则热气至，热气至则痛止矣。”《医宗金鉴·正骨心法要旨》曰：“……按其经络，以通郁闭之气……”均说明了推拿的疏通经络作用。

（三）行气活血

气血是构成人体生命活动的基本物质，是脏腑、经络、组织器官进行生理活动的基础。气具有温煦和推动作用，血具有营养和滋润作用。气血周流全身运行不息，促进人体的生长发育和新陈代谢。人体一切疾病的发生、发展，无不与气血相关。气血调和能使阳气温煦，阴精滋养；气血失和则皮肉筋骨、五脏六腑均失去濡养，以致脏腑组织等人体正常的功能活动发生异常，而产生一系列的病理变化。《素问·调经论篇》曰：“血气不和，百病乃变化而生。”

推拿具有调和气血，促进气血运行的作用。其途径有三。第一是推拿对气血的生成有促进作用。推拿通过手法的刺激可调节与加强脾胃的功能，即健运脾胃。脾胃有主管饮食消化和运输水谷精微的功能，而饮食水谷是生成气血的重要物质基础，故有脾胃是“后天之本”和“气血生化之源”之说，推拿可引起胃运动的增强，促进脾的运化功能，进而增强脾胃的升降，有利于气血的化生。第二是通过疏通经络和加强肝的疏泄功能，促进气机的调畅。气血的运行有赖于经络的输注，经络畅通则气血得以通达全身，发挥其营养组织器官，抵御外邪，保卫机体的作用；肝的疏泄功能，关系着人体气机的调畅，气机条达舒畅，则气血调和而不致发生瘀滞。第三是通过手法的直接作用，推动气血循行，活血化瘀。推拿对气血运行的促进作用，是通过手法在体表经穴的直接刺激，而使局部的毛细血管扩张，肌肉血管的痉挛缓解或消除，经脉通畅，血液循环加快，瘀血消除等来实现的。

（四）理筋整复

中医学中所说的筋，又称经筋，是指与骨相连的肌筋组织，类似于现代解剖学的四肢和躯干部位的软组织，如肌肉、肌腱、筋膜、韧带、关节囊、腱鞘、滑膜囊、椎间盘、关节软骨等组织。因各种原因造成的有关软组织损伤，统称为筋伤或伤筋。筋伤后由筋而连属的骨所构成的关节，亦必然受到不同程度的影响，产生“筋出槽、骨错缝”等有关组织解剖位置异常的一系列病理变化，出现诸如小关节紊乱、脱臼滑脱、不全脱位、关节错缝、椎间盘突出、肌肉或韧带、筋膜等部分纤维撕裂等病症。

肌肉、肌腱、韧带完全断裂者，须用手术缝合才能重建，但部分断裂者则可使用适当的按、揉、推、擦等手法理筋，将断裂的组织抚顺理直，然后适当加以固定，这样可使疼痛减轻并有利于断端的生长吻合。肌腱滑脱者，在疼痛部位能触摸到条索样隆起，关节活动严重障碍，若治疗不当，可转化为肌腱炎，产生粘连，须及时使用弹拨或推扳手法使其恢复正常。

关节内软骨板损伤者，往往表现为软骨板的破裂或移位，以致出现关节交锁不能活动或肢体活动困难。通过适当的推拿手法可使移位嵌顿的软骨板回纳，解除关节的交锁，疼痛明显减轻。

腰椎间盘突出症患者，由于突出物对神经根的压迫，继发无菌性炎症，每见下腰痛与下肢放射痛，致腰部活动困难，行走不便。运用适当的推拿手法，例如牵引拔伸、一指禅推法、按法、扳法、摇法等，改变突出物与神经根的位置关系，从而解除或减轻突出物对神经根的压迫或刺激，消除无菌性炎症，使疼痛减轻或消除。

脊柱后关节紊乱患者，棘突常偏向一侧，关节突关节间隙常有宽窄改变，致关节囊及邻近的韧带因受牵拉而损伤。运用斜扳、脊柱旋转复位及旋转拔伸复位法等，可纠正其紊乱。

骶髂关节紊乱患者，因关节排列紊乱，关节滑膜受到嵌顿挤压及局部软组织受到牵拉，继发无菌性炎症，而出现骶髂部剧烈疼痛或伴有坐骨神经痛。通过相应扳法及髋膝关节的屈伸等被动活动手法，将错位整复，疼痛随之减轻或消失。

总之，对筋伤和骨缝错位、紊乱等，可通过手法的作用进行理筋整复，纠正解剖位置的异常；使组织恢复其正常的生理位置，才有利于软组织痉挛的缓解和关节功能的恢复。

二、推拿的治疗原则

推拿是中医学的重要组成部分。推拿的治疗原则，是在中医基础理论的整体观和辨证论治原则的指导下，对临床病症制订的具有普遍指导意义的治疗规则。推拿与中医的治疗原则相同，但又具有自身特点。

治疗原则和具体的治疗方法不同，任何具体的治疗方法总是由治疗原则所规定，并从属于一定的治疗原则。如各种病症以邪正关系来讲，离不开邪正斗争、消长盛衰的变化。因此，扶正祛邪即为治疗原则，而在此原则指导下，采取的补肾、健脾、壮阳等法，就是扶正的具体方法；发汗、涌吐、通下等法，就属于祛邪的具体方法。

由于疾病的证候表现多种多样，病理变化极为复杂，且病情又有轻重缓急的差别。不同的时间、地点，不同的个体差异，体质、年龄状况等不同，其病理变化和病情转化不尽相同，故推拿手法亦随之千变万化。有成人推拿手法、小儿推拿手法，有单式手法、复式手法，有兴奋性手法、抑制性手法，有温热法、寒凉法，各具特色和特性。因此，在复杂多变的疾病现象中，必须抓住疾病的本质，并根据正邪虚实、阴阳盛衰、病变的轻重缓急、个体发病时间和地域的不同，因人、因时、因地制宜，并且选择正确的手法操作，辨证论治，才能获得满意的效果。

（一）治未病

治未病是推拿的治疗原则之一，早在《黄帝内经》中就有“不治已病治未病、不治已乱治未乱”的论述。《五十二病方》中载药巾按摩法，即先秦时期运用的养生保健和性保健法。华佗创五禽戏，并提出“人体欲得劳动，但不当使极耳，动摇则谷气得消，血脉流通，病不得生。譬犹户枢，终不朽也”的观点。张仲景在《金匮要略》中将膏摩、导引、吐纳、针灸一并列入养生保健方法。葛洪《抱朴子》提出固齿聪耳法。陶弘景《养性延命录》有熨眼、搔目等养生保健按摩法。巢元方力主摩腹疗病养生。孙思邈注重日常保健“每日必须调气补泻，按摩导引为佳，勿以康健，便为常然；常须安不忘危，预防诸病也。”

《备急千金要方》指出“小儿虽无病，早起常以膏摩囟上及手足心，甚辟寒风”，将膏摩列为小儿保健方法。

《诸病源候论》中所载自我推拿内容，多是关于养生保健的，说明按摩疗法重视预防，注意发挥患者与疾病做斗争的主观能动性。《金匮要略》说：“夫治未病者，见肝之病，知肝传脾，当先实脾；四季脾旺不受邪，即勿补之。”提出医生治病首先要考虑脏腑传变的疾病变化规律，从而达到“治未病”的目的。临床上多运用五官保健、五脏保健和肢体保健等，以及自我保健推拿以预防疾病。

（二）治病求本

“治病必求其本”是中医推拿辨证施治的基本原则之一。求本，是指治病要了解并正确辨别疾病的本质、主要矛盾，针对其最根本的病因病理进行治疗。任何疾病的发生发展，总是通过若干症状显现出来的，但这些症状只是疾病的现象，并不都是反映疾病的本质，有的甚至是假象，只有在充分了解疾病的各个方面，包括症状表现在内的全部情况的前提下，通过综合分析，才能透过现象看到本质，找出病之所在，确定相应的治疗方法。如腰腿痛可由椎骨错缝、腰腿风湿及腰椎间盘突出等原因引起，治疗时就不能简单地采取对症止痛的方法，而应通过病史、症状、体征，综合检查结果，全面分析，找出最基本的病理变化，分别采用不同手法进行治疗。如运用扳法纠正错缝，用疏经通络的擦、摩等手法祛除风湿，及对腰椎间盘突出症的相宜牵扳手法进行治疗，方能取得满意的疗效。这就是“治病必求其本”的意义所在。

在临床运用治病求本这一原则的同时，必须正确处理“正治与反治”“治标与治本”之间的关系。

1. 正治与反治 所谓“正治”，就是通过对证侯的分析，辨明寒热虚实后，采用“寒者热之”“热者寒之”“虚则补之”“实则泻之”等不同的治疗方法。正治法是推拿临床中最常用的治法之一。如寒邪所致胃痛，临床常采用擦法、摩法以达温阳散寒的作用；而胃火炽盛所致的胃痛，即采用挤压类、摆动类手法以达泻热通腑的作用。

所谓“反治”，是顺从证候而治的方法，也称“从治法”。这一治法常应用于复杂的、严重的疾病。临床中有些疾病往往表现出来的证候与病变的性质不相符合，出现假象，如伤食所致的腹泻，治疗时不能用止泻的方法，而必须用消导通下的方法去除积滞才能止泻，此便是“通因通用”的反治法。又如气虚所致的便秘，虽然症状表现的是“实证”，但在治疗中却不能单用攻下法，必须采用补气泻下的方法治疗，才能使症状消除。因此，临床辨证非常重要，不但要观察疾病的外在表现，而且要认清疾病的本质，在治病求本原则指导下，有针对性地治疗。

2. 治标与治本 在复杂多变的病证中，常有标本主次的不同，因而在治疗上就应有先后缓急之分。一般情况下，治本是根本原则。但在某些特殊情况下，如旅游中或不具备完善的医疗设施时，标症甚急，不及时解决可危及患者生命，或可引起其他严重并发症等，就应该贯彻“急则治标”的原则，先治其标，后治其本，或为其他疗法争取时间，这是推拿治疗急症中的基本原则。如急性胆绞痛发作，在没有确定是急性胆囊炎或是胆石症时，首先应以止痛为主，采用抑制性手法，以短时、重刺激点按右侧背部痛点及胆囊穴，或用胸椎定位扳法以止痛，为其他治疗争取时间。又如小儿惊风，属来势迅猛的一种危重急症，应治以开窍醒神、镇静止惊的方法，发作时，急则治标，当掐人中、掐老龙、掐十宣、掐威灵等，待缓解后，再审证求因，辨证施治。

病有标本缓急，治有先后顺序。若标本并重，则应标本兼顾，标本同治。如骶髂关节错缝，疼痛剧烈，腰肌有明显的保护性痉挛，治疗应在放松肌肉、缓解痉挛的前提下，实施整复手法，可使错缝顺利回复，而达到治愈的目的，这便是标本兼顾之法。

临床上疾病的症状是复杂多变的，标本的关系也不是绝对的，而是在一定条件下相互转化的，因此临证时还要注意掌握标本转化的规律，不为假象所迷惑，始终抓住疾病的主要矛盾，做到治病求本。

（三）扶正祛邪

疾病的过程，在一定意义上可以说是正气与邪气矛盾双方相互斗争的过程。邪胜于正则病进，正胜于邪则病退。因此治疗疾病就是要扶助正气，祛除邪气，改变邪正双方的力量对比，使之向有利于健康的方向转化，所以扶正祛邪也是推拿治疗的基本原则。

“邪气盛则实，精气夺则虚”，邪正盛衰决定病变的虚实。“虚则补之”“实则泻之”，补虚泻实是扶正祛邪这一原则的具体应用。扶正即用补法，具有温热等性质的手法为补，如摩丹田、擦命门、推三关、揉外劳宫等，用于虚证；祛邪即用泻祛，具有寒凉等性质的手法为泻，如退六腑、清天河水、水底捞月等，用于实证。一般讲，具有兴奋生理功能、作用时间长、手法轻柔的轻刺激，具有补的作用；具有抑制生理功能、作用时间短的重刺激，具有泻的作用。扶正与祛邪，虽然是相反的两种治疗方法，但也是相互为用，相辅相成的。扶正，使正气加强，有助于抗御和祛除病邪；祛邪则祛除了病邪的侵犯、干扰和对正气的损伤，而有利于保存正气和正气的恢复。如小儿疳积，多由小儿脏腑娇嫩，脾常不足，内伤乳食或喂养不当，使乳食积滞，损伤脾胃，而致的脾胃运化失司，积聚留滞于中，久积成疳，从而影响小儿的生长发育。正气不足，积聚不化，正气难复。此时即应以扶正祛邪之法，以健脾和胃，消积导滞。扶正健脾以促运，祛邪消积以恢复脾之功能，气血得以化生，则疳积必除。

临床中，要认真细致地观察、分析正邪双方相互消长盛衰的情况，根据正邪在矛盾斗争中所占的地位，决定扶正与祛邪的主次先后，或以扶正为主，或以祛邪为主，或是扶正与祛邪并重，或是先扶正后祛邪，或是先祛邪后扶正。并要注意扶正祛邪同时并用时，应采取扶正而不留邪，祛邪而不伤正的原则。

（四）调和阴阳

《景岳全书》曰："医道虽繁，可一言以蔽之，曰阴阳而已"。察其阴阳，审其虚实，推而纳之、动而伸之、随而济之、迎而夺之，泻其邪气，养其精气。疾病的发生发展，从根本上说是阴阳的相对平衡遭到破坏，即阴阳的偏盛偏衰代替了正常的阴阳消长，所以调整阴阳，是推拿治疗的基本原则之一。

阴阳偏盛，即阴或阳邪的过盛有余。阳盛则阴病，阴盛则阳病。治疗时应采用"损其有余"的方法。阴阳偏衰，即正气中阴或阳的虚损不足，或为阴虚，或为阳虚。阴虚不能制阳，常表现为阴虚阳亢的虚热证；阳虚则不能制阴，多表现为阳虚阴盛的虚寒证。阴虚而致阳亢者，应滋阴以制阳；阳虚而致阴寒者，应温阳以制阴；若阴阳两虚，则应阴阳双补。如高血压，属阴虚阳亢者，除常规手法外，可采用补肾经的方法，即自太溪始沿小腿内侧面推至阴谷，或按揉涌泉等。又如阳虚致五更泻，应以温阳止泻的方法，即摩揉下丹田，或擦肾俞、命门，或推上七节骨等。

由于阴阳是相互依存的，故在治疗阴阳偏衰的病症时，还应注意"阴中求阳，阳中求阴"，也就是在补阴时，应佐以温阳；温阳时，配以滋阴；从而使"阳得阴助而生化无穷，阴得阳升而泉源不竭"。

阴阳是辨证的总纲，疾病的各种病机变化也均可用阴阳失调加以概括。表里出入、上下升降、寒热进退、邪正虚实，以及有营卫不调、气血不和等，无不属于阴阳失调的具体表现。因此，从广义上讲，解表攻里、越上引下、升清降浊、寒热温清、虚实补泻，以及调和营卫、调理气血等治疗方法，也皆属于调整阴阳的范畴。

（五）因时、因地、因人制宜

因时、因地、因人制宜是指治疗疾病要根据季节、地区及人的体质、年龄等不同而制定相应的治疗方法。全面考虑，综合分析，区别对待，酌情施术。

如秋冬季节，肌肤腠理致密，治疗时手法力度应稍强，推拿介质多用葱姜水、麻油；而春夏季节，肌肤腠理疏松，手法力度要稍轻，夏季可用滑石粉以防汗，介质可用薄荷水等。又如地域不同，北方寒冷，南方潮湿，居住环境等不同，对疾病的影响也不同，治疗时也要区别对待。另外治疗环境也要注意，手法中及手法后患者不可受风，环境要安静而不可嘈杂等。因人制宜最为重要，根据患者的年龄、性别、体质、胖瘦和部位等不同，选择不同的治疗方法。以年龄论，小儿推拿时多用介质。体质强者手法可稍重，体质弱者手法可稍轻；肌肉丰厚部可稍重，头面胸部的肌肉薄弱部手法可稍轻；病变部位浅者手法稍轻，病变部位较深者手法可稍重。另外，对患者的职业、工作环境、条件，是否来自疫区，有无传染病，有无皮肤破损等，在诊治时也要注意。同时术者和受术者的体位要正确选择。

第三节　推拿的适应证、禁忌证和注意事项

一、推拿的适应证 微课1

推拿治病的机制为通经络，行气血，调整内脏的功能状态，其适应证广泛，常用于下列多种疾患。

1. 疼痛性疾病　尤其对软组织损伤有特效，如颈椎病、落枕、颈肩综合征、肩关节周围炎、网球肘、腰椎间盘突出症、各关节及全身各部位的软组织损伤等。

2. 内科疾病 从整体上调整内脏功能，从根本上治疗疾病，如高血压、中风后遗症、胃炎、胃下垂、消化不良、胃肠神经官能症、便秘、遗尿等。

3. 妇、儿科疾病 有调经催乳、祛寒、调理小儿消化作用，如月经不调、痛经、闭经、更年期综合征、小儿肌性斜颈、疳积、小儿麻痹后遗症、营养不良、桡骨小头半脱位等。

4. 神经科疾病 有调节神经功能紊乱作用，如神经衰弱、面瘫、失眠、神经性头痛、自主神经功能紊乱、臂丛神经损伤、坐骨神经痛、中风后遗症等。

5. 内分泌及功能紊乱疾病 可调节腺体分泌激素，使脏腑功能正常，如糖尿病。

6. 五官科疾病 如声带麻痹、下颌关节紊乱综合征、近视等。

7. 外科疾病 如乳腺炎、尿潴留、腹部术后粘连等。

8. 美容减肥 可以促进血液循环，增加皮肤弹性，消除多余脂肪。

二、推拿的禁忌证

推拿不能包治百病，在某些病理情况下应用，还有使病情恶化的可能。推拿的禁忌证主要体现在患者体表与体内是否适合于推拿，是否有利于操作。同时，推拿这种重刺激对某些群体与病症是否适宜。有些病症尽管可以推拿，但因存在风险，临床也应慎用。一般而言，以下情况应禁用或慎用推拿。

（1）有严重心、脑、肺疾病的患者或极度虚弱者，不能承受推拿手法的刺激。

（2）有出血倾向和血液病患者，手法刺激可能导致局部组织内出血。

（3）局部有严重皮肤损伤或皮肤病患者，手法作用可能使皮肤损伤加重。

（4）严重的骨质疏松症、骨折患者，手法会导致感染扩散，骨质破坏。

（5）诊断不明确的急性脊柱损伤或伴有脊髓症状的患者，手法可能加剧脊髓损伤。

（6）孕妇的腹部、腰部及合谷、三阴交等穴位，手法刺激可能引起流产。

（7）不能与医生合作的情志疾病患者，不宜进行推拿治疗。

三、推拿的注意事项

推拿在疾病的防治与保健方面确实具有独特的作用，其在临床上的运用已越来越受到重视。只要严格遵守操作规程，一般很少有意外发生。但在临床实践中，为了做到万无一失，确保医者和患者安全，还必须了解推拿的注意事项。

1. 环境适宜 推拿诊室应整洁、宽敞、明亮，面积大小可根据医生的多少而定。有条件的安装空调设施，地面铺设地毯。在一面墙上装有落地镜子，以备医生、患者练功时能自我纠正练功时的姿势。

2. 事先解释 推拿医师在治疗前要先给患者说明在手法治疗过程中的注意事项，以及可能出现的某些现象或反应，争取患者的信任与配合，消除患者的紧张情绪及恐惧心理。对病情重的患者进行心理安慰，使患者有恢复健康的信心。

3. 体位舒适 手法操作要选择适当的体位。对患者而言，应选择肢体放松、舒适自然，既能维持较长时间，又有利于推拿医生手法操作的体位。对推拿医生来说，应根据患者病情和所选择的治疗部位来选择一个有利于手法操作、便于发力施术的体位。一方面，体位舒适可以使患者肌肉充分放松，能接受较长时间的治疗；另一方面，有利于推拿医生发力和持久操作，以使手法的治疗作用得到充分发挥。

4. 力量适当 手法操作必须具备一定的力量，但一味地用蛮力也是手法大忌。根据力和压强的原理，一定的力作用于一定的部位，作用面积越大，单位面积所受压力越小。即医者施加的外力是相对恒定的，而具体操作时，既可用双手整个掌面、大小鱼际、双拇指，也可用单脚、全脚、单脚掌，甚至单脚踇趾等部位。接触部位的面积不同，力度也就不同。通过不断变换接触面积以调节刺激量是推拿的基本功之一，通过这种变换可使推拿更有效。推拿医师在治疗中应辨证施力，应根据患者的体质和疾病的性质灵活运用，以确保有效和安全。

5. 手法准确 手法是推拿治疗疾病的主要手段，推拿疗效的好坏与手法的熟练程度及运用是否恰当有直接的关系。因此，要提高疗效，准确、熟练的操作手法及在恰当的穴位或部位上运用恰当的手法是一个关键的环节。手法操作要求持久、均匀、有力、柔和、渗透。要熟练掌握各种手法并能在临床中灵活运用，操作自如，必须经过长期的手法练习和临床实践，才能逐渐由生到熟，熟而生巧，直至得心应手，运用自如。

6. 防止误伤 医生在诊疗过程中，应仔细、全面、正确的诊断病情，对暴力外伤患者，应排除骨折，关节脱位，明确是否有内出血。对年老体弱者采用被动运动手法时，应轻柔谨慎，并应排除病理骨折因素如结核、肿瘤等。做幅度较大的被动运动手法如扳、牵拉等，应协调柔和，切忌生硬粗暴。

7. 防止自伤 推拿医生应具备较强健的身体素质，应有一定的功力，平时应注意自我练功。临床操作过程中，应注意正确的身体姿势。要含胸拔背，不要挺胸凸肚。要意到手到，身体相应移动，不要只是手移动而身体不动。站立时两足成丁八步，这样可使身体进退自如，转侧灵活，保持操作过程中身体各部动作协调一致。只有这样才能减少或避免自我劳损，提高疗效。掌握每一手法的操作要领，也能防止自伤，减少劳损。

8. 治疗时机 对推拿时机的把握，一般遵循早治疗、及时治疗原则。但不同的疾病应根据具体情况而定，如急性关节扭伤，则不宜立即在患处施用手法，可以在损伤周围轻轻按揉，冷敷加休息，待内出血停止后方可推拿治疗。脑中风者，一般在病情稳定 2 周后进行手法施治，应先轻后重，循序渐进。另外，对一些病症应提前进行手法治疗，如痛经的治疗，一般在月经前 2 ~ 4 天及开始治疗。推拿治疗时机的把握，一是一次治疗的手法操作时间；二是连续治疗的时间（疗程）。一次治疗时间掌握是否恰当，对疗效有一定影响。操作时间短，达不到治疗效果，时间太长，可能造成医源性损伤，且过多地消耗操作者体力。一般而言，时间掌握在 15 ~ 30 分钟为宜。推拿疗程，根据病程长短，疾病的轻重及患者对推拿手法的耐受力等因素具体确定。一般在临床上，6 ~ 10 次为一疗程，一疗程结束后休息 3 ~ 5 天。

第四节 推拿常见意外与处理措施

推拿是一种外治法，与药物内治是有区别的。临床上，如果手法操作不当，不但达不到应有的疗效，而且加重患者的痛苦，甚至会导致不良后果，危及生命，故应当积极预防推拿意外的发生。一旦发生，应及时正确处理。

如何避免推拿意外，必须引起推拿医师的高度重视。一是全面、认真、仔细地了解与诊查病情，提高诊断的正确率，避免误诊误治而发生意外；二是提高手法操作的正确性和安全性，尤其是脊柱的扳动、旋转、牵拉等运动关节类手法；三是确定合理推拿方案，并将治疗方案以及可能出现的情况提前告知患者，以求其良好的配合。治疗时，告知患者，在不能忍受或极度不舒适时，不要强忍，应立即以语言或手势加以提示。尤其在推拿之初的前 5 分钟内要观察与询问患者的感受，以随时调整力度。

推拿意外涉及肢体的软组织、骨与关节、神经系统及内脏系统的损伤等。

一、软组织损伤

软组织包括皮肤、皮下组织、肌肉、肌腱、韧带、关节附件等。皮肤损伤在推拿临床最为常见。其原因有三：第一，初学推拿者，手法生硬不能做到柔和深透，从而损伤皮肤；第二，粗蛮的手法是造成皮肤损伤的另一原因，粗蛮施加压力或小幅度急速而不均匀地使用擦法，则易致皮肤损伤；第三，过久的手法操作，长时间吸定在一定的部位上，局部皮肉及软组织的感觉相对迟钝，痛阈提高，可导致皮肤损伤。

预防及处理：要求医者加强手法基本功的训练，正确掌握各种手法的动作要领，提高手法的熟练程度，并使用适当的推拿介质。

二、骨与关节损伤

骨与关节损伤主要包括骨折和脱位两大类。推拿临床上，由于手法过于粗暴，或对关节的正常活动度认识不足，被动运动超过正常关节活动度，而使骨与关节损伤，或由于对疾病的认识不足，毫无准备施行手法操作造成病理骨折，甚至医源性骨与关节损伤。

预防及处理：要求施术者对骨与关节的解剖结构和正常的活动幅度有深刻的了解；在推拿治疗时不乱使用强刺激手法及大幅度超越关节活动范围，一旦发生意外应及早处理，同时要分辨是局部损伤还是合并有邻近脏器的损伤。

三、寰枢关节脱位

正常情况下，进行颈部旋转、侧屈或前俯后仰的运动类推拿手法，一般不会出现寰枢关节脱位。当上段颈椎有炎症或遭受肿瘤组织破坏后，在没有明确诊断的情况下，手法操作者盲目地做较大幅度的颈部旋转运动或急剧的前屈运动，可导致寰枢关节脱位；或者有齿突发育不良等先天异常，也可因盲目的颈部手法操作，姿势不当，手法过度，引起寰枢关节脱位。

预防及处理：寰枢关节脱位属高颈位损伤，多为自发性，可由颈部、咽后部感染引起的寰枢韧带损伤，也可因推拿手法，在外力作用下引起颈椎关节脱位。颈部活动受到年龄限制，年龄越小颈部活动范围越大，年龄越大颈部活动越小。因而在手法操作特别是颈部旋转复位类手法之前，应常规摄X线片，检查血常规、红细胞沉降率等，以排除颈部、咽部及其他感染病灶，了解其疾病的变化和转归，方能行颈部旋转手法，但不宜超过45°，颈部扳法不要强求弹响声。

四、胸腰椎压缩性骨折

造成胸腰椎压缩性骨折的因素，多由高处下坠或足、臀部着地，其冲击力由下向上传递到脊柱，从而发生腰椎上部或胸椎下部骨折。推拿操作时，当病员取仰卧位，过度地屈曲双侧髋关节，使腰椎生理弧度消失，并逐渐发生腰椎前屈，胸腰段椎体前缘明显挤压，在此基础上，再骤然增加屈髋、屈膝的冲击力量，则容易造成胸腰段椎体压缩性骨折。

预防及处理：正常的双下肢屈膝、屈髋运动是用来检查腰骶部病变的特殊检查方法之一，在临床上也常用此法来解除腰骶后关节滑膜的嵌顿和缓解骶棘肌的痉挛。运用此法的时候，只要在正常的髋、骶关节活动范围内，且双下肢屈髋关节的同时，不再附加腰部前屈的冲击力，腰椎压缩性骨折是完全可以避免的。特别是对于老年人、久病体弱或伴有骨质疏松的患者，行此法时更需谨慎。

单纯性椎体压缩性骨折，是指椎体压缩变形小于1/2，无脊髓损伤者，可采用非手术疗法，指导患者锻炼腰背伸肌，可以使压缩的椎体复原，早期锻炼不至于产生骨质疏松现象，通过锻炼增强背伸肌的力量，避免慢性腰痛后遗症的发生。对于脊柱不稳定的损伤，即椎体压缩变形大于1/2，同时伴有棘上、棘间韧带损伤或附件骨折，或伴有脊髓损伤者，应以手术治疗为主。

五、肋骨骨折

肋骨共有12对，左右对称，连接胸椎和胸骨而组成胸廓，对胸部脏器起着保护作用。肋骨靠肋软骨与胸骨相连，肋软骨俗称“软肋”，能缓冲外力的冲击。造成肋骨骨折的因素主要是直接和间接的暴力。在推拿治疗时，由于过度挤压胸廓的前部或后部，使胸腔的前后径缩短，左右径增长，导致肋骨的侧部发生断裂。如患者俯卧位，医者在其背部使用双手重叠掌根按法或肘压法等重刺激手法，在忽视病人的年龄、病情、肋骨有无病理变化等情况下使用此类手法，易造成肋骨骨折。

预防及处理：目前的推拿治疗床一般是硬质铁木类结构，在上背部俯卧位推拿时，要慎重选用手法。对年老体弱的患者，由于肋骨逐渐失去弹性，肋软骨也常有骨化，在受到外力猛烈挤压时易造成肋骨骨折；对某些转移性恶性肿瘤肋骨有病理变化的患者，此背部及胸部的按压手法极易造成医源性或病理性骨折。

单纯的肋骨骨折，因有肋间肌固定，很少发生移位，可用胶布外固定胸廓，限制胸壁呼吸运动，让骨折端减少移位，以达到止痛的目的。肋骨骨折后出现反常呼吸、胸闷、气急、呼吸短浅、咯血、皮下气肿时，应考虑肋骨骨折所产生的胸部并发症，应及时转科会诊治疗。

六、肩关节脱位

肩关节由肩胛的关节盂与肱骨头所构成。其运动幅度最大，能使上臂前屈、后伸、内收、外展、内旋、外旋、上举。由于肩关节不稳定的结构和活动度大，因此它是临床中最常见的受损关节部位之一。对肩部疾病推拿治疗时，如果方法掌握不当，或不规范地做肩部的被动运动，就可能造成医源性的肩关节脱位，甚至并发肱骨大结节撕脱骨折、肱骨外科颈骨折等。

预防及处理：要求施术者对肩关节的解剖结构和关节正常的活动幅度有深刻的了解，在做被动运动时，双手要相互配合，运动幅度要由小到大，顺势而行，切不可急速、猛烈、强行操作；对于肩部有骨质疏松的患者，推拿治疗时不应使用强刺激手法及大幅度的肩关节外展、外旋的被动运动，尤其是操作者的双手不能同时作反方向的剧烈运动。一旦造成单纯性的肩关节脱位，应使用手牵足蹬法复位，完成整复。如肩关节脱位合并肱骨大结节骨折、骨折块无移位者，只要脱位一经整复后，骨折块也随之复位。如推拿肩部时造成肱骨外科颈骨折，应分析其骨折类型，再确定整复手法，必要时须转科手术治疗，以免贻误治疗时机。

七、神经系统损伤

由于推拿手法使用不当或外力作用造成神经系统的损伤，包括中枢神经和周围神经损伤两大类。其危害程度之严重，可居推拿意外之首，轻则造成周围神经、内脏神经的损伤，重则造成脑干、脊髓的损伤，造成瘫痪甚或死亡。

推拿治疗颈部疾患时，如强行做颈椎侧屈的被动运动，易导致患者的臂丛神经和关节囊损伤，同时对侧关节囊也受到挤压损伤。一般在行手法治疗后，若立即出现单侧肩、臂部阵发性疼痛、麻木、肩关节外展受限，肩前、外、后侧的皮肤感觉消失，应警惕神经损伤的可能性，日久可出现三角肌、冈上肌失用性肌萎缩。

颈椎斜扳法前，忽略了局部骨质检查，如存在骨质的破坏或畸形；患者畏惧不配合；加之，术者对解剖的不熟悉，操作时对手法掌握不好，采用暴力强行超范围的旋扳，导致对脊髓的损害而出现高位截瘫，甚至死亡。

预防及处理：在颈部行侧屈被动运动时，尤其要注意，颈椎侧屈运动的生理范围只有45°，运动时绝对不能超过此界限，同时切忌使用猛烈而急剧的侧屈运动。在行颈椎扳法时，一定要通过影像学检查了解患者局部骨质情况，注意手法的力度、角度、幅度和方向，避免暴力旋扳。

八、休克

休克是由于感染、出血、脱水、心功能不全、过敏、严重创伤等原因引起的综合征。推拿治疗的过程中，如果使用特殊的手法，持续刺激或在患者空腹、过度疲劳、剧烈运动后行手法治疗，可出现休克反应。休克早期，由于脑缺氧，神经细胞的反应进一步降低，神经细胞功能转为抑制，患者表现为表情淡漠、反应迟钝、嗜睡、意识模糊甚至昏迷，皮肤苍白、口唇甲床轻度发绀、四肢皮肤湿冷、脉搏细弱而快、血压下降、呼吸深而快、尿量明显减少等休克表现。

预防及处理：为了防止推拿治疗诱发休克意外，临床上必须做到，空腹病员不予推拿治疗，剧烈运动后或过度劳累后的病员不予重手法治疗。使用重手法刺激时，必须在患者能够忍受的范围内，且排除其他器质性疾病。

推拿治疗中，出现休克病症时应立即终止重手法的不良刺激，如仅表现为心慌气短、皮肤苍白、冷汗等症状，应立即取平卧位，或头低足高位，予口服糖水或静脉注射50%葡萄糖。如病情较重应立即予以抗休克治疗，补充血容量，维持水、电解质和酸碱平衡，运用血管扩张剂，以维护心、脑、肾脏的正常功能，必要时立即请内科会诊治疗。

第五节　推拿介质的种类与应用 微课2

在运用推拿手法进行治疗时，常用一些媒介做传递，来加强手法作用，提高治疗保健效果，或起到润滑和保护皮肤的作用，这种物质称为推拿介质。推拿介质的运用，在我国已有悠久的历史，如《圣济总录·卷四》中："若疗伤寒以白膏摩体，手当千遍，药力乃行，则摩之用药，又不可不知也"和《景岳全书·卷四十五》"治发热便见腰痛者，以热麻油按痛处揉之可止"，均是论述推拿介质问题。现常用推拿介质的种类有膏剂、油剂、水剂、粉剂、酊剂等。

知识链接

膏摩起源

唐·孙思邈在《备急千金要方》中对膏摩治疗小儿疾病进行了系统的论述，书中记载了许多预防和治疗小儿疾病的膏摩方，如川芎散治小儿夜啼；豆豉治少小中客之为病；衣中白鱼治少小中客忤，项强欲死；丹参赤膏治少小心腹热；摩生膏治惊痫；以药膏摩囟上治小儿鼻塞不通有涕出等。孙思邈不仅详细描述了五物甘草生摩膏的处方内容和制作过程，还特别指出"小儿虽无病，早起常以膏摩囟上及手足心，甚辟风寒"，这是首次将膏摩用于少儿养生保健的文献记载。

一、膏剂

在做足部反射区推拿时，若能使用推拿油膏，可减少推拿时手与足之间的摩擦和损伤，有的油膏还有促进血液循环、清热解毒、活血化瘀之功效。

1. 硅霜　皮肤科常用药品，具有润滑、防治足部皮肤病双重作用。

2. 基质　主要起润滑作用，用于足部健康无病者，如各种常用的按摩膏或护肤霜。

3. 油膏　用2∶1的凡士林和液状石蜡混合而成，用于皮肤较干燥者。

二、油剂

油剂是用油脂浸出药中之有效成分，制得含药的油剂，或用药性的动植物油配制而成。

1. 麻油　起润滑作用，刮痧时常用。

2. 肉桂油　肉桂芳香而温热，祛寒时用。

3. 传导油　用玉树神油、甘油、松节油、乙醇、蒸馏水等配制而成，有消肿止痛、祛风散寒的作用。

4. 棕榈油　一般在热敷或用擦法后涂于局部，增强效果。

5. 红花油　由冬青油、红花、薄荷脑和凡士林配成，有消肿止痛的作用，常用于软组织损伤的治疗。

6. 婴儿油　以其清亮透明、气味芳香、不油衣物、中性保护皮肤而为保健按摩界首推，推罐时也可使用。

三、水剂

水剂应以蒸馏水或离子水最为适宜，用热水或温水作溶媒浸渍药材制成的液体浸出剂亦是水剂。此种剂型制作简单方便，易于推广且不受限制。

1. 清水　能增强清凉、退热作用，并能防止手法操作时损伤皮肤。小儿做推法时常蘸水后操作，能够治疗小儿发热。

2. 生姜汁　将新鲜生姜洗净切片，捣烂取汁后，加少许清水即可应用。多用于冬、春季。有润滑皮肤、散寒解表、温中止痛、健脾暖胃、固肠止泻的作用。一般用于小儿外感风寒所致发热、咳嗽、腹痛、腹泻等病症。

3. 红花水　用热水冲泡红花后所得红色汁水，具有活血化瘀之功效。

4. 薄荷水　鲜薄荷放入开水中浸泡取汁备用，可清凉解毒、祛暑除热。

四、粉剂

粉剂又称散剂，是古老剂型之一，制备方法简便，剂量容易伸缩，不含溶剂，有较高的稳定性，便于携带贮存。凡不溶性药粉，宜制成散剂。制备一般要通过粉碎、过筛、分剂量及包装等过程。

1. 滑石粉（或爽身粉）　有润滑、吸水、清凉的作用，一般在夏季使用，是保健按摩中最常用的一种递质。

2. 松花粉　将松花磨成粉末，用粉扑将粉擦在按摩部位作为递质，具有润滑祛湿作用。

3. 伸筋丹　也称揉药（乳香 10g，没药 10g，藏红花 5g，麝香 2.5g，冰片 2.5g，樟脑 2.5g，血竭 25g，以上药物共研极细末装入密封瓶内待用），此药具有消肿止痛的作用，多在创伤时作为按摩递质。

五、其他介质

1. 蛋清　从鸡蛋中取出蛋清，具有营养肌肤、收敛皮肤的作用。

2. 鲜奶液　取新鲜奶汁，每 100ml 鲜奶加入微量甲硝唑（灭滴灵），整个操作过程需在无菌条件下进行。常用于暴露部位，具有美容作用。

3. 清凉油　由多种挥发性物质配合基质而成，广泛用于临床各科疾病，如头痛、发热、呕吐、恶心、肌肉酸痛等病。

答案解析

目标检测

一、A 题型（最佳选择题）

1. 不适合推拿治疗的临床病症为（ ）

A. 落枕　　B. 类风湿关节炎　　C. 头痛
D. 截瘫初期　　E. 失眠

2. 适合推拿治疗的临床病症为（ ）

A. 肝炎　　B. 化脓性关节炎　　C. 手术后肠粘连
D. 紫癜　　E. 脓肿

二、简答题

1. 简述推拿的作用原理。
2. 简述推拿的治疗原则。
3. 举例说明推拿有哪些适应证与禁忌证？
4. 推拿意外中的软组织损伤是如何造成的？如何避免与处理？
5. 推拿介质分为几类？都有哪些常用介质？

（张　亮）

书网融合……

本章小结

微课 1

微课 2

题库

第六章　成人推拿

学习目标

知识要求：

1. 掌握　各类推拿手法的概念和操作要领。

2. 熟悉　多种推拿手法相互间的衔接与组合。

3. 了解　各种手法的临床应用和注意事项。

技能要求：

1. 能够熟练完成各类成人推拿手法的实践操作。

2. 不断练习成人推拿手法的实训方法，为成人推拿手法的临床应用奠定基础。

素质要求：

能选用合适的体位、力度、手法进行推拿操作，有自我保护及保护患者的意识。因病、因人施治，针对不同病情患者能够结合实际情况及专业知识为患者制定切实可行、行之有效的诊疗方案。

PPT

第一节　摆动类手法

摆动类手法是指以指或掌、鱼际部着力于体表，通过腕关节协调的连续摆动，使产生的力轻重交替、持续不断的作用于操作部位的一类手法。此手法主要包括㨰法、揉法和一指禅推法三种。

一、㨰法

小指掌指关节背侧着力于一定的部位，由腕关节的屈伸和前臂的旋转的复合运动，使小鱼际与手背在施术部位上做持续不断地㨰动的手法称为㨰法。

【分类及适应部位】

根据着力面的不同可分为：小鱼际㨰法、掌指关节㨰法、拳㨰法。

小鱼际㨰法适用于肩臂部。掌指关节㨰法适用于肩颈部、胸背部。拳㨰法适用于腰臀部及下肢后部。

【操作方法】

1. 小鱼际㨰法　拇指自然伸直，无名指和小指的掌指关节屈曲90°，其余掌指关节及指间关节自然屈曲，手背呈自然弧形，以第五掌指关节背侧为起始着力点，吸定于体表治疗部位上，以肘关节为支点，前臂主动摆动，带动腕部作伸屈和前臂旋转运动，使小鱼际尺侧部在施术部位上进行持续不断的㨰动（图6-1）。微课1

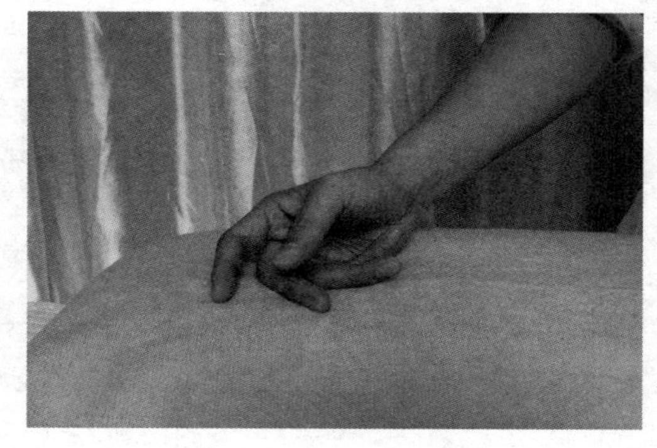

图6-1　小鱼际㨰法

2. 掌指关节㨰法　以第五掌指关节背侧为起始着力

点，以小指、无名指、中指及食指的掌指关节背侧为㨰动着力面，腕关节稍屈向尺侧，前臂作主动的前后推旋，带动腕关节屈伸活动，使掌指关节背侧在施术部位上进行持续不断的㨰动（图6-2）。

3. 拳㨰法　拇指自然伸直，余四指半握空拳状，以小指、无名指、中指及食指的第一指间关节背侧为起始着力点，肘关节屈曲，前臂作主动的前后推拉摆动，带动腕关节作无尺、桡偏移的屈伸活动，使小指、无名指、中指及食指的第一指背、掌指关节背侧、指间关节背侧为㨰动着力面，在治疗部位上产生持续的㨰动（图6-3）。

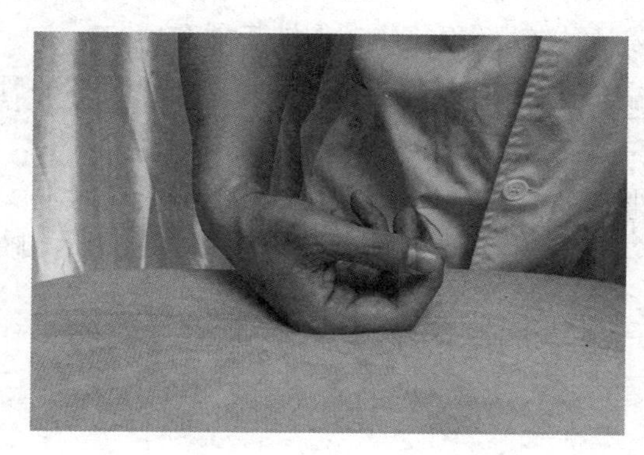

图6-2　掌指关节㨰法

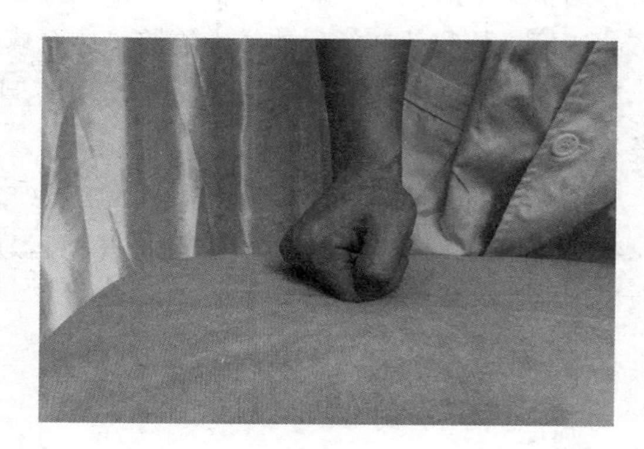

图6-3　拳㨰法

【操作要领】

1. 伸屈腕关节是以第二到第五掌指关节背侧为轴来完成的；前臂的旋转运动是以手背的尺侧为轴来完成。因此㨰法的吸定点是上述两轴的交点，即小指掌指关节背侧。

2. 沉肩，上肢的肌肉及肘关节尽量放松；屈肘，肘关节屈曲100°~120°，肘关节离躯体半尺远，腕关节屈伸范围在120°左右。

3. 手法吸定的部位要紧贴体表，不能拖动、辗动或跳动。

4. 㨰动时要尽力减小摩擦力，动作协调而有节律，压力、频率、摆动幅度要均匀。

5. 紧㨰慢移：㨰动的频率每分钟120次左右，随腕关节的屈伸而作缓慢地向前移动，移动幅度小。

【功效】

舒筋活血，滑利关节，缓解痉挛，消除疲劳。

【适应证】

本法接触面积大，压力大，刺激量大，渗透性强；广泛应用于颈、肩背、腰臀及四肢等肌肉较丰厚的部位。

1. 风湿酸痛、麻木不仁、运动功能障碍等伤科疾患及痹症、半身不遂、颈椎病、肩周炎、腰椎间盘突出等。痹症、半身不遂，多在四肢伸肌群及屈肌群反复使用，常配合各关节的被动运动手法；颈椎病，先以掌指关节㨰法于风池操作，并配合揉法，再沿颈部后群肌肉从风池至肩井小鱼际㨰法反复操作，配合颈肩部的拿法；腰椎间盘突出症，沿脊柱两旁竖脊肌从上至下用掌指关节㨰法和拳㨰法反复施用，再沿臀部顺坐骨神经走行部位从上至下到跟腱反复操作，在腰眼、环跳、承扶、承山等处可作重点操作部位；肩周炎，以小鱼际㨰法于肩周操作，主要着力于三角肌、冈上肌及肌腱袖等部位，配合肩关节的被动运动；临床上治疗该类疾病常配合按揉法、拿法、扳法、摇法、拔伸法等，以共同达到舒筋通络、活血化瘀、解痉止痛、滑利关节、松解粘连等作用。

2. 糖尿病、高血压等内科疾病，常运用拳㨰法于腰背两侧膀胱经循行的线路、臀部及下肢后侧施治。

3. 痛经、月经不调等妇科疾病，在腰骶部的八髎上采用掌指关节㨰法和拳㨰法治疗，常配合八髎、三阴交、阴陵泉等穴的按揉和点穴手法。

4. 㨰法具有解除肌肉痉挛、缓解肌肉疲劳、增强肌肉及韧带活力的作用，故常作为保健推拿的常用手法。

【注意事项】

1. 㨰法操作过程中要充分放松腕关节，腕关节的屈伸活动是由前臂的主动运动带动的自然运动，禁止运用腕关节的拙力从而造成腕关节出现折刀样的突变动作，使动作出现撞击感、跳动感；并造成腕关节的僵硬，使腕关节的屈伸幅度不够，从而减少了手背部的接触面积，使动作缺乏柔和感。

2. 操作的体表接触面应为肌肉丰厚处，尽量避免掌指关节的骨突部与脊椎棘突或其他关节的骨突处发生猛烈撞击。

3. 㨰法对体表产生均匀的刺激，避免出现“有去无回”或“有来无去”而产生顿挫感。

4. 临床使用时常结合肢体关节的被动运动，应注意动作的协调性，做到“轻巧、迅速、随发随收”。

知识链接

㨰法推拿流派

㨰法推拿流派的创始人丁季峰，出生于一指禅推拿世家，伯祖父丁凤山、父丁树山均为一指禅名家。丁季峰于20世纪40年代变法图新，把手背尺侧作为接触面，并增加了腕关节的屈伸运动，既增加了刺激量，又富有柔和感，为与一指禅原来的滚法相区别，故取名㨰法。后来又将该法与关节被动运动相结合，并辅以揉法和按、拿、捻、搓等法，形成了风格独特的㨰法推拿流派。㨰法以其对软组织损伤、运动系统与神经系统疾病独特的疗效，逐渐得到了病家的欢迎和推拿界的认可，成为我国最有影响的推拿手法之一。

二、揉法 微课2

用手掌大鱼际、小鱼际、掌根、肘尖或手指螺纹面着力吸定于一定部位或穴位，带动该处的皮下组织，一起做轻柔和缓的回旋运动的手法称之为揉法。

【分类及使用部位】

根据着力部位的不同可分为：掌根揉法、大鱼际揉法、小鱼际揉法、拇指揉法、中指揉法、多指揉法、叠掌揉法。

大鱼际揉法适用于头面部、胸胁部等病变部位较浅处；小鱼际揉法常用于四肢部、脘腹部；掌根揉法适用于腰背及四肢面积大而平坦的部位；中指揉法、拇指揉法及多指揉法适用于全身各部的腧穴，皮下脂肪薄处如：头面、胸胁小关节处；叠掌揉法多用于臀部、腰背等肌肉丰厚处。

【操作方法】

1. 掌根揉法 用掌根部自然着力于治疗部位或穴位上，腕关节充分放松并稍背伸，手指自然弯曲，以肘部为支点，前臂做主动摆动带动腕部做轻柔和缓的回旋运动（图6－4）。摆动频率100～200次/分。

2. 大鱼际揉法 以大鱼际自然吸定于治疗部位或穴位上，手指自然伸直，腕关节充分放松，以肘部为支点，前臂作主动摆动带动腕部摆动，使大鱼际和吸定部位的皮下组织一起做轻柔和缓的回旋运动（图6－5）。摆动频率200次/分。

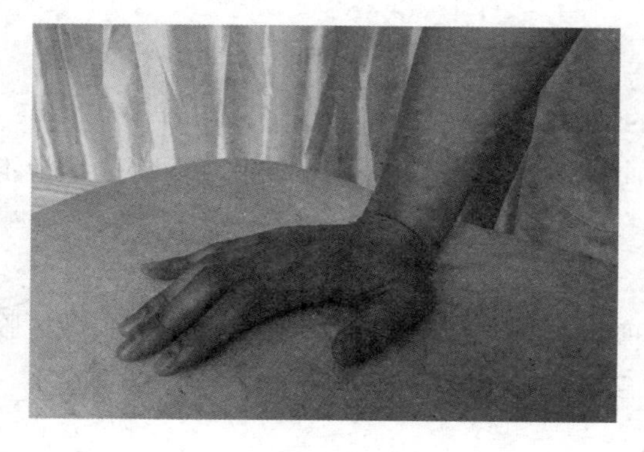

图6－4　掌根揉法

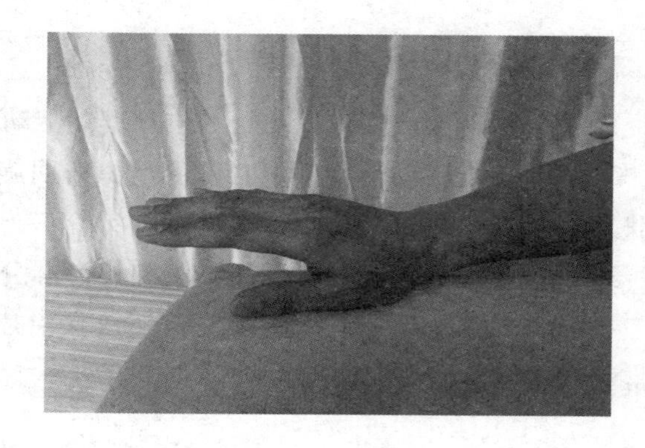

图6－5　大鱼际揉法

3. 小鱼际揉法　用小鱼际自然吸定于治疗部位或穴位上，手指自然屈曲，其余操作同大鱼际揉法（图6－6）。

4. 拇指揉法　用拇指螺纹面自然吸定于某一部位或穴位上，其余四指自然伸直放于体表，以肘部为支点，前臂做主动摆动以带动手及大拇指做轻柔的小幅度旋转运动（图6－7）。摆动频率120～160次/分。

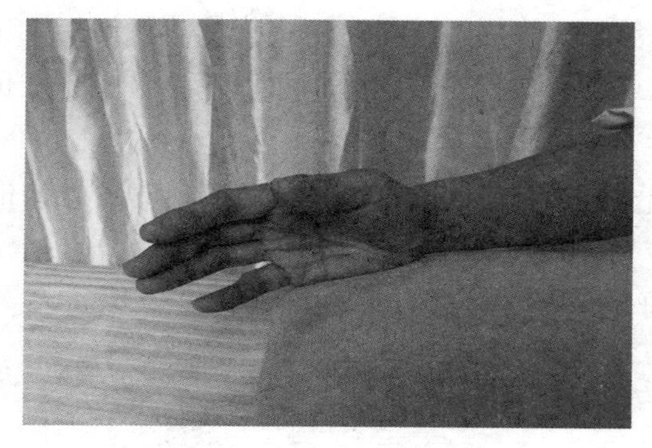

图6－6　小鱼际揉法

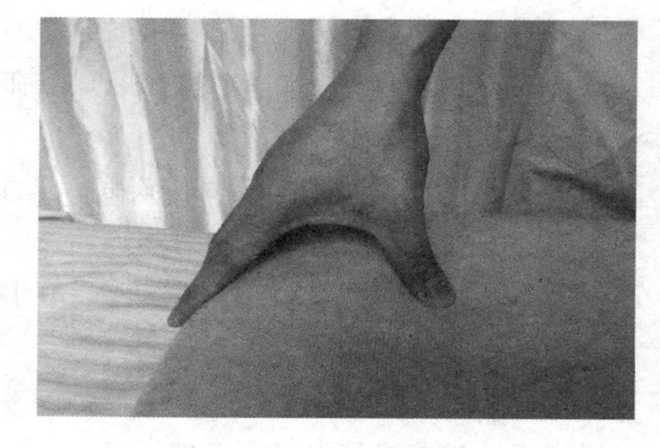

图6－7　拇指揉法

5. 多指揉法　用示、中、环指指腹着力施术部位或穴位上，拇指自然伸直，以肘部为支点，前臂做主动摆动带动三指、腕关节及指下的皮下组织做小幅度的回旋运动。摆动频率120～160次/分。

6. 中指揉法　用中指指腹着力施术部位或穴位上，其余手指自然伸直，腕关节微屈，以肘部为支点，前臂做主动摆动带动腕关节、中指及指下的皮下组织做小幅度的回旋运动（图6－8）。摆动频率120～160次/分。

7. 叠掌揉法　两手掌叠掌，下方手掌的掌根按于治疗部位上，肘关节伸直，以肩关节为支点，以上身的摆动带动手臂、腕关节及治疗部位的皮下组织做回旋运动（图6－9）。摆动频率40～60次/分。

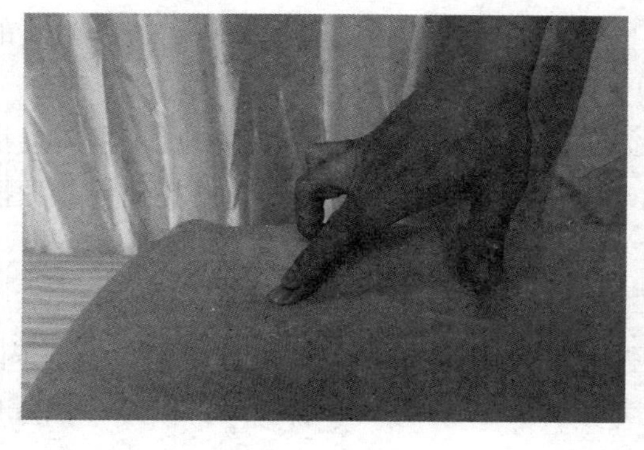

图6－8　中指揉法

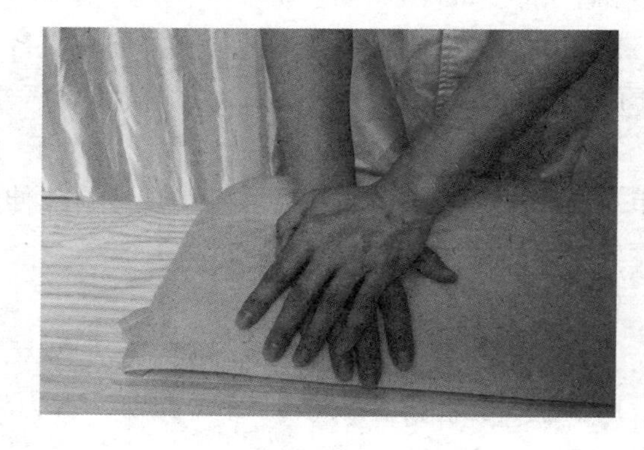

图6－9　叠掌揉法

【操作要领】

1. 肩、肘、腕放松，以前臂的主动摆动带动腕、指的回旋运动。

2. 着力点要带动治疗部位的皮下组织作回旋运动，而皮下组织与着力点保持相对不动，尽量不与皮肤发生摩擦，所谓“肉动而皮不动”。

3. 动作连续而有节律，用力由小到大，再由大到小。

4. 揉法的压力要小，着力部位自然放在治疗部位，而没有用力向下按的力量，为加强刺激，临床上常和按法结合使用而成按揉法。

【功效】

调和气血、舒筋活络、缓解痉挛、消肿止痛、消积导滞、健脾和胃。

【适应证】

该手法用力轻柔和缓、渗透，可使皮下组织产生摩擦而产生温热作用，适用于全身各部。常用于内科杂症、软组织损伤及各种痛症。

1. 脘腹胀痛、胸闷胁痛、腰痛、头痛及四肢伤痛等症。脘腹胀痛，可采用小鱼际揉法、大鱼际揉法及掌根揉法揉腹，结合腹部穴位的点压；胸闷胁痛，可用小鱼际揉法、大鱼际揉法沿任脉、肋间隙操作；腰痛可用叠掌揉法或掌根揉法揉肾俞、命门、腰阳关等穴；头痛、眩晕，用中指揉法、拇指揉法揉头面穴位；四肢伤痛，多用拇指、大鱼际揉法在疼痛部位或穴位上操作；痛症临床治疗上常配合穴位的按揉法、疼痛部位的摩法、拿法等。

2. 便秘、泄泻、食欲不振等内科疾病。常根据不同病情辨证施治，采取顺时针或逆时针方向的揉动，配合腹部的摩法、推法、拿法等。

3. 头面部及腹部保健。一般采取低频率的揉法，以每分钟 60 次为宜。

三、一指禅推法

用拇指指端或偏锋着力于施术部位或穴位，通过前臂的主动摆动带动腕关节有节律的摆动，从而产生轻重交替、持续不断的作用力的一种手法，称为一指禅推法。一指禅推法为一指禅推拿流派的代表手法。

【分类及使用部位】

根据着力点的不同分为一指禅指端推法、一指禅偏锋推法等。

指端推法适用于全身各部腧穴。偏锋推法适用于头面部。

【操作方法】

1. 一指禅指端推法　以拇指指端着力于体表施术部位、穴位上，拇指自然伸直，其余四指的指间关节和掌指关节自然屈曲。沉肩、垂肘、悬腕、指实、掌虚，前臂的主动摆动带动腕关节有节律的摆动，摆动中拇指指间关节自然地伸直与屈曲交替，使产生的功力通过拇指指端轻重交替、持续不断的作用于施术部位或穴位上（图 6－10）。摆动频率每分钟 120～160 次。

2. 一指禅偏锋推法　以拇指桡侧缘着力于一定的部位或穴位上，拇指自然伸直并内收，其余指间关节及掌指关节自然伸直，腕关节微屈或自然伸直，其运动过程同一指禅指端推法，仅其腕关节的摆动幅度较小，有时为旋动（图 6－11）。

【操作要领】

一指禅推法要求手法刚柔相济，灵活度大，渗透力强，操作时施术者必须姿势端正，神气内聚，肩、肘、腕、指各部位放松，以气御劲，蓄力于掌，发力于指，将功力集中于着力部位，才能形神兼备。

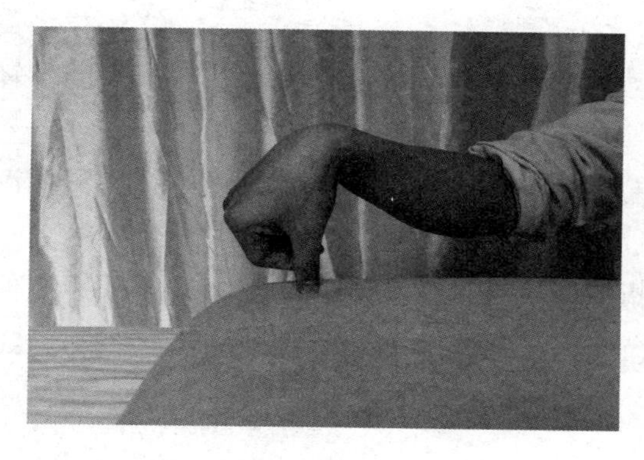
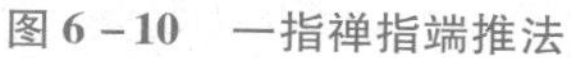

图 6－10 一指禅指端推法

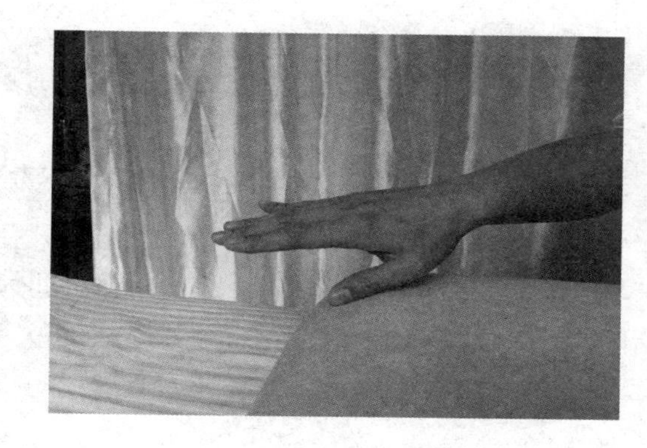

图 6－11 一指禅偏锋推法

1. 沉肩 肩关节放松，双肩端平，禁止耸肩用力，以腋下能容一拳为宜。

2. 垂肘 肘关节放松，自然下垂，屈曲 120°，肘关节低于腕关节。以肘部为支点，前臂作主动摆动，带动腕部摆动。

3. 悬腕 腕关节放松，腕关节自然屈曲 90°，腕关节摆动中，大多尺侧缘低于桡侧缘，内摆到最大时，尺、桡两侧持平。

4. 指实 拇指指端、偏锋或螺纹面自然着实吸定于一点，使产生的“力”持续的作用于治疗部位上，不能产生跳跃，同时切忌拙力下压。

5. 掌虚 除拇指外，其余四指及掌部自然放松屈曲，呈握空拳状。

6. 紧推慢移 一指禅推法的操作过程中，前臂及腕关节的摆动较快，频率达到每分钟 120～160 次，但着力面移动的速度缓慢。

【功效】

舒经活络、活血祛瘀、调和营卫、解痉止痛。

【适应证】

一指禅推法刺激中等，渗透力强，灵活度大，接触面小，适用于全身各部，治疗全身多种疾患。

1. 头面诸疾，如头痛、失眠、面瘫、近视、咽喉肿痛等。面部多采用一指禅偏锋推法，头痛、失眠以太阳穴为重点，可由太阳向上至神庭穴，再沿前发际推至太阳，由太阳沿眉弓返回印堂，左右交替，呈“∞”形路线反复数次，以行气活血，镇静安神，常与按揉太阳、抹前额和按揉三阴交等方法配合；面瘫，以一指禅偏锋推法始于人中，经迎香、四白、下关、太阳、颊车、地仓，返回至人中，左右交替，呈“∞”形路线反复数次，多与抹面等配合；近视，用一指禅偏锋推法推眼眶周围诸穴，呈“∞”形路线反复数次，从而缓解眼肌痉挛，可与按揉法按揉眼周诸穴配合；咽喉肿痛，用一指禅指端推法推廉泉等穴，使口腔内产生清凉感，唾液增多。

2. 四肢关节酸痛，颈项强痛、落枕、颈椎病，腰痛等痛症。颈项强痛、落枕、颈椎病，用一指禅推法从哑门沿颈椎正中推至大椎穴，再由两侧风池穴沿膀胱经推至颈根部，反复数次以舒经活络、活血祛瘀、解痉止痛，也可用一指禅屈指推法沿上述线路操作，常与拇指按揉穴位及颈项拿法等配合；四肢关节疼痛，则常用一指禅推法推关节周围穴位并配合穴位的按揉法、弹拨法。

3. 便秘、泄泻、胃脘痛等胃肠道疾病，冠心病、胆绞痛等胸腹疾患，痛经、月经不调等妇科疾病。便秘、泄泻、胃脘痛等胃肠道疾病，可用一指禅推法推足太阳膀胱经第一侧线，重点推脾俞、胃俞、肝俞、胆俞、大肠俞等穴位，同时推天枢、中脘等穴，常与腹部摩法配合，以健脾和胃，调整胃肠功能；冠心病，用一指禅推法推心俞、膏肓俞、膈俞，多配合拇指按揉法按揉内关及胸部的摩法，达到活血通脉，行气止痛的作用。至于痛经、月经不调等妇科疾病，可根据具体病情随症选穴应用。

【注意事项】

1. 一指禅推法操作过程中着力部位的压力变化、摆动的幅度要均匀，动作灵活，使产生的力轻重交替，持续不断。

2. 一指禅推法操作，着力部位应吸定，不要随腕部的摆动与体表之间产生滑动及摩擦，紧推慢移时应在吸定的基础上缓慢移动。

3. 临床操作中可采用屈伸拇指指间关节和不屈伸拇指指间关节两种术式，一般指端推采用屈伸拇指指间关节，而偏锋推多采用不屈伸拇指指间关节。

知识链接

一指禅推拿流派

现代流传的一指禅推拿，相传是清朝同治年间（1862—1874 年）由河南擅长于一指禅推拿的“太医”李鉴臣客居扬州时（咸丰年间 1861 年前后）所传。李鉴臣传一指禅推拿与丁凤山（道名，原名丁永春，约 1842—1915 年，江苏扬州西门人）。丁氏善骑马射箭，并考取武秀才，颇得李氏真传，在江浙二省极负盛名，丁氏长期行医于苏、沪、杭间，并广收门徒。知名者有王松山（道名，原名玉涟，1873—1963 年，扬州西门人）、钱福卿、丁树山等 20 余名。丁氏一指禅推拿尤擅长治疗脾胃疾患，先行医于江都，继开业于上海，就诊者踮趾相接。为使一指禅推拿不断光大，丁凤山之徒王松山在 1920 年聚丁氏传人 10 余名在上海成立了推拿研究会。王松山的一指禅推拿经验由其徒王子宗整理成《一指定禅》，为一指禅推拿的发展做出了可贵的贡献。

PPT

第二节　摩擦类手法

以掌、指或肘臂部附在体表做直线来回或环旋移动，使之产生摩擦的一类手法称为摩擦类手法。包括推法、摩法、擦法、搓法、抹法、刮法等手法。

一、推法

用指、掌、拳、肘部着力于一定的部位或经络上，紧贴体表做单方向的直线运动的手法称为推法，所谓“按而送之，推而行之”。

【分类及使用部位】

根据着力部位的不同分为：拇指推法、多指推法、掌推法、鱼际推法、拳推法、肘推法。拇指推和多指推法多用于头面、颈项、四肢等部；掌推法多用于胸胁部、腰背部；大鱼际推法多用于头面、四肢部；拳推法多用于腰背、臀部及下肢部；肘推法适用于肌肉肥厚处或感觉迟钝处。

【操作方法】

1. 拇指推法　用两手或单手拇指螺纹面着力于体表的一定部位，其余四指自然分开固定于体表，腕关节微屈，拇指向示指的方向做单方向的直线推动（图 6－12）。

2. 多指推法　除拇指外的四指伸直并拢，以第一及第二指骨的指腹着力于施术部位，腕关节微屈，通过前臂向前斜下方的主动施力，使四指向指端方向做单方向的直线推动。

3. 掌推法　全手掌按压于施治部位，五指微分开自然伸直，以全手掌的掌指面为着力面，通过前臂向前斜下方的主动施力，带动手掌向指端方向做单方向的直线推动（图 6－13）。

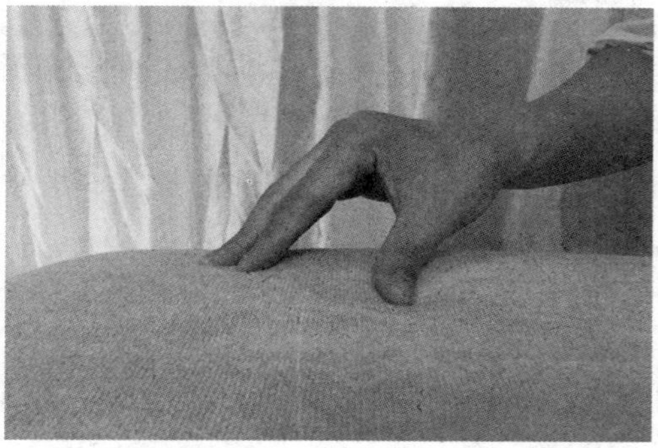

图 6-12 拇指推法

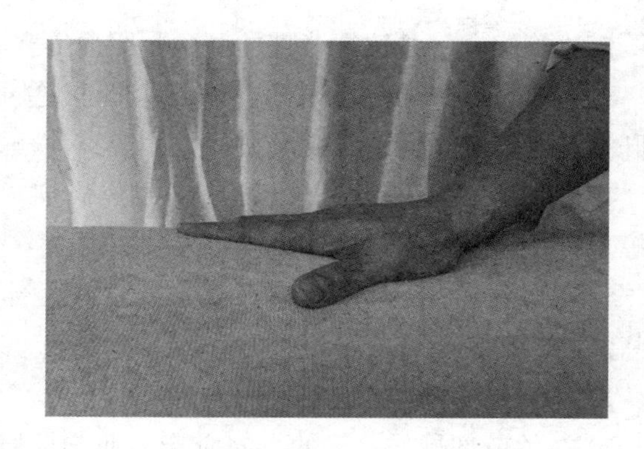

图 6-13 掌推法

4. 鱼际推法 用掌根和大鱼际着力于体表，腕关节稍背伸，五指微屈自然放于体表，通过前臂向前斜下方的主动施力，带动掌根和大鱼际向虎口方向做单方向的直线推动。

5. 拳推法 手握实拳，以示指、中指、无名指及小指的近侧指间关节的背侧关节突起部着力体表，腕关节伸直，通过前臂向前斜下方的主动施力，带动背侧关节突起部做单方向的直线推动（图 6-14）。

6. 肘推法 屈肘，将肘关节鹰嘴部着力施治部位，以肩关节为支点，通过上臂部向前斜下方的主动施力，带动肘关节鹰嘴部做较缓慢的单方向直线推动（图 6-15）。

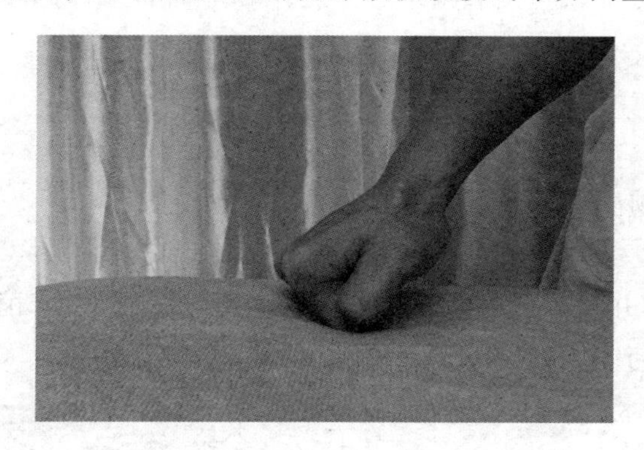

图 6-14 拳推法

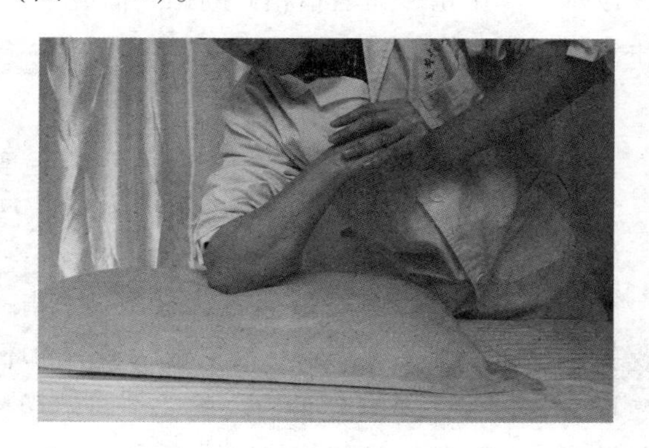

图 6-15 肘推法

【操作要领】

1. 指、掌、肘要紧贴体表，用力着实。
2. 推动的线路呈直线，推动的速度和力量要均匀，不要在体表产生跳跃、歪斜。
3. 压力由轻到重，施术者呼吸自然，不可屏气。
4. 一般顺经络、肌纤维及静脉的走行方向推动。
5. 拇指推法的推动距离较短，其余推法的推动距离宜长。

【功效】

舒经通络、活血化瘀、行气止痛、理筋整复。

【适应证】

该手法灵活多变，可在全身各部位操作，患者常感觉温热舒适，是临床常采用的推拿手法之一。用于治疗各种痛症及气机阻滞的各类疾患。

1. 风湿痹痛、腰腿痛、软组织损伤、局部肿痛等痛症。腰腿痛、风湿痹痛，可用掌推法、拳推法或肘推法推脊柱两侧夹脊穴、背俞穴及肢体外侧，常配合揉法操作，也常配合按法、擦法、点法、拿法等。

2. 胸胁胀闷不舒，烦躁易怒等气机郁阻病症。用掌推法推胸胁部，沿胸部正中向下直推，可与摩法、擦法等配合，并按揉背部的肝俞、胆俞等穴，行气舒肝解郁。

3. 高血压、头痛、头昏、失眠等气机上逆病症。常用拇指推桥弓、眉弓，掌推脊柱两侧膀胱经以平肝潜阳、降气止逆，常配合按揉太阳、抹前额，拿揉颈项及揉中脘、摩腹等。

4. 腹胀、便秘、食积不化等气滞中焦病症。可用掌推法推脘腹部，配合脘腹部的揉法、振法、摩法等。

5. 足疗法中的运用，常采用拇指推法在足部反射区，按向心方向推动，多用于慢性病的治疗。

【注意事项】

1. 适当运用介质以防止皮肤破损。

2. 在关节部操作，推的方向应指向肌肉肌腱的起止点，有利于理筋顺筋；在肢体中部推动时，则固定一端推向另一端。

3. 推动的方向不同所起的作用也不同，顺静脉的方向推动有利于消肿，顺动脉的方向推动则加强活血化瘀，顺经络为补，逆经络为泻，上推为升，下推为降。

4. 推动的速度不可过快，压力不可过重也不可过轻。

二、摩法

以示指、中指、无名指相并的螺纹面或掌面为着力点，以腕关节为中心使之作环形而有节律的摩动的手法。

【分类及使用部位】

摩法分为指摩法和掌摩法两种。

指摩法适用于头面及眼球部，掌摩法适用于胸腹及胁肋部。

【操作方法】

1. 指摩法 指掌部自然伸直，示指、中指、无名指并拢，其螺纹面自然贴附在体表，腕关节稍屈并保持不动，以腕关节为中心，三指做轻柔的环旋运动与体表产生摩擦。

2. 掌摩法 手掌自然伸直，腕关节自然微微下垂，将手掌贴附在治疗部位，腕关节保持不动，以腕关节为中心，手掌在体表做轻柔的环旋运动与之产生摩擦（图6－16）。

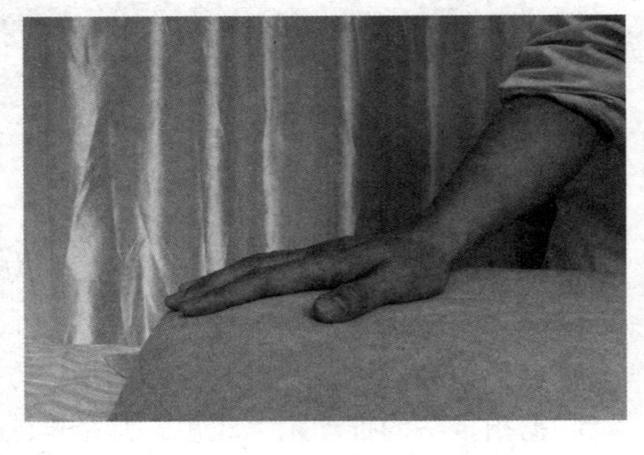

图6－16 掌摩法

【操作要领】

1. 肘关节自然屈曲，沉肩，腕关节放松，指掌自然伸直，动作和缓而协调。

2. 肘、腕、指掌相互协调，腕关节尽量保持不动。

3. 压力轻柔，指掌自然贴附于体表，不要产生向下的着力。

4. 指掌部与皮肤产生相对运动，幅度大而不带动皮下组织，所谓“皮动而肉不动”。

5. 摩动的速度、压力宜均匀。一般指摩法宜稍轻快，掌摩法稍重缓。

【功效】

提神醒脑、行气舒肝、温中和胃、消积导滞、温阳益气。

【适应证】

摩法刺激舒适和缓，临床应用广泛，常用于治疗胃肠道疾患、呼吸道疾患、生殖系统疾患以及四肢痛症等。

1. 脘腹胀痛、消化不良、泄泻、便秘等胃肠道疾患，可配合大、小鱼际揉法于中脘、天枢、神阙及全腹部操作。

2. 咳嗽、哮喘、胸闷气紧等呼吸道疾患，可摩膻中、期门、日月，配合搓摩胁肋，也可配合按揉背俞穴。

3. 痛经、月经不调、阳痿、遗精等生殖系统疾患，可摩下腹部的关元、气海及腰骶部，并配合揉关元、气海及横擦肾俞及腰骶部。

4. 外伤肿痛、风湿痹痛等痛症，可摩患处，常常配合局部的大鱼际轻揉，以行气活血、消肿散瘀。

5. 阳虚、中气不足等症，可摩关元、气海、膻中，有温阳补气之功。

【注意事项】

1. 临床应用时，可根据操作时缓急和方向不同而有补泻之分，常以急摩为泻、缓摩为补，摩腹时顺时针方向可消积导滞，逆时针方向可温中健脾。

2. 平补平泻时操作速度不宜过快，也不宜过慢；压力不宜过轻，也不宜过重。《圣济总录》曰："摩法不宜急，不宜缓，不宜轻，不宜重，以中和之意取之。"

三、擦法

用指掌的一定部位附着于体表，稍向下用力，做快速的直线往返运动，于体表发生摩擦产生热感的手法称之为擦法。

【分类及使用部位】

根据着力面的不同可分为：掌擦法、大鱼际擦法、小鱼际擦法。

掌擦法应用广泛，可用于全身各部，大鱼际擦法适用于四肢及面额部，小鱼际擦法适用于胸背部、腰骶部。

【操作方法】

1. 掌擦法　用掌面紧贴皮肤，手掌及腕关节自然伸直，以肩关节为支点，通过肘关节及肩关节的屈伸活动带动手掌作快速的直线往返运动，使体表产生热量（图6－17）。

2. 大鱼际擦法　掌指并拢微屈，以大鱼际及掌根部桡侧缘紧贴皮肤，其余操作同掌擦法。

3. 小鱼际擦法　掌指并拢稍用劲绷直，腕关节伸直稍桡偏，用小鱼际的尺侧缘紧贴皮肤，其余操作同掌擦法。

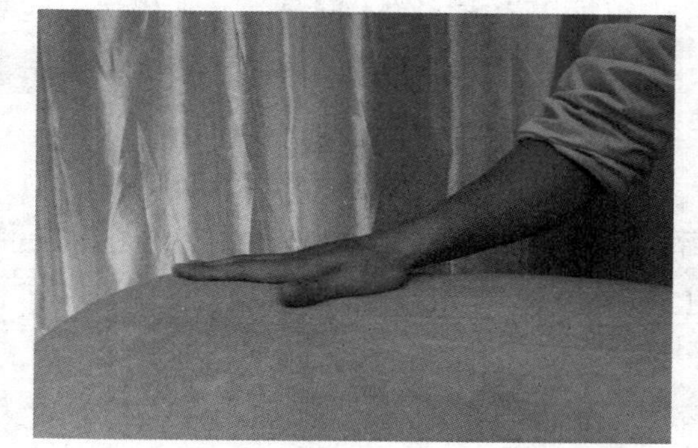

图6－17　掌擦法

【操作要领】

1. 上肢放松，腕关节平伸，前臂与腕骨处于同一水平，肩关节的屈伸活动为动力源，带动着力部位作直线运动。

2. 动作均匀连续，有如拉锯状，不可跳跃，也不可中途停顿；着力部位紧贴体表，压力均匀，不可使皮肤产生皱褶。

3. 应在一定的距离内摩擦，摩擦频率由慢到快，距离从长到短，以透热为度。

【功效】

温经通络、活血止痛、温阳散寒、宽胸理气。

【适应证】

擦法压力轻，摩擦力强，局部有明显的温热感，局部可出现潮红、痧线、瘀点、又有清热、透热之功。

1. 用于治疗呼吸系统疾病，横擦胸部和直擦背部膀胱经，以宽胸理气、止咳平喘，配合按揉风门、肺俞、心俞及胸胁部摩法。

2. 治疗腹胀、腹泻、消化不良、胃下垂等消化系统病症，直擦背部膀胱经、横擦腰骶部和两下肢足三里，可与脘腹部摩法、揉法配合。

3. 治疗阳痿、遗精、月经不调、女子不孕等生殖系统疾病，宜用横擦肾俞、腰骶部以温肾壮阳、暖宫调经，可与腰骶部和少腹部的摩法配合。

4. 治疗外感发热、阳明热证等，宜用重擦法擦背部膀胱经，使局部潮红或出现痧线。

【注意事项】

1. 用力均匀，操作者呼吸自然，不可屏气，往返频率120次/分。

2. 压力适中，压力过大则手法重滞，易擦破皮肤；压力过小则摩擦力不够，不易产热。

3. 擦动的路线要保持直线不要歪斜，否则不能达到治疗效果。

4. 不可隔衣进行，充分暴露施术部位，擦法的距离宜长不宜短，不要擦破皮肤。

5. 为更好地保护好皮肤，擦时应使用一定的介质（如冬青膏、红花油等），既可防止破皮，又可使擦的热度渗透，加强疗效。

6. 擦法操作后，在该部位不应再用其他手法，以免导致皮肤受损，故多为结束手法。

四、搓法

用双手指、掌或指掌相对紧贴于受术部位或单手、双手掌面着力于体表，作方向相反，自上而下地来回摩擦揉动的手法称为搓法。《厘正按摩要术》曰：“搓以转之，谓两手相合而交转也，或两指合搓，或两手合搓，各极运动之妙。”

【分类及使用部位】

根据用力方式的不同分为：夹搓法、推搓法。

夹搓法适用于四肢及胁肋，推搓法适用于脊柱、躯干部。

【操作方法】

1. 夹搓法 用双手指、掌或掌指相对用力夹住操作部位，以肩关节为支点，肩关节的主动屈伸运动带动双上肢作快速的相反方向的搓动，同时作上下往返移动（图6－18）。

2. 推搓法 用单手或双手叠掌掌面着力于治疗部位，以肘关节为支点，前臂部主动用力，快速的左右搓动时，作较缓慢的推去拉回的动作。

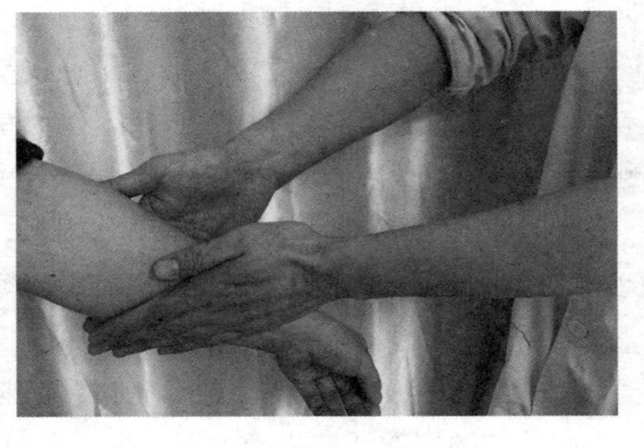

图6－18 夹搓法

【操作要领】

1. 沉肩垂肘，肩肘关节放松，上身稍前屈，双手自然伸开，五指并拢，以手指、掌或掌指着力于操作部位。

2. 夹搓法挟持力均匀柔和，以挟持住为宜，搓动频率快，上下移动要慢。

3. 整个操作过程要协调，一气呵成。搓动时掌面在施术部位体表有小幅度的位移，患者有较强的松动感。

【功效】

舒经通络、活血止痛、调和气血、祛风散寒、舒筋解痉。

【适应证】

该法为临床常用的辅助手法之一，作用温和舒适，可用于治疗肢体痹痛、肩背酸痛、关节活动不利等症。肢体痹痛、关节活动不利多用夹搓法；肩背酸痛，腰背强痛，多用推搓法于局部操作。治疗胸闷、胸胁屏伤、肝郁气滞等症，用夹搓法搓胸胁，可配合擦、摩胸胁。

【注意事项】

1. 手法施力要深沉，但不可用暴力，以免损伤皮肤。

2. 施术时双手用力对称，搓动要快，移动要慢。指、掌、腕配合协调，动作要轻快灵活，力量要均匀连贯，快慢适宜，以皮肤发热为度。

3. 施术者不能屏气，呼吸自然均匀。

五、抹法

用单手或双手拇指螺纹面或掌面紧贴皮肤，在体表作上下、左右往返抹动或弧形曲线的抹动的手法称之为抹法。

【分类及使用部位】

根据着力面的不同可分为拇指抹法、多指抹法、掌抹法。拇指抹法适用于面额部，多指抹法多用于头顶部，掌抹法适用于面部、腹部以及四肢部。

【操作方法】

1. 拇指抹法 用单手或双手拇指螺纹面着力于操作部位，其余手指置于相应的位置作固定，通过拇指掌指关节的主动屈伸活动，带动拇指作上下或左右、直线或弧形曲线的抹动。可根据施术部位的不同而灵活采取不同的抹动。

2. 多指抹法 用双手食指、中指和无名指螺纹面分置于前额部正中线两侧，以腕关节为支点，通过腕关节的主动屈伸动作，带动手指自前额部向两侧分抹，经太阳穴至耳上角，反复操作数次。

3. 掌抹法 以单手或双手掌面紧贴于施术部位，腕关节放松，以肘关节为支点，通过肘关节的主动屈伸活动，带动掌面做上下或左右、直线或弧形曲线的抹动。

【功效】

舒筋活络、开窍醒神、舒肝解郁。

【适应证】

临床常用于治疗感冒、头痛头昏、失眠、面瘫、高血压以及肢体疼痛等病症。

1. 感冒、头痛头昏、面瘫等头面疾病。感冒、头痛头昏用拇指抹法抹前额部及两侧太阳穴，可配合按揉太阳、攒竹，分推眉弓，一指禅推法推前额；面瘫，用多指抹法抹面，多在患侧操作，可配合按揉迎香、攒竹、颊车、地仓等穴。

2. 肢体酸痛、软组织损伤等痛症。用掌抹法在疼痛局部操作，常与推法、按揉法结合。

3. 高血压、失眠等症。常采用多指抹法在头角两侧反复操作以疏肝解郁，行气安神。

【注意事项】

1. 注意抹法与推法的区别，推法是单方向的直线运动，抹法则是或上或下，或左或右，或直线往返，或曲线运转，根据部位灵活变化运用。

2. 抹法操作时用力要求“轻而不浮、重而不滞”，频率宜轻快，动作均匀协调，不可带动皮下组织。

3. 抹法中掌抹法最重，性平降；多指抹法最轻，性升散，临床应用应有区别，且抹法多用作结束手法。

4. 作为常用的面部保健推拿手法之一，操作时常用适当的介质以润滑皮肤。

六、刮法

以手指或器具光滑边缘，蘸润滑剂在治疗部位上做单方向的直线快速刮动，称为刮法。

【分类及使用部位】

根据着力面的不同可分为拇指刮法、中指刮法或刮板刮法。根据被操作部位面积的大小选择合适的刮法。

【操作方法】

以拇指桡侧缘，或食指中指桡侧着力，或手握刮板，用其光滑的边缘着力，蘸清水、麻油、精油、按摩膏等，直接涂擦在治疗部位上，适当用力做单向的快速刮动。

【操作要领】

用力轻重适宜，范围要大，时间要长。

【功效】

发汗、镇静、止痛。

【适应证】

适用于头面、颈项、四肢、腰背等部位。用于治疗感冒、发热、神昏、疼痛等病症。

【注意事项】

1. 用力要均匀，不可用力过度，以患者能忍受为度。

2. 以皮肤慢慢出现发红，或出现紫红色瘀斑为度，不可刮破皮肤。

3. 使用刮板必须注意其边缘是否整洁、光滑、圆钝，操作前要用手触摸检查。对刮板要严格消毒，一人一具。

第三节　挤压类手法

PPT

用指、掌、肘或肢体的其他部位按压或对称性地挤压体表的一类手法。该类手法有按压类和捏拿类两类。其中按压类手法是最早应用于推拿治疗的手法之一，推拿古称按摩、按跷，就来源于此。按压类手法是用指、掌、肘或肢体的其他部位垂直用力按压体表的手法，其代表手法为按法，还包括点法、压法、拨法等；捏拿类手法是用指、掌对称性的挤捏体表或肢体的手法，此类手法包括捏法、拿法、捻法、踩跷法、掐法等。

一、按法

用指或掌着力于体表，用力由轻到重逐渐按压，按而留之的手法称为按法。

【分类及使用部位】

根据着力面的不同，可分为指按法、掌按法。

指按法可用于全身各处穴位，掌按法适用于面积大而平坦的部位。

【操作方法】

1. 指按法　用拇指螺纹面按压在体表，其余四指自然伸直置于相应的位置以支撑助力，腕关节屈曲40°~60°，拇指垂直向下用力按压，用力从轻到重，到最大力时停顿片刻，渐减压力，再重复加压，使整个动作过程既平稳又富有节奏性（图6-19）。

2. 掌按法　用双手或单手掌面紧贴体表，手指自然伸直放于体表，腕关节背伸，肘关节微屈，上半身前倾，将上半身的重量逐渐通过肩、肘传至手掌面，垂直向下按压，用力方式同指按法（图6－20）。

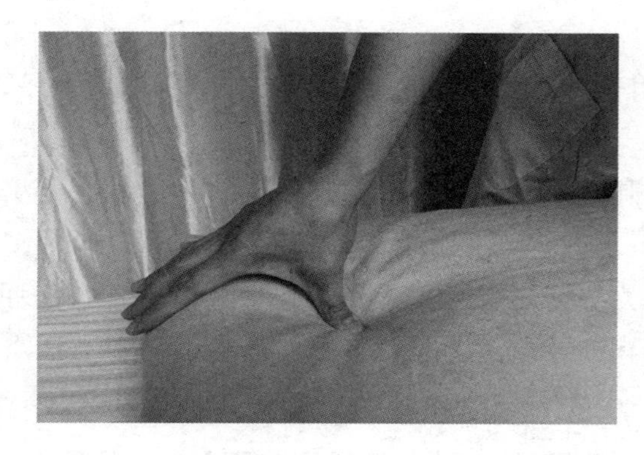

图6－19　指按法

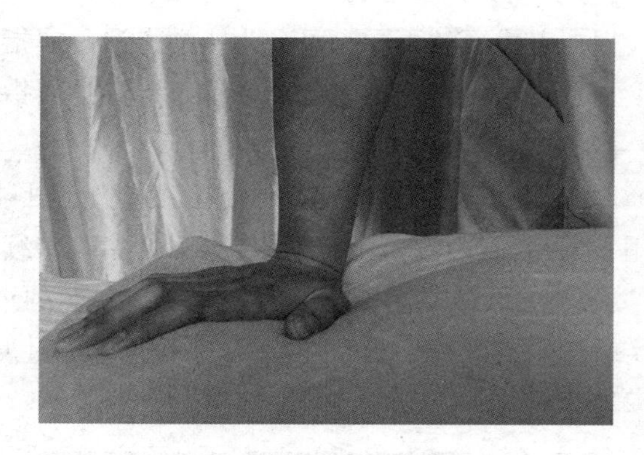

图6－20　掌按法

【操作要领】

1. 手指或掌面着力于体表，用力垂直向下按压，部位固定，用力从轻到重，不可用暴力。

2. 用力有一定的节奏性，渐加渐减，使刺激逐步渗透到组织内部。

3. 指按法要悬腕并自然屈曲，拇指按定体表，其余四指固定于相应的位置，使拇指着力更平稳着实。

4. 掌按法用于腰背及胸腹，需病人配合呼吸，呼气时逐渐用力向下按，吸气时逐渐减压。

【功效】

舒筋通络、解痉止痛、温经散寒。

【适应证】

手法特点：该手法是最早应用于推拿治疗的手法之一，刺激性较强，尤其指按法常可替代针刺，也常称之为指针手法之一。常用于治疗以下疾病。

1. 头痛、三叉神经痛、腰腿痛、坐骨神经痛、痹证等各种痛证。头痛、三叉神经痛，用指按百会、太阳、鱼腰、风池、下关、合谷等穴，常常按揉结合，配合头面部的抹法、一指禅推法等治疗；腰腿痛、痹证，多采用掌按法按腰背部、肢体的后侧，以通经活络、温经止痛，可配合拿法、推法等。

2. 风寒感冒、风湿麻木、颈项强直等症。风寒感冒，可掌按或指按背部膀胱经诸穴，常配合一指禅推法、擦法、推法；风湿麻木、颈项强直，常按揉局部穴位，可配合指拨法。

【注意事项】

1. 指按法接触面积小而刺激较大，故临床操作中常与揉法结合应用，边按边揉，有“按一揉三”的说法，即重按一下、轻揉三下，形成有规律的按揉结合的手法。

2. 用力一定要逐渐加压，先从轻到重，再从重到轻，禁止突发突止，暴起暴落。

3. 掌按法在腰胸部应用时要注意受术者的骨质情况，避免造成医疗事故。

【禁忌证】

1. 骨质疏松、骨结核、骨肿瘤等骨质病变时禁用掌按法。

2. 严重肺胸疾患禁用掌按法。

3. 有心脏疾患及严重代谢疾患时禁用按法。

4. 年老体弱者、妊娠期妇女等慎用按法。

二、点法

用指端或指间关节着力于受术者体表，持续向下进行点压的手法称为点法。点法首见于《保生秘要》，从按法发展而来，可属于按法的范畴。

【分类及使用部位】

根据着力面的不同，可分为指端点法、屈指点法。

指端点法可用于全身各处穴位及痛点，屈指点法适用于背部及腰臀部穴位。

【操作方法】

1. 指端点法 用拇指或中指指端着力患处或穴位，其余手指自然屈曲握空拳，肩肘放松，上臂主动用力下压，通过肘、腕关节传导，使指端持续向下点压（图6－21）。

2. 屈指点法 用拇指、示指或中指屈曲的近节指间关节背侧着力于操作部位，其余手指自然屈曲握实拳，肩肘放松，上臂主动用力下压，通过肘、腕关节传导，使指间关节屈曲面持续向下点压（图6－22）。

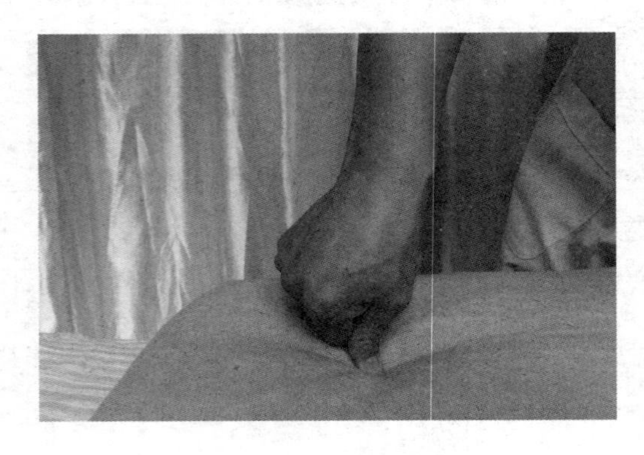

图6－21 指端点法

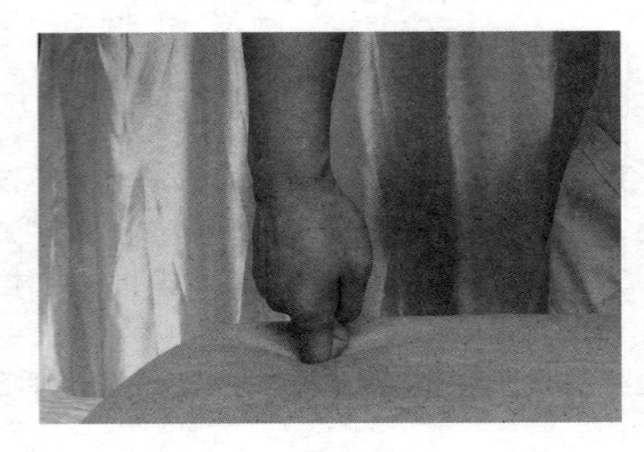

图6－22 屈指点法

【操作要领】

1. 指端点法宜手握空拳，用相邻的手指固定着力指第一指间关节。如拇指则将第一指间关节紧贴示指第一指间关节的桡侧，中指则用拇指及示指螺纹面紧贴其第一指间关节掌侧及背侧，以免用力时损伤指间关节。

2. 屈指点法宜手握实拳，手指自然屈曲握紧以便对用力指起固定和助力作用。

3. 点法操作时，应由肩或前臂发力，并施以身体的重量，意念集中于着力处。

4. 用力要由轻到重，持续而稳定，使刺激逐步渗透到机体的组织深部，使之产生“得气”的感觉，并以受术者能忍受为度。

5. 点法的用力方向多与受力面相垂直，点穴时，压力方向常常与针刺穴位的方向一致。

【功效】

舒筋活络、调经通气、活血化瘀、解痉止痛。

【适应证】

点法刺激较强，“以指代针，点法是也。”一般认为，点法与按法的区别在于：接触面积大，压力较为缓和的是按法；接触面积小，压力较大的则为点法，有以指代针之义。常常用于治疗各种痛症。

1. 头痛、颈痛、落枕等，头痛，点风池、太阳、鱼腰、百会等穴；颈痛、落枕，点风池、颈夹脊、天宗等穴。

2. 腰腿痛，点肾俞、气海俞、大肠俞、八髎、环跳、阳陵泉、委中、承山等。

3. 牙痛，点合谷、下关、听会、颊车、翳风等。

4. 胃脘痛、腹痛，点脾俞、胃俞、足三里、上巨虚、内关等。

以上痛症采用点法治疗，均具有很好的止痛作用，常和按法、压法、揉法等配合操作。

【注意事项】

1. 点法用力要注意逐渐加力和逐渐减力，禁止使用暴力，力量的大小既要产生“得气”感，又要以受术者能耐受为度，避免造成局部损伤。

2. 对于年老体弱、久病体虚的受术者不可使用点法，尤以心脏疾病的受术者忌用。

3. 临床上点法常与揉法配合使用，边点边揉，可以避免气血积聚和局部的组织损伤。

三、捏法

以拇指和其他手指相对用力，在操作部位作有节律的、一紧一松的挤捏，并作匀速上下移动的手法称之为捏法。

【分类及使用部位】

根据拇指与其他手指配合的多少分为：三指捏法、五指捏法。三指捏法适用于颈部、肩部，五指捏法适用于四肢、背部。

【操作方法】

用拇指与示、中指的指面，或用拇指和其他手指的指面自然贴附在体表的两侧，相对用力挤捏，随即放松，再用力挤捏、放松，反复操作，并循序匀速移动（图6－23）。

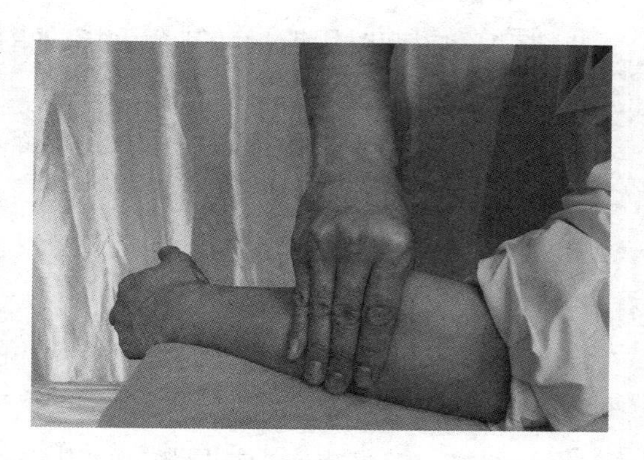

图6－23　捏法

【操作要领】

1. 操作时拇指和其他手指的指面及虎口、掌面自然紧贴在体表。

2. 拇指和其余手指要以指面着力，腕关节放松，施力对称，用力轻柔，轻重交替。

3. 操作中用力均匀，动作要连续有节奏性。

【功效】

通经活络、行气活血、解痉止痛、消炎利肿。

【适应证】

本手法刺激中等，轻重适中，常用于治疗以下疾病。

1. 疲劳性四肢酸痛、四肢关节疼痛、颈痛等痛症，四肢部用捏法自四肢的近端捏向远端，可配合四肢部的拿法、揉法治疗；颈椎病、颈痛，以捏法从两侧风池穴向下捏至颈根部，常配合指按法、指揉法、弹拨法及拿法等。

2. 水肿、脉管炎、骨折后期四肢肿胀等，常采用向心性挤捏，可配合向心性推法、抹法等手法。

【注意事项】

1. 操作中避免指端用力，应用指面着力，腕关节放松。如用指端着力则失去挤压的作用。

2. 挤捏移动的方向不同作用有差异。抬高肢体，向心性移动，能使津血归心、消炎利肿；反之，肢体下垂，离心性移动，可使气血发散、活血化瘀。临床应用应加以区别。

3. 挤捏时不要含有揉、提的手法，如捏中带揉、提，则为拿法。

4. 挤捏前，可先在腋下或腹股沟处点按、弹拨，从而使经脉畅通。

四、拿法

用拇指和其余手指相对用力，提捏或揉捏肌肤的手法称之为拿法。有“捏而提起谓之拿”的说法。

“推拿”最早出现于明代，由“按摩”到“推拿”名称的改变也体现了推拿手法运用的飞速发展。后世的“拿坛子”“抓沙袋”等功法的训练，即主要针对拿法而立，以增加手腕部的力量。

【分类及使用部位】

根据拇指与其配合手指的数目，可分为三指拿法、五指拿法。三指拿法适用于颈、肩部，五指拿法适用于头部、腰部及四肢部。

【操作方法】

用拇指与其他手指相对用力，在挤捏肌肤的同时用腕关节的力量向上提起肌肤，继而放下，并用拇指和其他手指施以揉动，持续而有节律地进行（图6－24）。

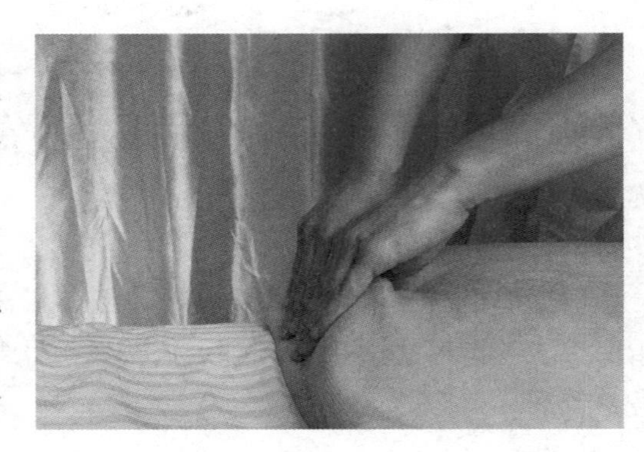

图6－24　拿法

【操作要领】

1. 挤捏和提起时用拇指和其余手指的指面着力，避免指端着力。

2. 拇指和其余手指的指面、虎口及掌面尽可能的紧贴体表。

3. 腕关节放松，动作灵巧、连绵不断，力量柔和，富有节律性。

4. 拿法是一复合手法，提捏中含有揉法的作用，实际上包含了捏、提、揉三种手法。

【功效】

舒筋通络、解痉止痛、祛风散寒、升举阳气、行气活血、消积导滞。

【适应证】

该手法即有力又柔和，受术者感觉轻松舒适，临床应用比较广泛。常用于治疗多种疾患。

1. 落枕、颈椎病、肩周炎、偏瘫、四肢酸痛等症。落枕、颈椎病，可拿颈项部、肩颈部及患侧上肢；肩周炎、偏瘫、四肢酸痛、运动性疲劳等，可自四肢近端拿向远端，可配合四肢的捏法、揉法、抖法等。

2. 感冒、头痛身痛、发热恶寒等症。风寒外感、头痛身痛，常拿风池、颈项部、肩井及头部，多采用重拿法，以发汗解表；风热外感，可用轻拿肩井、颈项部，轻快柔和以解肌发表，常配合抹头面、颞部扫散等。

3. 腹痛、腹胀、消化不良等症。可采用腹部的拿法或拿肚角的方法，配合腹部的摩法、推法、振法等。

【注意事项】

1. 拿时一紧一松的提起、放下，用力由轻到重，和缓而有节律性，逐步达到渗透的作用，切忌突然地加力、减力。

2. 腕关节要灵活，动作协调，可双手交替或同时操作，避免死板僵硬。

3. 初习者不可用力久拿，避免损伤手指和腕关节。

五、捻法

用拇指和示指夹住受术者的指、趾或肌腱等部位，作对称、快速的捻线状的搓揉，并上下往返移动的手法。

【操作方法】

用拇指螺纹面与示指桡侧缘或螺纹面相对捏住施术部位，稍用力做对称的、快速的捻线状的搓揉动作，并做上下往返移动。

【操作要领】

1. 用力灵活、均匀，夹持力适中。

2. 捻动的速度要快，上下左右的移动慢而有连贯性。

3. 操作时着力面于皮肤之间尽量不产生摩擦移动，主要是移动皮下组织。

4. 拇指和示指在捻动时揉劲宜多，搓劲宜少，两指捻动的方向相反，是一种相向运动。

【功效】

理筋通络、消肿止痛、活血祛瘀、滑利关节。

【适应证】

本法常用于手指间关节、足趾间关节及浅表肌肤、肌腱，常作为上肢手法治疗的常规手法之一。常用于治疗指间关节扭伤、类风湿关节炎、屈指肌腱腱鞘炎等筋伤疾患。如：指间关节损伤、类风湿关节炎，常捻关节左右两侧处或手指左右两侧从上到下依次捻动，可配合手指的牵拔法；屈指肌腱腱鞘炎，捻患指的腹侧面为主，可配合推法、揉法。

【注意事项】

1. 操作时两指夹持力以能夹持住施治部位为宜。太重则捻动呆滞；太轻则摩擦过大，揉动力减少。

2. 操作时，常常稍同时牵拉施治部位，使之理筋、顺筋作用更好。

3. 捻法与搓法相似，搓法着力部位是手掌，夹持部位较大，用力大，搓动、上下移动幅度大；捻法着力部位是手指，夹持部位较小，用力小，搓动、上下移动幅度小。

六、踩跷法

用单足或双足有节律性踩踏施术部位，称之为踩跷。踩跷法临床应用广泛，踩踏的力量沉稳着实，可深入骨间及脏腑，且施术者因以身体的体重化为手法之力，所以省力并持久。但踩跷法危险度较高，要求准确地掌握适应证及熟练的脚法。传统的踩跷法是在胸部和下肢股部各垫 2 ~ 3 个枕头，使腰部悬空，然后在腰部进行踩踏。

【分类及使用部位】

常用的踩跷法有踏步式踩跷法、弓步式踩跷法及摇摆式踩跷法。适用部位具体见各法的操作方法。

【操作方法】

1. 踏步式踩跷法　受术者俯卧位，踩跷者用双手扶在固定的扶手上，通过双手来调节和控制向下踩踏的力量。踩跷者将双足平行踏于受术者腰骶部正中，双足以走踏步的方式，脚尖靠脚后跟一起一落地节律性踩踏，身体的重心随双足的起落而转移。双足依次从腰骶部循脊柱向上踩踏到第 7 颈椎下缘，再循脊柱退回腰骶部，如此反复操作。踩踏过程中，可作 1 ~ 2 次腰部弹压踩踏，即将双足踩踏于脊柱两侧，用足掌前部着力而足跟提起，身体随膝关节及踝关节的屈伸而一起一落，通过足前掌对腰部做一轻一重的按压，常一次连续弹压 15 次左右。

2. 倾斜式踩跷法　受术者俯卧位，踩跷者准备动作同踏步式踩跷法，双足分踏于肩胛部和腰骶部，面部朝向受术者头部，两腿呈弓箭步姿势，一足横踏于腰骶部，与脊柱垂直，另一足踩于肩胛部的内侧，紧扣于一侧肩胛骨内侧缘，而足的内侧缘与脊柱平行。以腰为轴，通过身体的节律性的前倾后移，将重心在两足间交替移动，前倾时重心落在前足，后移时重心落在后足，如此有节律性的一前一后的踩踏。亦可依此法将双足分踏于背部和腰部进行踩踏。

3. 外八字式踩跷法　受术者俯卧位，踩跷者准备动作同踏步式踩跷法，双足呈外八字分踏于双下肢的臀横纹处，身体重心有节律性持续左右摇摆，通过身体重心在双足间的交替移动，使两足进行连续的节律性踩踏，并循大腿后缘下移至腘窝部，再沿原路线返回臀部，如此反复操作。

【操作要领】

1. 踩踏时要有节律性，呈轻踏步样，足底离开体表不要太高，以身体重心能移至对侧足部即可。踩踏的速度快慢适中，常以每分钟踩踏 60 次左右为宜。

2. 弹压踩踏时足尖不可离开受术者体表。以腰为轴，两腿呈弓箭步踩踏时，两足均不离开被踩踏部位。

3. 踩踏的力量、次数和时间根据受术者的体质状况和病情灵活调节，在操作过程中，如受术者难以忍受或不愿配合，应立即停止，不可勉强。

【功效】

舒筋通络、理筋整复、解痉止痛。

【适应证】

该法刺激强，具有省力、易持续、易渗透的特点。常用于腰骶部、背部、肩胛部及下肢后侧肌肉较丰厚处，用于治疗脊柱疾病及某些内科杂症，如腰椎间盘突出症、腰背筋膜劳损等腰腿痛，可用踏步式踩跷法反复踩踏腰部、背部，兼以外八字踩跷法踩踏两下肢后侧。

2. 颈椎病、菱形肌劳损等症，导致肩背部酸痛者，可用倾移式踩跷法重踩肩胛部，常配合肩颈部其他手法进行治疗。

3. 头痛，其痛势缠绵难愈者，可用外八字踩跷法较长时间踩踏两下肢后侧，对承受能力较强者，亦可踩踏两小腿后侧，结合其他头面部手法治疗，能起镇静安神止痛的作用。

【注意事项】

1. 必须严格掌握适应证，明确诊断。凡体质虚弱，有心、肝、肾疾患，有骨质疏松或其他骨质病变者禁用。

2. 年老体弱或小儿，以及因病不能受力者禁用。

3. 操作时不可在一处长时间踩踏。

4. 推拿医师体重过重者应慎用踩跷法，一般以体重 50 ~ 75kg 为宜。

七、掐法

以指端重刺激治疗部位，称为掐法。《幼科推拿秘书》：“掐者用大指甲将病处掐之。”

【分类及使用部位】

可单手操作，亦可双手操作，分为双手掐法和单手掐法。根据被操作部位的不同选择合适的掐法。

【操作方法】

1. 双手掐法，即以两手的拇指、示指相对用力，挤压治疗部位。

2. 单手掐法，即以单手拇指指端掐按人体的穴位，如掐人中。

【操作要领】

1. 用力要稳、准、刺激量要大。

2. 应逐渐垂直用力进行掐按，可持续用力，也可间歇性用力以增强刺激，取穴要准。

3. 掐后要轻揉局部，以缓解不适之感。

【功效】

醒神开窍、镇静息风、通经止痛。

【适应证】

适用于头面部、手足部。可用于治疗痉挛、昏迷、各种痛症等。如掐人中、掐十宣、掐劳宫，可治疗小儿急性惊证等。

【注意事项】

掐法刺激比较强，要逐渐用力，达渗透为止，不要掐破皮肤。

PPT

第四节　振动类手法

以较高频率的节律性交替刺激持续作用于人体，使受术部位产生振动感觉的手法称为振动类手法。常用于结束手法，与搓法常配伍使用。本类手法包括抖法、振法。

一、抖法

用双手或单手握住受术者的上肢或下肢远端，静止性用力作连续的小幅度的上下抖动，使肌肉、关节有轻松感，达到放松肌肉、关节为目的的手法。

【分类及使用部位】

根据抖动的部位不同分为抖上肢法、抖下肢法、抖腰法。

【操作方法】

1. 抖上肢法　双手握住受术者腕关节，牵引上肢向前方抬起60°左右，通过前臂静止性用力，使肢体产生小幅度的上下抖动，并使抖动所产生的抖动波似波浪般地传递到肩部；或以一手握住腕部，一手按其肩部，双手作对抗牵拉，通过一手前臂静止性用力，使肢体产生小幅度的上下抖动，并使抖动所产生的抖动波传递到肩部（图6－25）。

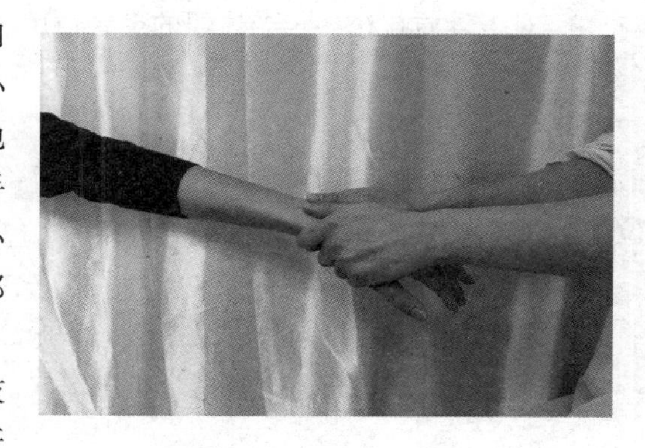
图6－25　抖上肢法

2. 抖下肢法　受术者仰卧位，施术者用双手握住患肢的踝部或分别握住两踝部，将肢体牵拉的同时抬起，离开床面30cm左右，然后施术者上臂和前臂同时施力，做连续的上下抖动，使抖动从踝部经膝关节传至髋腰部。

3. 抖腰法　受术者俯卧位，助手站在受术者头侧固定其两腋部，施术者站在脚侧，双手分别握住受术者两踝部，两臂伸直，与助手相对用力，牵拉其腰部。待其腰部放松后，然后身体前倾，准备抖动，随身体站直起立之势，瞬间用力，作1～3次较大幅度的抖动，使抖动产生较大幅度的波浪状运动，向上传至腰部。

【操作要领】

1. 被抖动的肢体要放松，自然伸直，使之在抖动时保持伸直的姿态。
2. 抖动产生的抖动波应从肢体的远端传到近端，直接到达关节。
3. 操作者呼吸自然，不可屏气，抖动的幅度小，频率快，动作连续，一气呵成。
4. 操作时不可使肢体产生左右、前后的晃动。
5. 抖动上肢时，频率一般在200次/分左右。
6. 抖动腰部时，频率一般在100次/分左右。

【功效】

舒筋活络、滑利关节、活血祛瘀。

【适应证】

本手法主要用于四肢关节和腰部，常用于治疗四肢及腰部的疼痛疾患。

1. 肩周炎、颈椎病、髋部伤筋等四肢的疼痛疾患。肩周炎、颈椎病等常用上肢的抖法；髋部伤筋、腿部疼痛等则用下肢抖法；常与搓法配合运用，作为上、下肢部治疗的结束手法。

2. 腰椎间盘突出症及腰扭伤、腰椎小关节滑膜嵌顿等腰腿疼痛性疾病，用抖腰法，可以理筋整复、松解粘连，常配合运腰法及腰部斜扳法。

【注意事项】

1. 抖动前要使患肢充分放松，使肌肉处于最佳松弛状态。

2. 抖动时要适当地牵拉肢体，使肢体绷直。

3. 抖动应通过上肢肌肉强直性静止用力产生，使抖动幅度尽量的小，避免使肢体产生大幅度的波动。

4. 施术者不可屏气。

【禁忌证】

1. 对于习惯性肩、肘、腕关节脱位病史者，严禁使用本手法。

2. 腰部疼痛剧烈，不能耐受者；腰部肌肉痉挛，不能放松者；以及腰椎滑脱等疾病不适用本手法。

3. 对于骨质疏松、年老体弱的患者慎用该手法。

二、振法

将指端或手掌紧贴体表，通过前臂和手部的肌肉强力地静止性用力，作持续性快速振动，使治疗部位产生高速振动的手法称为振法。

【分类及使用部位】

根据着力部位的不同分为指振法、掌振法。

指振法适用于头面、胸腹及全身各部穴位，掌振法多用于胸腹部。

【操作方法】

1. 指振法　以食指或中指指端垂直放与体表治疗部位，其余手指自然并拢，注意力集中于指端，通过前臂屈肌群和伸肌群交替的强直性静止用力，产生快速的振动，使受术部位产生温热感、松动感。

2. 掌振法　以掌面紧贴于治疗部位，腕关节自然背伸，注意力集中于掌部，通过前臂屈肌群和伸肌群交替的强直性静止用力，产生快速的振动，使受术部位产生温热感、松动感。

【操作要领】

1. 前臂和手部必须静止性用力。所谓静止性用力，即是将前臂与手部肌肉绷紧，但不做主动运动。

2. 注意力要高度集中于掌指部。掌指部自然贴附于体表，不可离开肌表，也不可施加额外的压力。

3. 要有较高频率的振动，一般认为，振动的频率要达到每分钟400次左右。振动幅度要小，不能使肢体产生抖动或摆动。

4. 操作时不能屏气，呼吸自然而有节律。

【功效】

镇静安神、温中散寒、行气消积、升举阳气。

【适应证】

该手法常用于治疗以下疾病。

1. 头痛、失眠、焦虑等病症，常采用指振太阳、印堂，掌振百会等穴，以镇静安神。

2. 消化不良、胃脘痛、胃下垂等，可采用指振中脘或掌振脘腹部以温中散寒、行气止痛、消食化积，常配合胃脘部的按揉法、摩法等。

3. 咳嗽、气喘、胸闷不舒等症，常用指振膻中，以宽胸理气，可配合胸胁部的推法、搓法、摩法等。

4. 痛经、月经不调、宫冷不孕等症，多用掌振少腹部、腰骶部，常配合横擦腰骶部，少腹部的摩法等，以调经活血、暖宫散寒。

【注意事项】

1. 操作时除前臂主动静止性用力外，其余部位不要摆动及颤动。

2. 指掌自然贴附体表，既不可离开体表，也不可施加压力。

3. 操作要使治疗部位产生温热感及松动感，并从操作部位向周围扩散。

PPT

第五节　叩击类手法

用手掌、拳背、手指或特制的器械有节奏地叩击体表的手法为叩击类手法。本类手法包括拍法、击法、叩法等。

一、叩法

以小指尺侧或空拳的尺侧缘叩击体表的手法，称之为叩法。叩法刺激程度较击法为轻，有“轻击为叩”的说法。

【分类及使用部位】

叩法常分为对掌叩法和屈拳叩法，两种叩法没有严格的部位操作差别。屈拳叩法多用于头顶部，而对掌叩法可以全身操作。

【操作方法】

1. 对掌叩法　双手并拢，十指自然分开，两手手指自然紧贴，掌心空虚，两腕关节背伸，指、掌、腕关节放松，前臂主动旋转，使小指尺侧节律性叩击体表，若操作正确，常可发出“嗒嗒”声响（图6－26）。

2. 屈拳叩法　手握空拳，四指在外包绕在内的拇指，手指及腕关节放松，通过肘关节的主动屈伸，使拳的小鱼际部和小指部节律性地叩击施治部位，操作正确，常可发出“嗒嗒”声响（图6－27）。

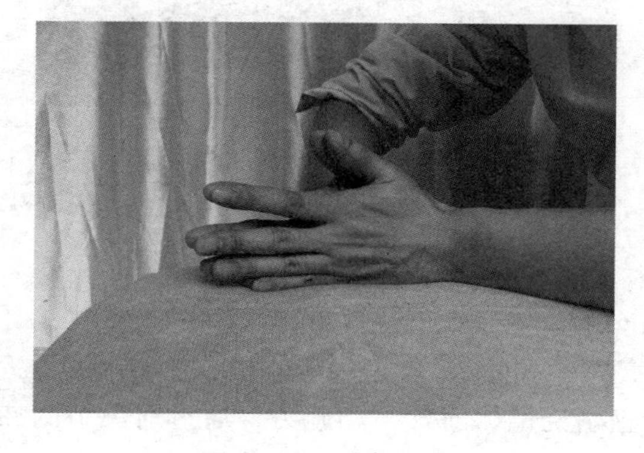

图6－26　对掌叩法

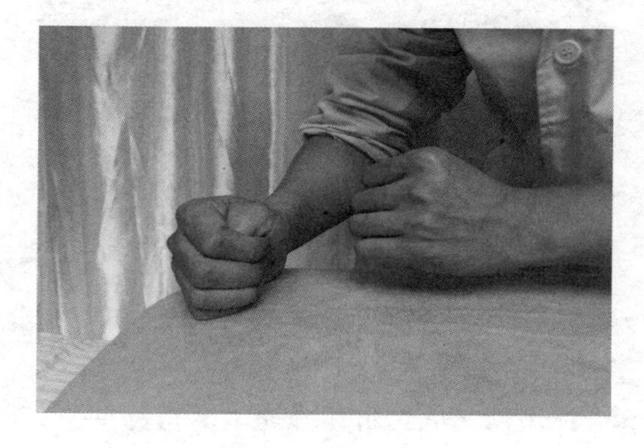

图6－27　屈拳叩法

【操作要领】

1. 叩击时用力适中，受术者感觉有轻微的振动，伴随清脆的响声，故觉得轻松而舒适。

2. 叩击时腕关节及手指要放松，不可实力击打施术部位。

3. 叩击时要有很强的节奏感，屈拳叩亦常两手同时操作，左右交替，如击鼓状。

【功效】

行气活血、舒筋通络、镇静安神、醒脑开窍。

【适应证】

常用于治疗头痛、头晕、四肢肌肉疲劳、肩背疼痛等症。

1. 颈椎病、颈椎小关节紊乱等病症，对其所引起的肩背痛，常以对掌叩法叩击肩背部，可配合拿肩井等。

2. 四肢疲劳酸痛、倦怠等症，可用对掌叩法从四肢近端叩向远端，常配合四肢部拿法、捏法等。

3. 头痛、头晕、失眠等症，可采用屈拳叩法于头部百会、四神聪、印堂等部位操作，常于手法结束时应用。

【注意事项】

1. 叩击时不要施以重力，重力叩击就失去了叩法的作用。

2. 操作时要尽量产生空响声，使局部产生振动感，施术者感觉轻松舒适。

二、击法

用拳背、掌根、掌侧小鱼际、指尖或桑枝棒击打体表一定部位，称为击法。

【分类及使用部位】

根据接触体表的部位或使用器械可分为：拳击法、掌根击法、侧击法、指尖击法、桑枝棒击法。

拳击法多用于颈背部，掌击法适用于脊柱及臀部、下肢后侧，侧击法多用于四肢部、肩颈部，指尖击法适用于头顶，桑枝棒击法多用于肩胛区、腰臀部及下肢后侧。

【操作方法】

1. 拳击法 握拳，腕关节稍背屈，不可屈伸，前臂外旋，前臂主动施力，通过肘关节的屈伸使拳背有节律地平击施治部位（图 6-28）。

2. 掌根击法 五指微屈，手指自然分开，背伸腕关节，以掌根着力，前臂主动施力，通过肘关节的屈伸使掌根有节律地击打施治部位（图 6-29）。

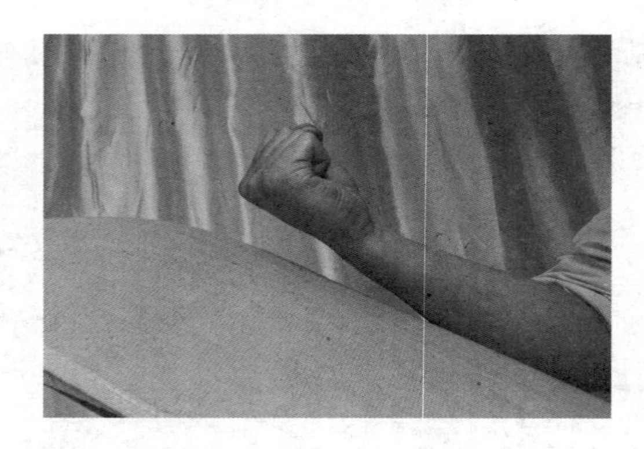

图 6-28 拳击法

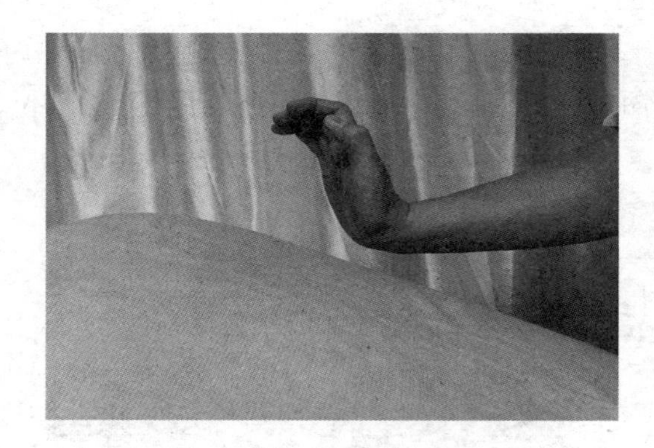

图 6-29 掌根击法

3. 侧击法 五指自然并拢，掌指部伸直，腕关节伸直稍桡偏，前臂主动施力，通过肘关节的屈伸使单手或双手小鱼际部有节律地击打施治部位（图 6-30）。

4. 指尖击法 拇指伸直，其余四指自然分开屈曲，腕关节放松，通过前臂的主动运动带动腕关节的屈伸，以使指尖有节律地击打施治部位（图 6-31）。

5. 桑枝棒击法 手握桑枝棒一端，通过前臂的主动运动，带动腕关节的反复屈伸，使棒有节律地击打施治部位。

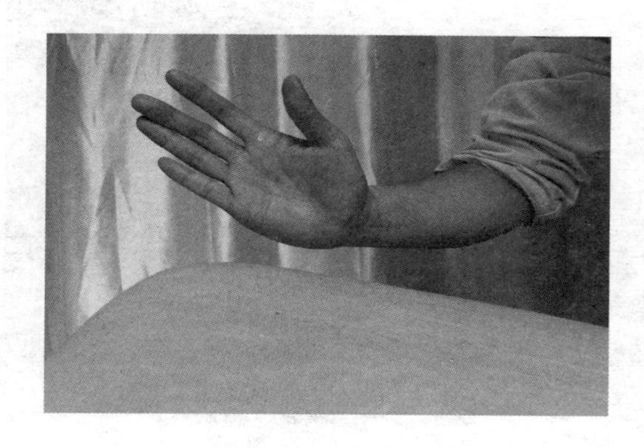

图 6－30　侧击法

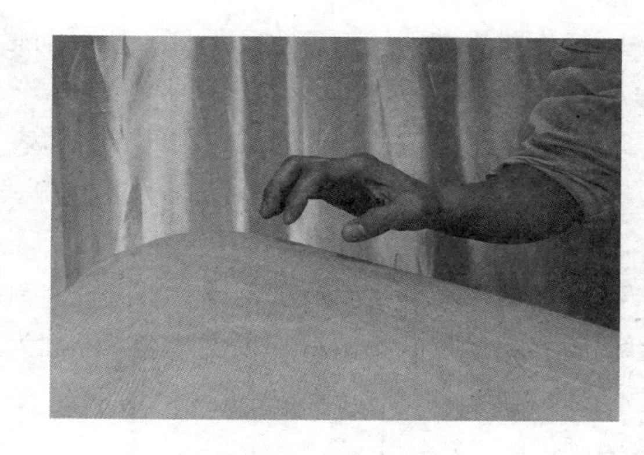

图 6－31　指尖击法

【操作要领】

1. 用力要稳，含力蓄劲，收发灵活。

2. 着力短暂而迅速，要有反弹感，即一击到体表就迅速收回，不可有停顿和拖拉。

3. 击打的方向要与体表垂直。

4. 肩、肘、腕放松，用力均匀，动作连续而有节奏感，击打的部位有一定的顺序。

5. 速度快慢适中，击打的力量应因人、因病、因部位而异。

【功效】

舒筋通络、活血祛瘀、行气止痛。

【适应证】

常用于颈椎病、四肢痹痛、腰椎间盘突出症、偏瘫、截瘫等疾病的治疗。

1. 颈椎病、腰椎间盘突出症等。颈椎病引起的上肢麻木、疼痛，可拳击大椎，操作时受术者宜取坐位，颈腰伸直，可配合颈项部拿法、拨法、按揉法使用；腰椎间盘突出症引起下肢疼痛者，用掌根击法重击环跳穴，常配合腰臀部、下肢后侧拍法及侧击法。

2. 风湿痹痛、肢体麻木者，用侧击法或棒击法击打患肢的肌肉丰厚处，常配合患处的拿法、拍法。

3. 疲劳酸痛、肌肉萎缩、偏瘫、截瘫等病症，可用棒击法击打疲劳或萎缩的肢体，常配合患处的拿法、揉法。

4. 头痛、头晕、失眠等症，多在头顶、前额部行指尖击法。

【注意事项】

1. 本法刺激较强，在头部、心前区、两肾区操作时宜轻，避免造成损伤。

2. 击打要避免使用暴力。

3. 严格掌握各种击法的适应部位和适应证。

4. 有风湿性心脏病、脑栓塞、高血压病史的受术者忌用本法。

三、拍法

五指并拢，用虚掌拍击体表的手法，称之为拍法。拍法可单手操作，也可双手同时操作。

【操作方法】

五指自然并拢，掌指关节自然微屈，使掌心空虚，沉肩，垂肘，腕关节放松，肘关节主动屈伸运动，带动虚掌有弹性、有节奏、平稳地拍击施术部位。用双掌操作时，以双掌一起一落交替拍击施术部位（图 6－32）。

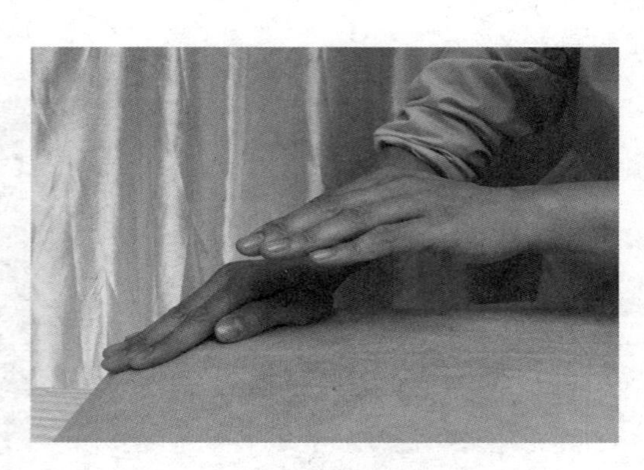
图 6-32　拍法

【操作要领】

1. 操作时虚掌蓄气拍击治疗部位，使振动感渗透到组织深层。

2. 动作要平稳，使掌、指周边同时接触体表。

3. 腕关节要充分放松，力量从前臂通过腕关节传到掌部，使击打的力量刚柔相济，动作灵活自如。

4. 拍击时要有弹性、有节奏感，不可拍实治疗部位。

5. 直接接触皮肤拍击时，以皮肤轻度潮红为度。

【功效】

活血化瘀、解痉止痛。

【适应证】

常用于肩背部、腰骶部和下肢后侧，用于治疗各种痛症、肢体麻木、感觉减退等症。

1. 腰背筋膜劳损、腰椎间盘突出症，可用拍法拍背部、腰骶部及下肢后侧，常反复操作，具有很好的活血化瘀止痛的作用，也常配合背部、腰骶部及臀腿部击法应用。

2. 风湿痹痛、局部感觉迟钝及肌肉痉挛等症，常配合患部的揉法、击法、弹拨法。

3. 常作为推拿结束手法和保健手法使用。

【注意事项】

1. 拍击时应用虚掌，忌平掌拍击。

2. 用力应与体表垂直，不可偏移，一拍即起，不可拍实，否则易抽击皮肤而疼痛。

3. 拍击的动作干脆利落，不可在体表产生拖拉动作。

4. 掌握适应证，对有结核、冠心病、肿瘤等症者禁用拍法。

PPT

第六节　运动关节类手法

使受术者关节做生理活动范围内的屈伸、旋转、内收或外展等被动活动的手法，称之为运动关节类手法。本类手法主要包括摇法、背法、扳法和拔伸法，是临床常用的推拿手法之一。其具有很好的理筋整复、松解粘连的作用，对某些疾病常能取得显著疗效。

一、摇法

使关节做被动环转运动的手法，称为摇法。

【分类及使用部位】

根据运动的关节的不同可分为颈项部摇法、腰部摇法、肩关节摇法、肘关节摇法、腕关节摇法、掌指关节摇法、髋关节摇法、膝关节摇法和踝关节摇法。

【操作方法】

1. 颈项部摇法　受术者坐位，颈项部放松。施术者立于其背后或侧后方，施术者用一手扶住受术者头顶后部，另一手托住其下颌部，两手臂协调运动，使头颈部做顺时针和逆时针环转摇动（图 6-33）。

2. 腰部摇法

（1）仰卧位摇腰法　受术者仰卧位，两下肢并拢，自然屈膝屈髋。施术者一手按其膝关节，另一手按住足踝部，双手协同用力，带动腰部做顺时针或逆时针方向的摇转运动（图 6-34）。

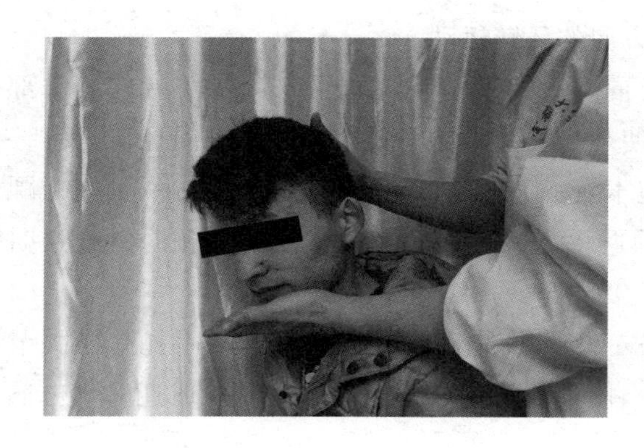

图 6-33　颈项部摇法

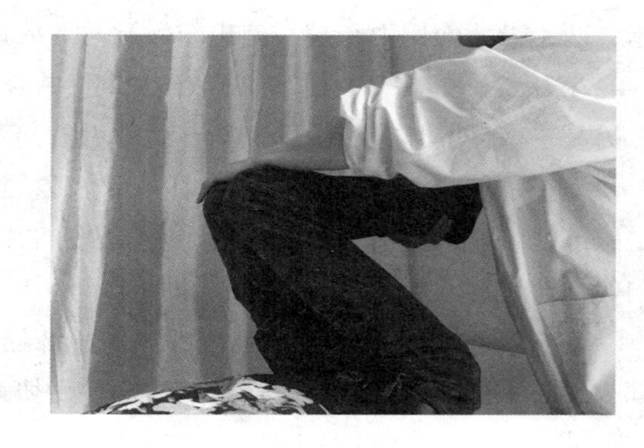

图 6-34　仰卧位摇腰法

（2）俯卧位摇腰法　受术者俯卧位，两下肢并拢自然伸直，施术者一手按压腰部正中，一手从其双下肢大腿前方穿过，抱起双下肢，做顺时针或逆时针方向的摇动，同时按压腰部的一手适当的施加一定的压力（图 6-35）。

3. 肩关节摇法

（1）托肘摇肩法　受术者坐位，肩部放松，患侧肘关节自然屈曲。施术者站于受术者患侧，用一手扶按住肩关节上部，另一手从其前臂下方穿过，以手腕托住肘关节，用手拿住肘关节上方，使其前臂放在施术者前臂上，然后双手协调用力，使患肩做顺时针或逆时针方向的环转摇动（图 6-36）。

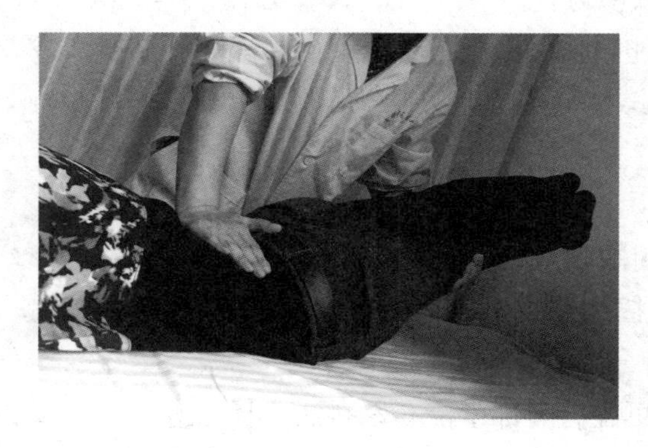

图 6-35　俯卧位摇腰法

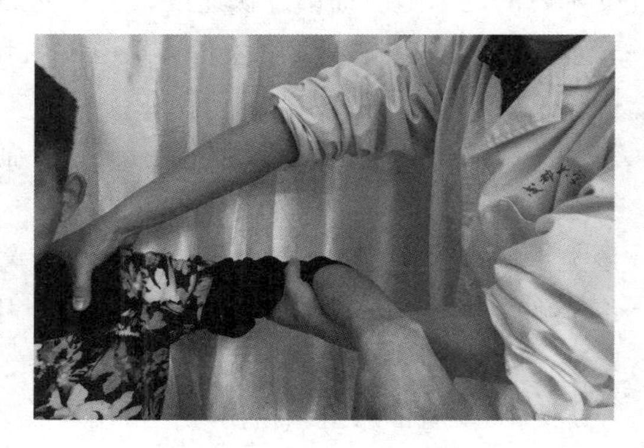

图 6-36　托肘摇肩法

（2）握手摇肩法　受术者坐位，肩部放松，施术者站于其患侧，用一手扶按住肩关节上方，另一手握住其手部，稍用力做手臂牵拉，待手臂拉直后，保持一定牵拉力的情况下，使其肩关节做顺时针或逆时针方向的环转摇动。

（3）大幅度摇肩法　受术者坐位，双上肢放松自然下垂。施术者站于其前外方，两足成“丁字步”，面向受术者而立，两掌相合，夹持住受术者上肢的腕部，牵伸并抬高其上肢至其前外方约 45°时，将其上肢慢慢向前外上方托起。位于下方的一手逐渐翻掌，当上举到 160°时，即可虎口向下握住其腕部。另一手随其上举之势由腕部沿前臂滑移至肩关节上部。双手协同用力，即按于肩部的一手将肩关节略向下按并固定之，握腕一手则略上提，使肩关节伸展。随即握腕之手握腕摇向后下方，经下方复于原位，此时扶按肩部的手也随势沿上臂、前臂滑落于腕部，呈动作初始时两掌夹持腕部状。

4. 肘关节摇法　受术者坐位，上肢放松，屈肘 45°左右。施术者用一手托握住其肘关节后部，另一手握住其腕部，使肘关节做顺时针或逆时针方向的环转运动。

5. 腕关节摇法　受术者坐位，掌心向下，手臂前伸。施术者双手合握住其手掌部，用两拇指平按于腕关节背侧，余指分别握住其大、小鱼际部，适当牵拉腕部，施术者两手臂协调运动，使受术者腕关节做顺时针或逆时针方向的环转运动；或者施术者用一手握住其腕关节上部，另一手握住其并拢伸直的四指，两手做背向用力牵拉，使患腕做顺时针或逆时针方向的环转运动。

6. 掌指关节摇法　受术者四指自然伸直并拢，掌心向下，手臂前伸，施术者用一手握住其掌部一侧，另一手握住其伸直并拢的四指，两手做背向牵拉，使掌指关节做顺时针或逆时针方向环转运动。

7. 髋关节摇法　受术者仰卧位，一侧髋膝屈曲，施术者一手扶按于膝关节前部，另一手握住踝部或足跟部，将髋膝关节屈曲的角度维持在90°左右，然后两手做协调运动，使髋关节做顺时针或逆时针方向的环转运动。

8. 膝关节摇法　受术者仰卧位，一侧髋膝屈曲，另一侧下肢伸直放松。施术者一手托扶膝关节腘窝部，另一手握住踝部或足跟部，然后两手做协调运动，使其膝关节做小范围的顺时针或逆时针方向的环转运动。

9. 踝关节摇法　受术者仰卧位，下肢自然伸直放松。施术者用一手握住其踝部上方，另一手握住足趾部，稍牵拉，然后两手做协调运动，使踝关节做顺时针或逆时针方向环转运动；或受术者俯卧位，受术下肢屈膝，施术者用一手扶按于其足跟部，另一手握住足趾部，两手协调运动，做垂直方向的顺时针或逆时针环转运动。

【操作要领】

1. 两手协调配合，动作柔和，用力稳、准，除被摇动的关节外，其余部位应固定，避免产生晃动。

2. 切勿使用暴力或蛮力，摇动的速度由慢渐快，尤其刚开始摇动时速度要慢，可随摇转次数的增加和受术者的逐渐适应而渐加快速度，但摇动的速度总以慢为宜。

3. 摇动的方向和幅度要在生理许可范围内和受术者能耐受度内进行，幅度由小渐大，循序渐进。

【功效】

滑利关节、松解粘连、解痉止痛、行气活血。

【适应证】

该类手法用于全身各关节处，多用于治疗关节及其周围软组织损伤。

1. 落枕、颈椎病、颈项部软组织损伤，可用颈项部摇法摇颈项部，常配合颈项部拿法、揉法、扳法等。

2. 肩周炎、肩部软组织损伤等，可用肩关节摇法，可配合肩部拿法、牵抖法、揉法等。

3. 急性腰扭伤、腰背筋膜劳损、腰椎间盘突出症的恢复期，常用腰部摇法。

4. 髋关节扭伤、髋关节滑膜嵌顿，常用髋关节摇法。

5. 肘、腕、膝、踝关节扭挫伤，骨折后遗症等，可用肘、腕、膝、踝关节摇法。

6. 常作为保健手法使用。

【注意事项】

1. 摇法使用前应先用和缓轻柔的手法，如揉法、拿法等，使肌肉放松，疼痛缓解后操作摇法。

2. 摇转幅度要限制在正常的生理范围内及受术者能忍受的范围内，禁止使用暴力、蛮力。

3. 摇转时速度应逐渐加快，不可突然快速摇动。

4. 摇转时其运动轨迹是类圆形，常用一手固定关节的一端，另一手摇动；或以关节为中心，两手同时做相向的环转运动。

【禁忌证】

1. 对于有习惯性脱位病史的受术者禁用摇法。

2. 对于椎动脉型、交感型、脊髓型颈椎病慎用摇法。

3. 颈部外伤、腰椎滑脱、脊柱骨折等病症禁用摇法。

4. 对于四肢伤筋疑为肌腱、韧带断裂禁用摇法。

二、扳法 微课3

用双手同时做相反方向或同一方向协调扳动关节，使关节产生伸展、屈曲或旋转等运动形式的手法，称之为扳法。扳法是推拿常用的手法之一，也是正骨推拿流派的主要手法，扳法应用于关节，多以“巧力寸劲”使关节做短暂、快速的运动。

【分类及使用部位】

根据扳动的关节不同分为：颈椎扳法、胸椎扳法、腰椎扳法、肩关节扳法、肘关节扳法、腕关节扳法、髋关节扳法、膝关节扳法、踝关节扳法。

【操作方法】

1. 颈椎扳法　包括颈椎斜扳法、颈椎旋转定位扳法。

（1）颈椎斜扳法　受术者坐位，颈项放松，头略前俯或中立位。施术者立于其侧后方，用一手扶住其后头顶部，另一手托握住其下颏部，两手协调反向运动，使颈椎做侧方旋转，当旋至最大限度稍有阻力时，略停顿片刻，随即双手用“巧力寸劲”协调、快速扳动，使颈椎过旋，此时颈椎可发出“咔嗒”的弹响声，随即松手（图6－37）。可按同法做另一侧的扳动。亦可在受术者仰卧位时操作，受术者仰卧位，全身放松，施术者用一手托握住其下颏部，另一手扶持住其枕后部，两手协调用力，在适当地做颈椎牵引的同时，使颈椎做侧方旋转，当旋至最大限度稍有阻力时，略停顿片刻，随即双手用“巧力寸劲”协调、快速扳动，使颈椎过旋，此时颈椎可发出“咔嗒”的弹响声，随即松手。

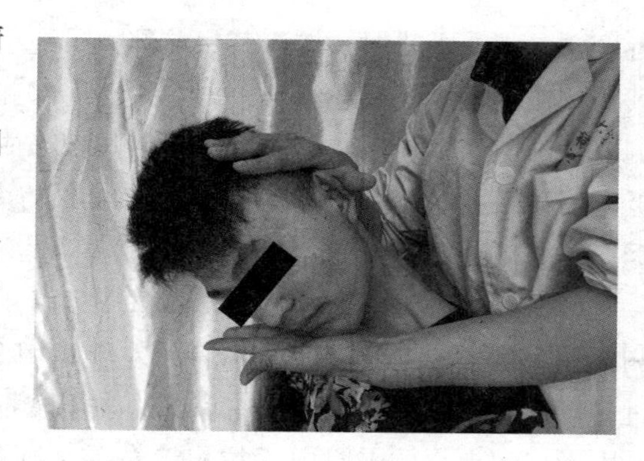

图6－37　颈椎斜扳法

（2）颈椎旋转定位扳法　受术者坐位，头颈微前屈，颈项放松。施术者立于其棘突偏歪侧后方，用一手拇指顶按住患椎棘突旁，另一手兜托住下颌部，在适当地做向上牵引颈椎的同时，将其头部缓慢的旋转，当旋转到有阻力时略为停顿，随即用“巧力寸劲”做一相反方向的扳动，即兜托下颏部的一手略向上提，顶按棘突的拇指同时用力向对侧外上方推动，此时颈椎常可发出“咔嗒”的弹响声，同时拇指下亦有棘突弹跳感，随即松手。

2. 胸椎扳法　包括扩胸前顶后扳法、挺胸对抗复位法、端坐顶推法、拉肩式胸椎扳法和仰卧压肘胸椎扳法。

（1）扩胸前顶后扳法　受术者坐位，两手十指交叉扣住并抱于枕后部。施术者立其后，用双手分别握住受术者两肘部，以一侧膝关节顶在患椎棘突上，同时嘱受术者主动向后扩胸至最大限度，并深呼吸，在呼气末，施术者两手托其肘快速小幅度将两肘向后扳动，同时膝关节前顶，此时胸椎常可发出“咔哒”的弹响声，随即松手。

（2）挺胸对抗复位法　受术者坐位，挺胸双上肢相握上举。施术者立其后，用一手扶持住双上臂远端，另一手拇指抵住患椎棘突上，施术者顺势向后扳动其双上肢的同时，拇指用力向前推动所按棘突，此时胸椎常可发出“咔哒”的弹响声，随即松手。

（3）端坐顶推法　受术者坐位，双上肢自然下垂。施术者双上肢绕过受术者肩关节外侧，搂住其胸部，十指于其胸前交叉扣住，以一侧膝关节顶在患椎棘突上，同时嘱受术者主动向后扩胸至最大限度，并深呼吸，在呼气末，施术者双上臂搂住其双肩部向后扳动，同时膝关节前顶，此时胸椎常可发出“咔哒”的弹响声，随即松手。

（4）拉肩式胸椎扳法　受术者俯卧位，全身放松。施术者立于其患侧，用一手穿过对侧腋窝兜托住其健侧肩前部，另一手用掌根按压在患椎棘突旁，兜托住肩部的一手将其肩部拉向后上方，同时按压其患椎的一手将患椎向健侧推动，当有阻力时略为停顿，随即用“巧力寸劲”做快速、有控制的扳动，此时胸椎常可发出“咔哒”的弹响声，随即松手。

（5）仰卧压肘胸椎扳法　受术者仰卧位，两臂交叉置于胸前，两手分别抱住对侧肩部，全身放松。施术者一手握拳，拳心向上，将拳垫在其背脊柱的患椎处，另一手按压在其交叠的双肘部。嘱受术者做深呼吸，在其呼气时，压肘的一手顺势下压，待呼气将尽未尽时，随即用“巧力寸劲”做快速、有控制的向下按压，此时胸椎常可发出“咔哒”的弹响声，随即松手。

3. 腰椎扳法　包括腰椎斜扳法、直腰旋转扳法、腰椎后伸扳法。

（1）腰椎斜扳法　受术者侧卧位，在上的下肢屈膝屈髋，在下的下肢自然伸直。施术者面对受术者而立，用一手或肘扶按于其肩前部，另一手或肘扶按于受术者的臀髂部。两手或两肘协调用力，先使其腰部作小幅度的扭转活动，即扶按于肩部和臀髂部的手或肘同时用较小的力量向下按压，使肩部向背侧、臀部向腹侧转动，压后即松，使腰部形成小幅度的扭转而放松。待腰部完全放松后，再使腰部扭转至有明显阻力时，略停片刻，然后施以“巧力寸劲”做快速、有控制的扳动，此时腰椎常可发出“咔哒”的弹响声，随即松手（图6-38）。

（2）直腰旋转扳法　受术者坐位，两下肢分开，与肩同宽，双上肢自然下垂，腰部放松。以向右侧扳动为例：施术者立于受术者的左侧，用两下肢夹住其左小腿部及股部以固定，右手从其右腋下穿过，以手掌和腕部勾托住其右肩部，左手掌抵住其左肩部后方，然后两手协调用力，右手腕及掌牵托住受术者肩部上提的同时向后拉肩，左手掌则前推左肩后部，使其腰部向右旋转，至有阻力时，略停片刻，以“巧力寸劲”做快速、有控制的扳动，常可听见“喀”的一声，随即松手（图6-39）。另一种操作方法，受术者坐位，双上肢自然下垂，腰部放松。施术者立于受术者对面，用两下肢夹住其双小腿部及股部以固定，以左手掌抵于其肩前，右手掌抵于其肩后，两手协调用力，一推一拉，使受术者腰部向右侧旋转，至有阻力时，略停片刻，以“巧力寸劲”做快速、有控制的扳动，常可听见“喀”的一声，随即松手。

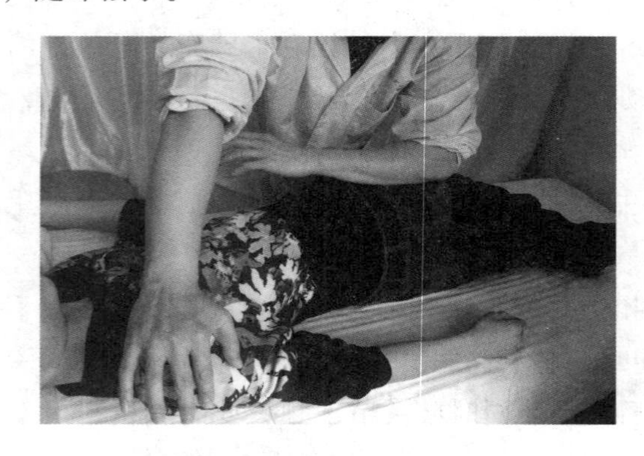

图6-38　腰椎斜扳法

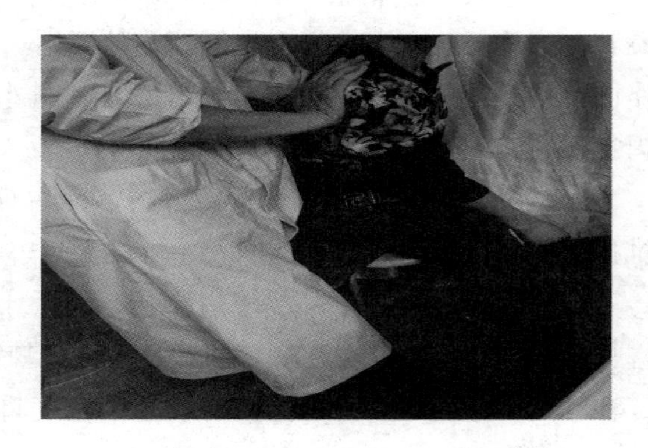

图6-39　直腰旋转扳法

（3）腰椎后伸扳法　受术者俯卧位，双下肢并拢，全身放松。施术者用一手按压其腰部，另一手臂环抱住其双下肢膝关节上方部，托住其双下肢缓慢上抬，使其腰部后伸，当后伸至最大限度时，略停片刻，两手协调用力，以“巧力寸劲”做快速、有控制的下压腰部与上抬下肢的相反方向的扳动。

4. 肩关节扳法　包括肩关节前屈扳法、外展扳法、内收扳法、旋内扳法、上举扳法。

（1）肩关节前屈扳法　受术者坐位，上肢放松自然垂于体侧。施术者半蹲于患肩前外侧，将患侧上臂放于施术者内侧前臂上，双手十指交叉放于受术者肩部，从其前后方将患肩扣住。然后施术者缓缓起立，双手臂协调用力，将患臂缓缓上抬，至肩关节前屈有阻力时，略停片刻，以“巧力寸劲”，做一增大幅度的快速扳动，随即放下。

（2）肩关节外展扳法　受术者坐位，上肢放松自然垂于体侧。施术者半蹲于患肩外侧，将受术者患侧上臂的肘关节上部放在施术者肩上，双手十指交叉放于受术者肩部，从其前后方将患肩扣住。随后施术者缓缓起立，双手臂协调用力，使其肩关节缓慢外展，至有阻力时，略停片刻，以“巧力寸劲”，做一肩关节外展位增大幅度的快速扳动（图6－40）。

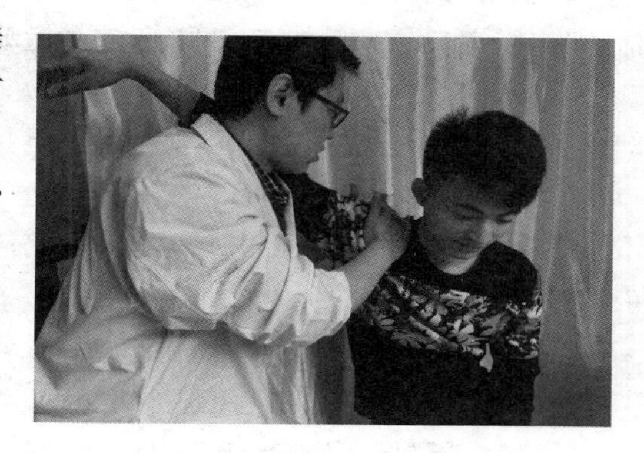

图6－40　肩关节外展扳法

（3）肩关节内收扳法　受术者坐位，患侧上肢屈肘紧贴胸前，手搭扶在对侧肩部。施术者立其身后，用一手扶按患侧肩部以固定，另一手穿过其健侧肩部，托住其患侧肘关节外侧并缓慢向胸前上提，上提时保持肘紧贴胸前，至有阻力时，略停片刻，以“巧力寸劲”，做一增大幅度的快速扳动。

（4）肩关节旋内扳法　受术者坐位，患侧上肢的手和前臂置于腰部后侧。施术者立其身后，用一手按住其患侧肩部以固定，另一手握住其腕部将患肢小臂沿其腰背部缓缓上抬，至有阻力时，以“巧力寸劲”，做一较快速、有控制地上抬其小臂的动作。

（5）肩关节上举扳法　受术者坐位，双上肢放松自然下垂。施术者立其患侧后方，用一手握住患侧前臂近腕关节处，将其上肢自前屈外展位缓缓上抬，至120°～140°时，用另一手并排握住其前臂下段，双手协调用力，向上逐渐牵拉其上肢，至有阻力时，以“巧力寸劲”，做一较快速、有控制地向上牵拉动作。

5. 肘关节扳法　受术者仰卧位，患侧上肢放松平放床面。施术者坐其患侧，用一手托握住其患肘关节后上方，另一手握住其前臂远端，先使肘关节做缓慢地屈伸和摇动，以使肘关节充分放松，然后根据其关节的功能障碍具体情况决定手法的应用。如是肘关节屈曲功能受限，则在其放松后，使肘关节缓慢屈曲，至有明显阻力时，用握住前臂的一手持续用力加压使肘关节屈曲，维持片刻后，双手协调用力，以“巧力寸劲”，做一较快速、小幅度地加压扳动，随即松手。如是关节伸直受限，则以反方向用力施法。

其他如腕关节、髋关节、膝关节和踝关节等处的扳法，均可参照肘关节扳法操作。

【操作要领】

1. 扳法的动作要求为“稳”“准”“巧”“快”。

（1）“稳”　一是指用力平稳，不可暴力、蛮力；二是指整个操作过程平稳，分阶段逐步进行，第一步是使关节放松，可采用放松类的手法和关节的摇法结合关节小范围的逐步活动，使关节逐步松弛；第二步是将关节极度地伸展、屈曲或旋转；第三步则是保持关节极度地伸展、屈曲或旋转位的情况下，运用扳法。

（2）“准”　一是指扳动时着力点及发力的方向准确，顺其关节的运动趋势而扳动；二是指扳动时发力的时机要准，如发力时机过早，关节还有松弛的运动余地，则未尽其法；如发力时机过迟，关节在极度伸展或屈曲、旋转的状态停留过久，易使松弛的关节紧张，既不易操作，还容易导致损伤。

（3）“巧”　指的是扳动用力要用“巧力寸劲”，“巧力”指的是扳动时发力的技巧性，用力要适当；而“寸劲”则指发力迅捷而短促，使关节扳动迅速而又在生理活动范围内，关键在于发力快，收力也快，使关节周围的肌腱、韧带刚一紧张，关节已回复初始位置，即起到扳动的目的又避免了软组织的损伤。

2. 扳动时要顺应、符合关节的生理功能，对于所扳动的关节，一定要认真掌握其解剖结构、生理活动范围、活动方向等特点，顺应关节的运动规律实施扳法。

3. 扳动时双手用力要协调，一般四肢关节扳动常用一手固定关节近端，另一手扳动，而脊柱的扳动双手用力常相反，动作协调，使脊柱围绕其纵轴旋转扳动，避免各小关节的相互碰撞造成损伤。

【功效】

滑利关节、理筋整复、松解粘连、舒筋活络、解痉止痛。

【适应证】

扳法广泛地应用于全身各部关节，治疗各种软组织损伤及神经血管卡压综合征。

1. 颈椎病、落枕，可使用颈椎斜扳法；颈椎后关节紊乱，可用颈椎旋转定位扳法。

2. 胸椎或腰椎小关节紊乱，常采用扩胸前顶后扳法、挺胸对抗复位法、拉肩式胸椎扳法、搂胸膝顶法、仰卧压肘胸椎扳法和腰部斜扳法；腰椎间盘突出症，可使用腰椎斜扳法、腰椎定位旋转扳法、直腰旋转扳法、腰椎后伸扳法及直腿抬高扳法。

3. 肩周炎，可用肩关节前屈扳法、外展扳法、内收扳法、旋内扳法、上举扳法，在肩周炎后期粘连较重时，使用扳法宜从小量分解开始，以受术者能耐受为度，循序渐进，逐步分解，切忌一次性分解粘连，造成肩周软组织的大面积撕裂伤。四肢外伤骨折后关节功能障碍者，应用四肢关节扳法，也应以受术者能耐受为度，循序渐进，逐步取得疗效为治疗原则。

4. 治疗一些内科杂症，也常采用颈、胸、腰椎的扳法治疗，临床上有“疑难杂症取之脊”之说。如胆绞痛，可采用胸椎扳法治疗。

【注意事项】

1. 被扳动的部位要先放松，再扳动，扳动后再放松。

2. 操作时施术者的姿势要注意既有利于发力，有能顺应关节的运动规律，动作自然协调，避免生硬、机械。

3. 不可逾越关节的生理范围，以免造成关节周围的肌肉、韧带及神经的损伤，扳动要在生理范围和受术者能耐受的范围内操作。

4. 禁止使用暴力、蛮力，要充分理解手法操作的“稳”“准”“巧”“快”，严防出现医疗事故。

5. 用力要有控制，不可刻意追求弹响声。在颈、胸、腰椎扳法操作中，常可听到“喀”的弹响声，一般认为是关节复位、手法成功的标志，但操作中未能出现这种响声，不可刻意追求，若为追求响声，反复扳动，常是造成不良后果的诱因。

【禁忌证】

1. 椎动脉型颈椎病、脊髓型颈椎病、腰椎间盘突出症有脊髓受压症状及体征者忌用扳法。

2. 诊断不明确的脊柱外伤及有脊髓症状体征者禁用扳法。

3. 骨质病变者，如骨关节结核、骨肿瘤等禁用扳法。

4. 四肢关节外伤、骨折未愈合者禁用扳法。

5. 严重骨质增生及骨质疏松症者慎用扳法。

三、拔伸法

固定关节或肢体的一端，沿其纵轴方向牵拉另一端，使关节或半关节伸展的手法，称之为拔伸法，又称为“牵引法”“牵拉法”“拉法”和“拔法”，是正骨推拿流派常用手法。

【分类及使用部位】

根据拔伸的关节或半关节分为：颈椎拔伸法、肩关节拔伸法、腕关节拔伸法、指间关节拔伸法、腰椎拔伸法、骶髂关节拔伸法、踝关节拔伸法。

【操作方法】

1. 颈椎拔伸法　包括掌托拔伸法、肘托拔伸法和仰卧位拔伸法三种。

（1）掌托拔伸法　受术者坐位，施术者立其后。双手掌心向上，双前臂尺侧放于受术者肩颈部，以双手拇指指端或螺纹面顶住其两侧风池，两手掌分置于其两侧下颌部，用两手掌及拇指顶托住受术者头部，缓慢向上拔伸，同时两前臂下压，利用杠杆力的作用，使受术者的颈椎持续地向上牵引1～3分钟（图6－41）。

（2）肘托拔伸法　受术者坐位，施术者立其后。用一手掌托住受术者的枕后部以固定助力，另一上肢肘弯部托住其前下颌部，手掌自然扶住一侧面部，两手协调用力托住受术者的头部缓慢地向上牵引，使其颈椎持续地向上牵引1～3分钟（图6－42）。

（3）仰卧位拔伸法　受术者仰卧位，施术者坐其头端，面向受术者，用一手托扶住其枕后部，另一手托扶下颌部，两手臂协调用力，托扶住受术者的头部沿水平线向其头顶端缓慢牵引，使其颈椎持续地水平位牵引1～3分钟。

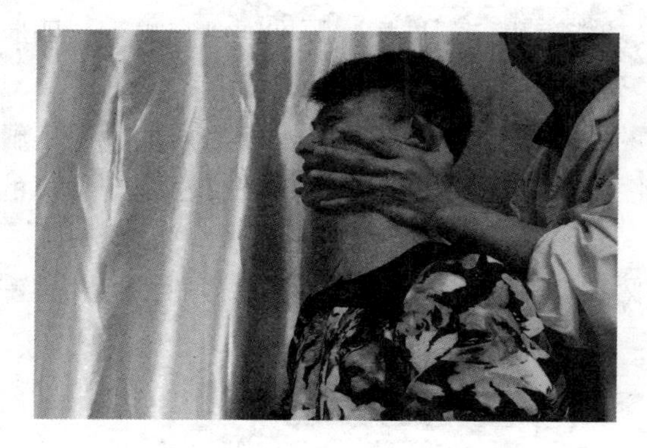

图6－41　掌托拔伸法图

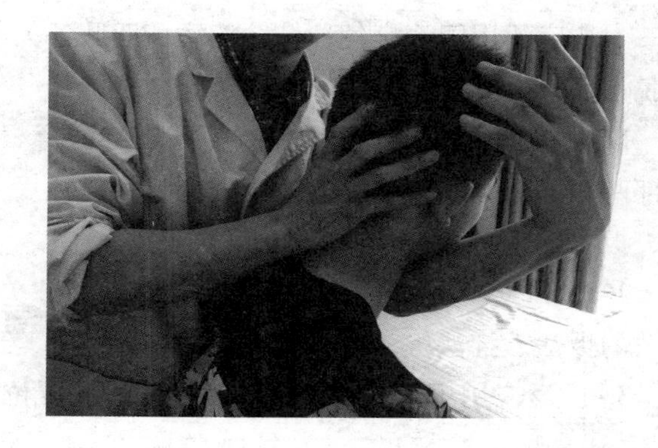

图6－42　肘托拔伸法

2. 肩关节拔伸法　包括上举拔伸法、对抗拔伸法、手牵足蹬拔伸法。

（1）上举拔伸法　受术者坐位，双上肢自然下垂。施术者立其患侧后方，用一手托握住患肢上臂下段，并将其手臂自前屈位或外展位缓慢抬起，至肩关节外展120°～140°，用另一手握住其前臂近腕关节处，同时托上臂的一手自然上移，握住其前臂，两手协调用力，向上缓慢地拔伸，至有阻力时，以钝力持续进行牵引。

（2）对抗拔伸法　受术者坐位，双上肢自然下垂。施术者立其患侧，用双手分别握住其腕部和肘部，保持肩关节外展位持续牵拉。助手协助固定其身体上半部或嘱受术者身体向另一侧倾斜对抗用力。

（3）手牵足蹬拔伸法　受术者仰卧位，患肩位于床边。施术者立其患侧，面向头面部，以临近受术者一侧下肢的脚掌置于其腋下，双手握住其腕部或前臂部，沿水平线斜向外下方缓慢牵拉，同时顶住腋下的脚掌用力与之对抗，手足协调用力，使其肩关节在外展位20°～40°的持续牵引。

3. 腕关节拔伸法　受术者坐位，施术者面向受术者，用一手握住其前臂下端，另一手握住其手掌部，两手同时向相反方向水平用力，缓慢地进行拔伸。

4. 指间关节拔伸法　用一手握住患侧腕关节，另一手捏住患指末节掌背面，两手同时向相反方向用力，缓慢地拔伸其指间关节。

5. 腰椎拔伸法　受术者俯卧位，双手用力抓住床头，或一助手双手扶住其腋下，帮助固定其身体上部。施术者立于其足端，用双手分别握住其两踝部，同时向足端斜上方逐渐用力牵拉。

6. 骶髂关节拔伸法 受术者仰卧位，健侧膝关节屈曲，另一侧下肢自然伸直，会阴部垫一软枕。施术者立于患侧，面向受术者头部，一手扶按患膝前部，另一手臂穿过腘窝，握住扶膝一手的前臂，并用腋窝挟住其小腿下段，同时用一足后跟抵住其会阴部软枕上，手足协调用力，将其下肢向下方逐渐拔伸，施术者身体亦随之而后仰，以增强拔伸之力。

7. 踝关节拔伸法 受术者仰卧位，施术者用一手握住其患足掌前部，一手托握住其足后跟，两手协同用力，将其患踝向肢体远端拔伸，助手可握住受术者的患肢小腿下段与施术者作对抗牵拉，在拔伸过程中，可配合踝关节的屈伸活动。

【操作要领】

1. 力量应循序渐进，由小逐渐增大，拔伸到一定的程度后，则需维持一个稳定的牵拉力，以受术者能耐受为度。

2. 动作要稳而缓，用力均匀而持续，不可突然暴力牵拉。

3. 牵拉时要注意固定好近端，牵拉远端，牵拉的方向应顺应肢体的纵轴线，不可歪斜。

4. 临床操作中，根据病情轻重缓急的不同和施术部位的不同，控制好拔伸的力量和方向。

【适应证】

本法广泛用于治疗各种伤筋疾病：四肢各关节粘连、功能障碍，颈椎病，腰椎间盘突出症，四肢关节脱位，骨折等。

1. 颈椎病，宜用颈椎拔伸法，操作时注意根据颈椎的正常生理曲度，调节拔伸的角度，避免触及颈部两侧的颈动脉窦；腰椎间盘突出症、腰椎后关节紊乱、急性腰扭伤，常用腰部拔伸法配合腰部的拿法、扳法。

2. 肩周炎、肘关节强直等四肢关节粘连、关节功能障碍疾病：使用相应的各关节的拔伸法，配合关节的扳法、摇法等。

3. 广泛应用于各部的骨折、脱位的手法复位。

【注意事项】

1. 拔伸时要注意顺应关节的生理特点，调节拔伸的力量和方向。

2. 拔伸中禁止突然的暴力牵拉，以免造成神经、肌肉组织的牵拉损伤。

3. 关节复位时不可在疼痛、痉挛较重的情况下拔伸，以免增加受术者的痛苦及软组织的对抗反应，造成手法的失败。

第七节 其他类手法

PPT

一、拨法

以手指端深按于治疗部位，进行单方向或往返的拨动的手法，称之为拨法，又称为指拨法、拨络法等。拨法是临床常用的手法之一，其临床应用有“以痛为俞，不痛用力”的说法。

【分类及使用部位】

根据着力指端的不同可分为拇指拨法、三指拨法。操作部位位于施术者同侧时常用拇指拨法，操作部位在对侧时，则可用三指拨法。

【操作方法】

1. 拇指拨法 五指自然伸直，腕关节自然屈曲，以拇指端着力于治疗部位，其余手指置于相应位置以固定和助力。拇指用力下压至一定的深度，使局部产生酸胀感时，再做与肌腱、韧带、肌纤维或经络呈垂直方向的单向或来回拨动。若单手指力量不足时，亦可用双拇指重叠进行拨动。

2. 三指拨法　五指自然伸直，腕关节自然伸直，示指、中指和无名指并拢，以其指端着力于治疗部位，下压至一定的深度，使局部产生酸胀感时，再做与肌腱、韧带、肌纤维或经络呈垂直方向的单向或来回拨动。

【操作要领】

1. 按压力与拨动力方向相互垂直。

2. 拨动时指端应按住皮下肌纤维、肌腱或韧带，带动其一起运动，指端尽量不与皮肤产生摩擦。

3. 拨动的用力应先由轻到重，然后由重到轻，忌用暴力。

【功效】

解痉止痛、松解粘连、活血化瘀。

【适应证】

该手法刺激较强，可在全身多处应用，尤多用于阿是穴。常用于治疗各种伤筋疾病。

1. 颈椎病、落枕、颈椎小关节紊乱等颈部疾病，常在颈椎两侧及项背部酸痛点或有筋结、筋聚等处拨动，并配合颈部的前俯、后仰、侧屈等被动活动。

2. 肩周炎、网球肘、弹响髋等四肢的伤筋疾病。肩周炎，拨动肱二头肌长、短头肌腱附着处及三角肌与肱三头肌交接处和肩贞、天宗等穴位，并配合肩关节的被动运动；网球肘，常拨动肱骨外上髁前臂伸肌肌群附着处；弹响髋，则常拨动髂胫束在股骨粗隆上的滑动处。

3. 腰肌劳损、腰椎小关节紊乱等腰部伤筋疾病。常在痛点或肌痉挛处拨动，如腰椎横突、髂棘后上缘等处。

【注意事项】

操作中，拨动用力要注意掌握“以痛为腧，不痛用力”的原则。先在某一体位于患处找到最痛的一点，用拇指按住此痛点，然后转动患部肢体，在运动中找到并保持在指端下的痛点由痛变为不痛的新体位，然后再使用拨法。

二、勒法

用手指夹住受术者手指或脚趾，做急速滑拉动作的手法，称为勒法。

【分类及使用部位】

适用于手指及足趾部。

【操作方法】

用屈曲的示指与中指的第二指节侧面钳夹住受术者手指或足趾根部的上下面，做急速的滑拉动作，迅速滑出指端或趾端，或用“寸劲”抖动发力。若手法熟练，操作时可发出清脆的“嗒”声。

【操作要领】

1. 一般每指（趾）可勒 3 ~ 5 次。

2. 在最后滑出指（趾）端前，应先将其末节指（趾）骨间关节屈曲再做拉滑动作，有助于发出拔指声。

3. 操作时动作应轻快柔和。

【功效】

疏经通络、行气活血、滑利关节。

【适应证】

常用于治疗手指或足趾部酸胀、麻木、屈伸不利等症。

【注意事项】

指、趾关节急性损伤者在24小时之内，不宜使用本法。

三、扫散法

以拇指桡侧和示指、中指、无名指、小指着力在受术者头侧沿少阳经做前后往返、快速擦动的手法称为扫散法。

【分类及使用部位】

适用颞枕部少阳经处操作。

【操作方法】

施术者一手扶按受术者一侧头部以固定，另一手拇指伸直，以桡侧面置于额角发际头维处，其余四指并拢、微屈，指端置于耳后高骨处，示指与耳上缘平齐。前臂主动运动，腕关节挺劲，使拇指桡侧缘在头颞部做较快的单向擦动，范围是额角至耳上，同时，其余四指在耳后至乳突范围内快速擦动。左右两侧交替进行，每侧扫散约50次。

【操作要领】

1. 拇指偏锋与其余四指指端宜贴紧皮肤，但不可施用压力。
2. 以肘为支点，前臂主动运动。腕关节要保持一定的紧张度，即所谓的挺劲，这样有利于力的快速传导。
3. 动作宜平稳，轻度刺激。
4. 对长发者，须将手指插入发间操作，以避免牵拉头发作痛。

【功效】

平肝潜阳，镇静安神，祛风散寒。

【适应证】

扫散法多作为治疗高血压、偏头痛、神经衰弱、外感等病症的辅助治疗手法。

治疗高血压，常与推桥弓配合；治疗偏头痛，常与按揉太阳、印堂、睛明及拿五经等配合；治疗神经衰弱，多与抹面、揉太阳、按百会、拿风池等配合；治疗风寒感冒，常与拿肩井、揉风池、擦膀胱经等配合。

【注意事项】

1. 手法刺激不宜过重，要体现“扫散”之意。
2. 操作时要固定好头部，避免受施术者头部随手法操作而出现俯仰晃动。

目标检测

答案解析

一、A型题（最佳选择题）

1. 有关一指禅推法的论述，正确的是（　）
   A. 一指禅推法接触面小　B. 一指禅推法刺激偏强
   C. 一指禅推法以力取胜　D. 着力部与施术部位可以形成摩擦移动或滑动

E. 一指禅推法在施术部位上的移动较快

2. 下列手法最常用于上肢的是（　）

A. 搓法　B. 抹法　C. 擦法
D. 摩法　E. 推法

3. 下列有关按法的表述，不正确的是（　）

A. 可用拇指指端按压　B. 可用拇指指腹按压
C. 可用掌部按压　D. 按住后移动　E. 常与揉法组成复合手法

4. 拿法为一种复合手法，以下除哪项外皆可用拿法（　）

A. 颈项部　B. 头部　C. 四肢部
D. 胸胁部　E. 肩部

5. 捻法一般适用于（　）

A. 肩关节　B. 肘关节　C. 指间关节
D. 膝关节　E. 踝关节

6. 操作胸椎对抗复位法时，患者的体位一般为（　）

A. 俯卧　B. 仰卧　C. 侧卧
D. 站位　E. 坐位

7. 推拿时必须透热的手法为（　）

A. 摩法　B. 擦法　C. 抹法
D. 搓法　E. 振法

8. 松解类手法主要作用于（　）

A. 皮肤　B. 骨骼　C. 软组织
D. 头部　E. 腰部

9. 运动关节类手法包括（　）

A. 摇法　B. 扳法　C. 拔伸法
D. 抖法　E. 背法

10. 复合用力类手法包括（　）

A. 一指禅指法　B. 摇法　C. 背法
D. 脊柱旋转扳法　E. 振法

二、填空题

1. 按手法的运动形态可将手法分为________、________、________、________、________、________等六类。

2. 用拇指指端着力做一指禅推法，即为________，用拇指偏锋着力做一指禅推法，即为________；拇指屈曲，指端顶于示指桡侧缘，或以螺纹面压在示指的指背上，余指握拳，用拇指指间关节桡侧及背侧着力，做一指禅推法，即为________。

3. 可将擦法分为指擦法和掌擦法，掌擦法又可分为________、________和________，以便应用时灵活选用。

4. 能使肢体震颤或抖动的手法归结为________类手法。其主要包括________和________。

5. 松解类手法的操作要求________、________、________、________、________。

三、简答题

1. 常用推拿手法分为哪几类？

2. 一指禅指端推法的动作要领有哪些？
3. 摩擦类手法常用手法有哪些？
4. 扳法操作要领有哪些？
5. 运动关节类手法操作注意事项有哪些？

（冯　麟）

书网融合……

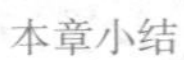
本章小结

微课 1

微课 2

微课 3

题库

第七章　小儿推拿

学习目标

知识要求：

1. 掌握　小儿推拿的常用手法；小儿推拿特定穴的定位和操作。

2. 熟悉　小儿推拿常用手法与成人推拿手法的区别；小儿推拿操作的顺序选择；小儿推拿的治疗原则和治疗重点；小儿推拿特定穴的作用。

3. 了解　小儿推拿的特色与优势。

技能要求：

1. 熟练掌握小儿推拿常用手法的操作技能、小儿推拿特定穴的定位技能。

2. 学会应用小儿推拿常用手法技能、小儿推拿特定穴定位技能、解决小儿推拿治疗常见儿科疾病的临床问题。

素质要求：

能够独立运用小儿推拿技能进行操作；具备儿科护理的基本职业素养。

PPT

第一节　小儿推拿概述

一、特色与优势

小儿推拿是中医推拿学科的一个重要分支，历史源远流长，伴随着整个推拿学科的发展而逐步成长壮大。明代出版的《小儿按摩经》，标志着小儿推拿开始发展的新纪元，从此小儿推拿走上了独立发展的道路。小儿推拿是在中医整体观念的基础上，以阴阳五行、脏腑经络、卫气营血等学说为理论指导，结合小儿特殊的生理及病理特点，运用手法刺激穴位或部位，以通经络，调阴阳，和营卫，行气血，促进机体的自然抗病能力，来预防和治疗疾病的外治疗法。本疗法适用于0～12岁的小儿，但以6岁以内小儿的推拿效果较好，3岁以内的小儿效果更好。

小儿推拿作为中医推拿的重要组成部分，是一种最能体现中医理论的外治之法，在小儿疾病的防治中发挥着重要作用。临床实践表明，小儿推拿具有一定的优势。首先，小儿推拿具有特色优势病种，在儿科多个病种或其某个阶段具有明显疗效优势，其中大多为儿科常见病、多发病，如咳嗽、发热、腹泻等。其次，简便有效的小儿推拿治疗技术在临床推广应用，将有助于减少医疗成本，减少抗生素、激素等药物的使用。第三，小儿推拿属于无创、无需服药的“绿色”疗法，容易为患儿及其家庭所接受。随着社会的发展和医学的进步，人们的保健意识不断增强，小儿推拿因其治疗病种多、无痛苦、无副作用、疗效显著的特点，越来越受到人们的重视，并且以其独特的优势和效果，在儿童保健领域中独树一帜。

二、操作特点

小儿推拿穴位除了经穴、奇穴、经验穴、阿是穴之外，有相当部分穴位是小儿推拿特有的，称为小儿特定穴。小儿特定穴不同于经络学说中的特定穴位，不仅具有点状孔穴，还有从某点至另一点成为线状穴位（如三关、六腑等）和面状穴位（如脾经、心经等）。大多数特定穴分布在头面和四肢，由于小儿百脉皆汇于两掌，所以双手的特定穴较多。

小儿从出生到成年，处于不断的生长发育过程中。在形体、生理、病理等各方面，小儿与成人均有所不同，而且年龄越小，差别就越大。小儿机体柔嫩，气血未足，肾气未充，筋骨未坚，五脏六腑，成而未全，全而未壮，这就决定了小儿推拿治疗必须适应这一特点。总体来说，小儿推拿手法的要求是轻快柔和、平稳着实。轻快柔和是指推拿操作时力量较轻，频率较快，轻而不浮，重而不滞；平稳着实是指推拿操作时不可忽轻忽重、忽快忽慢，要求在一定时间内保持力量、节律、频率的均匀。

小儿推拿常用手法与某些成人推拿手法在名称、操作及动作要领等方面并无严格的区分，如揉法、掐法、擦法、捏脊法等，只是在手法运用时，其刺激强度、节律、速率等方面存在差异。随着小儿推拿的发展，许多成人推拿手法也变化运用到小儿推拿疗法中来。但是，由于小儿具有不同于成人的特殊生理及病理特点，决定了小儿推拿手法既有与成人推拿手法相同之处，又有其不同于成人推拿手法的特殊操作方法，如运法、旋推法等。小儿推拿手法与成人推拿手法的最大区别在于复式操作法，又称为“大手法”。它既有特定的名称，又有规定的操作部位、顺序和方法，还有特定的主治作用，是小儿推拿特有的操作手法。复式操作法是一种组合式操作手法，如运水入土、运土入水、打马过天河等。本章在小儿推拿手法和特点穴部分适当介绍了一些常用的复式操作法。

小儿推拿重视膏摩的应用和使用医用酒精（浓度常稀释为30%左右）、葱汁、姜汁、滑石粉等介质进行推拿，这样既可保护娇嫩皮肤不致受损，又增强了手法的治疗作用，如退热治疗时使用稀释的医用酒精作为推拿介质，酒精挥发可以发挥其物理降温的作用。

小儿推拿一般要求按一定的顺序进行操作。常用的操作顺序是先头面部，次上肢部，再胸腹部、腰背部，最后操作下肢部；寒冷季节患儿着衣较多，胸腹部、腰背部的推拿需要宽衣操作，为使推拿治疗连续，也可以按头面部、上肢部、下肢部、胸腹部、腰背部的顺序推拿；还可以先推拿主穴，再推拿配穴。有些穴位刺激较大，容易引起小儿哭闹，影响治疗，可以先推拿刺激较轻、不易导致小儿哭闹的穴位，将刺激较大的穴位调整靠后操作。临床中还常常根据患儿的病情轻重和体位来确定推拿顺序。

小儿推拿特别强调穴位的推拿次数。患儿年龄越大，推拿次数越多。临床上应根据患儿年龄和病情合理选择推拿次数，若次数过少则可能起不到治疗作用，次数过多则可能无益甚至有损。

小儿推拿治疗以辨证论治为原则。辨证论治是中医指导临床诊治疾病的基本原则，小儿推拿同样也遵循这一原则。由于小儿具有发病容易、传变迅速的病理特点，所以相对而言，小儿推拿临床辨证要求更高。正如《保赤推拿法》中说：“若不明医理，不辨虚实寒热，错用手法，不仅无益，反而有害。”小儿推拿治疗以补虚泻实为重点。由于小儿脏气清灵，受七情干扰较少，病情一般较为单纯。无论是外感六淫还是内伤饮食，多非虚即实，所以“补虚泻实”是小儿推拿重要的治疗原则。又因为五经穴（脾经、肝经、心经、肺经、肾经）对应五脏，所以“补虚泻实”主要体现在五经穴的补泻方面。小儿推拿临床上，必须辨明患儿病情虚实，以防出现虚虚实实之误。

知识链接

小儿推拿流派

小儿推拿是中医学在小儿疾病的实践体现，经过时代不断地发展，临床经验地积累，形成各自独特体系，是中华民族璀璨文化不可或缺的一部分。

关于小儿推拿，当代推拿名家严隽陶教授特别指出“鲁东湘西的儿科推拿”各具特色。鲁东的儿科推拿主要是指齐鲁小儿推拿三大学术流派，分别是三字经小儿推拿流派、张汉臣小儿推拿流派和孙重三小儿推拿流派，创始人分别为徐谦光（代表人物是青岛市中医院的李德修）、张汉臣（青岛大学医学院附属医院）和孙重三（山东中医药大学）；湘西的儿科推拿是指湘西刘氏小儿推拿，创始人为吉首大学医学院的刘开运。

PPT

第二节　小儿推拿手法

一、推法

推法是小儿推拿的常用手法，根据操作方向的不同，可分为直推法、旋推法、分推法、合推法等，频率一般为200～300次/分。

1. 直推法　用拇指指面或桡侧缘着力，或示指、中指指面着力，用腕部发力，带动着力部分作单方向的直线推动，称直推法（图7－1）。

【动作要领】操作要轻快连续，常配用适量推拿介质，以推后皮肤不发红为佳。操作时必须直线进行，不可歪斜。

【适用部位】直推法适用于小儿推拿特定穴中的线状穴位和五经穴，多用于头面部、四肢部、脊柱部，如开天门、推天河水、推大肠、推七节骨等。

2. 旋推法　用拇指指面着力于一定的穴位或部位上，做顺时针方向的环旋移动，称旋推法（图7－2）。

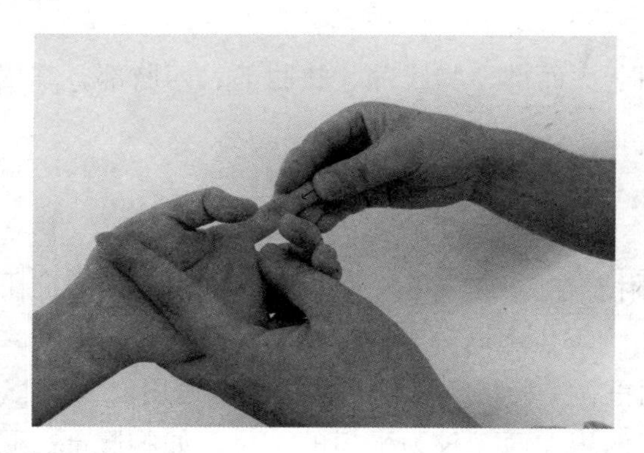
图7－1　直推法

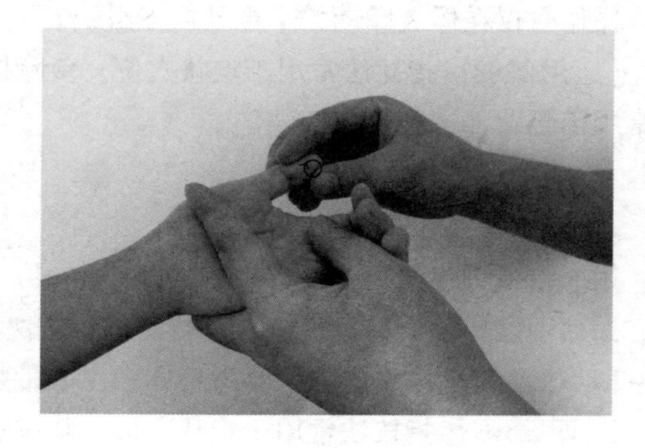
图7－2　旋推法

【动作要领】肩、肘、腕、掌指关节均要放松，仅依靠拇指做小幅度的旋转推动。

【适用部位】旋推法主要用于小儿推拿特定穴中的面状穴位，如旋推脾经、肺经、肾经等。

3. 分推法　用双手拇指指面或桡侧缘，或用示、中指指面自穴位或部位的中间向两旁作反向直线或弧线推动，称分推法（图7－3）。

【动作要领】操作主要依靠肘关节的屈伸活动带动指、掌着力部分做横向直线分推。依靠腕部和拇指掌指关节的内收、外展活动带动拇指着力部分作弧线分推。双手用力要均匀，动作要柔和而协调，节奏要轻快而平稳。

【适用部位】分推法适用于头面、胸腹、腕掌及肩胛等部位，如推坎宫、分阴阳等。

4. 合推法 用双手拇指指面或桡侧缘，或用示、中指指面自穴位或部位的两旁向中间作相向直线推动，称合推法（图7－4）。

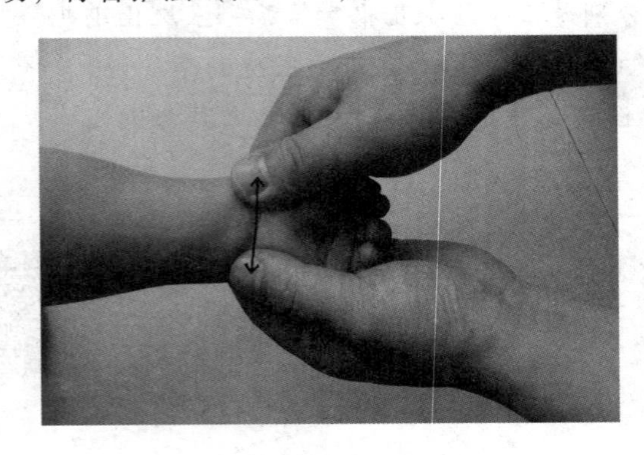

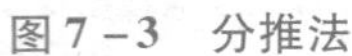

图7－3 分推法

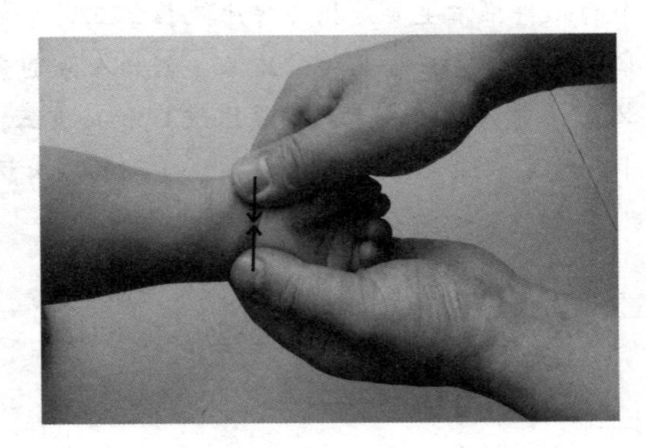

图7－4 合推法

【动作要领】动作要求与分推法基本相同，但推动方向相反。动作幅度宜小，以免导致皮肤向中间起皱。

【适用部位】合推法适用于头面、胸腹、腕掌等部位，如合阴阳等。

二、揉法

分别用指端、大鱼际、掌根着力，吸定于一定的穴位或部位上，带动皮下组织做轻柔和缓的顺时针或逆时针方向的环旋运动，称为揉法。根据着力部分的不同，可分为指揉法、鱼际揉法、掌根揉法三种。频率一般为120～160次/分。

【动作要领】操作时，着力部分不能与患儿皮肤发生摩擦运动，也不能用力下压。揉法的动作与摩法颇为相似，需注意区别，揉法着力相对较重，操作时要吸定，并带动皮下组织；而摩法着力相对较轻，操作时仅在体表摩动，不带动皮下组织。

【适用部位】指揉法常用于点状穴位，鱼际揉法常用于头面部、胸腹部、胁肋部、四肢部，掌根揉法常用于腰背部、腹部及四肢部。

三、按法

用拇指或中指的指端或指面、掌面（掌根）着力，附着在一定的穴位或部位上，逐渐用力向下按压，按而留之或一压一放地持续进行，称为按法。根据着力部位不同分为指按法和掌按法。

【动作要领】按压的方向要垂直体表，力量要由轻到重，平稳持续。常与揉法配合运用。

【适用部位】指按法常用于点状穴位，掌按法常用于面积大而又较为平坦的部位，如胸腹部、腰背部等。

四、摩法

用示指、中指、无名指和小指四指的指面或掌面着力，附着在患儿体表一定的穴位或部位上，作环形而有节律的摩动，称为摩法。根据着力部位不同分为指按法和掌按法。

【动作要领】肩、肘、腕均要放松。操作时，前臂主动运动，通过放松的腕关节而使着力部分形成摩动。动作要和缓协调，用力轻柔、均匀。

【适用部位】指摩法和掌摩法主要适用于胸腹部。

五、掐法

用拇指指甲切掐，称为掐法，常用于急救。

【动作要领】操作时，应垂直用力切掐，可持续用力，也可间歇性用力以增强刺激，取穴宜准。掐法是强刺激手法之一，不宜反复长时间应用，以免掐破皮肤。掐后常继用揉法，以缓和刺激，减轻局部的疼痛或不适感。

【适用部位】适用于头面部和手足部的穴位，如掐人中、掐老龙等。

六、运法 微课

用拇指螺纹面或示指、中指的螺纹面在患儿体表作环形或弧形移动，称为运法（图7－5）。

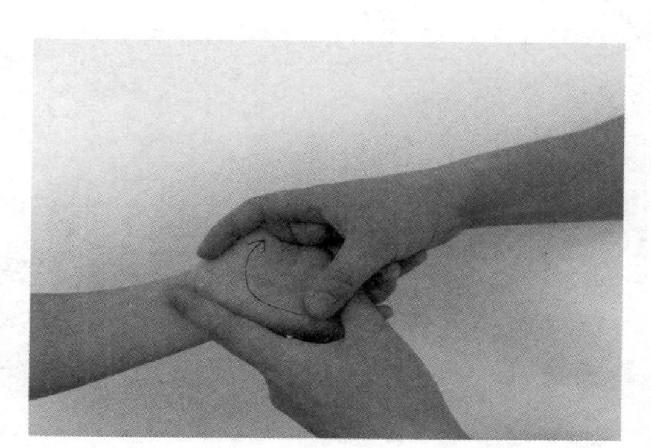

图7－5　运法

【动作要领】操作时要轻贴体表，用力宜轻不宜重，作用力仅达皮表，只在皮肤表面运动，不带动皮下组织。运法的频率一般为80～120次/分，操作较推法和摩法轻而缓慢，幅度较旋推法为大。运法的方向常与补泻有关，操作时应视病情需要而选用。

【适用部位】常用于弧线或面状穴位，如运土入水、运水入土、运内八卦等。

七、捣法

用中指指端，或示指、中指屈曲的指间关节着力，有节奏地叩击穴位的方法，称为捣法（图7－6）。

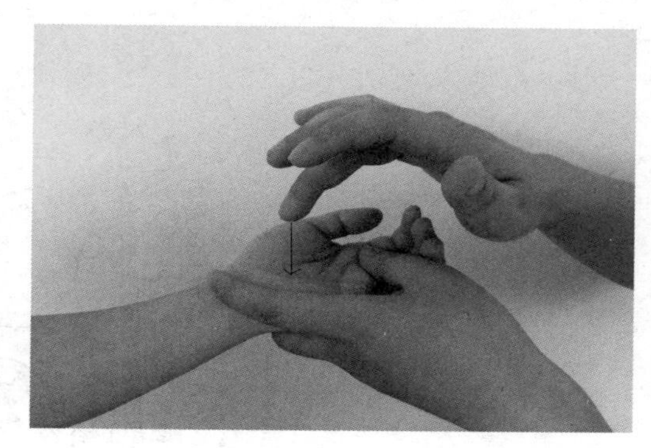

图7－6　捣法

【动作要领】捣击时腕关节放松，前臂主动运动，取穴要准确，发力要稳，有弹性，不要用暴力。

【适用部位】常用于点状穴位，如捣小天心、捣承浆等。

八、捏脊法

用拇指和其他手指相对用力，在体表作一紧一松的挤捏，并作匀速上下移动的手法，称为捏脊法。本手法对治疗“积滞”有奇效，故又称“捏积法”。

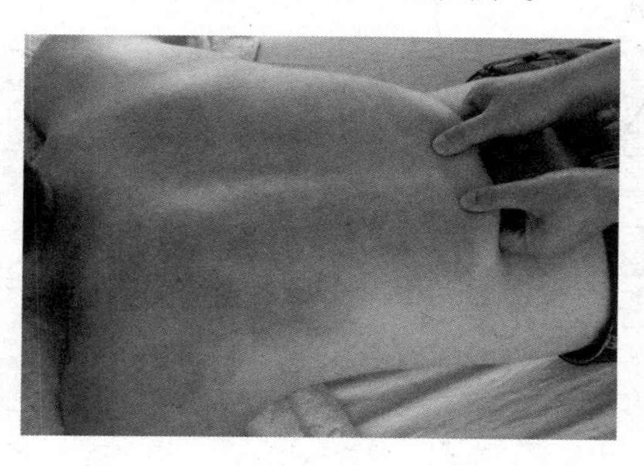

图7－7　捏脊法（拇指在前）

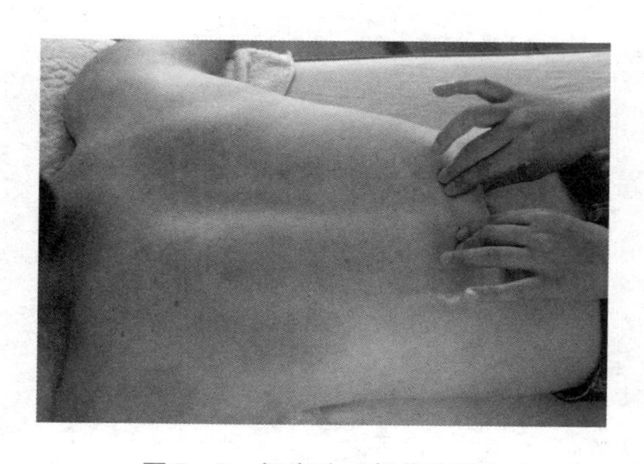

图7－8　捏脊法（拇指在后）

【动作要领】用拇指指面和示指第二指节的桡侧将皮肤捏起（拇指在前，图7－7），并轻轻提捻，向前推动；或者用两手拇指与示指、中指螺纹面将皮肤捏起（拇指在后，图7－8），并轻轻提捻，两手拇指前推，示指、中指则交替前按，从而交替捏提捻动皮肤前行。常采用捏三提一法，即每捏捻3次，向上提拉1次。用力要对称，轻重交替有节奏，连续而不间断。

【适用部位】捏脊法一般从龟尾穴开始，沿脊柱两侧向上终止于大椎穴，可连续操作3～5遍。

PPT

第三节　小儿特定穴

案例引导

案例　患儿，男，3岁，主诉“呕吐1天”，患者家属诉1天前患儿因感受风寒出现呕吐，呕吐物为胃内容物，发病以来无发热、腹痛、腹泻等症状，未予治疗。现症：神清，精神欠佳，无头痛、恶心等不适，食欲缺乏，寐欠安，舌尖红，苔薄白。相关检查未见阳性体征。

讨论

1. 小儿推拿可选用哪些穴位进行操作？
2. 针对患儿治疗时，需要注意的护理重点是什么？

小儿推拿特定穴是推拿治疗时在小儿特别操作的特殊刺激部位，呈点、线、面状（图7－9，图7－10）。

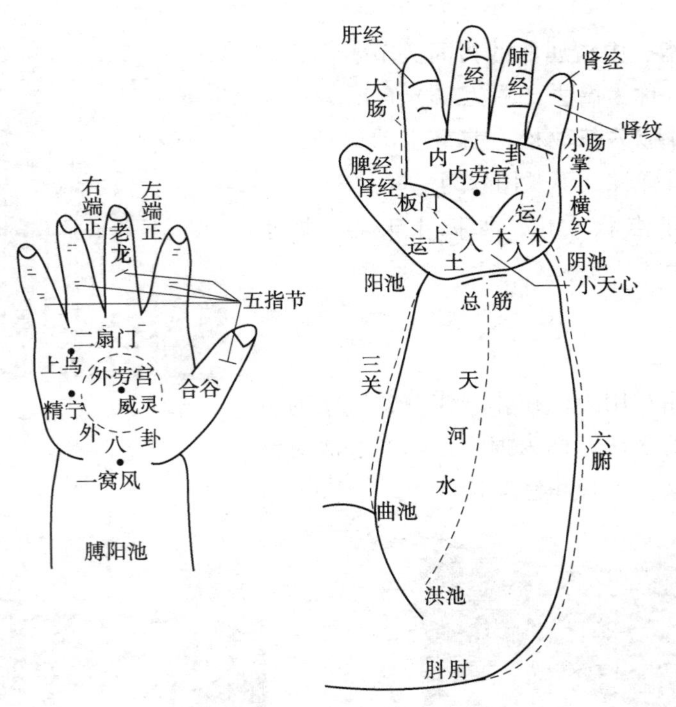

图7－9　上肢穴位图

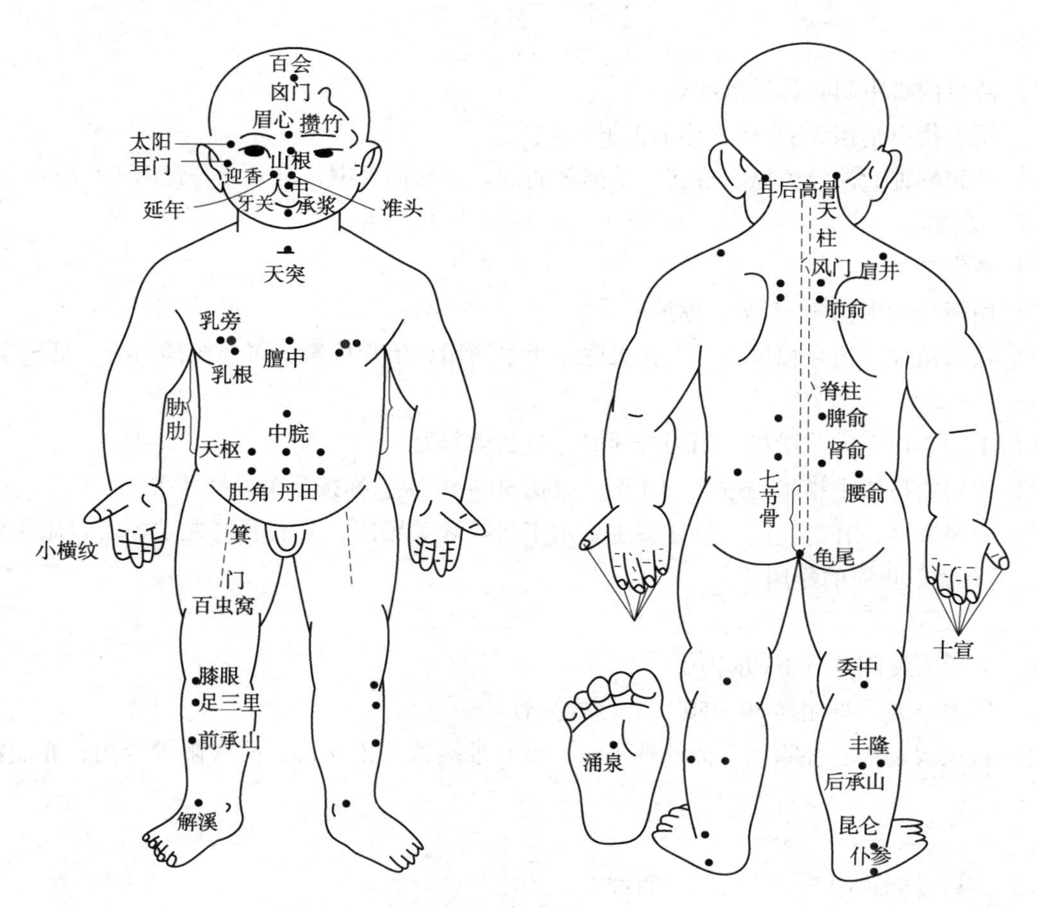

图 7－10　正面、背面穴位图

一、头面部

1. 天门（攒竹）

【位置】两眉中间至前发际呈一直线。

【操作】两拇指自下而上交替直推 30～50 次，称开天门，亦称推攒竹；若自眉心推至囟门，则称为“大开天门”。

【作用】发汗解表，开窍醒神，镇静安神。常用于风寒感冒、外感发热、无汗、头痛等症，多与推坎宫、推太阳等合用。若惊惕不安、烦躁不宁多与清肝经、按揉百会等同用。

2. 坎宫

【位置】自眉心起沿眉至眉梢呈一横线。

【操作】两拇指自眉心向两侧眉梢做分推 30～50 次，称推坎宫。

【作用】疏风解表，醒脑明目，止头痛。常用于外感发热、头痛，多与推攒竹、揉太阳等合用；若治疗目赤肿痛，多与清肝经、掐揉小天心、清天河水等同用。

3. 太阳

【位置】眉梢与目外眦之间向后约 1 寸的凹陷处。

【操作】两拇指螺纹面自前向后直推 30～50 次，称推太阳；用中指指端揉 30～50 次，称揉太阳或运太阳，向眼方向揉为补，向耳方向揉为泻。

【作用】疏风解表、清热、明目、止头痛。推太阳主要用于外感发热。若外感表实头痛用泻法；若外感表虚、内伤头痛用补法。

4. 山根

【位置】两目内眦中间，鼻根低洼处。

【操作】用拇指指甲掐 3～5 次，称掐山根。

【作用】开窍醒神。治疗惊风、昏迷、抽搐等病症，多与掐人中、掐老龙等合用。

5. 准头（鼻准）

【位置】鼻尖端。

【操作】用拇指指甲掐 3～5 次，称掐准头。

【作用】祛风镇惊。治疗惊风，多与掐天庭至承浆同用；治疗昏厥，多与按揉内关、足三里合用。

6. 牙关（颊车）

【位置】下颌角前上方一横指，用力咬牙时，咬肌隆起处。

【操作】用拇指按或中指指端按 5～10 次，或揉 30～50 次，称按牙关或揉牙关。

【作用】疏风通络，开窍止痛。按牙关主要用于治疗牙关紧闭，具有开窍之功；若口眼歪斜，则多用揉牙关，具有疏风止痛的作用。

7. 耳后高骨

【位置】耳后入发际高骨下凹陷中。

【操作】用拇指或中指端揉 30～50 次，称揉高骨。

【作用】疏风解表，安神除烦。治外感头痛，多与推攒竹、推坎宫、揉太阳等合用；亦能治神昏烦躁等症。

8. 天柱骨

【位置】颈后发际正中至大椎穴成一直线。

【操作】用拇指或示中指指面自上向下直推 100～300 次，称推天柱骨；用汤匙边蘸姜汁或凉水自上向下刮，刮至皮下轻度瘀血，称刮天柱骨。

【作用】降逆止呕，祛风散寒。推天柱骨治疗呕吐，多与横纹推向板门、揉中脘等合用；治疗外感发热、颈项强痛等病症，多与拿风池、掐揉二扇门等同用；刮天柱骨可治暑热发痧等病症。

9. 桥弓

【位置】在耳后翳风至缺盆成一斜线。

【操作】用拇指指面自上向下推抹 10～20 次，称推桥弓；用拇指与示、中两指指端相对着力，做三指拿法 3～5 次，称拿桥弓；用示、中、无名指三指指面揉 50～200 次，称揉桥弓。

【作用】行气活血，舒筋通络，软坚消肿。常用于治疗小儿肌性斜颈，多与摇颈同用。

二、胸腹部

1. 膻中

【位置】前正中线上，平第四肋间隙。

【操作】用中指端揉 50～100 次，称揉膻中；用两拇指指端自膻中向两侧分推至乳 50～100 次，称分推膻中；用示、中指自胸骨切迹向下推至剑突 50～100 次，称直推膻中。

【作用】宽胸理气，止咳化痰。治疗呕吐、呃逆、嗳气，常与运内八卦，横纹推向板门、分腹阴阳等合用；治疗喘咳常与推肺经、揉肺俞等合用；治疗吐痰不利常与揉天突、按弦走搓摩、按揉丰隆等同用。

2. 乳根

【位置】乳头直下 2 分。

【操作】用中指或拇指端揉 30～50 次，称揉乳根；可用示、中二指同时揉左右乳根穴。

【作用】宽胸理气，止咳化痰。治疗咳嗽、胸闷、痰鸣等症，常与揉乳旁、推揉膻中合用。

3. 乳旁

【位置】乳外旁开 2 分。

【操作】用中指或拇指端揉 30～50 次，称揉乳旁；可用示、中二指同时揉乳根、乳旁。

【作用】见乳根穴。

4. 胁肋

【位置】从腋下两胁至天枢处。

【操作】患儿正坐，术者两手掌自儿两胁腋下搓摩至天枢处，称搓摩胁肋，又称按弦走搓摩。

【作用】顺气化痰，除胸闷，开积聚。本穴性开而降，可治小儿食积、痰壅、气逆所致的胸闷、腹胀等症；治疗肝脾肿大，则需久久搓摩。中气下陷，肾不纳气者慎用本穴。

5. 腹

【位置】腹部

【操作】用两拇指端沿肋弓角边缘或自中脘至脐，向两旁分推 100～200 次，称分推腹阴阳；用掌面或四指摩 1～5 分钟，称摩腹，逆时针摩为补，顺时针摩为泻。

【作用】健脾和胃，理气消食。对小儿腹胀、腹痛、腹泻、便秘、恶心、呕吐、厌食等脾胃功能紊乱效果较好；小儿保健时常与补脾经、捏脊、按揉足三里同用。

6. 脐

【位置】脐中。

【操作】用中指端或掌根揉，或用拇指和示、中二指抓住肚脐抖揉 100～300 次，均称为揉脐；用掌或指摩 1～5 分钟，称摩脐。

【作用】温阳散寒，健脾消食。常用治小儿腹泻、便秘、腹痛、疳积等脾胃疾患，多与摩腹、推上七节骨、揉龟尾同用，简称“龟尾七节，摩腹揉脐。”

7. 丹田

【位置】小腹部，脐下 2 寸与 3 寸之间。

【操作】用掌摩 1～3 分钟，称摩丹田；用拇指或中指端揉 100～300 次，称揉丹田。

【作用】培肾固本，温补下元，分清别浊。治疗小儿先天不足，寒凝少腹及腹痛、疝气、遗尿、脱肛等症，常与补肾经、推三关、揉外劳宫等合用；治疗尿潴留，常与推箕门、清小肠等同用。

8. 肚角

【位置】脐下 2 寸，旁开 2 寸大筋处。

【操作】用拇、食、中三指深拿 3～5 次，称拿肚角；用中指端按穴处 3～5 次，称按肚角。

【作用】止腹痛。可治疗各种原因引起的腹痛，特别是对寒痛、伤食痛效果更好。本法刺激较强，为防止小儿哭闹影响手法操作，一般在治疗最后再拿此穴。

三、腰背部

1. 脊柱

【位置】在后正中线上，大椎穴至长强穴成一直线。

【操作】自下而上用捏法反复操作 3～5 遍称捏脊；用示、中两指自上而下直推 100～300 次，称推脊；自上而下依次按揉 3～5 遍，称按脊。

【作用】调阴阳、和脏腑、理气血、通经络、培元气、清热。

捏脊常用于治疗小儿厌食、疳积、腹泻等病症，用于小儿保健常与补脾经、补肾经、推三关、摩腹、按揉足三里等同用，对先天和后天不足的一些慢性病症均有一定效果；推脊可以清热，常与清天河水、退六腑、揉涌泉等同用，用于治疗发热、惊风等病症；按脊多与揉肾俞、拿委中、拿承山等同用，用于治疗腰背强痛、角弓反张、下焦阳气虚弱等病症。

2. 七节骨

【位置】第四腰椎至尾椎骨端（长强穴）成一直线。

【操作】用拇指桡侧面或示、中二指指面自下向上或自上向下直推100～300次，分别称推上七节骨和推下七节骨。

【作用】温阳止泻，泻热通便。

推上七节骨可以温阳止泻，多用于治疗虚寒腹泻、久痢等症，治疗气虚下陷、遗尿等症常与按揉百会、揉丹田等合用。若属实热证，则不宜用本法，用后多令小儿腹胀或出现其他病症。

推下七节骨可以泻热通便，多用于治疗肠热便秘、痢疾等症。若腹泻属虚寒者，不可用本法，以免滑泻。

3. 龟尾

【位置】尾椎骨端。

【操作】拇指端或中指端揉100～300次，称揉龟尾。

【作用】调理大肠。本穴性平和，揉之可以通调督脉之气，既能止泻又能通便，常与揉脐、推七节骨等配合，治疗腹泻、便秘、脱肛、遗尿等病症。

四、上肢部

1. 脾经

【位置】拇指末节螺纹面。

【操作】医者一手固定小儿拇指，另一手用拇指螺纹面旋推小儿拇指螺纹面，推1圈为推1次；或一手将小儿拇指屈曲固定，另一手用拇指螺纹面循拇指指尖桡侧缘向指根方向直推，100～500次，称补脾经。医者一手固定小儿拇指，另一手用拇指螺纹面自指尖向指根方向直推螺纹面100～500次，称清脾经。补脾经和清脾经统称为推脾经。

【作用】补脾经可以健脾胃，补气血；清脾经可以清热利湿，化痰止呕。小儿脾胃薄弱，不宜攻伐太甚，一般多用补法。补脾经常用于脾胃虚弱、气血不足所致食欲不振、肌肉消瘦、消化不良等症，常与揉中脘、摩腹、按揉足三里等配合；清脾经常用于恶心、呕吐、腹泻、食积、湿热熏蒸所致的皮肤发黄等实证，多与清胃经、揉板门、清大肠、清小肠、揉中脘、揉天枢等配合。

2. 肝经

【位置】示指末节螺纹面。

【操作】医者一手固定小儿示指，另一手用拇指螺纹面旋推小儿示指螺纹面，推1圈为推1次，推100～500次，称补肝经。医者一手固定小儿示指，另一手用拇指螺纹面自指尖向指根方向直推示指螺纹面100～500次，称清肝经。补肝经和清肝经统称为推肝经。

【作用】补肝经以养血柔肝，清肝经以平肝泻火，熄风镇惊，解郁除烦。肝经宜清不宜补，若肝虚应补时则应补后加清，或以补肾经代之，滋水涵木，滋肾养肝；清肝经常用于惊风、抽搐、烦躁不安、五心烦热等实证，常与掐人中、掐老龙、掐十宣、揉小天心等配合。

3. 心经

【位置】中指末节螺纹面。

【操作】医者一手固定小儿中指，另一手用拇指螺纹面旋推小儿中指螺纹面，推1圈为推1次，推100～500次，称补心经。医者一手固定小儿中指，另一手用拇指螺纹面自指尖向指根方向直推中指螺纹面100～500次，称清心经。补心经和清心经统称为推心经。

【作用】补心经以养心安神，清心经以清热泻心火。本穴宜清不宜补，若气血不足而见心烦不安，睡卧露睛等症，需用补法时，则应补后加清，或以补脾经代之；清心经常用于心火亢盛所致高热神昏，面赤口疮，小便短赤等，多与清天河水、清小肠等配合。

4. 肺经

【位置】无名指末节螺纹面。

【操作】医者一手固定小儿无名指，另一手用拇指螺纹面旋推小儿无名指螺纹面，推1圈为推1次，推100～500次，称补肺经。医者一手固定小儿无名指，另一手用拇指螺纹面自指尖向指根方向直推无名指螺纹面100～500次，称清肺经。补肺经和清肺经统称为推肺经。

【作用】补肺经以补肺气；清肺经以宣肺清热，疏风解表，止咳化痰。补肺经常用于虚性咳喘、遗尿、自汗、盗汗等病症，常与补脾经、揉二马、推三关、按揉天突、推揉膻中、分推肺俞、按揉足三里等配合；清肺经常用于治疗感冒、发热、咳嗽、气喘、痰鸣、便秘等实证，多与按揉天突、推揉膻中、分推肺俞、清天河水、退六腑、运内八卦等配合。

5. 肾经

【位置】小指末节螺纹面。

【操作】医者一手固定小儿小指，另一手用拇指螺纹面旋推小儿小指螺纹面，推1圈为推1次，推100～500次，称补肾经。医者一手固定小儿小指，另一手用拇指螺纹面自指尖向指根方向直推小指螺纹面100～500次，称清肾经。补肾经和清肾经统称为推肾经。

【作用】补肾经以补肾益脑，温养下元；清肾经以清利下焦湿热。补肾经常用于先天不足、久病体虚、肾虚久泻、多尿、遗尿、虚汗、喘息等病症，多与补脾经、补肺经、揉肾俞、横擦命门、捏脊、按揉足三里等合用；清肾经常用于膀胱蕴热、小便赤涩、腹泻等病症，多与掐揉小天心、清小肠、推箕门等配合。临床上肾经多用补法，需用清法则多以清小肠代之。

6. 大肠

【位置】示指桡侧缘，自示指尖至虎口成一直线。

【操作】用拇指螺纹面由示指尖直推向虎口100～500次，称补大肠；用拇指螺纹面由虎口推向示指尖100～500次，称清大肠。补大肠和清大肠统称为推大肠。

【作用】补大肠可以涩肠固脱，温中止泻；清大肠可以清利肠腑，除湿热，导积滞。补大肠常用于虚寒腹泻、脱肛等病症，常与补脾经、补肾经、推三关、分腹阴阳、摩腹、揉脐、揉龟尾、推上七节合用；清大肠常用于湿热泄泻、食积、便秘等病症，常与清天河水、退六腑、分腹阴阳、清脾经、清肺经、推下七节、揉龟尾等配合。大肠亦称指三关，可用于小儿望诊。

7. 小肠

【位置】小指尺侧边缘，自指尖到指根成一直线。

【操作】用拇指螺纹面由指尖推向指根100～500次，称补小肠；用拇指螺纹面由小儿指根推向指尖100～500次，称清小肠。补小肠和清小肠统称为推小肠。

【作用】补小肠以温补下焦，清小肠以清利下焦湿热，泌别清浊。补小肠常用于下焦虚寒所致的多尿、遗尿等病症，常与补脾经、补肺经、补肾经、揉丹田、揉肾俞、擦腰骶部等合用；清小肠多用于小便短赤、尿闭、水泻等病症，若心经有热，移热于小肠，配合清天河水，可加强清热利尿的作用。

8. 肾顶

【位置】小指顶端。

【操作】用中指或拇指端揉100～500次，称揉肾顶。

【作用】收敛元气，固表止汗。若阴虚盗汗，多与补肾经、补肺经、揉二人上马等配合；若气虚自汗，多与补肺经、补脾经、捏脊、按揉足三里等配合。

9. 肾纹

【位置】手掌面，小指第二指间关节横纹处。

【操作】用中指或拇指指端揉100～500次，称揉肾纹。

【作用】祛风明目，散瘀结。治疗目赤肿痛，常与清心经、清肝经等配合；治疗口舌生疮，常与清心经、揉总筋、清小肠、清胃经、清天河水等配合；治疗热毒内陷所致的高热、呼吸气凉、手足逆冷等症，常与清肝经、清心经、清肺经、掐揉小天心、退六腑、清天河水、推脊等配合。

10. 四横纹

【位置】掌面示、中、无名、小指第一指间关节横纹处。

【操作】用拇指指甲依次掐后加揉3～5次，称掐揉四横纹；将小儿四指并拢，从食指横纹处推向小指横纹处100～300次，称推四横纹。

【作用】掐揉四横纹退热除烦，散瘀结；推四横纹调中行气、和气血、消胀满。本穴为治疳要穴，治疗厌食、疳积、腹胀、消化不良等病症，常与补脾经、揉中脘、捏脊、按揉足三里等合用，亦可点刺出血；治疗胸闷痰喘，多与运八卦、推肺经、推揉膻中、分推肺俞等配合。

11. 小横纹

【位置】掌面示、中、无名、小指掌指关节横纹处。

【操作】用拇指指甲依次掐后加揉3～5次，称掐揉小横纹；将四指并拢，从示指横纹处推向小指横纹处100～300次，称推小横纹。

【作用】退热，消胀，散结。若脾虚腹胀，常与补脾经、运八卦、揉中脘、按揉足三里等合用；若口唇破裂，口舌生疮，常与清脾经、清胃经、清天河水等合用。此外，推小横纹治疗肺部干性啰音有一定疗效。

12. 掌小横纹

【位置】掌面小指根下，尺侧掌纹头。

【操作】用中指或拇指指端揉100～500次，称揉掌小横纹。

【作用】清热散结，宽胸宣肺，化痰止咳。治疗喘咳，常与清肺经、推六腑、揉肺俞、分推肺俞等配合；治疗口舌生疮，常与清心经、清胃经、揉总筋、清天河水等配合。此穴是治百日咳、肺炎的要穴，可治疗肺部湿性啰音。

13. 胃经

【位置】拇指掌面近掌端第一节。

【操作】医者一手固定小儿拇指，另一手用拇指螺纹面旋推拇指掌面近掌端第一节，推1圈为推1次，推100～500次，称补胃经。医者一手固定小儿拇指，另一手用拇指螺纹面向指根方向直推100～500次，称清胃经。补胃经和清胃经统称推胃经。

【作用】补胃经健脾胃，助运化；清胃经清中焦湿热，和胃降逆，泻胃火，除烦止渴。补胃经常用于脾胃虚弱所致消化不良、腹胀纳呆等病症，多与补脾经、揉中脘、摩腹、按揉足三里等配合；清胃经常用于脾胃湿热、胃肠实热、胃火旺盛等实证所致的恶心、呕吐、纳呆、腹胀、烦渴、发热、便秘、衄血等病症，多与清脾经、清大肠、推天柱骨、退六腑、揉天枢、推下七节骨等配合。

14. 板门

【位置】手掌大鱼际平面。

【操作】用拇指指端揉50～100次，称揉板门或运板门；自指根向腕横纹直推100～300次，称板门推向横纹；反向直推100～300次，称横纹推向板门。

【作用】揉板门健脾和胃、消食化滞；板门推向横纹健脾止泻；横纹推向板门降逆止呕。揉板门常用治乳食停积、食欲不振、嗳气、腹胀、腹泻、呕吐等症，常与补脾经、揉中脘、推小横纹等配合；板门推向横纹常用于治疗腹泻，多与推脾经、推大肠、推上七节骨等配合；横纹推板门常用于治疗呕吐，多与清胃经、揉中脘、推天柱骨等配合。

15. 内劳宫

【位置】掌心中，握拳中指端所点之处，第二、第三掌骨之间。

【操作】用拇指或中指指端揉100～300次，称揉内劳宫；用拇指螺纹面自小指根掐运，经掌小横纹，小天心至内劳宫止，运10～30次，称运内劳宫。

【作用】揉内劳宫清热除烦，运内劳宫清虚热。揉内劳常用于心经有热所致口舌生疮、发热、烦渴等病症，多与清心经、清小肠、清天河水、揉小天心等配合；运内劳宫常用于清心、肾两经虚热。

16. 内八卦

【位置】手掌面，以掌心为圆心，从圆心至中指根横纹的2/3处为半径，所作圆周，在此圆周上的八个方位，按顺时针顺序分别为乾、坎、艮、震、巽、离、坤、兑，称为八卦穴。对小天心者为坎，对中指者为离，在拇指侧离至坎半圆的中心为震，在小指侧离至坎半圆的中心为兑。

【操作】用拇指螺纹面运100～300次，称运内八卦；从“乾”按顺时针顺序运至“兑”称顺运内八卦，从“兑”按逆时针顺序运至“乾”称逆运内八卦，运至“离”时应从拇指上运过，恐动心火。

【作用】理气化痰，宽胸利膈，行滞消食。运内八卦善于调理气机，顺运内八卦偏于理气，逆运内八卦偏于降逆；常用于疳积、腹胀、呕吐、纳呆、咳嗽、咳痰、哮喘、胸闷等病症，多与推脾经、推肺经、揉膻中、揉板门、揉中脘等配合。

17. 小天心

【位置】大小鱼际交接处凹陷中。

【操作】用中指指端揉100～150次，称揉小天心；以拇指甲掐3～5次，称掐小天心；用中指尖或屈曲的指间关节捣10～30次，称捣小天心。

【作用】揉小天心清热、镇惊、利尿、明目；掐、捣小天心镇惊安神。揉小天心主要用于心经有热而致的目赤肿痛、口舌生疮、惊惕不安，或心经有热移于小肠而见小便短赤等症，常与清心经、清天河水、清肝经、按揉精宁等同用，还可用于新生儿硬皮病、黄疸、遗尿、水肿、痘疹欲出不透等。掐、捣小天心常用于惊风抽搐、夜啼、惊惕不安等症。若惊风眼翻、斜视，可与掐老龙、掐人中、清肝经等配合，眼上翻者则向下掐、捣，右斜视则向左掐、捣，左斜视则向右掐、捣。

18. 总筋

【位置】掌后腕横纹中点。

【操作】用拇指指端揉100～300次，称揉总筋；用拇指甲掐3～5次，称掐总筋。

【作用】揉总筋清心经热，散结止痉，通调周身气机；掐总筋镇惊止痉。揉总筋常用于治疗口舌生疮、夜啼等病症，常与清心经、清天河水、掐揉小天心等配合；掐总筋治疗惊风抽搐，常与掐人中、拿合谷、掐老龙、掐捣小天心等配合。

19. 大横纹

【位置】仰掌，掌后横纹。近拇指端称阳池，近小指端称阴池。

【操作】两拇指由总筋向两旁分推 30 ~ 50 次，称分推大横纹，也称分阴阳；自两侧向总筋合推30 ~ 50 次，称合阴阳。

【作用】分阴阳平衡阴阳，调和气血，行滞消食；合阴阳行痰散结。分阴阳多用于阴阳不调、气血不和所致寒热往来、烦躁不安，以及食积、腹胀、腹泻、呕吐等病症，多与开天门、推坎宫、揉太阳、掐总筋等配合；实热证重分阴池，虚寒证重分阳池。合阴阳多用于痰喘、咳嗽，胸闷等病症，常与清天河水、推揉膻中、揉丰隆等配合。

20. 十宣（十王）

【位置】十指尖指甲内赤白肉际处。

【操作】用拇指甲逐指掐之，各掐 3 ~ 5 次，或醒后即止，称掐十王。

【作用】醒神、开窍、清热。常用于急救，治疗高热、惊风、抽搐、昏厥等急症，多与掐人中、掐老龙、掐小天心等配合。

21. 老龙

【位置】中指背，距指甲根正中点 1 分处。

【操作】用拇指甲掐 3 ~ 5 次，或醒后即止，称掐老龙。

【作用】醒神开窍。常用于急救，治疗急惊风、高热抽搐等急症，多与掐人中、掐山根、掐十王等配合。若急惊暴死，掐之知痛有声者易治，不知痛而无声者，难治。

22. 端正

【位置】中指甲根两侧赤白肉处，桡侧称左端正，尺侧称右端正。

【操作】用拇指指端揉 50 ~ 100 次，称揉端正；用拇指甲掐或拇指和示指对掐 3 ~ 5 次，称掐端正。

【作用】揉右端正降逆止呕，揉左端正升提止泻，掐端正醒神开窍、止血。揉右端正常用于胃气上逆而引起的恶心呕吐等症，多与清胃经、横纹推向板门等配合；揉左端正常用于治疗水泻、痢疾等症，多与推脾经、推大肠、清小肠、推七节骨等配合；掐端正常用于治疗小儿惊风，常与掐老龙、清肝经等配合。并可于中指第 3 节横纹起至端正处用线绕扎中指（不可太紧），以止衄。

23. 五指节

【位置】掌背五指第一指间关节横纹处。

【操作】用拇指甲依次掐 3 ~ 5 次，称掐五指节；用拇指螺纹面依次揉 30 ~ 50 次，称揉五指节。

【作用】安神镇惊、祛风痰、通关窍。掐五指节主要用于惊惕不安、惊风等症，多与清肝经、掐老龙等配合；揉五指节主要用于胸闷、痰喘、咳嗽等症，多与运内八卦、推揉膻中、推揉肺俞等配合。

24. 二扇门

【位置】掌背中指根本节两侧凹陷处，即示指与中指、中指与无名指的指根交接处。

【操作】小儿手心向下，用两拇指指甲掐 3 ~ 5 次，称掐二扇门；用两拇指或示、中指指端揉 100 ~ 500 次，称揉二扇门。

【作用】发汗透表，退热平喘，是发汗要穴。多用于风寒外感所致发热、咳嗽、流涕等症，常与开天门、推坎宫、推太阳等配合；治疗体虚外感常与揉肾顶、补脾经、补肾经等配合。临床运用时，揉两扇门要稍用力，速度宜快。

25. 二人上马（上马、二马）

【位置】手背无名及小指掌指关节后陷中。

【操作】小儿手心向下，用拇指指甲掐 3 ~ 5 次，称掐二人上马；用拇指指端揉 100 ~ 500 次，称揉二人上马。

【作用】滋阴补肾，顺气散结，利水通淋，为补肾滋阴的要穴。临床上多用揉法，主要用于阴虚火旺所致的潮热、烦躁、牙痛，小便赤涩淋漓等症，常与掐揉小天心、揉总筋等合用；治疗肺部感染有干性、湿性啰音有较好的消退作用，常与推小横纹合用。

26. 威灵

【位置】手背二、三掌骨歧缝间。

【操作】小儿手心向下，用拇指指甲掐 3～5 次，或醒后即止，称掐威灵。

【作用】开窍醒神。主要用于治疗急惊暴死、昏迷不醒等急症，多与掐人中、掐精宁等同用。

27. 精宁

【位置】手背第四、第五掌骨歧缝间。

【操作】小儿手心向下，用拇指指甲掐 3～5 次，或醒后即止，称掐精宁。

【作用】行气、破结、化痰。开窍醒神常与掐威灵配合；临床多用于治疗咳痰、食积、哮喘、干呕、疳积等病症；体虚者慎用，若应用则多与补脾经、推三关、捏脊等同用，以防损伤元气。

28. 外劳宫

【位置】掌背中，与内劳宫相对处。

【操作】小儿手心向下，用拇指指甲掐 3～5 次，称掐外劳宫；用拇指或中指指端揉 100～500 次，称揉外劳宫。

【作用】本穴性温，用于一切寒证，温阳散寒，升阳举陷，兼能发汗解表。临床上多用揉法，治疗外感风寒、鼻塞流涕等病症，常与开天门、推坎宫、推太阳、揉耳后高骨、推三关等配合；治疗脏腑积寒、完谷不化、肠鸣腹泻、寒痢腹痛等病症，常与补脾经、推三关、摩腹、揉脐、推七节骨等配合；治疗疝气、脱肛、遗尿等病症，常与补肾经、推三关、揉百会、揉丹田等配合。

29. 外八卦

【位置】掌背外劳宫周围，与内八卦相对处。

【操作】小儿手心向下，用拇指顺时针方向运 100～300 次，称运外八卦。

【作用】宽胸理气，通滞散结。治疗胸闷、腹胀、便结等病症，多与掐揉总筋、摩腹、推揉膻中等配合。

30. 一窝风

【位置】手背腕横纹正中凹陷处。

【操作】小儿手心向下，用拇指或中指指端揉 100～500 次，称揉一窝风。

【作用】温中行气，止痹痛，利关节，发散风寒。常用于受寒，食积等原因引起的腹痛、腹胀等症，多与拿肚角、推三关、揉中脘等合用；也可治疗外感风寒及寒滞经络导致的关节痹痛。

31. 膊阳池

【位置】手背一窝风上 3 寸。

【操作】小儿手心向下，用拇指指甲掐 3～5 次，称掐膊阳池；用拇指或中指指端揉 100～500 次，称揉膊阳池。

【作用】止头痛，通大便，利小便。治疗感冒头痛，多与开天门、推坎宫、揉耳后高骨等合用；治疗便秘，多与推大肠、摩腹、推下七节骨等合用；治疗小便不利，多与清心经、清小肠、推箕门等配合。

32. 三关

【位置】前臂桡侧缘，阳池至曲池成一直线。

【操作】用拇指或示、中指指腹自腕推向肘，推 100～500 次，称推三关；屈患儿拇指，自拇指外侧端推向肘，称为大推三关。

【作用】温阳散寒，补气行气，发汗解表。本穴性温，主治一切虚寒病证。常用于治疗气血虚弱，阳气不足导致的四肢厥冷、面色无华、食欲不振、疳积、吐泻等病症，多与补脾经、补肾经、揉丹田、捏脊、摩腹等合用；治疗外感风寒，怕冷无汗或疹出不透等病症，常与清肺经、推攒竹、掐揉二扇门等配合。

33. 天河水

【位置】前臂正中，自总筋至洪池（曲泽）成一直线。

【操作】用拇指或示、中指指腹自腕推向肘，推100～500次，称清（推）天河水；用示、中二指蘸水，自总筋起，一起一落弹打至洪池处，同时用口吹气伴随，10～20次，称打马过天河。

【作用】清热解表，泻火除烦。本穴性微凉，可治一切热证，且清热力平和，清热而不伤阴。治疗五心烦热、口燥咽干、唇舌生疮、夜啼等病症，常与清心经、清肝经、退六腑等同用；用于外感风热所致发热、头痛、恶风、汗微出、咽痛等病症，多与推攒竹、推坎宫、揉太阳等同用。打马过天河清热之力强于清天河水，多用于实热、高热等病症，常与推脊、退六腑等配合。

34. 六腑

【位置】前臂尺侧，阴池至肘成一直线。

【操作】用拇指或示、中指指腹自肘推向腕，推100～500次，称退六腑，又称推六腑。

【作用】清热，凉血，解毒。本穴性寒凉，适用于一切实热病证。可用于治疗温病邪入营血，脏腑郁热积滞，壮热烦渴，痄腮及肿毒等实热证；脾虚体质、常腹泻患儿慎用。常与推三关同用，能防止大凉大热，以求平衡阴阳，清热而不伤正气。若寒热夹杂，以热为主，则可以退六腑三数，推三关一数之比推之；若以寒为重，则可以推三关三数，退六腑一数之比推之。

五、下肢部

1. 箕门

【位置】在大腿内侧，髌骨内上缘至腹股沟中点成一直线。

【操作】用示、中指指腹自髌骨内上缘推向腹股沟中点，直推100～500次，称推箕门。

【作用】清热利尿。本穴性平和，治疗尿潴留等病症，多与揉丹田、按揉三阴交等配合；治疗心经有热的小便赤涩不利等病症，常与清小肠等合用。

2. 百虫窝

【位置】膝上内侧肌肉丰厚处。

【操作】用拇指或中指指端按揉10～30次，称按揉百虫；用拇指与示中二指指端相对着力，做三指拿法3～5次，称拿百虫。

【作用】通经活络，平肝熄风。治疗下肢痿软无力、痹痛等病症，多与拿委中、按揉足三里等相配合；治疗惊风抽搐，则手法刺激宜重。

3. 鬼眼（膝眼）

【位置】膝盖两旁凹陷中，外侧凹陷称外膝眼，内侧凹陷称内膝眼。

【操作】用拇指指端按揉或拇指、示指二指指端分别在内、外膝眼按揉，50～100次，称按揉膝眼；用拇指指甲掐3～5次，称掐膝眼。

【作用】通经活络，熄风止痉。常用于治疗惊风抽搐，下肢痿软无力，膝痛等病症，常与拿百虫、拿委中、按揉承山等配合。

4. 前承山

【位置】前腿胫骨旁，与后承山相对处。

【操作】用拇指指端揉100～500次，称揉前承山；用拇指指甲掐3～5次，称掐前承山。

【作用】息风定惊，行气通络。常用于治疗惊风、下肢抽搐、下肢痿软无力等病症。揉前承山常用于治疗下肢痿软无力，多与拿百虫、拿委中、揉解溪等相配合；掐、揉前承山治疗惊风、下肢抽搐等病症，多与掐解溪等相配合。

5. 后承山（承山）

【位置】腓肠肌交界之尖端，人字形凹陷处。

【操作】用拇指或中指指端按揉100～300次，称按揉承山；用拇指与示、中三指指端相对着力，做三指拿法3～5次，称拿承山。

【作用】通经活络，止痉息风。治疗惊风抽搐、下肢痿软、腿痛转筋等病症，多与拿百虫、拿委中、揉解溪等相配合。

6. 涌泉

【位置】足掌心前三分之一与后三分之二交界处的凹陷中。

【操作】用拇指指面向足趾方向做直推或旋推100～400次，称推涌泉；用拇指指面揉30～50次，称揉涌泉；用拇指指甲掐3～5次，称掐涌泉。

【作用】滋阴，退热。推、揉涌泉能引火归原，退虚热，常用于治疗五心烦热、烦躁不安、夜啼等病症，多与揉上马、运内劳宫等合用；用于退实热，常与退六腑、清天河水等配合。揉涌泉还用于止吐、止泻；掐涌泉能治惊风。

知识链接

小儿推拿特色之“推五经”

三字经小儿推拿流派的特色是取穴少而精，善用独穴。湘西刘氏小儿推拿的特色是“推五经”，也称为五经推拿法。五经是指脾经、肝经、心经、肺经、肾经等5个小儿推拿特定穴。五经应五脏，五脏应五行，彼此存在着相生、相克的关系。“推五经”即根据五行生克的关系和小儿五脏的生理特性、病理特点和五脏证候的虚实，确立补母、泻子，或以补为主，或以泻为主，或补泻兼施的具体治法，对五脏进行系统调控，使疾病向愈。

答案解析

目标检测

一、A题型（最佳选择题）

1. 能降逆止呕、祛风散寒的穴位是（　）
   A. 肚角　B. 天柱骨　C. 七节骨
   D. 脊柱　E. 以上均非
2. 能引火归原的穴位是（　）
   A. 肾经　B. 涌泉　C. 天河水
   D. 六腑　E. 以上均非
3. 位于拇指掌面近掌端第一节的穴位是（　）
   A. 板门　B. 胃经　C. 大肠

D. 小肠　　E. 以上均非

4. 具有止痹痛、利关节作用的穴位是（　）

A. 膊阳池　　B. 三关　　C. 一窝风

D. 精宁　　E. 以上均非

5. 下列哪个不是临床上治疗腹泻效果较好的常用配伍（　）

A. 龟尾　　B. 七节　　C. 摩腹

D. 揉丹田　　E. 揉脐

6. 位于小指尺侧边缘，自指尖到指根成一直线的穴位是（　）

A. 大肠　　B. 小肠　　C. 胃经

D. 板门　　E. 以上均非

7. 位于小指顶端的穴位是（　）

A. 肾顶　　B. 肾纹　　C. 肾经

D. 掌小横纹　　E. 以上均非

8. 位于掌面示、中、无名、小指第一指间关节横纹处的穴位是（　）

A. 大横纹　　B. 小横纹　　C. 掌小横纹

D. 四横纹　　E. 以上均非

9. 位于小指根下、尺侧掌纹头的穴位是（　）

A. 大横纹　　B. 小横纹　　C. 掌小横纹

D. 四横纹　　E. 以上均非

10. 位于中指甲后一分处的穴位是（　）

A. 十宣　　B. 老龙　　C. 端正

D. 上马　　E. 以上均非

11. 位于掌背中指根本节两侧凹陷处（　）

A. 五指节　　B. 二扇门　　C. 上马

D. 威灵　　E. 以上均非

12. 位于手背腕横纹正中凹陷处（　）

A. 二扇门　　B. 精宁　　C. 上马

D. 一窝风　　E. 以上均非

13. 前臂尺侧，阴池至肘成一直线的穴位是（　）

A. 三关　　B. 天河水　　C. 六腑

D. 膊阳池　　E. 以上均非

二、填空题

1. 坎宫用于目赤痛，常与清________经、掐揉________心、清________水等合用。

2. 摩腹常与揉________、捏________、按揉________等穴合用，治疗小儿疳积、厌食。

3. 推、刮________能降逆止呕，祛风散寒。

4. 推上七节骨能温阳________，多用于________腹泻、久痢。推下七节骨能________通便，多用于________便秘。

5. 揉肾顶能________，________止汗。

三、简答题

1. 推法可分为直推法、旋推法、分推法、合推法，请问其在小儿推拿治疗中的动作要领和适用部位分别是什么？

2. 运法、摩法、揉法三种手法在小儿推拿应用中有何异同点？

3. 小儿推拿特定穴中常用于解表、退热、温阳、止呕、止泻作用的各有哪些？

（王冰卉）

书网融合……

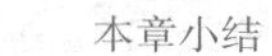
本章小结

微课

题库

第八章　保健推拿

学习目标

知识要求：

1. 掌握　常规保健推拿手法操作。
2. 熟悉　自我保健按摩程序操作。
3. 了解　保健推拿的特色。

技能要求：

1. 能够熟练完成人体保健推拿的实践操作。
2. 熟练保健推拿手法和操作程序，为学习常见病症护理篇的相关内容奠定基础。

素质要求：

激发学生对中医推拿的热爱，树立良好的专业思想。认识到保健推拿在中医“治未病”中的重要性。

第一节　保健推拿概述

保健推拿作为推拿治疗的一部分，具有保持、促进人体健康作用，在防治亚健康方面有着独特的优势。保健推拿又称为保健按摩，是指针对健康或处于亚健康状态的人而施行的一种推拿方法，它具有强身健体、预防疾病和辅助治疗作用。根据不同实施主体可分为他人保健推拿和自我保健推拿两种；根据不同实施目的可分为一般保健推拿、美容保健推拿及体育保健推拿等；根据不同理论体系还可分为中国传统保健推拿、欧美保健推拿及日本保健推拿等。本章节主要介绍在传统中医学理论指导下的中国保健推拿。

保健推拿疗法符合生物－心理－社会医学模式。保健推拿疗法作为传统医学疗法分支，继承了中医疗法的整体观念，如“形神合一”“心身相印”“形神兼治”。它强调治疗中的内外环境及情绪影响作用，同时继承了“医乃仁术”等优秀医疗思想，这一切与生物－心理－社会医学模式不谋而合，说明了保健推拿疗法在当今医疗中的优势所在，不仅仅是一种形体按摩，而且也具有心理按摩的作用，为人体防病治病、延年益寿方面，起到了巨大作用。

保健推拿可由他人操作，也可由本人自己操作。一般由他人操作者称为保健推拿；由本人操作的称为自我按摩或自我推拿。其特点是操作方法简单、经济安全、疗效明显，而且不受时间、地点、场合的限制。

第二节　保健推拿方法

一、头面部

受术者取仰卧位，施术者坐于床头，面向受术者。

1. 开天门　施术者两手拇指自两眉之间印堂穴至前发际神庭穴做直推法，其余四指置于头的两侧相对固定。

2. 推坎宫　施术者两手拇指桡侧缘，自印堂穴向两侧分推至太阳穴。

3. 揉太阳　分推前额结束时用拇指点揉太阳穴。对偏头痛有较好疗效。

4. 掌摩面部　先将两手掌搓热后置两侧面颊部，自下向上经耳前到前额部，进行搓摩10～15次，用力要均匀。

5. 拿五经　受术者坐位，施术者五指拿头顶督脉和两旁太阳、少阳经，谓之拿五经，中指指腹对督脉，示指、无名指对两侧的膀胱经，拇指、小指对两侧胆经。对于巅顶痛的受术者应着力点揉百会穴。对于偏头痛的受术者应沿胆经及三焦经点揉，力量可稍重。

6. 勾压风池、风府　施术者以双手中指指端勾压风池，单手中指指端勾压风府各1～2分钟，压后缓揉数下，反复操作2～3遍，对枕部疼痛、偏头痛效果较好。

7. 轻揉耳郭、点耳前穴位　以两手拇指与示指揉捏两侧耳部，并向下方牵拉耳垂3～5次，使耳道内部产生灼热感。令受术者稍张口，点按耳门、听宫、听会；并以示指、中指夹住耳根前后，双手上下方向擦耳。

8. 指尖叩击　以双手五指指端有节奏地击打头部，保持垂直方向，动作要灵巧。镇静安神，手法要轻；清脑益智，手法要重，用力要均匀。

二、胸腹部

受术者取仰卧位，施术者站或坐于床旁。

1. 分推胸部至两胁　从胸部中线向两侧分推，可用两手大鱼际从胸骨正中的任脉向胸部两侧分推，上方可推至肱骨。

2. 直推胸部　施术者面对受术者，手指向上掌根向下，沿任脉从上向下直推胸腹部。

3. 摩胸揉胸　以全掌或四指先摩后揉胸部。主要揉胸大肌、胸小肌，包括胸大肌、胸小肌肌腹及在锁骨、胸骨、肋、喙突的附着处。

4. 点按胸骨　受术者呼气时，施术者以拇指或四指端点按璇玑至中庭穴的所有穴位，反复数次，点按时，用力缓慢，均匀有力。

5. 掌按胸部　以双掌叠按于胸骨的下部，配合受术者的呼吸，施以缓慢的掌按法。下按时受术者呼气，放松时受术者吸气。注意操作过程中双掌不要离开胸廓。

6. 搓摩胁肋　以双掌分置于左右胁肋部施以摩法，以局部温热为度。

7. 掌摩腹部　用掌心置于受术者肚脐部，以肚脐为中心，先顺时针后逆时针掌摩，从脐部起始，逐渐按肠蠕动方向摩动，力量不宜过重，速度宜缓，时间稍长。

8. 全掌揉腹　受术者双膝屈曲，腹部放松，施术者叠掌，轻揉受术者腹部，先揉脐周，然后顺时针揉全腹，速度宜缓，力量稍重，可触及胃肠，方向与摩法相同，每个部位揉动10次再至下一个部位。揉腹为腹部按摩的主要手法。

9. 点压腹部腧穴　点按上脘、中脘、下脘、大横、天枢、气海、关元、水道等穴，每穴1分钟，疏通腹部气机。如发现腹部压痛点，可在局部施以轻柔的指揉法，时间宜长。

10. 提拿腹肌　受术者双膝屈曲，腹部放松，施术者以双手拇指置于腹肌一侧，余四指置于腹肌另一侧，自上而下，提拿腹部脂肪及肌肉，并向上提抖3～5次。

三、背部

受术者取俯卧位，施术者站于床边，也可站于床头，面向受术者。

1. 背部摩法　施术者以双掌或单掌在受术者上背部，施以轻柔的掌摩法。

2. 掌推肩胛　施术者一手扶肩部并向后掀肩部，另一手以掌根自肩中俞处，沿着肩胛内缘，经膏肓向外下方斜推至腋中线，反复数遍。

3. 按肩胛内缘　一手扶肩，一手以拇指指腹置于肩胛脊柱缘上方的肩中俞穴处，着力点按，逐步下移，经魄户、膏肓到肩胛下角为止，反复操作数次。点按后配合局部抚摩或空拳轻揉。局部有酸胀感，术后心胸舒畅。

4. 掌按脊柱及膀胱经法　两手交叉置于棘突，随受术者呼吸沿脊柱从上向下施以掌按法。受术者呼气时逐渐用力下压，受术者吸气时随势放松。

5. 背部拳揉法　以手握拳，以拳面四指的本节部分着力于背部左右肩中俞处，进行拳揉1~2分钟。再两侧大杼的高度，沿脊柱两侧经脾俞、胃俞、肾俞到大肠俞，反复拳揉1~2分钟。

6. 按脊中　以拇指端置于风府进行点按，并向下逐个棘突间隙点按3~5次，到腰阳关为止。点按时拇指指端应与体表垂直，棘突间隙点按要配合受术者呼吸。

7. 拨膀胱经法　沿膀胱经第一条线施以掌指拨法，一手拇指沿膀胱经第一条线纵向放置，另一掌压于拇指及掌背，由外向内，或由内向外拨动以放松背部竖脊肌。

8. 背部挤推法　以两手拇指置于两侧大杼，余指置于两侧腋下，分别扶定。自上向下，由外向内边挤边推脊柱两侧肌肉，至膈俞止。

9. 背部横擦法　施术者马步站立，以单掌横擦心俞、肺俞平面，以温煦上焦阳气。

10. 背部分推法　以两手拇指分别置于背部大杼，余指分置两侧，自内向外下方，沿背部肋间隙方向分推至两腋中线。自上向下依次推到胃俞止。

11. 背部直推法　施术者以单掌或双掌沿背部正中督脉及其两侧膀胱经，从上向下施以掌直推法。

12. 背部拍打法　以虚掌左右手交替拍打背部。

四、腰部 微课

受术者俯卧位，施术者站于床旁。

1. 腰部横摩　以手掌置于一侧肾俞、气海俞、大肠俞处先向同侧横摩到带脉穴处，再通过对侧的肾俞摩动到对侧带脉穴处，反复摩动数次，往返进行。

2. 叠掌按腰　施术者双手掌重叠，置于腰部，以命门为中心，做有节律地按压1~3分钟。按压时要配合呼吸，按压要用巧劲，以能耐受为度，不可用暴力，术后感觉腰部舒适。

3. 推按腰部　施术者沉肩，伸臂将双手交叉横置于腰脊柱两侧（左手横置右侧，右手横置左侧，掌心向内，手指向外），同时向腰部两侧反方向推按。自上向下推按数次。

4. 按压脊柱　两手掌相叠置于棘突，有节律按压腰脊柱。

5. 腰骶拳揉　沿骶髂关节走向，施术者握拳在腰骶部进行按揉。以受术者舒适为宜。

6. 双龙点肾法　施术者两拇指伸直以指端置于两侧肾俞，余指扶定两侧，两拇指同时着力对点，连续点按三次为宜。

7. 温补肾气法　以两手掌相互搓热，迅速以两掌心置于两侧肾俞、气海俞，做快速振颤手法约2分钟。操作时动作连贯，使振颤连续不断传递到机体，产生温热感。

8. 横擦腰骶部　用掌或小鱼际贴紧腰骶部，施以擦法，使局部有温热感。重点擦肾俞区和八髎区。

9. 腰骶部拍法　以虚掌左右手交替拍打腰骶部，充分放松肌肉，恢复腰骶部运动状态。

五、臀部

受术者俯卧位，施术者站于床旁。

1. 臀部掌揉法 以臀部秩边为中心，拳揉1～3分钟，再沿骶髂关节上缘向下经臀部拳揉到承扶处。也可在按压的基础上，环形揉动臀部肌肉3～5分钟，从上到下，从内到外，放松臀部肌肉。

2. 搓髎点强法 以一手四指指腹或掌面，着力八髎进行搓揉。待局部温热后再以拇指指腹点按长强1分钟左右。搓髎时自一侧上髎到下髎方向往返进行搓揉，以皮肤微红为度。

3. 点按、点拨压痛点 通常可在四条线上找到压痛点，多见于臀大肌在骶骨外侧缘的附着处、臀大肌与臀中肌的间隙、臀中肌肌腹及臀中肌在股骨大转子的附着处。可用肘或拇指点按、点拨痛点3～5次，以受术者能耐受为度。

4. 点按、弹拨环跳 施术者两拇指指腹对置于环跳，余指置臀部两侧，以两拇指徐徐加力进行长按3～5分钟。环跳深层即梨状肌、坐骨神经所在，点按环跳可解除梨状肌劳损。

5. 掌推顺筋 沿臀大肌、臀中肌的走行方向从上向下，从骶骨外侧向股骨大转子掌推5次，使局部有舒适感。

6. 臀部拍打 最后用虚掌拍打臀部而结束。

六、下肢部

（一）下肢前部

受术者取仰卧位，施术者站或坐于床旁。

1. 推运股外侧 以双手掌根部着力于两股外侧，上下反复推运，推而前行，运而拉回，持续推运数次。操作时适当增加压力，持续推，缓慢运，用力均匀，不可忽快忽慢，避免搓、擦动作。

2. 点揉髋部腧穴 点揉髂骨前方的五枢、维道、府舍、冲门等穴，并点揉髂前上棘与股骨大转子之间的居髎穴，放松阔筋膜张肌，舒筋通络。

3. 摇髋法 屈髋屈膝90°，环旋摇动髋关节。摇动时速度宜慢，幅度宜大。可在一定方向加大力度，牵拉关节周围肌肉、韧带等软组织。

4. 拳顶合揉法 施术者双手握拳，四指紧贴掌心，以拳顶置于下肢肌肉两侧，自髀关、承扶的高度到梁丘的高度，自阴陵泉、阳陵泉的高度到悬钟的高度，做两拳对合旋转揉动，同时自上向下逐步移动，边揉边移，反复进行。

5. 提拿足三阴、足三阳 施术者以双手拇指与其余四指对合，着力于股外侧，循足三阳经，沿经提拿到外踝及足背，往返数次。再着力于股内侧，循足三阴经，沿经提拿到内踝及足心，往返数次。

6. 揉膝法 以拇指指腹揉血海、阴陵泉、膝眼等穴，再以掌揉髌骨。用力要均匀，以能耐受为度。

7. 揉足三里法 以示指屈曲，以指背揉按足三里1～2分钟；再以示指自阳陵泉处，自上向下抚摩到悬钟，反复数次。

8. 膝关节屈伸法 施术者站在床旁，一手拇指点按膝眼，一手托住小腿，屈伸膝关节数次，在膝关节伸直的同时点按膝眼。

9. 按压冲门 以双掌分别置于受术者左右腹股沟处，按压腹股沟处的股动脉，可触及股动脉的跳动。跳动10次左右时撤去按压，患者下肢可有温热感。可反复按压2～3次。

10. 按压小腿 以两手拇指置于阴陵泉处，余指置小腿外侧，沿胫骨内缘，自上向下经地机、漏谷、三阴交到交信，反复按压。局部有酸、胀、沉重感。

11. 掌推下肢 沿下肢前方、内侧、外侧经脉循行，掌推3～5次。

12. 抖动下肢 受术者两下肢自然伸直，肌肉放松，施术者双手握其足掌前部，两手同时用力，向左右方向抖动约1～2分钟。受术者屈膝90°，施术者以双手一并放置膝关节内外侧，向左右方向抖动1～2分钟。

（二）下肢后部

受术者俯卧位，施术者站于床旁。

1. 㨰下肢后侧 用㨰法沿股后侧、腘窝、小腿后侧操作，另一手可配合髋关节的内旋、外旋及膝关节的屈伸，在下肢活动的不同角度实施㨰法。

2. 提拿腿后侧 以两手拇指与四指自上而下揉捏提拿腿后侧肌肉，用力由轻至重，移动缓慢。

3. 股后揉捏 以两手拇指与四指分开置于股内外侧，做钳形揉捏，自上向下逐步移动，由承扶经委中、承山到昆仑，反复操作数次。大腿部用力重于小腿部。

4. 点揉经穴 以拇指在下肢后部循膀胱经、胆经由上而下做点揉法，重点点揉承扶、殷门、委中、委阳、承山、风市、阳陵泉、丘墟、太溪、涌泉。点穴力量可稍大，以局部有酸、胀、热感为最佳。

5. 拿揉放松膝关节 点揉腘窝穴位后，可以拿、掌揉、㨰法等放松手法，再次放松膝关节后方及腘窝上下的肌肉。

6. 膝关节屈伸及摇法 施术者一手按压股骨下端后方，另一手握住小腿前方，屈伸膝关节，或摇膝关节数次，以滑利关节，并牵拉股前肌肉。

7. 踝关节摇法 膝关节屈曲90°，施术者双手从踝前后托住其远端，环旋摇动踝关节。

8. 下肢抖法 施术者站于床尾，一手握住足跟，另一手托住足背，或从内外踝握住小腿下端，稍用力牵引，依靠肘关节反复屈伸实施下肢抖法。

9. 推后下肢 沿下肢后侧、外侧的膀胱经、胆经，掌推数次。

10. 叩击下肢后方 拳叩臀部、小鱼际及下肢后侧，并可在膝关节屈曲施以足跟拳叩法。

七、颈项部

受术者取坐位。

1. 颈部推抹 一手扶住前额，一手拇指指腹自风府向下缓慢推抹到大椎，再以两拇指侧面自风池向下推抹到大杼，反复数次。

2. 揉捏颈肌 施术者两手并置于风池处，拇指在颈肌外侧，余指在颈肌内侧，将一侧颈肌微向上拿起，自上向下捏拿到肩中俞。反复数次，左右分别进行。

3. 颈部按揉 施术者以两拇指置颈椎棘突两旁，自枕下至第一胸椎水平，反复按揉数次。

4. 项部㨰法 施术者站于受术者侧后方，一手扶肩部，另一手在项部做小鱼际㨰法，重点㨰颈部斜方肌。也可一手扶头，另一手在项部做㨰法，边㨰动边活动颈椎以从不同角度针对性地放松肌肉，还可增加受限颈椎的活动范围。

5. 四指归提 以两手虎口对准耳垂，拇指指腹置于风池，中指指端置于太阳，四指同时向内、向上归提。动作轻巧有力，禁用暴力。

6. 点揉风池 施术者一手扶住受术者头部，另一手以拇指和食指点、揉风池1~2分钟。

7. 合掌刁颈 施术者双手合掌十指交叉，置于受术者颈项两侧，夹提项肌。双手用力均匀一致。

8. 项部拿揉 施术者站于侧方，一手扶住前额，另一手以拇指与其他四指相对拿揉颈项两侧肌肉。

9. 颈部牵拉法 施术者一手扶肩部，另一手扶头部，双手协同向不同方向转动头部，如前屈、侧屈，并在最大活动范围处持续5~10秒，以牵拉项背部肌肉、韧带等软组织。

10. 颈部摇法 在颈椎拔伸的基础上，施术者可缓慢环转其颈部，逆时针、顺时针均可，并逐渐增加摇动的范围。

八、上肢部

受术者取坐位，施术者站于患侧前外方。

1. 摩按肩周　双手自颈部肩峰和肩胛部反复按摩数次，再自肩峰三角肌部向肘腕部反复按摩数次。用力均匀有节律，术时有酸胀、温热感。

2. 双手揉肩　施术者双手掌指略屈曲，置于肩关节的前后，做一上一下、一前一后相对旋转揉动，然后合揉三角肌部位，最后以两手大鱼际对置肩窝前后施力挤压。

3. 推手三阴、手三阳　施术者一手握患侧腕部，另一手虎口分开，掌心贴上肢阴面（手三阴经循行部位）或上肢阳面（手三阳经循行部位），施以掌推法，反复数次。

4. 点按腧穴　根据穴位的所在部位，或以拇指，或以中指、示指弹拨极泉、青灵、曲泽、小海、手五里，点按曲池、尺泽、手三里、合谷、外关、内关、劳宫等穴位。

5. 摇臂抻抖　施术者一手扶肩，另一手握腕关节，将臂伸直并牵引腕部，先向后下方旋转，再向反方向旋转，屈肘上臂内收，再引腕直线向外抻抖。

6. 上肢搓抖　两手掌环抱肩关节环形揉动，随后徐徐向下搓转或搓揉上臂、前臂2~3遍。最后一遍搓至腕部时，左右手分别握住患者大、小鱼际，靠肘关节小幅度屈伸抖动上肢。

第三节　自我保健推拿方法

自我保健推拿又称自我保健按摩，是用自己的双手在体表某个部位进行一些简单的操作以及活动肢体，以达到保健、养生的目的。此种锻炼方法在我国有悠久的历史，古时与“导引”关系密切，自我按摩保健方法简单易行，在养生、保健强身方面起着积极作用。

自我推拿的种类较多，内容丰富，方法简单易学，动作轻松柔和，很适合中老年人、体弱者或慢性病患者的锻炼与康复。经常坚持自我保健推拿能使人延年益寿或祛病延年。

自我按摩可取站立位、坐位或仰卧位，以下介绍站立位与坐位自我按摩操作程序。

一、气沉丹田

首先放松自己。站立两足分开，与肩等宽，双膝微屈。双目微闭，微收下颌。双手重叠置于小腹部，意想腰腹之间。自然呼吸，身体如在淋浴之中，处于放松状态。

二、胸部自我推拿

1. 全掌摩胸　以右掌全掌摩揉左侧胸部，再以左掌全掌摩揉右侧胸部。每侧10~20次，使肌肤有微热感。

2. 按揉胸部　以一手中指指腹沿锁骨下、肋骨间隙，由内向外，顺序由上而下适当用力按揉，以中府、云门、膻中等穴为主，各30~40次，以酸胀为宜。左右交替进行。

3. 拿捏胸肌　以一手拇指按于腋前，示、中指紧贴腋下作相对用力内收，拿住胸大肌作适当提捏，一松一紧约20次。左右交替进行。

4. 拍击胸部　左右手握空拳或虚掌，轻轻拍击对侧胸部，左右手交替进行，拍击20次。

5. 分推胸部　用左手掌根和掌面自胸正中部着力，横向推按右侧胸部直至腋下，做20次；换右手自胸正中部横向推按左侧胸部20次。从上胸部逐渐移至下胸部至肋弓。

6. 擦摩胸部　手掌贴住胸前，作由内向外或由上而下的摩擦，使局部有温热感。

本法可宽胸理气，振奋心胸阳气，调和阴阳，温经散寒，缓解疲劳，松弛肌肉，并有解除胸部肌肉痉挛等功效。

三、腹部自我推拿

1. 揉摩脘腹　以一手大鱼际贴住中脘，另一手按于其上，双手协调作顺时针方向缓缓揉摩，并慢慢向下移至丹田穴（脐下），时间5~10分钟。

2. 摩少腹　以双手掌分别贴住两胁部，作由外向内、由上而下的斜行摩擦至少腹两侧，以温热为宜。

3. 点穴　以一手的示指、中指、无名指点揉脐下气海、关元，点揉脐上中脘，点揉脐两旁天枢。

4. 推腹　左右掌同时从同侧的肋弓部推向腹股沟部。

腹部自我按摩具有健肾固精、温经散寒、促进胃肠蠕动之功效，并有促进消化、减肥等功效。

四、腰部自我推拿

1. 掌摩腰部　双手叉腰，以双掌掌面环形摩动20~30次。以腰部温热为宜。

2. 掌擦腰部　双手掌分别紧贴腰部两侧，适当用力上下往返摩擦30~40次，以温热为宜。

3. 揉腰眼　双手握拳，以拇指掌指关节突起部分紧贴两侧腰眼，用力按揉30~40次，以酸胀为宜，力度由轻到重。

4. 叩击腰骶　双手握拳，以双手拳背交替叩击腰骶部，力度由轻到重，共20~30次。

5. 动腰法　双手叉腰，双足分开与肩等宽，作腰部前屈后仰及侧屈、左右旋转活动，共10~20次。

本法具有固肾温阳、健腰之功效。适合于腰肌劳损、腰背酸痛及常期伏案工作人群。

五、臀部自我推拿

1. 掌根推揉　将两手掌分置于两侧臀部，施以掌揉法，并可从上向下做掌推法。反复数次。

2. 点揉环跳　以示指掌指关节背侧突起部分点揉环跳，力量由轻到重，以酸胀为宜。

3. 叩击臀部　手握空拳，以拳面叩打臀部及大腿两侧的胆经路线。

4. 擦臀部　将两手掌分置于两侧臀部，用掌上下擦臀部，以温热为宜。

本法具有疏通经络、祛风散寒、行气活血之功效，可以防治下肢酸胀、发凉等病症，如腰腿痛、坐骨神经痛、臀部劳损等病症。

六、下肢自我推拿

下肢按摩在弯腰位或坐位进行，总的时间不宜过长。

1. 按揉大腿　以双手掌根紧贴大腿上部，自上而下按揉至髌骨部，10~20次，以酸胀为宜。

2. 推擦膝髌　以双掌分别置于髌骨左右侧，由大腿向小腿方向来回推擦，以局部发热为度，20~30次。

3. 抱揉髌周　两膝关节屈曲90°，一手掌面置于另一手掌背，用大鱼际和小鱼际、掌指关节掌面从髌骨四周扣住髌骨，上下左右环转揉按，使髌骨在大腿股骨关节面上产生滑动，力量由轻到重，2~3分钟，感觉膝关节内部发热为度。

4. 拿捏小腿　以拇、示、中指对称用力揉拿小腿部，自上而下5~10次，以酸胀为宜。

5. 点按腧穴　以中指指腹点按风市、血海、梁丘、足三里、阴陵泉、阳陵泉、三阴交等穴，力量由轻到重，以酸胀耐受为宜。

6. 拍击下肢　以双手掌根轻轻拍击下肢，自大腿向下至足踝部5~10次。

7. 屈伸膝关节　可屈伸膝关节数次达到滑利关节的作用。

8. 摇踝擦足 正坐搁腿，一手握住足踝上方，一手握住足趾部做旋转摇动，前后左右各20次左右。随后用右手小鱼际部快速擦左足底部，左手小鱼际部快速擦右足底部，至足心发热为止，各约30次。

本法具有疏通经络、温经散寒、消肿止痛、缓解痉挛、松弛肌筋之功效，适宜于下肢酸痛乏力、退行性膝关节炎、腓肠肌痉挛等病症。

七、项背部自我推拿

1. 拿揉斜方肌 以一手掌根和四指指腹相对，拿捏对侧的斜方肌，拿揉10次，左右交替进行。

2. 掌抹斜方肌 以同侧手掌面自上向下抹斜方肌10次，左右交替进行。

3. 点揉项部穴位 重点点揉风池、天柱、肩井。

（1）点揉风池 用双手四指轻扶头枕部，双手拇指指腹点按风池1～2分钟，力度由轻到重，以感到局部酸胀或有向头顶的牵扯感为佳。

（2）点揉天柱 以一手的示指、中指、无名指点揉天柱，并可左右弹拨，以酸胀为度。左右交替进行。

（3）点揉肩井 以一手的示指、中指、无名指点揉肩井，并可前后弹拨，以酸胀为度。左右交替进行。

（4）摇颈 颈部缓慢地做前屈后伸、左右侧屈、左右旋转及顺时针或逆时针环转，以滑利颈部关节。速度要慢，既可牵拉关节囊、韧带，又可避免造成新的损伤和出现头晕。

本法具有疏通经络、通畅气血、祛寒止痛之功效，可防治颈背肌劳损、颈椎病、落枕等疾病。自我按摩项背部可以改善局部血液循环，缓解局部软组织紧张，消除颈肌疲劳，防治颈部僵硬。

八、上肢和肩部自我推拿

1. 按揉肩部 以左手虚掌置于右侧肩部环转按揉肩关节前、后、外侧的肌肉，以三角肌为主，约2分钟。

2. 点揉肩部穴位 重点点揉肩内陵、臂臑、肩井、臑俞等穴。

（1）点揉肩内陵 以大拇指按住肩内陵穴，其他四指轻扶于肩后，大拇指相对其余四指用力，按揉10～20次。

（2）点揉臂臑 用一手中指指端按揉对侧的臂臑10～20次，以局部有酸胀感为度。

（3）点揉肩井 用一手中指或示指端按揉对侧的肩井10～20次，以局部有酸胀为度。

3. 晃肩 患者站立，肩部做顺时针和逆时针方向交替的环转运动5～10次。

4. 擦肩 以手掌心紧贴肩部做上下摩擦，以肩部有温热感为宜，擦10～20次。

5. 拿捏上臂 拇指与其余四指的掌面呈钳形，轻轻捏拿对侧上肢的肱二头肌、肱三头肌，每侧约3分钟。

6. 按揉上肢腧穴 用一手拇指指腹按揉对侧曲池、天府、侠白、曲泽、内关、合谷5～10次，以局部有酸胀感为度。

7. 屈肘 双上肢自胸前方伸直，手握空拳，肘关节做屈伸10～20次。

8. 捻指 用一手的拇指与示指夹住对侧手指的指背与指面或手指的两侧，进行旋转搓动或揉捻，起到疏通指节气血的作用。

9. 揉擦手背 以双手掌心相对摩擦至有温热感，再双手交替擦手背至有温热感。

本法具有疏通经络、祛风散寒、行气活血、滑利关节之功效，对肩关节活动不利、肩部怕冷、肘臂酸痛、指掌麻木均可选择上述上肢保健方法。

九、头面部自我推拿

1. 抹前额 以示、中、无名指和小指螺纹面自额前中线推抹自两侧太阳穴 20 次。

2. 揉攒竹 以左右拇指指面分别在左右攒竹处轻轻揉动 20 次，局部酸胀为宜。

3. 揉太阳 两手拇指放在两侧太阳穴上，反复按揉，先顺时针，后逆时针，约 1 分钟。

4. 按揉风池 以两手拇指分别按于左右风池，按揉 20 次。局部酸胀为宜。

5. 按睛明 双目轻闭，用两手拇、示二指指端，分别按于两侧睛明，先向下按，然后向上按，一挤一按，约 20 次。局部酸胀为宜。

6. 揉四白 用双手中指分别环形按揉四白穴 20 次。局部酸胀为宜。

7. 擦迎香 两手示指放在鼻翼两侧上下反复揉擦，约 1 分钟。

8. 浴面 又称干洗脸。两手掌心相搓，搓热后像洗脸那样反复摩擦脸部，直至脸部发热，约 1 分钟。

9. 振耳击顶 以双手掌心紧贴双耳，作有节奏的一放一按动作 20～40 次，随后以掌心轻拍头顶百会 10～20 次。

10. 叩齿搅沧海 上下牙齿轻叩 36 次，以舌搅口齿与左右颊之间，将津液缓缓咽下。

本法具有清头明目、祛风散寒、缓解疲劳、安神定志之功效，对头痛、耳鸣、失眠、神经衰弱等症均可应用。

十、引气归原

双手重叠置于小腹部，意念集中于两掌之处的丹田穴，自然呼吸，放松状态站立 5 分钟结束。

答案解析

目标检测

一、A 题型（最佳选择题）

1. 不属于保健推拿范畴的是（　）
   A. 预防疾病　B. 强身健体　C. 辅助治疗　D. 诊断疾病
2. 不属于保健推拿禁忌症的是（　）
   A. 运动后　B. 饥饿　C. 饱餐　D. 伤筋
3. 自我保健推拿古时归之于（　）
   A. “导引”　B. “折枝”　C. “术数”　D. “吐纳”
4. 客体保健推拿古称（　）
   A. “导引”　B. “折枝”　C. “术数”　D. “按跷”
5. 推拿的补泻一般而论，凡是促进兴奋、营养、激发、扶正、升温作用的手法均属（　）
   A. 泻法　B. 补法　C. 扶正法　D. 祛邪法
6. 推拿的补泻一般而论，凡是起到抑制、疏散、通畅、祛邪、降温作用的手法均属（　）
   A. 泻法　B. 补法　C. 平补平泻法　D. 扶正法
7. 作为保健推拿手法，点法的作用是（　）
   A. 行气活血，散瘀消肿　B. 开通闭塞，镇静止痛

C. 舒通经络，行气活血　　D. 安神醒脑，疏通气血

8. 常用自我保健推拿法中，固肾益精法用（　）

A. 缩二阴　　B. 分阴阳　　C. 舒气会　　D. 运双眼

9. 常用自我保健推拿法中，宣肺通气法用（　）

A. 缩二阴　　B. 分阴阳　　C. 展胸腰　　D. 运双眼

10. 常用自我保健推拿法中，疏肝利胆法用（　）

A. 缩二阴　　B. 分阴阳　　C. 舒气会　　D. 运双眼

二、B 型题（配伍题选择题）

A. 行气活血，散瘀消肿　　B. 宣通气血，镇静止痛

C. 疏通经络，行气活血　　D. 安神醒脑，疏通气血

E. 滑利关节，舒筋解痉

11. 作为保健推拿手法，点法的作用是（　）

12. 作为保健推拿手法，揉法的作用是（　）

13. 作为保健推拿手法，振法的作用是（　）

14. 作为保健推拿手法，摇法的作用是（　）

15. 作为保健推拿手法，摩法的作用是（　）

（赵彬元）

书网融合……

本章小结

微课

题库

下篇　常见病症护理篇

总　论

一、护理总则

针灸推拿技术是临床上治疗各科疾病的常用方法，临床护理人员护理接受针灸推拿治疗患者时应注意以下几点。

1. 解释

（1）治疗前应向患者详细解释针灸推拿治疗的目的意义。

（2）告知患者在针灸推拿治疗中的注意事项。

2. 准备针灸推拿所需的物品

（1）常用的物品　包括治疗盘、2%碘酊、75%乙醇、75%无菌酒精棉球、无菌干棉球、各种规格的一次性无菌毫针、无菌棉签、无菌镊子、清洁弯盘、推拿介质、必要时备浴巾、垫枕、屏风、各种型号的火罐等。

（2）针刺意外急救物品及药品的准备　温开水、50%葡萄糖液、便携式氧气枕、肾上腺素、地塞米松等。

3. 协助患者取合适的体位

（1）以方便取穴和操作为原则，同时有利于患者持久留针，协助患者取合适的体位，初次接收治疗者宜安排卧位。

（2）告知患者在治疗过程中不宜随意变更体位，如确需要更换体位必须通知医生。

4. 针灸推拿治疗结束后治疗室及物品的消毒处理

（1）床单物品应每天予以更换，使用过的物品须经消毒处理方可再用。

（2）使用过的一次性医用物品应集中统一焚烧。

（3）治疗室每天均应进行空气消毒。

（4）使用过的可再用的毫针应进行检针、清洗、消毒，并放于针盒内妥善保管。

二、常规护理

1. 治疗前评估

（1）询问既往史、当前主要症状，查看本次针灸推拿操作所涉及腧穴部位的皮肤情况。

（2）了解患者的年龄、文化层次、生活方式、工作性质及对疾病的认识情况。

（3）询问患者是否曾接受过针灸推拿治疗，评估患者目前的心理精神状态，了解患者对针灸推拿治疗的认知，对初次接受针灸推拿治疗的患者应给予更多关注。

（4）评估患者是否存在不宜进行针灸和推拿治疗的禁忌证。

（5）需要留针者，应询问患者是否需要上洗手间。

（6）询问患者的进食情况，避免空腹接受针灸推拿治疗。

2. 治疗中护理

（1）观察

①密切观察患者的神志、面色、血压、脉搏及汗出等情况，判断患者是否出现针刺意外情况，一旦发生，立即配合医生进行抢救。

②如加电应注意观察电流强度是否适宜，并及时调整。

③如加灸则应注意避免烫伤患者及烧坏衣被。注意室内空气的流通，慎防晕灸的发生。

④进行推拿、按摩时，手法宜轻柔缓和，注意观察患者的反应和局部变化情况，要防止手法粗重引起的意外，随时询问患者对推拿力度的感觉并及时调整。

⑤如需要拔火罐，应注意保暖，夏季避免冷风直吹。

⑥密切关注患者的体位是否发生了变动，并及时处理。

（2）心理护理

①针对患者的不同心理，作好安慰解释工作。

②告知患者疾病发生、发展、转归的一般规律，消除不必要的忧虑和烦恼，保持心情开朗，慢性疾病要有长期治疗的思想准备。

3. 治疗后护理

（1）协助患者穿好衣帽鞋袜，整理外形。

（2）初次接受针灸推拿治疗的患者应休息 30 分钟后离开病室。

（3）询问患者的感受，如有异常情况及时处理。

（4）整理床单位及处理治疗所使用的物品。

4. 健康教育

（1）生活起居护理　①居室环境安静舒适，温湿度适宜，避免各种刺激干扰。②接受针灸推拿治疗的当天尽量避免沐浴冷水，避风寒。③保持二便通畅。

（2）饮食护理　宜进食清淡、营养之饮食，忌辛辣刺激、煎炸香燥及肥甘厚味之品，接受治疗当天避免进食海鲜等食物。

（卢咏梅）

第九章　骨伤科病症

学习目标

知识要求：

1. 掌握　骨伤科部分病症的相关概念。
2. 熟悉　骨伤科部分病症的辨证施护。
3. 了解　骨伤科部分病症的病因病机、发病特点。

技能要求：

1. 熟练掌握推拿治疗颈椎病、腰椎间盘突出症、肩关节周围炎的技能。
2. 学会应用针刺及其他疗法治疗骨伤科疾病。

素质要求：

重视人文关怀、健康教育指导等在疾病治疗和护理中的作用；因病、因人施治，针对不同病情能够结合实际情况及专业知识为患者制定切实可行、行之有效的诊疗方案。

PPT

第一节　颈椎病

案例引导

案例　患者，男，45岁，颈痛伴右上肢放射痛二月余。2个月前因劳累出现颈肩部酸沉，并引起右上肢及手指麻木，持物无力，疼痛逐渐增加，遂来诊治。现症同前，查：椎间孔挤压试验阳性。颈椎X线片：颈椎5、6、7钩椎关节增生明显，椎间隙变窄。舌苔薄白，脉弦紧。

提问　此患者关于颈椎病的中医诊断分型？应用推拿疗法治疗此证应如何取穴和操作？

颈椎病是指颈椎间盘退行性变及其继发性椎间关节退行性变，刺激或压迫颈神经根、脊髓、椎动脉、交感神经，引起眩晕，肩臂痛或瘫痪及其他一系列综合症状为主要特征的疾病，好发部位依次为C5－6、C4－5、C6－7。本病常在中老年以后发病，40岁以上的病人可占80%，男性多于女性，约为3∶1。颈椎病散见于中医学“痹证”“痿证”“头痛”“眩晕”“项强”“颈筋急”“颈肩痛”等条目之下。

【病因病机】　微课1

颈椎病主要因年高体弱，肝肾不足，筋骨失养；或久坐耗气，劳损筋肉；或感受外邪，客于经脉，或扭挫损伤，气血瘀滞，经脉痹阻不通所致。

【辨证施护】

1. 证型评估

（1）风寒痹阻　夜寐露肩或久卧湿地而致颈强脊痛，肩臂酸楚，遇寒加重，颈部活动受限，甚则手臂麻木发冷，或伴形寒怕冷，全身酸楚，舌苔薄白或白腻，脉弦紧。

（2）劳伤血瘀 有外伤史及久坐伏案史，颈项、肩臂疼痛，甚则放射及前臂，手指麻木，劳累后加重，颈部僵直或肿胀，活动不利，肩胛上下窝及肩峰有压痛，舌质紫暗有瘀点，脉涩。

（3）肝肾亏虚 颈项、肩臂疼痛，四肢麻木乏力，伴头晕眼花，耳鸣，腰膝酸软，遗精，月经不调，舌红、少苔，脉细弱。

2. 常用针灸推拿法 临床上可根据不同情况选择针刺法、灸法、推拿法、皮肤针法、电针法、耳针法、穴位注射法、刮痧法等操作方法。

3. 操作方法 微课 2

（1）针刺法 选择的经脉及腧穴以手太阳小肠经、足太阳膀胱经、督脉为主。

主穴：大椎、天柱、后溪、颈夹脊。

辨证配穴 风寒痹阻者加风门、风府祛风通络；劳损血瘀者加膈俞、条口活血化瘀、通络止痛；肝肾亏虚加肝俞、肾俞、足三里补益肝肾、生血养筋。

随症加减 根据压痛点所在取肩井、天宗，疏通经气，活络止痛；上肢及手指麻痛甚者加曲池、合谷、外关疏通经络、调理气血；头晕、头痛、目眩者加百会、风池、太阳祛风醒脑，明目止痛；恶心、呕吐加天突、内关调理胃肠。

（2）灸法 取穴：大椎、风池、天柱。每穴灸 10～15 分钟。

（3）推拿法 选择手阳明大肠经、足太阳膀胱经、督脉、足少阳胆经、足阳明胃经为主。主穴：风府、风池、缺盆、肩井、肩外俞、天宗、曲池、小海、合谷等穴，颈肩背区域及患侧上肢部。常采用㨰法、拿法、按揉法、拔伸法、屈伸旋转法、搓法、牵抖法、拍法等手法。

①走经络法 从风池穴起至颈根部，用拇指指腹与食指指腹对称用力拿捏颈项两旁的软组织由上而下操作 5 分钟。再用一指禅推法自风府穴沿督脉推至大椎穴，自风池穴沿脊椎两侧华佗夹脊推至颈根部。时间 3～5 分钟。

②推穴道法 根据症状累及部位选择在风府、风池、缺盆、肩井、肩外俞、天宗等穴位，用一指禅推法或按揉法操作。

③部位操作法 根据症状累及部位选择在冈上区、冈下区及肩胛间区用㨰法操作，可配合拨揉法。做冈上区㨰法时注意向脊柱方向操作。

④颈项牵伸法 用两前臂尺侧放于患者两侧肩部，双手拇指顶按在风池穴，其余四指及手掌托住下颌部，嘱患者放松，医生前臂与手同时向相反方向用力，牵伸颈项，持续约 20 秒钟，重复牵伸 3～5 次。

⑤屈伸旋转法 牵引并将颈部做前后屈伸及左右旋转运动各 5 次，幅度由小逐渐加大。

⑥错缝整复法 对颈椎关节突关节偏歪，拇指按于偏歪压痛处，用颈椎旋转扳法予以整复；对有颈椎侧弯者，用颈椎侧扳法纠正；对年龄较大患者可采用仰卧位拔伸旋转整复法。

⑦结束手法 摩、揉肩背部，配合拍法操作，使患者有轻快感为宜。

随症加减：伴有头痛，取风池穴做直上方向的按揉操作；疼痛局限在耳后部者取风池穴做外上方向的按揉操作；疼痛局限在后枕部者取风府穴用一指禅推法做重点操作。时间约 2 分钟。伴有眩晕，取双侧风池穴做向内上方向的按揉，取颈臂穴（缺盆穴内 1 寸）向颈部方向的按揉，并在两侧华佗夹脊上下往返操作。时间约 3 分钟。伴有上肢放射性痛、麻者：若痛、麻沿前臂桡侧放射到拇指者，取同侧颈 5～6 椎旁间隙；若痛、麻放射到拇、示、中及环指桡侧半指者，取同侧颈 6～7 椎旁间隙；若痛、麻放射到小指及环指尺侧半者，取同侧颈 7～胸 1 椎旁间隙，用一指禅推法或按揉法重点操作。沿上肢放射性痛、麻区域点按曲池、小海、合谷等穴，搓揉上肢，抖上肢。时间 3～5 分钟。

（4）皮肤针法 叩刺大椎、大杼、肩中俞、肩外俞，使皮肤发红并有少量出血，然后加拔火罐，使出少量瘀血。

（5）耳针法　取颈椎、肩、颈、神门、交感、肾上腺、皮质下、肝、肾。每次选3～4穴，毫针强刺激，留针20～30分钟，每日或隔日1次；亦可用王不留行籽贴压，每2～3日一换。

（6）电针法　取大椎、风池、肩中俞、大杼、颈部夹脊穴、天宗。每次选用2～4穴，针刺得气，接通电针仪，刺激20分钟，每日1次。

（7）穴位注射法　取大杼、肩中俞、肩外俞、天宗。用1%普鲁卡因2ml，或维生素$B_1$100mg、维生素B_{12} 0.5～1mg注射，每穴注射0.5ml，每日1次。

4. 健康指导

（1）告知本次操作后的注意事项　如不宜沐浴凉水，不宜直对冷风吹，注意保暖等。

（2）生活起居护理　①避免长时间低头劳作，伏案工作时，每隔1～2小时，活动颈部，如仰头或将头枕靠在椅背上或转动头部。②座椅高度要适中，以端坐时双脚刚能触及地面为宜。③避免长时间半躺在床头，屈颈斜枕看电视、看书。④睡眠时应保持头颈部在一条直线上，避免扭曲，枕头长要超过肩，不宜过高，为握拳高度，枕头的颈部稍高于头部，可以起到良好放松作用，避免颈部悬空。⑤注意颈部保暖，防风寒湿邪侵袭。及时防治如咽炎、扁桃体炎、淋巴腺炎等咽喉部疾病。⑥乘车、体育锻炼时做好自我保护，避免头颈部受伤。开车、乘车注意系好安全带或扶好扶手，防止急刹车颈部受伤等，避免头部猛烈扭转。

（3）饮食护理　①由于颈椎病是椎体增生、骨质退化疏松等引起的，所以颈椎病患者应以富含钙、蛋白质、维生素B族、维生素C和维生素E的饮食为主。其中钙是骨的主要成分，以牛奶、鱼、猪尾骨、黄豆、黑豆等含量为多。蛋白质也是形成韧带、骨骼、肌肉所不可缺少的营养素。维生素B、E则可缓解疼痛。解除疲劳。②辨证施食。风寒痹阻者宜进祛风散寒温性食物，如大豆、羊肉、狗肉、胡椒、花椒等。食疗方：鳝鱼汤、当归红枣煲羊肉等。忌食凉性食物及生冷瓜果、冷饮，多温热茶饮。血瘀气滞者宜进食行气活血，化瘀通络的食品，如山楂、白萝卜、木耳等。食疗方：醋泡花生等。避免煎炸、肥腻、厚味。肝肾不足，其中阴虚者宜进食滋阴填精、滋养肝肾之品：如枸杞子等。药膳方：虫草全鸭汤，忌辛辣香燥之品。阳虚者宜进食温壮肾阳，补精髓之品：黑豆、核桃、杏仁、腰果等。食疗方：干姜煲羊肉。忌生冷瓜果及寒凉食物。

（4）情志护理　向患者介绍本疾病的发生、发展及转归，取得患者理解和配合，多与患者沟通，了解其心理社会状况，及时消除不良情绪。介绍成功病例，帮助患者树立战胜疾病的信心。给患者必要的生活协助，鼓励家属参与。有情绪障碍者，必要时请心理咨询医师治疗。

第二节　落　枕

PPT

案例引导

案例　患者，男，24岁，头项强痛、转侧困难3天。病缘夜卧无枕，睡眠体位不当所致。查其项背处压痛明显，未见肿胀，舌淡，苔薄白，脉弦紧。

提问　此患者关于落枕的中医诊断分型？应用推拿疗法治疗此证应如何取穴和操作？

落枕是颈部突然发生疼痛、活动障碍，可自愈的一种病症。系由睡眠时枕头过高或过低，颈部位置不当或项背感受风寒等原因，睡醒后自觉颈部疼痛，活动受限，故名落枕。由于颈椎关节具有结构较平坦、关节囊松弛、活动性较大，稳定性差的特点，睡眠时枕头高低不适或睡眠姿势不良，颈椎3～7悬空，头颈部未能被支托，在肌肉完全放松的情况下，因颈部长时间的屈曲或过度拉伸而致关节受损，如同时又感受风寒之侵袭，则更易诱发本病。因此，有部分学者把颈型颈椎病急性发作时称为落枕。落枕属于中医学“项筋急”。

【病因病机】

落枕发病机制主要为睡眠姿势不正，导致局部经筋受损，或感受风寒外邪，寒性收引，导致局部筋脉拘挛，经脉气血阻滞，不通则痛。

【辨证施护】

1. 证型评估

（1）瘀滞型　晨起颈项疼痛，活动不利，活动时患侧疼痛加剧，头部歪向病侧，局部有明显压痛点，有时可见筋结。舌紫暗，脉弦紧。

（2）风寒型　颈项背部强痛，拘紧麻木。可兼有淅淅恶风，微发热，头痛等表证。舌淡，苔薄白，脉弦紧。

2. 常用针灸推拿法　临床上可根据不同情况选择针刺法、灸法、推拿法、拔火罐法、皮肤针法、耳针法、指针法等操作方法。

3. 操作方法

（1）针刺法　以泻法为主，选择的经脉及腧穴以手太阳小肠经、督脉为主。常规针刺，同时嘱患者在行针中活动颈项部；由风寒所致者，局部加灸。

主穴　落枕穴、后溪、悬钟、阿是穴。

辨证配穴　病及督脉、太阳经可加大椎、天柱、肩外俞；病及少阳经者可加风池、肩井。

（2）灸法　主要适用于风寒型落枕。取穴：落枕穴、阿是穴。每穴灸10～15分钟。

（3）推拿法　选择手太阳小肠经、足少阳胆经为主。主穴：风池、风府、肩井、阿是穴、天宗、肩外俞。常采用按法、揉法、弹拨法、点法、推法、拿法、拔伸法、旋转法、擦法等手法。

①按揉颈肩法　患侧颈项及肩部用轻柔的按法、揉法施术。

②提拿颈项法　颈椎棘突旁的软组织用提拿法操作，以患侧为重点。

③弹拨法　在紧张肌肉的压痛点或结节状物部位用拇指弹拨法操作。

④点穴法　在风池、风府、肩井、天宗、肩外俞等穴用点按法操作。

⑤颈部拔伸法　颈部肌肉放松，一手托其下颌，另一手扶持后枕部，使颈略前屈，下颌内收。双手同时用力向上拔伸，维持牵引约20秒，做向患侧加大幅度的有控制的旋转。重复操作3次。

⑥擦法　沿胸锁乳突肌纤维方向用小鱼际擦法，以透热为度。

（4）皮肤针法　叩刺颈项强痛部位及肩背部压痛点，使局部皮肤潮红。每日1次。

（5）拔火罐法　取大椎、肩井、天宗、阿是穴。疼痛轻者，直接拔罐，每日1次。若疼痛较重者，可先在局部用皮肤针叩刺出血，然后再拔火罐。

（6）耳针法　取颈、颈椎、神门。毫针浅刺，留针30分钟，间歇行捻转泻法，并嘱患者活动颈项部。

4. 健康指导

（1）告知本次操作后的注意事项　如不宜沐浴凉水，不宜直对冷风吹，颈项部保暖，避风寒，以免影响疗效等。

（2）生活起居护理　①不宜睡高枕，枕头要富有弹性，高度以侧卧位时头部与身体能平直为佳。②夜间睡眠不宜打开门窗，防止因外邪侵袭产生落枕。③运动强度应适宜。

（3）饮食护理　①以清淡、易消化为原则，忌生冷油腻。②辨证施食：风寒型落枕者可选择生姜红糖茶、桂枝大枣茶等疏风散寒之品；瘀滞型落枕者可选择陈皮、佛手等行气散瘀之品。

（4）情志护理　告知患者本病发展过程与预后，避免患者焦虑情绪的产生。

PPT

第三节　腰椎间盘突出症

案例引导

案例　患者，男，42岁。2周前因劳累出现腰部疼痛，并引起左下肢放射性疼痛，不能久站，疼痛逐渐增加，遂来诊治。现症同前，腰椎间盘CT平扫显示：腰椎退行性改变，L4～L5椎间盘突出，左侧直腿抬高试验阳性。舌质暗紫，脉弦紧。

提问　此患者腰椎间盘突出症的中医诊断分型？应用刺络拔罐治疗此证应如何操作？

腰椎间盘突出症是腰腿痛中最常见的原因之一，是因腰椎间盘变性、纤维环破裂、髓核突出刺激或压迫神经根所表现的一种综合征。本病以L4～L5、L5～S1发病率最高，占腰椎间盘突出症的90%～96%，一般多个腰椎间盘同时发病者较少，占5%～22%。本病好发于30～50岁，男性多于女性。腰椎间盘突出症属于中医学“腰痛”范畴。

【病因病机】

腰椎间盘突出症为外伤或劳损致瘀血阻滞经脉，出现不通则痛；或寒湿、湿热之邪侵犯腰部经络，导致经脉不通；或肝肾亏虚，筋骨失养，遂致本病。根据经络学说，足太阳经夹脊抵于腰，督脉贯脊循行于腰部，足少阴经“贯脊属肾”，又有“腰为肾之府”之称，故腰痛多与足太阳经、督脉和足少阴经脉的经筋病变有关。

【辨证施护】

1. 证型评估

（1）血瘀证　腰腿痛如刺，痛有定处，日轻夜重，腰部板硬，俯仰旋转受限，痛处拒按。舌质暗紫，或有瘀斑，脉弦紧或涩。

（2）寒湿证　腰腿冷痛重着，转侧不利，静卧痛不减，受寒及阴雨加重，肢体发凉。舌质淡，苔白或腻，脉沉紧或濡缓。

（3）湿热证　腰部疼痛，腿软无力，痛处伴有热感，遇热或雨天痛增，活动后痛减，恶热口渴，小便短赤。苔黄腻，脉濡数或弦数。

（4）肝肾亏虚　腰膝酸痛，下肢乏力，劳累更甚，卧则减轻。偏阳虚者面色㿠白，手足不温，少气懒言，腰腿发凉，或有阳痿、早泄，带下清稀，舌质淡，脉沉细。偏阴虚者，咽干口渴，面色潮红，倦怠乏力，心烦失眠，多梦或有遗精，带下色黄味臭，舌红少苔，脉弦细数。

2. 常用针灸推拿法　临床上可根据不同情况选择针刺法、灸法、推拿法、刺络拔罐法、电针法、穴位注射法等操作方法。

3. 操作方法

（1）针刺法　选择的经脉及腧穴以足太阳膀胱经、督脉为主。

主穴　委中、肾俞、大肠俞、阿是穴、腰阳关。

辨证配穴　疼痛可沿足太阳经或足少阳经放射，故循经取足太阳经穴和足少阳经穴以疏导两经闭阻不通之气血，达到“通则不痛”的治疗目的。足太阳经型配合秩边、承扶、殷门、承山、昆仑；足少阳经型配合环跳、风市、膝阳关、阳陵泉、悬钟、足临泣。

随症加减　与天气变化有关者，加灸大椎、阿是穴温经止痛。

（2）灸法　主要适用于寒湿型腰椎间盘突出症及肝肾亏虚型腰椎间盘突出症，取穴：肾俞、大肠俞、阿是穴、腰阳关。每穴灸10～15分钟。

（3）推拿法　选择足太阳膀胱经、督脉为主。主穴：腰阳关、肾俞、居髎、大肠俞、环跳、承扶、委中、承山、阳陵泉、悬钟、昆仑、阿是穴及腰臀、下肢后外侧。常采用㨰法、按揉法、点压法、拔伸法、顶推法、弹拨法、扳法、踩跷法、背法等手法。

①循经按揉法　用㨰、按、揉手法在患者脊柱两侧膀胱经及臀部和下肢后外侧施术，以腰部及患侧为重点，时间约5分钟。然后用双手掌重叠用力，沿脊柱自上而下按压至腰骶部，重复2～3遍。

②点穴法　用拇指或肘尖点压腰阳关、肾俞、居髎、大肠俞、环跳、承扶、委中、承山、阳陵泉、悬钟、昆仑及阿是穴。

③拔伸推压法　在助手配合拔伸牵引的情况下，用拇指顶推或肘尖按压患处，与突出物方向相反用力。

④理筋整复法　用腰部斜扳法，左右各操作一次；然后患者仰卧位，医者做屈髋屈膝抱臀卷腰法、强制直腿抬高扳法。

⑤踩跷、背晃法　能纠正消失或反弓的腰椎生理曲度，可选择性使用。

⑥整理手法　患者俯卧位。用㨰、拿、揉、弹拨手法沿腰臀部及患侧坐骨神经分布区操作，时间约3分钟。然后直擦膀胱经，横擦腰骶部，以透热为度。

（4）刺络拔罐法　用皮肤针叩刺腰骶部及在压痛点刺络出血，加拔火罐。

（5）电针法　腰4～5夹脊，阳陵泉或委中。进针后通电，采用密波或疏密波，刺激量逐渐由中度到强度。

（6）穴位注射法　用10%葡萄糖注射液10～20ml，加维生素B_1 100mg，或维生素B_{12} 0.1mg混合液，注射腰2～4夹脊及秩边等穴，每次2～3穴，每穴5～10ml，在出现强烈向下放射的针感时，稍向上提，再将药液迅速推入。隔日1次，疼痛剧烈时亦可用1%普鲁卡因注射液5～10ml，注射阿是穴或环跳穴。

4. 健康指导

（1）告知本次操作后的注意事项　如做好腰部、腿部保暖，防止受凉等。

（2）生活起居护理　①急性期患者以卧床休息为主，采取舒适体位。下床活动时戴腰托加以保护和支撑，不宜久坐。②做好腰部保护，防止腰部受到外伤，尽量不弯腰提重物，减轻腰部负荷。告知患者捡拾地上的物品时宜双腿下蹲腰部挺直，动作要缓。③指导患者在日常生活与工作中，注意对腰部的保健，提倡坐硬板凳，宜卧硬板薄软垫床。工作时要做到腰部姿势正确，劳逸结合，防止过度疲劳，同时还要防止寒冷等不良因素的刺激。④指导患者正确咳嗽、喷嚏的方法，注意保护腰部，避免诱发和加重疼痛。⑤腰椎间盘突出症病程长、恢复慢，鼓励患者应保持愉快的心情，用积极乐观的人生态度对待疾病。⑥加强腰背肌功能锻炼，要持之以恒。主要锻炼方法有：卧位直腿抬高，交叉蹬腿及五点支撑、飞燕式的腰背肌功能锻炼，根据患者的具体情况进行指导。

（3）饮食护理　根据患者的营养状况和辨证分型的不同，科学合理指导饮食，使患者达到最大程度的康复，在指导患者饮食期间，动态观察患者的胃纳情况和舌苔变化，随时更改饮食计划。①血瘀型：饮食宜进行气活血化瘀之品，如黑木耳、金针菇、桃仁等。寒湿型：饮食宜进温经散寒、祛湿通络之品，如砂仁、羊肉、蛇酒等。药膳方如肉桂瘦肉汤、鳝鱼汤、当归红枣煲羊肉。忌凉性食物及生冷瓜果、冷饮。②湿热型：饮食宜清热利湿通络之品，如丝瓜、冬瓜、赤小豆、玉米须等。药膳方：丝瓜瘦肉汤。忌辛辣燥热之品，如葱、蒜、胡椒等。肝肾亏虚型：阴虚者宜进食滋阴填精、滋养肝肾之品，如枸杞子、黑芝麻、黑白木耳等。药膳方：莲子百合煲瘦肉汤。忌辛辣香燥之品；阳虚者宜进食温壮肾阳，补精髓之品，如黑豆、核桃、杏仁、腰果、黑芝麻等。食疗方：干姜煲羊肉。忌生冷瓜果及寒凉食物。

（4）情志护理　了解患者的情绪，使用言语开导法做好安慰工作，保持情绪平和、神气清净。用移情疗法，转移或改变患者的情绪和意志，舒畅气机、怡养心神，有益患者的身心健康。疼痛时出现情绪烦躁，使用安神静志法，要患者闭目静心全身放松，平静呼吸，以达到周身气血流通舒畅。

PPT

第四节　急性腰扭伤

案例引导

案例　患者，男，45岁，今晨搬重物时突然腰部无法转动，自觉疼痛难以转侧。伴有面色发白，头有大汗。由家人搀扶至门诊，查腰部活动度受限，下腰部有明显压痛点，触及两侧肌紧张度不均衡。舌暗红，苔薄，脉弦紧。

提问　此患者急性腰扭伤的中医诊断分型属哪种？应用推拿疗法治疗此症应如何取穴和操作？

急性腰扭伤为腰部的肌肉、韧带、筋膜、关节囊等软组织在活动时因用力不当、姿势不正或突然扭转伸腰，而导致的损伤以及保护性腰背肌痉挛，可伴椎间小关节的错位及其关节囊嵌顿致使腰部疼痛并活动受限，俗称“闪腰”，多发生在腰骶部或骶髂部。若治疗不当或拖延治疗，易造成慢性腰痛。该病多发于青壮年体力劳动者、长期从事弯腰作业和平时缺乏锻炼肌肉不发达的人群，男性较女性为多。

【病因病机】

急性腰扭伤因闪挫及强力举重等外部暴力，以致筋脉损伤，瘀血阻滞，气机不通。

【辨证施护】

1. 证型评估

（1）气滞血瘀　闪挫及强力负重后，腰部剧烈疼痛，腰肌痉挛，腰部不能挺直，俯仰屈伸转侧困难。舌暗红或有瘀点，苔薄，脉弦紧。

（2）湿热内蕴　劳动时姿势不当或扭闪后腰部板滞疼痛，有灼热感，可伴腹部胀痛，大便秘结，尿黄赤。舌苔黄腻，脉濡数。

2. 常用针灸推拿法　临床上可根据不同情况选择针刺法、灸法、推拿法、耳针法、穴位注射法等操作方法。

3. 操作方法

（1）针刺法　选择的经脉及腧穴以足太阳膀胱经、督脉为主。可先取远端穴位，行提插泻法，同时嘱患者缓慢活动腰部。余穴常规操作。

主穴　肾俞、腰阳关、腰眼、后溪。

辨证配穴　气滞血瘀者加合谷、太冲；湿热内蕴者加阳陵泉、水道。

随症加减　扭伤后疼痛较剧加水沟；腘窝部络脉瘀胀者加委中。

知识链接

手三里穴动留针法治疗急性腰扭伤

操作　患者一侧腰扭伤者取对侧手三里穴，脊柱正中或两侧扭伤者取双侧手三里穴。针刺时患者取双臂环抱站立或坐位，并暴露出手三里穴。常规消毒后快速进针，针尖朝向肘尖行泻法，使局部出现酸、胀、沉重感并使针感向前臂部位放射。留针10～15分钟，留针期间行针一次并嘱患者自主或辅助进行腰部活动（倒走，腰部前屈、后仰、侧弯、左右旋转），腰部活动要以痛点部位为主，腰部活动应遵循动作缓慢并逐渐加大活动范围的原则。

（2）灸法　主要适用于气滞血瘀型急性腰扭伤且损伤时间超过24小时未愈者。取穴：肾俞、腰阳关、腰眼、阿是穴。每穴灸10～15分钟。

（3）推拿法　选择足太阳膀胱经、督脉为主。主穴：肾俞、腰阳关、命门、志室、大肠俞、环跳、委中及阿是穴等。常采用㨰法、推法、揉法、点压法、弹拨法、扳法、擦法等手法。

①㨰揉舒筋法　用㨰法、揉法、推法等在脊柱两侧腰背肌及损伤局部施术。

②点拨镇痛法　用拇指点压、弹拨等手法点按肾俞、腰阳关、命门、志室、大肠俞、环跳、委中及阿是穴，配合按揉或弹拨法。

③活血散瘀法　急性腰肌筋膜损伤者，在腰椎两侧骶棘肌用㨰法、按揉法重点操作；急性腰部韧带损伤者，在棘上、棘间韧带损伤局部用轻柔的按揉法、摩法操作；骶髂、髂腰韧带损伤者，在损伤侧用按揉法、㨰法操作，斜向骶髂关节部用力。

④整复错位法　先施腰椎后伸扳法扳动数次，然后取侧卧位用腰部斜扳法，常可听到患者腰部有“咯嗒”声响。

⑤擦法　直擦腰部两侧膀胱经；棘上、棘间韧带损伤及腰椎后关节滑膜嵌顿者，直擦督脉及其两侧；骶髂、髂腰韧带损伤者，横擦腰骶部。以透热为度。

（4）耳针法　选腰椎、骶椎、敏感点、肾、皮质下、神门等。取患侧耳穴，一般先选敏感点，强刺激，留针20分钟，每隔5分钟行针1次，留针期间嘱患者活动腰部。

（5）穴位注射法　取地塞米松5ml和普鲁卡因2ml混合液，严格消毒后刺入痛点，无回血后推药液，每穴注射0.5～1ml，每日或隔日1次。

4. 健康指导

（1）告知本次操作后的注意事项　如不宜沐浴凉水，不宜直对冷风吹等。急性期缓解后，平时注意腰的保护，坐姿要正确，防风寒侵入，并注意腰肌的锻炼，可酌情做些腰部环转屈伸运动，运动幅度宜循序渐进。

（2）生活起居护理　指导患者掌握正确的劳动姿势，如扛、抬重物时要尽量让胸、腰部挺直，髋膝部屈曲，起身应以下肢用力为主，站稳后再迈步，搬、提重物时，应取半蹲位，使物体尽量贴近身体。加强劳动保护，在做扛、抬、搬、提等重体力劳动时，应使用护腰带，以协助稳定腰部脊柱，增强腹压。若在寒冷潮湿环境中工作后，应洗热水澡以祛除寒湿，消除疲劳。

（3）饮食护理　急性期以清淡为原则，忌生冷油腻；恢复期可食富营养、易消化的普通饮食。辨证施食：气滞血瘀者可选择佛手、三七粉等行气散瘀之品；湿热内蕴者可用荷叶、藿香等清热化湿之品。

（4）情志护理　本病发作时疼痛难忍，应告知患者引起本病的原因，分析诱发的因素，帮助患者认识疾病的可治愈性，缓解其焦虑情绪。在缓解期，需要指导患者正确的生活、饮食、锻炼方法，避免再次诱发。

PPT

第五节　慢性腰肌劳损

案例引导

案例　患者，男，26岁。平素手足不温，少气懒言，腰部酸痛不适，需要热敷、推拿方能缓解。近日在工地劳动后腰痛难忍。查：腰部功能活动受限，不能直伸，尤其不能前俯后仰，第2~4腰椎两侧压痛，尤以左侧为甚。舌质淡，脉沉细。

提问　此患者慢性腰肌劳损的中医诊断分型属哪种？应用拔火罐法治疗此证如何取穴和操作？

慢性腰肌劳损是指腰部软组织慢性损伤，或急性损伤未及时恢复所遗留的慢性损伤引起的腰背痛等一系列症状，腰部有劳伤或陈伤史，劳累、晨起、久坐加重，腰部两侧肌肉触之有僵硬感，痛处固定不移。西医学认为腰部是人体重量负荷最大的部位，由于解剖学特点及生物力学的特殊性，容易受到外力作用及自然环境的影响，而致腰肌经常受到不同程度的损伤。由于长时间的强迫体位（弯腰、弓背）负重工作，使腰肌持续处于高张力状态。久之则引起腰肌及其附着点处的过度牵拉应力损伤，局部软组织出现供血障碍，充血、缺氧、渗出增加等炎性水肿反应，导致原发性腰肌劳损。或因腰部急性外伤后腰肌受损的组织尚未完全恢复或残留后遗症，或腰椎的先天畸形，如脊柱隐裂、腰椎骶化、骶椎腰化，使局部组织对腰部正常活动和负荷承受力下降，形成慢性劳损，出现恶性循环。中医学称本病为腰痛，属于“痹证”范畴。

【病因病机】

慢性腰肌劳损多因闪挫跌仆、损伤筋脉后久而未愈或反复迁延；或久坐久立，或劳作过度，损伤筋骨，气血瘀滞，筋脉失养；感受寒湿，或湿热内蕴，使腰部筋脉阻滞，气血不通；或年老体虚，肝肾不足，筋骨失养等而导致腰痛。

【辨证施护】

1. 证型评估

（1）寒湿型　腰部冷痛重着，转侧不利，静卧不减，阴雨天加重。舌苔白腻，脉沉。

（2）湿热型　痛而有热感，气候炎热潮湿时疼痛加重，活动后减轻，尿赤。舌苔黄腻，脉濡数。

（3）肾虚型　腰部酸痛乏力，喜按喜揉，足膝无力，遇劳更甚，卧则减轻，常反复发作。偏阳虚者面色㿠白，手足不温，少气懒言，腰腿发凉，舌质淡，脉沉细。偏阴虚者心烦失眠，咽干口渴，面色潮红，倦怠乏力，舌红少苔，脉弦细数。

（4）瘀血型　腰痛如刺，痛有定处，轻则俯仰不便，重则因痛剧不能转侧，拒按。舌质紫暗，脉弦。

2. 常用针灸推拿法　临床上可根据不同情况选择针刺法、灸法、推拿法、拔火罐法等操作方法。

3. 操作方法

（1）针刺法　选择的经脉及腧穴以足太阳膀胱经、督脉为主。

主穴　阿是穴、委中、昆仑、肾俞、腰阳关。

辨证配穴　寒湿腰痛者，加腰阳关、风府；瘀血腰痛者，加膈俞、血海、次髎；肾虚腰痛者，加命门、志室、太溪。

（2）灸法　适用于寒湿型慢性腰肌劳损及肾虚型慢性腰肌劳损，取穴：肾俞、腰阳关、命门、足三里。每穴灸 10～15 分钟。

（3）推拿法　选择足太阳膀胱经、督脉为主。主穴：三焦俞、肾俞、气海俞、大肠俞、关元俞、膀胱俞、志室、秩边等穴位及腰臀部。常采用推法、㨰法、点揉法、弹拨法、擦法、拍法及被动运动手法。

①推法　沿脊柱两侧足太阳膀胱经自上而下直推。

②揉法、㨰法　沿腰椎两侧足太阳膀胱经用掌根揉法、按揉法施术。对有下肢牵掣痛者，在患侧臀部及下肢前外侧用㨰法、按揉法。

③点揉法配合弹拨法　点揉两侧三焦俞、肾俞、气海俞、大肠俞、关元俞、膀胱俞、志室、秩边等穴位，配合弹拨紧张的肌索。

④擦法、拍法　沿腰部两侧膀胱经用掌擦法施术，横擦腰骶部，以透热为度。最后以拍法拍击腰骶部。

（4）拔罐法　取穴肾俞、大肠俞、阿是穴，拔罐后留罐 15 分钟或于背部督脉、足太阳膀胱经循行线用闪罐法，亦可于腰部膀胱经走罐。

4. 健康指导

（1）告知本次操作后的注意事项　如不宜沐浴凉水，不宜直对冷风吹等。注意避免跌、仆、闪、挫。

（2）生活起居护理　①避免寒湿、湿热侵袭，改善阴冷潮湿的生活、工作环境，勿坐卧湿地，勿冒雨涉水，劳作汗出后及时擦拭身体，更换衣服，或饮姜汤水驱散风寒。②注意腰部用力应适当，不可强力举重，不可负重久行，坐、卧、行走保持正确姿势，若从事需要长时间腰部用力或弯曲的工作，应定时做松弛腰部肌肉的体操。③劳逸适度，节制房事，勿使肾精亏损，肾阳虚败。

（3）饮食护理　以清淡、易消化为原则，可食富营养食物。辨证施食：寒湿者可选择干姜桂圆茶等温中散寒之品；湿热者可用薏苡仁汤代茶以清热化湿；瘀血者可用艾叶红花泡茶以行气散瘀；肾虚者可用枸杞羊肾粥以补虚益气。

（4）情志护理　本病病程较长，呈慢性发展，又伴随疼痛。护理人员应加强与患者沟通，详询既往病史，特别是有无急性腰部扭伤，所从事工作性质，有无姿势不良或寒冷刺激病史。从病史分析入手疏导患者的担忧、焦虑情绪，制定预防措施，从而建立患者战胜疾病的信念。

第六节　退行性膝关节炎

PPT

案例引导

案例　患者，男，60 岁，双膝关节疼痛 1 年余。自诉双膝关节活动不利，遇寒痛增，得热稍减。上下楼梯疼痛加剧，难以久站，现疼痛逐渐增加，遂来诊治。现症同前，查：膝关节退行性改变，髁间有骨赘。舌淡，苔白，脉沉细。

提问　此患者退行性膝关节炎的中医诊断分型属哪种？应用针刺治疗此证如何取穴和操作？

退行性膝关节炎是指由于膝关节的退行性改变和慢性积累性损伤，引起的膝关节软骨变性，关节增生，骨刺形成等病理改变，以膝关节疼痛、运动受限为主要临床症状的一种病症，又称为“增生性关节炎”“老年性关节炎”。以 50 岁以上中老年人为好发人群，以肥胖、体力劳动者、运动员多见。本病属于中医学“骨痹”范畴。

【病因病机】

退行性膝关节炎发病与年老体衰，素体虚弱，肝肾亏虚，气血凝滞复感风寒湿热之邪而经络气血阻滞，迁延日久，邪实正虚日益加重而形成骨痹。

【辨证施护】

1. 证型评估

（1）肾虚髓亏　关节隐隐作痛，腰膝酸软，腰腿不利，俯仰转侧不利。伴有头晕，耳鸣，耳聋，目眩。舌淡红、苔薄白，脉细。

（2）阳虚寒凝　肢体关节疼痛，重着，屈伸不利，天气变化加重，昼轻夜重，遇寒痛增，得热稍减。舌淡，苔白，脉沉细缓。

（3）瘀血阻滞　关节刺痛，痛处固定，关节畸形，活动不利，或腰弯背驼，面色晦暗。唇舌紫暗，脉沉或细涩。

2. 常用针灸推拿法　临床上可根据不同情况选择针刺法、灸法、推拿法、透刺法、梅花针等操作方法。

3. 操作方法

（1）针刺法　以局部取穴为主，配合循经选穴。

主穴　鹤顶、膝眼、梁丘、阴陵泉、三阴交。

辨证配穴　肾虚髓亏者加肾俞、悬钟；阳虚寒凝者加膝阳关、关元；瘀血阻滞者加合谷、膈俞。

（2）灸法　主要适用于阳虚寒凝型退行性膝关节炎，取穴：鹤顶、膝眼、梁丘、阴陵泉、腰阳关。每穴灸 10 ~ 15 分钟。

（3）推拿法　选择局部穴位为主，配合循经选穴。主穴：鹤顶、膝眼、梁丘、血海、阴陵泉、阳陵泉、足三里、委中、承山等穴及患膝髌周部位。常采用㨰法、按揉法、弹拨法、点按法、摇法、屈伸法、擦法等手法。

①㨰法　患肢腘窝部垫枕。沿股四头肌、髌骨两侧及小腿前外侧用㨰法。

②按揉法配合弹拨法　用拇指在髌骨周围及膝关节间隙施以按揉法，在髌骨上施以掌揉法，并配合髌韧带的弹拨法。

③点按法　拇指点按膝眼、梁丘、血海、阴陵泉、阳陵泉、足三里、委中、承山等穴。

④摇法　一手扶膝关节，一手握踝部，做膝关节摇法，同时配合膝关节屈伸、内旋、外旋的被动运动。

⑤擦法　在膝关节周围用擦法。

（4）透刺法　主要适用于顽固性退行性膝关节炎，取穴内、外膝眼，阴陵泉、阳陵泉。膝眼从外向内膝眼透刺，阴陵泉向阳陵泉透刺。

（5）梅花针法　膝关节局部穴位用梅花针叩刺，使潮红或微出血，隔日 1 次。

4. 健康指导　微课 3

（1）告知本次操作后的注意事项　如不宜沐浴凉水，不宜直对冷风吹。

（2）生活起居护理　①注意防寒保暖，减少关节活动，可用护膝保护膝关节。②患者卧位时应抬高患肢，减轻伤肢肿胀，缓解疼痛。③注意休息，劳逸结合，疼痛较甚者，应卧床休息。④避免高强度运动，如登山、长跑等。行走时间不能过长。⑤卧床期间或活动困难患者，要经常帮助其活动肢体，适时更换卧位，受压部位用软垫保护，防止发生压疮。⑥不要长时间处于一种姿势，更不要盲目地做反复屈伸膝关节、揉按髌骨、抖晃膝关节等运动。

（3）饮食护理　肾虚髓亏者多食新鲜蔬菜及强筋壮骨之品，如牛奶、猪肝、羊肉、大枣、枸杞、黑芝麻、骨头汤等。阳虚寒凝者多食高热量、高蛋白、高维生素、低脂食物，如狗肉炖附片、羊肉、桂枝；多食坚果、豆制品、牛奶、新鲜水果等。瘀血阻滞者给予高蛋白、高维生素、高钙的食物，如各种坚果、牛奶、豆制品、水果等。

（4）情志护理　本病病程长、恢复慢，鼓励患者应保持愉快的心情，用积极乐观的人生态度对待疾病。了解患者的情绪，使用言语开导法做好安慰工作，保持情绪平和、神气清净。用移情疗法，转移或改变患者的情绪和意志，舒畅气机、怡养心神，有益患者的身心健康。疼痛时出现情绪烦躁，使用安神静志法，要患者闭目静心全身放松，平静呼吸，以达到周身气血流通舒畅。

第七节　外伤性截瘫

PPT

案例引导

案例　患者，男，45岁，双下肢无力伴感觉消失6个月。6个月前不慎从高处跌落，当时意识清晰，双下肢不能活动、感觉消失，遂经120送往医院诊治，经手术治疗后出院。现为求进一步治疗前来求诊，现症同前，查体：双下肢肌力0级，双下肢深浅感觉消失。腰椎CT示：L3~5压缩性粉碎性骨折。舌苔黄腻，脉弦细。

提问　此患者关于外伤性截瘫的中医诊断分型属哪种？如何进行健康指导？

外伤性截瘫是指由外伤而致的脊髓横断性病变，属中医学中“痿证”的范畴。临床多见于胸椎、腰椎压缩性骨折、粉碎性骨折或合并脱位后脊髓受损。其症状常因脊髓损伤的部位不同而不同。

【病因病机】

中医学认为，肾经贯脊属肾络膀胱，督脉贯脊入络脑，二脉与脊髓和脑关系极为密切。因此，脊髓受损则肾督二脉之气阻遏，气血运行不畅，筋骨失养，必致肢体麻木，痿瘫不用。外伤性截瘫早期由于外伤致瘀，筋脉瘀阻，气血运行不畅，多偏于实证，瘫痪多呈弛缓性；日久瘀血不去则新血不生，由实转虚，或虚实夹杂，瘫痪多呈痉挛性。

【辨证施护】

1. 证型评估

（1）筋脉瘀阻　伤肢肌肉松弛，萎废不用，麻木不仁，二便不通，舌苔黄腻，脉弦细涩。

（2）肝肾亏虚　伤肢肌肉萎缩，拘挛僵硬，麻木不仁，头晕耳鸣，腰膝酸软，二便失禁，舌红、少苔，脉象弦细。

2. 常用针灸推拿法　临床上可根据不同证型选择针刺法、灸法、推拿法、皮肤针法、芒针法、电针法、头针法等操作方法。

3. 操作方法

（1）针刺法　选择的经脉及腧穴以足太阳膀胱经、督脉和夹脊穴为主。督脉穴用28号、2寸毫针，向上斜刺1.5寸左右，如进针有阻力突然减低的感觉，或出现触电样感向二阴及下肢放射，当终止进针，以免造成脊髓新的损伤；夹脊穴可刺向椎间孔，针感向脊柱两侧或相应肢体放射，或相应部位的体腔出现紧束感；关元、中极在排小便后针刺，使针感向外生殖器放射，若尿潴留则应注意针刺深度；其他穴位按常规操作。

主穴　损伤脊柱上、下1~2个棘突的督脉穴及其夹脊穴、环跳、委中、阳陵泉、足三里、悬钟、三阴交。

辨证配穴　筋脉瘀阻加合谷、太冲、膈俞加强活血通络之力；肝肾亏虚加肝俞、肾俞补益肝肾。

随症加减　上肢瘫痪加肩髃、曲池、手三里、合谷、外关疏通上肢经络之气；下肢瘫痪加秩边、风市、丰隆、太冲疏通下肢经络之气；二便失禁加长强、中极、关元、肾俞、膀胱俞、大肠俞补益肾气、调理肠道；小便不通加合谷、阴陵泉调理膀胱、利尿通便。

（2）灸法　取穴：损伤脊柱上、下1～2个棘突的督脉穴及其夹脊穴、环跳、委中。每穴灸10～15分钟，督脉循经往返灸。

（3）推拿法　选择足太阳膀胱经、督脉和夹脊穴为主。主穴：损伤节段相应腧穴，肾俞、脾俞、胃俞、环跳、足三里、阳陵泉、委中、承山、风市、伏兔、膝眼、解溪。常采用㨰法、按法、揉法、擦法、拿法、搓法等手法。

①推揉　用手掌或拇指自上而下推揉胸腰段损伤部位两侧夹脊穴及膀胱经。

②点揉法　用拇指点揉损伤节段的督脉及两侧相应的夹脊穴，通过刺激脊神经后支，达到刺激损伤节段脊髓神经的作用。再用一手掌搓揉患者腰骶部透热。

③按揉法　按揉肾俞、脾俞、胃俞等穴及损伤节段两侧膀胱经。

④擦法　以损伤节段为中心，沿督脉、膀胱经行直擦法，以透热为度。

⑤运动关节手法　拿揉股四头肌，然后用拇指揉拨足三里、阳陵泉、解溪，然后缓缓屈伸、旋转运动瘫痪的肢体。

（4）皮肤针法　取督脉背腰段、足太阳经，瘫痪肢体的手足三阳经、太阴经。每次选2～3经，按循行部位，以中等叩刺力量逐经叩打，至皮肤潮红或隐隐出血为度。隔日1次。由于瘫痪侧神经调节障碍，故叩刺前必须在叩打部位严格消毒，以防针孔感染。

（5）芒针法　取大椎穴至受伤平面椎体、自受伤平面脊椎两侧的夹脊穴至骶髂关节，四肢部位局部近取。刺背部自大椎沿背正中线皮下向下透刺至受伤脊椎，如遇阻力不能一次刺达要求部位时，可酌情分段透刺2～3针。隔日1次。

（6）电针法　在督脉或瘫痪肢体选取2～3对穴位，针刺得气后接通电针仪，以断续波中弱刺激，以针刺处肌肉轻轻跳动为度，或患者微有痛麻感为度。留针20～30分钟。每日1次。适用于弛缓性瘫痪。

（7）头针法　选取顶颞前斜线、顶颞后斜线、顶旁1线。针刺后快速捻转1～2分钟，再通以弱电流15～20分钟。

4. 健康指导

（1）告知本次操作后的注意事项　如不宜沐浴凉水，不宜直对冷风吹。

（2）生活起居护理　①每天保持口腔、脸、手、足、皮肤、头发、床单的清洁；保持室内清洁及良好通风，空气消毒用食醋熏蒸，1次/周，患者的内衣裤、棉被勤换、勤洗，以减少继发感染的机会。②日常生活活动能力的训练指导。如指导患者日常更衣、梳洗、进餐、坐起、轮椅转移等训练。③截瘫患者长期卧床，容易引起肌肉萎缩、关节僵硬、肢体畸形及失用性骨质疏松。通过患者双上肢主动运动和双下肢被动功能锻炼，可促进血液循环，增加肌肉力量。鼓励患者多饮水，每日不少于2500ml，及时进行膀胱训练，使患者尽早建立反射性排尿。

（3）饮食护理　给予足够热量的多纤维素食物，及时补充训练时机体消耗的能量；多吃蔬菜、水果，减少便秘；多食酸性食物，如鱼虾、肉类等；多饮水，少食高脂肪和碱性食物，如肥肉、大豆等，以防止长骨脱钙和尿路结石形成。外伤性截瘫患者长期卧床，消化功能有所减弱，体质亦较差。所以应嘱患者多食清淡、易消化的高能量饮食，注意粗细搭配，以高维生素、高蛋白质为主，如牛奶、豆浆、鱼类、豆制品等，禁食辛辣油腻之物，多食新鲜蔬菜与时令水果，饮食要有规律，按时作息。另外，还要注意食物对药物的性能也有协同和相反作用，如白术忌桃梨、大蒜、地黄和参忌萝卜。

（4）情志护理 截瘫患者生活不能自理有自卑感时，作为护士应及时给予患者应有的生活护理，还应注意协调患者与周围人群的关系，工作要主动、不怕脏、不怕臭，要使患者在生活上感到有依靠，感情上有温暖，心理上有支持和同情。有抑郁心理时应对患者充满同情心，努力使患者改变想法，及时向患者提供积极的信息，提供热情周到、耐心细致的服务，让患者树立信心，使其看到希望。孤独患者医护人员应理解患者的心情，主动关心患者，耐心安慰患者，尽量满足患者的心理需要，有组织地安排亲人探访和陪伴，组织病友间交谈，促进心理积极转变。出现愤怒的患者，护理人员要理解体谅、冷静处理、引导宣泄，并注意观察以防意外发生。存在依赖心理的患者，医护人员要尽量发挥患者在疾病过程中的积极主动性，让患者参与到自我护理中来，激励患者主动进行自我照顾，并且要善于发现患者一点一滴的进步，抓住时机，及时给予肯定和鼓励。

第八节 肩关节周围炎

微课 4

PPT

案例引导

案例 患者，男，43 岁。由于冬天感受寒凉，致右肩关节疼痛 10 个月。肩臂抬举、伸屈、后展均不利，时而痛引肘、腕部。每遇阴雨、风冷天气疼痛加剧。曾服中药与药酒，均未取效。舌质淡，苔薄白，脉弦紧。

提问 此患者肩关节周围炎的中医诊断分型属哪种？应用推拿疗法治疗此证如何取穴和操作？

肩关节周围炎简称“肩周炎”，是指肩部酸重疼痛及肩关节活动受限、强直的临床综合征。本病属于中医学的“肩痹”范畴。中医根据其发病原因、临床表现和发病年龄等特点，而有“漏肩风”“肩凝症”“冻结肩”“五十肩”之称。本病女性发病率高于男性。西医学认为，肩周炎的发病与慢性劳损有关，患者可有外伤史。一般认为此病主要病理系慢性退行性改变，多继发于肱二头肌腱腱鞘炎、冈上肌腱炎、冈上肌腱破裂或肩峰下滑囊炎。某些患者与感染性病灶或内分泌功能有关。

【病因病机】

肩关节周围炎的病变部位在肩部的经脉和经筋。五旬之人，正气不足，营卫渐虚，筋骨衰颓，复因局部感受风寒，或劳累闪挫，或习惯偏侧而卧，筋脉受到长期压迫，遂致气血阻滞而成肩痛。肩痛日久，由于局部气血运行不畅，蕴郁而生湿热，以致患处发生轻度肿胀，甚则关节僵直，肩臂不能举动。

【辨证施护】

1. 证型评估

（1）风寒湿型 肩部串痛，遇风寒痛增，得温痛缓，畏风恶寒，或肩部有沉重感。舌质淡，苔薄白或腻，脉弦滑或弦紧。

（2）瘀滞型 肩部肿胀，疼痛拒按，以夜间为甚。舌质暗或有瘀斑，舌苔白或薄黄，脉弦或细涩。

（3）气血虚型 肩部酸痛，劳累后疼痛加重，伴头晕目眩，气短懒言，心悸失眠，四肢乏力。舌质淡，苔少或白，脉细弱或沉。

本病若以肩前中府处疼痛为主，后伸疼痛加剧者，证属太阴经证；以肩外侧肩髃、肩髎处疼痛为主，三角肌压痛，外展疼痛加剧者，证属阳明、少阳经证；以肩后侧疼痛为主，肩内收时疼痛加剧，证属太阳经证。

2. 常用针灸推拿法　临床上可根据不同情况选择针刺法、灸法、推拿法、刺络拔罐法、耳针法、电针法、穴位注射法等操作方法。

3. 操作方法

（1）针刺法　选择的经脉及腧穴以手三阳经为主。阳陵泉可深刺或透向阴陵泉；条口透承山可用强刺激，并令患者活动肩部；余穴均按常规操作，每天1次。局部畏寒发凉可加灸；针后肩部还可加拔火罐，并行走罐。

主穴　肩髃、肩前、肩贞、阿是穴、阳陵泉、中平。

辨证配穴　证属太阳经者加后溪、大杼、昆仑；痛在阳明、太阳经者配条口透承山。

（2）灸法

取穴　肩髃、臂臑、阿是穴、大椎、肩井。每穴灸10～15分钟。

（3）推拿法　选择手三阳经为主。主穴：肩井、肩髃、秉风、天宗、肩贞、曲池、手三里、合谷及肩臂部。常采用㨰法、揉法、拿捏法、点压法、弹拨法、摇法、扳法、拔伸法、搓抖法等手法。

①松解放松法　患者坐位。一手托住患者上臂使其微外展，另一手用㨰法或拿揉法施术，重点在肩前部、三角肌部及肩后部等疼痛部位。配合患肢的被动外展、外旋和内旋运动。

②解痉止痛法　用点压、弹拨手法依次点压肩井、肩髃、秉风、天宗、肩贞、曲池、手三里、合谷各穴，以酸胀为度，对有粘连部位或痛点配合弹拨手法。

③运动关节法　一手扶住患肩，另一手握住其腕部或托住肘部，以肩关节为轴心做环转摇动，幅度由小到大。然后再做肩关节内收、外展、后伸及内旋的扳动。

（4）芒针法　取肩髃透极泉、肩贞透极泉、条口透承山等。肩不能抬举者，可局部多向透刺，使肩能抬举。条口透承山时，边行针边嘱患者活动患肢，动作由慢到快，用力不宜过猛，以免引起疼痛。

（5）刺络拔罐法　对肩部肿胀疼痛明显而瘀阻浅表者，可用皮肤针中、强度叩刺患部，使局部皮肤微微渗血，再加拔火罐；如瘀阻较深者，可用三棱针点刺2～3针，致少量出血，再加拔火罐，使瘀血外出，邪去络通。每周治疗2次。

（6）耳针法　取肩、肩关节、锁骨、神门、对应点等。每次选3～4穴，毫针强刺激，留针30分钟，每日1次；也可用王不留行籽贴压，2～3天更换1次。

（7）穴位注射法　在肩部穴位注射当归、川芎、延胡索、红花等注射液或10%葡萄糖注射液、维生素 B_1 注射液，每穴每次0.5ml。如压痛点广泛，可选择2～3处压痛点最明显处注射。隔日注射1次。

4. 健康指导

（1）告知本次操作后的注意事项　如不宜沐浴凉水，不宜直对冷风吹等。

（2）生活起居护理　①保持病房整洁、安静、空气清新，温湿度适宜。②注意肩关节局部保暖，气候变化随时增减衣服，避免受寒、受风及久居潮湿之地。③避免过度劳累及提重物。④要加强身体各关节的活动和户外锻炼，注意安全，防止意外损伤。⑤恢复期患者可进行适当的体育锻炼，选择太极拳、五禽戏等。加强功能锻炼，如划圈法、爬墙摸高、体后拉手等。应以持之以恒、循序渐进、量力而行为原则。

（3）饮食护理　①要加强营养，可适当多吃富含钙、磷，具有补益肝肾、滋养筋脉之食物，饮食调养以补肝肾、养筋脉为根本，做到合理搭配、对症进食，饮食有度、防止偏食。②宜食用营养丰富清淡易消化及含钙高的食物，如牛奶、鸡蛋、黑木耳、羊肉、黑芝麻、当归等可调理气血，舒筋活络之品，忌生冷、肥腻，忌烟酒。③辨证施食：风寒湿者宜食祛风散寒之品，如荷叶粥、薏米粥等。瘀滞者宜食活血化瘀之品，如橙子、刀豆、桃仁等。气血虚者宜食补益气血之品，如牛肉、母鸡、蛋类、豆类、大枣、香菇、胡萝卜等。

（4）情志护理　消除恐惧，告诉患者肩周炎是可防可治，树立战胜疾病的信心。病程缠绵，患者常心情抑郁。要关心患者，给予心理安慰，减轻其痛苦，使其配合治疗与护理。

PPT

第九节　肱骨外上髁炎

案例引导

案例　患者，男，45岁，木工。在一次拿重物时，突然觉右肘疼痛，休息几天后症状缓解。一年后，右肘外侧出现疼痛，不能作握拳、旋转前臂动作，握物无力，活动前臂后疼痛加重，来本科诊治。查：局部肿胀，稍一触动患肢，则剧痛难忍。前臂抗阻力伸腕试验阳性。舌淡苔白，脉沉细。

提问　此患者肱骨外上髁炎的中医诊断分型属哪种？应用针刺治疗此证应如何取穴和操作？

肱骨外上髁炎，又称“网球肘”。本病中医称“肘劳”或“伤筋”，是肱骨外上髁处附着的前臂伸肌群，特别是桡侧伸腕肌起点反复牵拉而产生的慢性损伤性炎症。一般起病缓慢，常反复发作，无明显外伤史，多见于从事旋转前臂和屈伸肘关节的劳动者，如木工、钳工、水电工、矿工及网球运动员等，主要与长期旋转前臂、屈伸肘关节及肘部受震荡等因素有关。

【病因病机】

肱骨外上髁炎主要为慢性劳损，前臂在反复地做拧、拉、旋转等动作时，可使肘部的筋脉慢性损伤，迁延日久，气血阻滞，脉络不通，不通则痛。肘外部主要归手三阳经所主，故手三阳经筋受损是本病的主要病机。

【辨证施护】

1. 证型评估

（1）风寒阻络　肘部酸痛麻木，屈伸不利，遇寒加重，得温痛缓。舌苔薄白或白滑，脉弦紧或浮紧。

（2）湿热内蕴　肘外侧疼痛，有热感，局部压痛明显，活动后疼痛减轻，伴口渴不欲饮。舌苔黄腻，脉濡数。

（3）气血亏虚　起病时间较长，肘部酸痛反复发作，提物无力，肘外侧压痛，喜按喜揉，并见少气懒言，面色苍白。舌淡苔白，脉沉细。

2. 常用针灸推拿法　临床上可根据不同情况选择针刺法、灸法、推拿法、火针法、刺络拔罐法、耳针法、穴位注射法等操作方法。

3. 操作方法

（1）针刺法　选择的经脉及腧穴以手阳明大肠经为主。

主穴　曲池、肘髎、手三里、手五里、阿是穴。

辨证配穴　风寒阻络者加风门、肺俞；湿热内蕴者加曲池、尺泽；气血亏虚者加足三里、关元。

随症加减　前臂旋前受限者加下廉；前臂旋后受限者加尺泽；肘内侧疼痛加少海；肘尖疼痛加天井。

（2）灸法　取穴：曲池、肘髎、手三里、手五里、阿是穴。每穴灸10～15分钟。

（3）推拿法　选择手阳明大肠经为主。主穴：曲池、手三里、合谷及前臂伸肌群。常采用㨰法、按法、揉法、拿法、弹拨法、擦法等手法。

①㨰法　用㨰法从肘部沿前臂伸肌群治疗。

②点穴拿筋法　用拇指按揉曲池、手三里、合谷等穴，以局部酸胀为度，同时往返提拿前臂伸肌群。

③弹拨理筋法　以右侧为例，医生右手持患者右腕部呈前臂旋后位，左手拇指端压于肱骨外上髁前方，其他四指放于肘关节内侧。先使肘关节屈曲至最大限度，再逐渐伸直肘关节，此时医生左手拇指随肘关节伸直做沿桡骨头前外侧向后外侧弹拨前臂伸肌起点；然后医生一手握肱骨下端，一手握腕部作对抗拔伸，握腕部的手同时作轻度的前臂旋转，屈伸肘关节运动，握肱骨下端的一手拇指同时按揉肱骨小头。

④局部按揉法　将患侧前臂旋前位置于治疗台上，肘下垫物。医生用拇指按揉肱骨外上髁、环状韧带、肱桡关节间隙处及前臂伸肌。

⑤擦法　用擦法沿伸腕肌治疗，以透热为度。

（4）火针法　取阿是穴（可取1～2个痛点），常规消毒后，将火针置酒精灯上烧红，迅速点刺。3～5日后，如仍有疼痛则再点刺1次。

（5）刺络拔罐法　先用皮肤针在局部叩刺，至局部皮肤渗血，再用小火罐拔5分钟左右，使之出血少许。每日或隔日1次。

（6）耳针法　取相应部位敏感点、神门、皮质下、肾上腺等。留针15～30分钟。每日或隔日1次；或用皮内针埋藏24小时。疼痛剧烈者，也可用三棱针或粗毫针点刺耳尖和相应部位敏感点出血。

（7）穴位注射法　取阿是穴。用泼尼松25mg加1%普鲁卡因注射液2ml注入。7日后如仍有疼痛，可再注射1次。

4. 健康指导

（1）告知本次操作后的注意事项　本病易在肘部劳累、阴雨天受寒冷等因素下复发，因此应防止肘臂受凉，防止过度疲倦，尽量少做伸腕运动。

（2）生活起居护理　患肢休息，停止患肢过度使用，减少运动和持重物，停止引起疼痛的活动，如避免前臂旋前位的抓握动作，代之以旋后位提举动作，使用双手提重物。压痛逐渐消失后即可行恢复肘关节活动度，恢复肌肉力量、耐力和柔韧性。逐渐恢复运动，需要2～3周，逐渐增加运动量。

（3）饮食护理　多食用一些含钙量高的食物，如牛奶、奶制品、虾皮、海带、芝麻酱、豆制品，并注意营养结构。辨证施食：风寒阻络者可选择生姜红糖茶等疏风散寒之品；湿热内蕴者可用藿香、佩兰泡茶以清热化湿；气血亏虚者可用黄芪大枣粥以补虚益气。

（4）情志护理　肱骨外上髁炎在多数患者是一种自限性疾病。精心的护理可使其尽快回到正常的生活中去。不管真正的病因是什么，告诉患者该病的情况和良好预后十分重要。

第十节　踝关节扭伤

PPT

案例引导

案例　患者，男，25岁，在学校打篮球时不慎扭伤右踝关节，急送往学校医务室治疗。其踝关节肿大如桃，疼痛难忍，肤温稍高，手法检查无骨折，无韧带撕裂等。舌红边瘀点，脉弦。

提问　此患者踝关节扭伤的中医诊断分型属哪种？应用推拿疗法治疗此证应如何取穴和操作？

踝关节扭伤是在不平的路面走、跑、跳等运动情况下，使踝关节软组织主要韧带受到强大的张力所致的急性损伤。在人体诸关节的扭伤中，踝关节扭伤的发病率较高，踝部骨与骨之间有韧带相连，其中最重要的有内、外侧韧带和前后韧带，踝关节是人体承受负荷最大的关节。在受到极度跖屈、背伸及内外翻应力和旋转应力的作用下容易造成损伤。由于解剖学上的特点，患部外侧韧带损伤最常见。本病属中医学“伤筋”范畴。

【病因病机】

踝关节扭伤常因扭伤致踝关节部筋肉损伤，导致气滞血瘀，经络气血闭阻不通，筋脉挛急而发病，出现局部肿胀、疼痛、活动受限等临床表现。

【辨证施护】

1. 证型评估

（1）气滞血瘀　损伤早期，踝关节疼痛，活动时加剧，局部明显肿胀及皮下瘀斑，关节活动受限。舌红边瘀点，脉弦。

（2）筋脉失养　损伤后期，关节持续隐痛，轻度肿胀，或可触及硬结，行走时乏力，不耐久行。舌淡，苔薄，脉弦细。

2. 常用针灸推拿法　临床上可根据不同情况选择针刺法、灸法、推拿法、手针法、耳针法等操作方法。

3. 操作方法

（1）针刺法　在选穴上以局部穴位为主，适当配合远端穴位。根据扭伤部位，如内踝扭伤则以选用足少阴等经穴位，外踝扭伤则以选用足太阳等经穴位。

主穴　解溪、昆仑、申脉、照海、丘墟、阿是穴。

辨证配穴　气滞血瘀者加血海、膈俞；筋脉失养者加足三里、阳陵泉。

（2）灸法　取穴：申脉、照海、阿是穴。每穴灸 10～15 分钟。

（3）推拿法　外侧副韧带损伤取足三里、阳陵泉、解溪、丘墟、申脉、金门等穴及患部；内侧副韧带损伤取商丘、照海、太溪等穴及患部。常采用㨰法、按揉法、摇法、拔伸法、擦法等手法。急性损伤期需在伤后 24～48 小时才能推拿治疗，此期可做冰敷，每日 2 次，每次冰敷时间不宜超过 8 分钟。

①外侧副韧带扭伤　沿小腿前外侧至踝外侧用㨰法、按揉法上下往返治疗，并配合按揉足三里、阳陵泉穴。在外踝部先按揉损伤周围，待疼痛稍缓解后再在损伤处按揉。施拔伸摇法。以一手托住患肢足跟部，另一手握住其足趾部做牵引拔伸约 1 分钟，在拔伸基础上轻轻摇动踝关节，并配合足部逐渐向内翻牵拉，然后再外翻足部，重复操作 3 次。用拇指按揉解溪、丘墟、申脉、金门等穴。在外踝损伤局部施擦法，以透热为度，并自下向上施理筋手法。局部可加用湿热敷。

②内侧副韧带损伤　自内踝后侧经内踝下至内足弓施按揉法，重点在内踝下。在内踝下用掌根揉法，配合按揉商丘、照海、太溪等穴。施拔伸摇法。以一手托住患肢足跟部，另一手握住其足趾部做牵引拔伸约 1 分钟，在拔伸基础上轻轻摇动踝关节，并配合足部逐渐外翻牵拉，然后再内翻足部，重复操作 3 次。在内踝下施擦法，以透热为度，并自下向上施理筋手法。局部可加用湿热敷。

（4）手针法　第二掌骨桡侧足穴。医者与患者对坐，用一手托着患者伤踝同侧手。患者手如握鸡蛋状，肌肉放松，虎口朝上，示指尖与拇指尖稍分开。医者用另一手拇指尖或拿一支火柴棒在患者第二掌骨基底部桡侧缘前面凹陷处按压，寻找敏感的穴点（即足穴），用捻转法强刺激，使之产生较强的胀、重、酸、麻感。受伤（24～48 小时）后的患者，留针期间，适当的活动伤肢。先是缓慢地屈伸踝关节，随着疼痛减轻，逐渐采用缓慢的半蹲起到深蹲起活动，继而缓慢地行走，可反复进行。从伤后第 3 天起，采用针刺疗法后用热水袋或热毛巾敷伤部。

（5）耳针法　选踝点、神门等穴。针刺或王不留行籽压，边刺激边活动患肢，促其局部气血宣散，而消肿止痛。

知识链接

为什么急性踝关节扭伤多见于跖屈内翻位

临床上急性踝关节扭伤以跖屈内翻位扭伤最为常见，其原因有：外踝细长且靠后，内踝扁宽且靠前，外侧副韧带较内侧副韧带薄弱，这些解剖学特点有效地阻止了距骨的外翻；另外距骨体前宽后窄，当足跖屈时，踝关节间隙增大，距骨体后面进入踝穴，踝关节比较松动；当足背伸时，距骨体前面进入踝穴，踝关节比较稳定，不能左右摇摆。以上原因是踝关节多见于跖屈内翻扭伤的内在因素。外侧副韧带损伤中，又以腓距前韧带损伤多见，严重者腓跟韧带亦可断裂，腓距后韧带损伤极为少见。

4. 健康指导

（1）告知本次操作后的注意事项　局部保暖，患部适当固定，防止足部保持背曲内翻姿势。可配合绷带固定，以避免或减轻对患处的不良刺激。这样不仅可较快恢复其负重功能的稳定性，亦可恢复其运动功能的协调性。

（2）生活起居护理　①保证充足的休息，忌过度疲劳；②运动前要清除运动场地的砖瓦石块，填平坑洼。要做好准备活动，踝关节充分活动开以后，再进行适当活动；③根据情况进行踝关节周围肌肉的锻炼，增强踝关节的稳定性。如负重提踵、上下坡跑步，踮着脚尖走路等。

（3）饮食护理　多食用一些含钙量高的食物，如牛奶、奶制品、虾皮、海带、芝麻酱、豆制品，并注意营养结构。辨证施食：气滞血瘀者可选择陈皮佛手茶等行气散瘀之品；筋脉失养者可用狗脊木瓜代茶饮以舒筋缓急。

（4）情志护理　急性期，患者行动受限，疼痛难忍。护理人员应及时与患者沟通，告知疾病积极治疗后可获得治愈，避免患者出现焦虑情绪。若多次扭伤患者，病程较长，需要进行心理疏导，运动要适度，避免再度扭伤。

答案解析

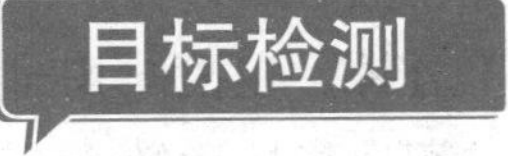

一、选择题

1. 颈椎病的证型有（　）

A. 风寒痹阻　　B. 劳伤血瘀　　C. 肝肾亏虚

D. 阴虚阳亢　　E. 脾胃虚弱

2. 正确的颈椎病调护措施是（　）

A. 避免长时间低头劳作，伏案工作时，每隔1~2小时，活动颈部

B. 座椅高度要适中，以端坐时双脚刚能触及地面为宜

C. 注意颈部保暖，防风寒湿邪侵袭

D. 乘车、体育锻炼时仰头保护

E. 枕头的颈部稍低于头部，可以起到良好放松作用

3. 以下哪些情况属于落枕的原因（ ）
A. 睡眠时枕头过高　B. 睡眠时枕头过低　C. 颈部位置不当
D. 项背感受风寒　E. 项背痉挛

4. 针刺治疗落枕的主要穴位是（ ）
A. 落枕穴、后溪、悬钟、阿是穴　B. 落枕穴、外关、头维、阿是穴
C. 落枕穴、外关、悬钟、阿是穴　D. 落枕穴、后溪、三阴交、阿是穴
E. 落枕穴、中脘、悬钟、阿是穴

5. 腰椎间盘突出症的证型有（ ）
A. 血瘀证　B. 寒湿证　C. 湿热证
D. 肝肾亏虚　E. 肾阳虚

6. 推拿治疗腰椎间盘突出症常用手法有（ ）
A. 循经按揉法　B. 理筋整复法　C. 踩跷、背晃法
D. 可擦涌泉、腰骶至透热　E. 振颤法

7. 急性腰扭伤的主要穴位是（ ）
A. 肾俞、太溪、腰眼、后溪　B. 肝俞、腰阳关、腰眼、后溪
C. 肾俞、腰阳关、腰眼、后溪　D. 肾俞、腰阳关、内关、后溪
E. 外关、腰阳关、大椎、后溪

8. 急性腰扭伤生活起居护理准确的是（ ）
A. 不宜沐浴凉水，不宜直对冷风吹等
B. 急性期缓解后，平注意腰的保护，坐姿要正确
C. 指导患者掌握正确的劳动姿势，如扛、抬重物时要尽量让胸、腰部挺直
D. 若在寒冷潮湿环境中工作后，应洗热水澡以祛除寒湿
E. 疾病急性期以清淡为原则，忌生冷油腻

9. 慢性腰肌劳损的常见病因是（ ）
A. 闪挫跌仆　B. 久坐久立　C. 劳作过度
D. 感受寒湿　E. 年老体虚

10. 慢性腰肌劳损主要分型是（ ）
A. 寒湿型　B. 湿热型　C. 肾虚型
D. 气虚型　E. 瘀血型

11. 退行性膝关节炎针刺主要穴位是（ ）
A. 鹤顶、膝眼、梁丘、阴陵泉、三阴交
B. 鹤顶、膝眼、梁丘、中脘、涌泉
C. 鹤顶、膝眼、梁丘、关元、三阴交
D. 鹤顶、膝眼、梁丘、肾俞、三阴交
E. 鹤顶、膝眼、梁丘、委中、三阴交

12. 退行性膝关节炎生活起居护理描述准确的是（ ）
A. 注意防寒保暖，减少关节活动，可用护膝保护膝关节
B. 患者卧位时应抬高患肢，减轻伤肢肿胀，缓解疼痛
C. 注意休息，劳逸结合，疼痛较甚者，应卧床休息
D. 适当进行体育运动，如登山、长跑等

E. 卧床期间或活动困难患者，要经常帮助其活动肢体

13. 外伤性截瘫病因病机描述准确的是（　）
 A. 肾督二脉之气阻遏，气血运行不畅，筋骨失养
 B. 外伤致瘀，经脉瘀阻，气血运行不畅
 C. 日久瘀血不去则新血不生
 D. 瘫痪呈弛缓性，多偏实证
 E. 瘫痪呈痉挛性，多偏虚实夹杂

14. 外伤性截瘫生活起居护理描述准确的是（　）
 A. 每天保持口腔、脸、手、足、皮肤、头发、床单的清洁
 B. 保持室内清洁及良好通风，空气消毒用食醋熏蒸
 C. 日常生活活动能力的训练指导。如指导患者更衣、梳洗、进餐、坐起、轮椅转移等训练
 D. 长期卧床，容易引起肌肉萎缩、关节僵硬、肢体畸形及失用性骨质疏松
 E. 鼓励患者多饮水，每日不少于2500ml，及时进行膀胱训练，使患者尽早建立反射性排尿

二、案例分析题

患者，女，48岁。2天前着凉后出现腰部疼痛，并引起右下肢放射性疼痛，休息后不能缓解，夜间加重无法入睡，遂来诊治。现症同前，腰椎间盘CT平扫显示：腰椎退行性改变，L3～4椎间盘突出，右侧直腿抬高试验阳性。肢体发凉。舌质淡，苔腻，脉沉紧。

（1）请列出针刺及推拿治疗的要点。

（2）请列出护理要点。

（焦　琳）

书网融合……

本章小结

微课1

微课2

微课3

微课4

题库

第十章　内科病症

学习目标

知识要求：

1. 掌握　冠心病、高血压、糖尿病、中风、面瘫和哮喘的概念。
2. 熟悉　冠心病、高血压、糖尿病、中风、面瘫和哮喘的辨证施护。
3. 了解　冠心病、高血压、糖尿病、中风、面瘫和哮喘的病因病机、发病特点。

技能要求：

1. 熟练掌握针灸、推拿治疗中风后遗症、面瘫的技能及护理措施。
2. 学会应用针刺及其他疗法治疗内科疾病及护理措施。

素质要求：

通过讲解中医学对疾病的病因、病机的认识，以及针灸推拿治疗疾病的原理和特点等。加深学生对中医学理论内涵的了解，使其正确构建中医学理论体系，提高临床技能水平。使学生正确认识中医学及其衍生的相关文化，从而引导学生热爱并传承弘扬中华民族优秀传统文化，坚定对本民族的文化自信。重视施术过程中同患者的交流，及时关注患者的感受，保护患者隐私，并能够预防针刺意外的发生，体现对患者的人文关怀。

第一节　冠心病（心绞痛）

PPT

案例引导

案例　患者，男，47岁。患高血压病5年，伴心慌、胸闷、胸痛3年。心绞痛发作时胸骨后剧烈疼痛，并发射至左侧肩背部，呼吸困难，面色苍白，大汗淋漓，每次发作时间持续15～30分钟。本次因感寒后诱发，症状同上，舌质淡，苔白滑，脉弦紧。

提问　此患者关于冠心病的中医诊断分型？应用推拿疗法治疗此证应如何取穴和操作？

冠心病是以胸闷心痛，甚则心痛彻背，短气喘息不得卧等为主症的心脉疾病。本病是冠状动脉性心脏病的简称，包括冠状动脉粥样硬化性心脏病和冠状动脉功能性改变，亦称缺血性心脏病。冠心病散见于中医学“胸痹”“心痛”等条目之下，以中、老年发病者居多。

【病因病机】

冠心病主要与寒邪内侵、饮食不当、情志失调、年迈体虚有关。发病机理有虚实两方面，实为寒凝、气滞、血瘀、痰阻等痹阻胸阳，阻滞心脉；虚为心脾肝肾亏虚，心胸失养。

【辨证施护】

1. 证型评估

（1）心血瘀阻　心胸阵痛，如刺如绞，固定不移，入夜为甚，伴有胸闷心悸，面色晦暗。舌质紫暗或有瘀斑、舌下络脉青紫，脉沉涩或结代。

（2）寒凝心脉　心胸痛如缩窄，遇寒而作，面色苍白、形寒肢冷，胸闷心悸，甚则喘息不得卧。舌质淡、苔白滑，脉沉细或弦紧。

（3）痰浊内阻　心胸窒闷或如物压，气短喘促，多形体肥胖，肢体沉重，脘痞，痰多口黏，舌胖大，边有齿痕，苔浊腻，脉滑。痰浊化热则心痛如灼，心烦口干，痰多黄稠，大便秘结，舌红，苔黄腻，脉滑数。

（4）气滞心胸　心胸满闷，隐痛阵发，痛有定处，善太息，情志不遂时诱发或加重，兼有胸部胀闷，得嗳气或矢气则舒，舌紫暗、苔薄，脉弦细。

（5）心气虚弱　心胸隐痛，反复发作，胸闷气短，动则喘息，心悸易汗，倦怠懒言，面色㿠白。舌淡暗或有齿痕、苔薄白，脉弱或结代。

（6）心肾阴虚　心胸隐痛，久发不愈，心悸盗汗，心烦少寐，腰酸膝软，耳鸣头晕，气短乏力。舌红、苔少，脉细数。

（7）心肾阳虚　胸闷气短，心痛彻背，遇寒加重，神倦怯寒，四肢欠温，动则气喘，心悸汗出，不能平卧，腰酸乏力，面浮足肿。舌淡胖，苔白，脉沉细或脉微欲绝。

2. 常用针灸推拿法　临床上可根据不同情况选择针刺法、灸法、推拿法、指针法、穴位贴敷法、耳针法、穴位注射法等操作方法。

3. 操作方法

（1）针刺法　选择的经脉及腧穴以手厥阴心包经穴和相应募穴为主。

主穴　内关、郄门、阴郄、巨阙、膻中。

辨证配穴　气滞血瘀者，加太冲、膈俞行气化瘀；寒邪凝滞者，加灸神阙、关元散寒止痛；痰湿闭阻者，加中脘、丰隆化痰除湿；心肾阳虚者，加心俞、厥阴俞、肾俞温补心肾；心脾两虚者，加心俞、脾俞、足三里补养心脾。

随症加减　呼吸急促者，加天突、孔最理气止痛。

（2）灸法　主要适用于心气虚弱型、寒凝心脉型以及心肾阳虚型，取穴：神阙、关元、心俞、足三里、膻中、巨阙。每穴灸10～15分钟。

（3）推拿法　选择足太阳膀胱经、手太阴肺经、手厥阴心包经、手少阴心经为主。主穴：心俞、肺俞、膈俞、膻中、中府、云门。常采用揉法、摩法、一指禅推法等手法。①一指禅推法：心俞、肺俞、膈俞。②揉法：膻中，内关、神门。③摩法：中府、云门。④拿法：双上肢内侧，以手厥阴心包经、手少阴心经为主。

辨证加减　心血瘀阻者加揉中脘，拿血海、足三里，延长推脾俞、胃俞时间。按揉或用一指禅推心俞、华佗夹脊穴，时间约5分钟；寒凝心脉者加按揉章门、期门，搓两胁。梳中府、膻中各2分钟，运腹部约5分钟；痰浊内阻者加按揉内关、神门、太渊、丰隆穴各1分钟，再用掌根逆时针按揉胸腹部3分钟，重点在中脘、膻中穴。气滞血瘀者右手拇指指端按压左侧极泉穴，至上肢有麻木感后放下手臂，嘱其放松，平静呼吸，再按揉膻中、内关、三阴交穴各1分钟，用指擦法擦左侧腋中线2分钟；心气虚弱者延长按揉神门时间，加按巨阙，拿风池、玉枕，用小鱼际沿胸骨正中分别向左右腋中线推运至两胁部约3～5分钟；心肾阴虚者加推肾俞、太阳、听宫、听会、耳门，拿太冲、行间。按揉翳风，拿风池，按哑门。心肾阳虚者摩小腹，按中极，推关元、气海、中极。揉八髎、肾俞、命门，拿三阴交。

（4）指针法　取心俞、厥阴俞、膈俞、内关、间使、三阴交、心前区阿是穴。每次选3～4穴，用拇指掐按，每穴3～5分钟。

（5）穴位贴敷法　取七厘散少许，撒于麝香壮骨膏上，敷贴于膻中、巨阙、心俞、厥阴俞等穴。2日1次。

（6）耳针法　取心、神门、交感、皮质下、内分泌。每次选3～4穴，强刺激，留针30～60分钟。

（7）穴位注射法　取郄门、心俞、厥阴俞、足三里等穴。每次选2穴，用复方丹参注射液或川芎嗪注射液，每穴2ml。每日1次。

4. 健康指导

（1）告知本次操作后的注意事项　如不宜沐浴凉水，不宜直对冷风吹，不宜食用海鲜发物等。

（2）生活起居护理　①保持室内整洁，温湿度应适宜。保证病室安静，避免噪音。②重症冠心病患者以卧床休息为宜，以利于脏腑气血的功能调节和恢复。疼痛缓解后可在床边适当活动，然后随病情好转逐渐增加活动。③心血瘀阻者，特别注意心胸部位，防止因寒邪侵袭而加重病情，保持大便通畅。④心肾阴虚者，应生活有节，慎房事，以防肾水亏耗，加重病情。

（3）饮食护理　①饮食以清淡、易消化为主，切勿过饱，少食动物脂肪及高胆固醇食物。②戒烟戒酒，适量运动，多摄入蔬菜、水果和粗纤维食物，避免暴饮暴食，注意少量多餐。③辨证施食：气虚者饮食注重补气养阴，将大枣、黄芪、西洋参煎水代茶饮或熬粥以调补气血；阳虚者饮食温热，忌食生冷、油腻，有助于增强疗效，可用少量干姜、川椒等调味，以温运中阳，祛寒活络；痰浊盛者饮食宜清淡，不可过咸，多食萝卜、柑橘、枇杷等淡渗利湿的果蔬。平时可以陈皮薏苡仁粥食疗以助健脾化痰，忌食生冷、辛辣刺激、肥甘厚味之品，以免助湿生痰。

（4）情志护理　护理人员必须随时了解患者的心理状态、性格特征、喜恶嗜好等，让患者保持乐观、松弛的精神状态，避免紧张、焦虑、情绪激动或发怒。指导患者调整心态，减轻精神压力，逐渐改变急躁易怒性格，保持心理平衡。可以采取放松技术或与他人交流的方式减缓压力。

第二节　高血压

PPT

案例引导

案例　患者，男，76岁。头晕，眼花，性情急躁，易怒，并常感手脚麻木，头晕、耳鸣等。血压高达210/110mmHg，终日难以自持。舌淡暗、苔白腻，脉弦细数。

提问　此患者高血压的中医诊断分型属哪种？应用推拿疗法治疗此证应如何取穴和操作？

高血压是以体循环动脉压增高为主要表现的临床综合征，是最常见的心血管疾病，可分为原发性及继发性两大类。在绝大多数患者中，高血压的病因不明，称之为原发性高血压，占总高血压患者的95%以上；在不足5%的患者中，血压升高是某些疾病的一种临床表现，本身有明确而独立的病因，称为继发性高血压。高血压的诊断标准是根据临床及流行病学资料界定的，目前，国际统一的高血压诊断标准为收缩压≥18.7kPa（140mmHg）和（或）舒张压≥12.0kPa（90mmHg）。高血压可影响心、脑、肾等重要脏器的结构与功能，并最终导致其功能衰竭，是心血管疾病死亡的主要原因之一。本病属中医“头痛”“眩晕”等范畴。

【病因病机】

高血压与肾阴不足、肝阳偏亢有关，多因精神因素、饮食失节等诱发。

【辨证施护】

1. 证型评估

（1）肝火亢盛　眩晕头痛，惊悸，烦躁不安，面红目赤，口苦，尿赤便秘，舌红、苔干黄，脉弦。

（2）阴虚阳亢　眩晕头痛，头重脚轻，耳鸣，五心烦热，心悸失眠，健忘，舌质红、苔薄白，脉弦细而数。

(3) 痰湿壅盛　眩晕头痛，头重，胸闷，心悸，食少，呕恶痰涎，舌淡、苔白腻，脉滑。

(4) 气虚血瘀　眩晕头痛，面色萎黄，心悸怔忡，气短乏力，食欲缺乏，唇甲青紫，舌质紫暗或有瘀点，脉细涩。

(5) 阴阳两虚　眩晕头痛，面色萎暗，耳鸣，心悸，动则气急，甚则咳喘，腰腿酸软，失眠或多梦，夜间多尿，时有浮肿，舌淡或红、苔白，脉细。

2. 常用针灸推拿法　临床上可根据不同情况选择针刺法、灸法、推拿法、皮肤针法、三棱针法、耳针法等操作方法。

3. 操作方法

(1) 针刺法　选择的经脉及腧穴以手阳明大肠经、督脉、足厥阴肝经以及足太阴脾经为主。

主穴　百会、曲池、合谷、太冲、三阴交。

辨证配穴　肝火亢盛加风池、行间平肝泻火；阴虚阳亢加太溪、肝俞滋阴潜阳；痰湿壅盛加丰隆、足三里健脾化痰；气虚血瘀加气海、血海、膈俞益气活血；阴阳两虚加关元、肾俞调补阴阳。

随症加减　头晕头重加印堂、太阳清利头目；心悸怔忡加内关、神门宁心安神。

(2) 灸法　主要适用于痰湿壅盛型、气虚血瘀型以及阴阳两虚型。

取穴：百会、太冲、肝俞、足三里。每穴灸 10～15 分钟。

(3) 推拿法

①头面及颈部操作　取穴及部位：太阳、攒竹、鱼腰、印堂、睛明、四白，前额部、眼眶部。主要手法：抹、推、按、揉、拿等手法。操作方法：按揉睛明、攒竹、太阳、鱼腰、四白，每穴 1 分钟；推印堂至发际，分推额部、眼眶部，抹太阳至颊侧 5～8 遍；抹项部督脉，拿风池、风府。

②腰背部操作　取穴及部位：肝俞、心俞、肾俞、脾俞、膈俞，背部、腰部。主要手法：擦、推法等手法。操作方法：横擦五脏俞及膈俞，以透热为度。直推背部膀胱经 5～10 遍。

③四肢部操作

取穴及部位　曲池、神门、阳陵泉、涌泉，上肢内侧、下肢内侧阴经。主要手法：按、揉、擦、拿法等手法。操作方法：按揉曲池、神门、阳陵泉，擦涌泉。拿上肢，屈侧力量重，伸侧宜轻。按揉下肢内侧。

辨证加减　肝火亢盛重推心俞、肝俞、腰阳关、肾俞、委中、阳陵泉、拿承山穴；按揉曲池、内关、太冲；阴虚阳亢者重推心俞、肝俞、肾俞、命门。拿曲池，按揉三阴交。推桥弓，左右各 10～20 遍；痰湿壅盛者推摩膻中、中府、云门。推揉中脘，按揉足三里、丰隆，推脾俞、胃俞；气虚血瘀者揉中脘、章门、期门、云门。患者膝关节屈曲，拿承山。阴阳两虚者推中脘，摩腹，按揉血海、足三里，推心俞、脾俞、胃俞。

(4) 皮肤针法　皮肤针刺激项后、腰骶部和气管两侧，叩刺力度依病情虚实和患者体质强弱而定。每日或隔日 1 次。

(5) 三棱针法　取耳尖、百会、大椎、印堂、太冲、曲池等穴，任选 1～2 穴，点刺出血 1～2 滴。2～3 天 1 次。

(6) 耳针法　取降压沟、肾上腺、耳尖、交感、神门、心等，每次选 3～4 穴，每日 1 次；也可用王不留行籽贴压；若血压过高还可在降压沟和耳尖点刺出血。

4. 健康指导

(1) 告知本次操作后的注意事项　如不宜沐浴凉水，不宜直对冷风吹，不宜食用海鲜发物等。让患者了解自己的病情，包括高血压水平、危险因素及同时存在的临床疾患等，告知患者高血压的风险和有效治疗的益处。

（2）生活起居护理　①指导患者根据年龄和血压水平选择适宜的运动方式，合理安排运动量。具体可选用步行、慢跑、游泳、太极拳、气功等。运动强度因人而异。常用的运动强度指标为运动时最大心率达到170减去年龄。②病室保持安静，舒适，空气新鲜，光线不宜过强。眩晕轻者可适当休息，不宜过度疲劳。眩晕急性发作时，应卧床休息，闭目养神，减少头部晃动，切勿摇动床架，症状缓解后方可下床活动，动作宜缓慢，防止跌倒。③为避免强光刺激，外出时佩戴变色眼镜，不宜从事高空作业。④指导患者戒烟限酒。汗出后及时擦干汗液，更换衣被，以防复感。保持口腔卫生，高热患者，必要时每日2～3次给予口腔护理。

（3）饮食护理　①限制钠盐的摄入，每天钠盐摄入量应低于6g，增加钾盐摄入。尽可能减少烹饪用盐。②控制能量摄入，以控制体重。合理膳食，均衡营养，减少脂肪摄入，少吃或不吃肥肉和动物内脏，补充适量蛋白，多吃蔬菜，增加粗纤维食物摄入。③辨证施食：阴阳两虚者饮食宜富营养，如甲鱼、贻贝、银耳等，日常可以黑芝麻、核桃肉捣烂加适当蜂蜜调服，忌烟酒、忌食煎炸炙烤及辛辣之品；肝火亢盛者饮食以清淡为主，宜食山楂、贻贝、紫菜、芹菜等，禁食辛辣、油腻及过咸之品；阴虚阳亢者饮食宜清淡和富于营养、低盐，多吃新鲜蔬菜水果，如芹菜、萝卜、海带、雪梨等，忌烟酒、忌食辛辣之品、动物内脏等，可配合菊花泡水代茶饮。

（4）情志护理　多与患者沟通，了解其心理状态，进行有效针对指导。肝阳上亢情绪易激动者，讲明情绪激动对疾病的不良影响，指导患者学会自我情绪控制。眩晕较重，心烦焦虑者，减少探视人群，给患者提供安静的休养空间，鼓励患者听舒缓音乐，分散心烦焦虑感。多与患者介绍有关疾病知识及治疗成功经验，增强患者信心，鼓励患者积极面对疾病。

第三节　糖尿病

PPT

案例引导

案例　患者，女，35岁。口渴、咽干、多饮3月。小便多，伴疲乏无力，腰痛、眼花，大便2～3次/日，面色萎黄，精神欠佳，逐渐消瘦，全身皮肤干燥，舌红无苔，脉细数。Bp18/11kPa，空腹血糖9.7mmol/L，尿糖（+++）。

提问　此患者关于糖尿病的中医诊断分型属哪种？应用针刺治疗此证应如何取穴和操作？

糖尿病是与遗传、自身免疫及环境因素相关，以慢性高血糖为特征的代谢紊乱性临床综合证候群。临床表现复杂，轻症可无任何症状，仅有血糖升高；部分患者可仅有皮肤瘙痒、视力模糊、易感染、肢端感觉异常等并发症或伴发其他病；中、重症可出现典型的“三多一少”，即多饮、多尿、多食和体重减轻症状。糖尿病的发病机理主要是由于胰岛素的绝对或相对不足，导致糖代谢的紊乱，使血糖过高，出现糖尿，进而又可导致脂肪和蛋白质的紊乱。本病多见于中年以后，青少年及儿童亦可罹患。发病率男性略高于女性。糖尿病属中医学“消渴”范畴。

【病因病机】

糖尿病以阴虚为本，燥热为标。燥热在肺，肺燥伤津，则口渴多饮；热郁于胃，消灼胃液，则消谷善饥；虚火在肾，肾虚精亏，封藏失职，则尿多稠浑。燥热盛则阴愈虚，阴愈虚则燥热更甚，形成恶性循环。如病久不愈，阴损及阳，则可见气阴两伤、阴阳俱虚之候。本病日久，又可表现为多脏器病变，特别是肾虚为本，往往涉及其他脏腑病症，产生变证，如肾阴不足影响及肝阴不足，使精血不能上承于目，可并发白内障，甚至失明；燥热内结，营阴被灼，络脉瘀阻，变生中风偏瘫；或可见脾肾两虚，阳虚水泛，发为水肿；病变后期阴液极度耗损，导致阴竭阳亡，阴阳离决而见四肢厥冷，神志昏迷，脉微欲绝等危候。

【辨证施护】

1. 证型评估

（1）燥热伤肺 烦渴多饮，口干咽燥，多食易饥，小便量多，大便干结。舌质红，苔薄黄，脉数。

（2）胃燥津伤 消谷善饥，大便秘结，口干欲饮，形体消瘦。舌红苔黄，脉滑有力。

（3）肾阴亏虚 尿频量多，混如脂膏，头晕目眩，耳鸣，视物模糊，口干唇燥，失眠心烦。舌红无苔，脉细弦数。

（4）阴阳两虚 尿频，饮一溲一，色混如膏。面色黧黑，耳轮枯焦，腰膝酸软，消瘦显著，阳痿或月经不调，畏寒面浮。舌淡，苔白，脉沉细无力。

（5）阴虚阳浮 尿频量多，烦渴面红，头痛恶心，口中异味，形瘦，唇红口干，呼吸深快。或神昏迷蒙，四肢厥冷。舌质红绛，苔灰或焦黑，脉微数疾。

2. 常用针灸推拿法 临床上可根据不同情况选择针刺法、灸法、推拿法、皮肤针法、耳针法、穴位注射法等操作方法。

3. 操作方法

（1）针刺法 选择的经脉及腧穴以相应背俞穴及足少阴、足太阴经穴为主。上消、中消只针不灸，平补平泻；下消、阴阳两虚多针少灸，补法。

主穴 胃脘下俞、肺俞、胃俞、脾俞、肾俞、足三里、三阴交、太溪。

辨证配穴 上消加太渊、少府泻心火以助清肺热；中消加中脘、内庭清降胃中虚火；下消加太冲、照海滋肝肾之阴；阴阳两虚加阴谷、气海、命门补肾阴肾阳。

随症加减 心悸加内关、心俞清心泻火；不寐加神门、百会宁心安神；便秘加天枢、支沟、照海润肠通便；视物模糊加太冲、光明清肝明目；肌肤瘙痒加风市、血海、蠡沟凉血润燥；手足麻木加八邪、八风通经活络。

（2）灸法 主要适用于阴虚阳浮型及阴阳两虚型糖尿病，取穴：百会、脾俞、胃俞、关元、气海、足三里。每穴灸 10～15 分钟。

（3）推拿法

①背腰部操作

取穴及部位 膈俞、胃脘下俞、肝俞、胆俞、脾俞、胃俞、肾俞、命门、三焦俞、阿是穴、大椎。主要手法：一指禅推、按揉、振、擦法。操作方法：患者俯卧位。按背部脊柱两侧，重点在胰俞和局部阿是穴。一指禅推膀胱经第一侧线，从膈俞至肾俞，往返操作。以指按揉膈俞、胃脘下俞、肝俞、胆俞、脾俞、胃俞、肾俞、三焦俞、局部阿是穴，以胰俞和局部阿是穴为重点。指振大椎。直擦背部膀胱经第一侧线，横擦肾俞、命门，均以透热为度。

②胁腹部操作

取穴及部位 中脘、梁门、气海、关元、神阙，上腹部、小腹部、胁肋部。主要手法：一指禅推法、按揉、平推、振、擦法。操作方法：患者仰卧位。一指禅推或以指按揉中脘、梁门、气海、关元。掌振神阙。掌平推上腹部、小腹部。擦两胁肋部，以透热为度。

③四肢部操作

取穴及部位 曲池、足三里、三阴交、涌泉。主要手法：按揉、点、按、擦法。操作方法：以指按揉曲池，点或按足三里、三阴交，用力均以酸胀为度。擦涌泉，以透热为度。

辨证加减　上消明显者以指按揉肺俞、心俞、中府、云门、膻中、气户、库房、手三里、阳陵泉。掐少商。拿肩井、上臂、前臂。中消明显者以指按揉肝俞、建里、天枢、期门、章门、血海。搓胁肋。下消明显者以指按揉肝俞、志室、水分、中极、然谷、太溪。横擦八髎，以透热为度。

（4）皮肤针法　叩刺第3胸椎至第2腰椎两侧，轻或中等强度刺激，隔日1次。

（5）耳针法　取胰、内分泌、肾、三焦、耳迷根、神门、心、肝等穴。每次选2～4穴，用毫针轻刺激，留针30分钟，或加用电针，隔日1次；也可用耳穴压籽法，隔2～3日1次。

（6）穴位注射法　取胃脘下俞、肺俞、心俞、胃俞、脾俞、肾俞、足三里、三阴交等穴。每次选2～4穴，用当归注射液、黄芪注射液或小剂量胰岛素，每次选1种药物，每穴注入0.5～2ml，隔日1次。

4. 健康指导

（1）告知本次操作后的注意事项　如不宜沐浴凉水，不宜直对冷风吹，不宜食用海鲜发物等。指导患者及家属掌握与疾病有关知识，提高自我管理的能力，有效控制血糖，防止并发症的发生。

（2）生活起居护理　①病室应环境整洁，空气清新。衣着宽松，寒暖有节。②保持口腔、皮肤、足、外阴的清洁卫生。每天检查双脚有无破损、裂口、溃疡、水泡、鸡眼等，及时治疗甲沟炎、鸡眼、脚癣等，避免继发感染。③注意四肢末梢保暖，慎用热水袋，防止烫伤。④活动以不感到疲劳为度，避免过劳和懒动，重症患者应该卧床休息，肾阴亏虚、阴阳两虚者需要节制房事。

（3）饮食护理　①饮食控制是糖尿病最基本的干预措施。嘱患者应定时进食，避免随意添加食物，忌烟酒、忌食油腻、甜食、辛辣之品。②主食提倡粗米面和适量杂粮，多食新鲜蔬菜。③辨证施食：肺热津伤者饮食清淡，多食清热养阴之品，如黄瓜、番茄等，少食油炸、煎食物，口干烦渴者，可用鲜芦根、天花粉、麦冬、沙参等泡水代茶饮，以生津止渴、润肺养阴；胃热炽盛者尤其要节制饮食，多食杂粮，如燕麦片、荞麦面，可用山药、麦冬、石斛等煎水代茶饮，以清热润燥，不可过食生冷之品，以防再伤脾胃；肾阴亏虚者选用地黄粥、枸杞粥等以滋阴补肾；阴阳两虚者可用猪胰、猪肾、黑豆、黑芝麻补肾助阳，如猪肾和杜仲或核桃炖熟服用。

（4）情志护理　糖尿病病程长，难以治愈，且需长期药物治疗，患者容易产生悲观、失望、焦虑情绪，应耐心开导患者，让那些病情控制良好的患者做示范，鼓励患者增强信心，消除各种思想顾虑，积极配合治疗，战胜疾病。

知识链接

糖尿病足

糖尿病足是糖尿病综合因素引起的足部疼痛、皮肤深溃疡、肢端坏疽等病变的总称，是指下肢远端神经异常和不同程度的周围血管病变相关的足部感染、溃疡和深层组织破坏以及因神经病变失去感觉和因缺血而失去活力，合并感染的足，是糖尿病慢性并发症之一，也是导致糖尿病患者致残死亡的主要原因之一。

对糖尿病患者而言轻微的外伤都能迅速导致溃疡、感染和坏疽，以致最终不得不截肢，截肢率高达40%。但其实神经性的小损伤是引起足部功能损害的罪魁祸首，医护人员及早对患者进行教育是可以预防这种损伤的，比如提醒患者选择宽松舒适的鞋，防止挤伤；注意保暖，防止冻伤；注意不要出现烫伤等，体现医护人员能够利用自己的专业知识为患者服务，时刻为患者着想的医德。

第四节 感 冒

案例引导

案例 患者，男，39 岁。自述：头痛，发热，咳嗽，鼻塞，腰痛 4 天。查体温 38.5℃，咽部充血，心肺无异常，肝脾未扪及，腹软，苔黄腻，脉濡数。

提问 此患者感冒的中医诊断分型属哪种？应用拔火罐治疗此证应如何取穴和操作？

感冒是因感受风邪所致，以鼻塞、流涕、喷嚏、咳嗽、头痛、恶寒、发热、全身不适等为特征的常见外感疾病。好发于冬春季节。相当于现代医学的普通感冒、流行性感冒及上呼吸道急性感染等疾病。

【病因病机】

感冒之病因主要是感受六淫之邪，或时行疫毒，在人体正气虚弱之时易发。其中六淫之邪，以风邪为主因，兼夹他邪。感冒的病位主要在肺卫，其病理性质多为表实证，总的病机为邪犯肺卫，卫表不和。本病病位多轻浅，病程短而易愈，少有传变，重症可内舍于心。

【辨证施护】

1. 证型评估

（1）风寒感冒 恶寒重，发热轻，无汗，头痛，肢节酸痛，鼻塞声重，时流清涕，咽痒咳嗽，痰稀薄色白，口不渴或渴喜热饮，舌质淡润，苔薄白，脉浮或浮紧。

（2）风热感冒 身热重，微恶风，汗出不畅，头胀痛，面赤目胀，咳嗽，痰黏或黄，咽燥，口渴欲饮或咽喉乳蛾红肿疼痛，鼻塞，流黄浊涕，舌苔薄白微黄，边尖红，脉浮数。

（3）暑湿感冒 身热微恶风，汗少，肢体酸重或疼痛，头昏重胀痛，咳嗽痰黏，鼻流浊涕，心烦，口渴或口中黏腻，渴不多饮，小便短赤，胸闷，脘痞，泛恶，便溏，舌苔薄黄而腻，脉濡数。

（4）气虚感冒 经常感冒，反复不愈。恶寒较甚，发热，自汗，身楚倦怠，咳嗽，咳痰无力，舌苔淡白，脉浮无力。

（5）阴虚感冒 身热，微恶风寒，少汗，头昏，心烦，口干，干咳少痰，舌红少苔，脉细数。

2. 常用针灸推拿法 临床上可根据不同证型选择针刺法、灸法、推拿法、拔火罐法、耳穴埋籽法、穴位贴敷法、穴位注射法、刮痧法等操作方法。

3. 操作方法

（1）针刺法 主要适用于风寒感冒、风热感冒，选择的经脉及腧穴以手太阴肺经、手阳明大肠经、足太阳膀胱经、督脉为主。

主穴 列缺、合谷、大椎、风池、太阳。

辨证配穴 风寒感冒者加风门、肺俞；风热感冒者加曲池、尺泽、鱼际、外关；暑湿感冒者加阴陵泉、委中；气虚及阴虚感冒者加关元、足三里、肺俞。

随症加减 头痛甚者加印堂、头维、太阳；鼻塞甚者加迎香；咽痛甚者加少商；全身酸楚者加身柱。

（2）灸法 主要适用于风寒感冒及气虚感冒，取穴：大椎、肺俞、风门、足三里。每穴灸 10 ~ 15 分钟。

（3）推拿法 主要适用于风寒感冒、风热感冒、气虚感冒，在前额、颈项、背部、上肢部位，选择手太阴肺经、手阳明大肠经、足太阳膀胱经、督脉为主。主穴：印堂、攒竹、太阳、迎香、风池、风府、肩井、大杼、肺俞、风门、定喘、大椎、尺泽、曲池、合谷、鱼际、外关。常采用一指禅推法、抹法、按法、揉法、拿法等。①一指禅推法：沿两眼眶呈“∞”字形在印堂、攒竹、太阳等穴行一指禅推法。②抹法：印堂至神庭、印堂至太阳、迎香至鼻根采用抹法。③按揉法：百会、迎香、大椎等穴行按揉法。④拿法：曲池、合谷、风池、肩井等穴施以拿法。

辨证加减　风寒感冒者可加用按揉风府、风门，每穴1~2分钟；风热感冒者可加用一指禅推风府至大椎，反复3~5遍，亦可按揉曲池，每穴1~2分钟；气虚感冒者可加用按揉肾俞、命门、足三里，每穴1~2分钟，亦可由下向上捏脊3~5遍。

（4）拔火罐法　主要适用于风寒感冒，取大椎、大杼、肺俞、风门，拔罐后留罐15分钟或于背部督脉、足太阳膀胱经行闪罐法，亦可于背部膀胱经走罐。风热感冒者，可于大椎穴行刺络拔罐。

（5）耳穴埋籽及放血法　主要适用于风寒感冒、风热感冒，取肺、内鼻、额等，中强度刺激，每日按压数次，3~5日更换1次。咽喉疼痛者，可加咽喉、扁桃体等穴；发热者可配耳屏、耳尖放血。

（6）穴位贴敷法　主要适用于风寒感冒，取穴外关、大椎、肺俞，用生姜切片贴敷。

（7）穴位注射法　主要适用于风热感冒，取穴曲池，用柴胡注射液0.5~1ml注射。

（8）刮痧法　适用于风寒感冒、风热感冒、暑湿感冒，选取头部、颈肩部、背部、上肢，刮10~20次。

头部　以百会为中心向四周刮拭全头部，用直线轻刮法；头部两侧亦可从太阳穴呈弧形刮至风池穴，用梳刮法。

颈肩部　①刮颈部正中线：沿颈部督脉从哑门刮至大椎，重点刮拭大椎，用直线刮法；②刮两侧肩部：由风池经过肩井，刮向肩端，用弧线刮法，风池、肩井可加点压按揉法。

背部　沿背部督脉及膀胱经由上至下进行刮拭，用直线刮法。

上肢　主要沿手太阴肺经进行刮拭，用直线刮法。亦可于支沟、合谷用刮板棱角点压按揉3~5次。

辨证取穴　风寒感冒可重点刮大椎、风门；风热感冒可重点刮曲池、外关；暑湿感冒可重点刮孔最、合谷；气虚感冒可重点刮肺俞、气海；阴虚感冒可重点刮肺俞、太溪。

4. 健康指导

（1）告知本次操作后的注意事项　如不宜沐浴凉水，不宜直对冷风吹，不宜食用海鲜发物等。

（2）生活起居护理　①保证充足的休息，忌过度疲劳。②注意防寒保暖，避直流风，尤其是风寒感冒和气虚感冒。③汗出后及时擦干汗液，更换衣被，以防复感。④保持口腔卫生，高热患者，必要时每日2~3次给予口腔护理。⑤恢复期患者可进行适当的体育锻炼，选择太极拳、五禽戏等。⑥感冒流行季节，保持室内空气清新，每日通风3~4次，每次20~30分钟，必要时应用食醋熏蒸。

（3）饮食护理　①急性期以清淡、易消化为原则，多进稀粥、烂面条等食物，忌生冷油腻；恢复期可食富营养、易消化的普通饮食。②指导患者多饮水。③辨证施食：风寒感冒者可选择生姜红糖茶等疏风散寒之品；风热感冒者可用鲜芦根煎汤代茶以疏散风热；暑湿感冒者可用藿香、佩兰泡茶以清暑祛湿；气虚感冒者可用黄芪大枣粥以补虚益气；阴虚感冒者可用银耳百合莲子羹等以滋阴解表。

（4）情志护理　感冒病位在肺，忧、悲为肺志；感冒者，易出现忧、悲、烦躁等情志太过的表现。多给患者情感上的支持，引导善忧思的患者听自己喜欢的相声、喜剧、笑话或注视一个点想象自己喜欢的事、物等；必要时鼓励患者用哭、诉等方法，把悲伤的情绪宣泄出来，让易烦躁的患者根据自己的喜好，选择较缓和、平静的音乐，或在烦躁即将发作时深呼气，及时疏导不良情志，保持心情舒畅。

第五节 头痛

案例引导

案例　患者，男，17岁。前额头痛2个月，旁及两侧太阳穴处。伴有昏蒙，甚则恶心呕逆，呕吐痰涎，不思饮食，小便色黄，大便正常。服西药过敏，中药10余剂未见效。查体：血压108/60mmHg，舌淡、苔白腻，脉滑。

提问　此患者头痛的中医诊断分型属哪种？如何进行生活起居护理？

头痛是患者自觉头部疼痛的一类病证，可见于多种急慢性疾病，如脑及眼、耳、口、鼻等头面部病变和许多全身性疾病均可出现头痛，其病因复杂，涉及面很广。西医学认为头面部的疼痛敏感组织发生病变或受到刺激时，可引起各种头痛，敏感组织包括分布于头皮、面部、口腔及咽喉等的神经网络，由于它们主要是头部的肌肉或血管，含有丰富的神经纤维，对疼痛刺激较为敏感，因此，头痛是最常见的疼痛性症状。

【病因病机】

头痛的病因分外感、内伤两个方面。“伤于风者，上先受之”，故外感头痛主要是风邪所致，每多兼寒、夹湿、兼热，上犯清窍，经络阻遏，而致头痛。内伤头痛可因情志、饮食、体虚久病等所致。情志不遂，肝失疏泄，肝阳妄动，上扰清窍；肾阴不足，脑海空虚，清窍失养；禀赋不足，久病体虚，气血不足，脑失所养；恣食肥甘，脾失健运，痰湿内生，阻滞脑络；外伤跌仆，气血瘀滞，脑络被阻等，上述因素均可导致内伤头痛。

头为“诸阳之会”“清阳之府”，手、足三阳经和足厥阴肝经均上头面，督脉直接与脑府相联系，因此，各种外感及内伤因素导致头部经络功能失常、气血失调、脉络不通或脑窍失养等，均可导致头痛。

【辨证施护】

1. 证型评估

（1）外感头痛

①风寒头痛　头痛连及项背，痛无休止，兼见恶风畏寒，口不渴，舌淡红、苔薄白，脉浮紧。

②风热头痛　头痛而胀，发热，口渴欲饮，小便黄，舌尖红、苔黄，脉浮数。

③风湿头痛　头痛如裹，肢体困重，发热恶风，舌淡、苔白腻，脉濡。

（2）内伤头痛

①肝阳头痛　头晕头痛，遇劳或情志刺激而发作或加重，兼见头胀痛，目眩，心烦易怒，面赤口苦，舌红苔黄，脉弦数。

②肾虚头痛　头痛兼头晕耳鸣，腰膝酸软，神疲乏力，遗精，舌红苔少，脉细无力。

③血虚头痛　头部空痛兼头晕，神疲无力，面色不华，劳则加重，舌淡、苔薄白，脉细弱。

④痰浊头痛　头痛昏蒙，脘腹痞满，呕吐痰涎，舌淡、苔白腻，脉滑。

⑤瘀血头痛　头痛迁延日久，或头部有外伤史，痛处固定不移，痛如锥刺，舌暗、可见瘀点或瘀斑、苔薄白，脉细涩。

（3）经络辨证

①太阳头痛　疼痛部位以后枕部足太阳经支配区为主，下连于项。

②阳明头痛 疼痛部位以前额、眉棱、鼻根部足阳明经支配区为主。

③少阳头痛 疼痛部位以侧头部足少阳经支配区为主。

④厥阴头痛 疼痛部位以巅顶部足厥阴经支配区为主，或连于目系。

2. 常用针灸推拿法 临床上可根据不同证型选择针刺法、灸法、推拿法、皮肤针法、三棱针法、电针法、耳针法等操作方法。

3. 操作方法

（1）针刺法 以通络止痛为基本治疗原则。外感头痛兼疏表散邪，内伤头痛则分虚实，实证泻邪而清利头窍；虚证补虚而滋养脑髓。在选穴上可辨经选穴和根据病因辨证选穴。头为诸阳之会，手足三阳经皆循头面，厥阴经上会于巅顶，因此，头痛选穴可根据疼痛的不同部位，辨别病在何经，循经选穴。临床上常常把头痛分为太阳头痛、阳明头痛、少阳头痛和厥阴头痛。

主穴 百会、风池、太阳、列缺。

辨证配穴 风寒头痛者，加风门、合谷；风热头痛者，加大椎、鱼际；风湿头痛者，加偏历、阴陵泉。

随症加减 巅顶部痛选百会、通天、正营、阿是穴等；前额部痛选印堂、上星、头维、阳白、阿是穴等；后枕部痛选后顶、天柱、风府、阿是穴等；侧头部痛选率谷、曲鬓、悬颅、阿是穴等。

（2）灸法 主要适用于风寒头痛及内伤头痛，取穴 大椎、百会、率谷、风池、印堂。每穴灸10~15分钟。

（3）推拿法

①头面部操作

取穴及部位 印堂、头维、太阳、鱼腰、攒竹、阳白、百会、四神聪。主要手法 一指禅推法、分推、按揉、指尖击、拿、梳法等手法。操作方法 患者坐位或俯卧位。一指禅推印堂沿发际至头维、太阳，往返5~6遍。再用拇指分推印堂经鱼腰、太阳至耳前，反复分推3~5遍。然后以指按揉印堂、攒竹、鱼腰、阳白、太阳、百会、四神聪。从前额部向后颈部以指尖反复叩击，从前额发际处拿至风池，从前额发际至后颈发际施以梳法。

②颈肩部操作

取穴及部位 肩井、风池。主要手法：拿、一指禅推法。操作方法：从风池至大椎两侧施以拿法，反复操作3分钟左右。一指禅推颈部两侧膀胱经、督脉，往返治疗3分钟左右。拿风池、肩井各1分钟。

辨证加减：风寒头痛者用㨰法在项背部施术。以指按揉肺俞、风门。直擦背部两侧膀胱经，以透热为度。风热头痛者以指按揉大椎、肺俞、风门。拿曲池、合谷。拍击背部两侧膀胱经，以皮肤微红为度。风湿头痛者以指按揉大椎、合谷。提捏印堂及项部皮肤，以皮肤透红为度。拍击背部两侧膀胱经，以皮肤微红为度。肝阳头痛者以指按揉肝俞、阳陵泉、太冲、行间。从上而下推桥弓30次，两侧交替进行。扫散头两侧胆经循行部位20次，两侧交替进行。血虚头痛者以指按揉中脘、气海、关元、足三里、三阴交、膈俞。掌摩腹部。直擦背部督脉，以透热为度。痰浊头痛者一指禅推中脘、天枢。掌摩腹部。以指按揉脾俞、胃俞、大肠俞、足三里、丰隆。肾虚头痛者以指按揉肾俞、命门、腰阳关、气海、关元、太溪。直擦背部督脉，横擦腰骶部，均以透热为度。瘀血头痛者分抹前额。以指按揉攒竹、太阳、合谷、血海、太冲。擦前额部，以透热为度。

（4）皮肤针法 皮肤针重叩印堂、太阳、阿是穴，每次5~10分钟，直至出血。适用于风寒湿邪侵袭或肝阳上亢型。

（5）三棱针法 头痛剧烈时，取印堂、太阳、百会、大椎、攒竹等穴，以三棱针刺血，每穴1~2滴。

（6）电针法　取合谷、风池、太阳、阿是穴等，连续波，中强度刺激，每日或隔日1次。适用于气滞血瘀型或顽固性头痛。

（7）耳针法　取枕、颞、额、皮质下、肝阳、神门，每次选2～3穴，毫针强刺激，每日1次，留针时间视头痛缓解情况而定；还可用王不留行籽贴压，2～3日更换1次；顽固性头痛，可取耳背静脉刺血。

4. 健康指导

（1）告知本次操作后的注意事项　如不宜沐浴凉水，不宜直对冷风吹等。告知患者和家属疾病的相关病因，应避免的常见诱因。指导患者建立健康的生活方式，适度运动，劳逸结合，保持情绪稳定和充足睡眠。

（2）生活起居护理　①头痛重者需卧床休息，等疼痛缓解后方可下床活动。平时应保证患者睡眠充足，避免用脑过度，看书时间不宜过长，酌情进行体育锻炼，注意劳逸结合，养成起居规律的生活习惯。②内伤头痛多因禀赋不足，肾精不足或饥饱劳倦，病后失养所致，故应注意休息，防止劳累，保证充足的睡眠，以利正气的恢复。③注意安全，避免发生头部外伤，减少外伤引起的头痛。

（3）饮食护理　注意饮食调剂，克服偏食习惯，经常锻炼身体，促进气血运行，使脑髓得以濡养。饮食以清淡、易消化为主，并注意滋补。阴虚阳亢患者应忌烟酒辛辣刺激，饮食以凉润为好；痰浊头痛患者常表现为脾胃功能较弱，食欲不振，故饮食要精美，以促进食欲；血虚患者可多食滋补之品；风寒头痛者可选用辛味食品，如豆豉、胡椒、红糖生姜水、白米弱等热饮料，可助驱邪外出；风热头痛者可多食有清热解毒、益气生津作用的食品，如绿豆、苦瓜、番茄等新鲜蔬菜水果；风湿头痛者应选用杏仁霜、茯苓饼、荷叶粥等宣化湿邪作用的食物。

（4）情志护理　首先向患者说明因本病的发生，多由郁怒、忧愁等因素诱发所致，所以护理人员应做好细致的思想工作，主动关心患者，解除思想顾虑，指导患者正确对待客观事物；同时要做好患者家属的工作，避免暗示作用诱发，使患者心情开朗、精神愉快、积极配合治疗。头痛患者容易急躁郁怒，而情志的改变又会加重头痛，所以要耐心地开导患者，使其了解情绪稳定可以减轻病情的重要性，从而配合治疗。

第六节　中　风

PPT

案例引导

案例　患者，女，72岁。有高血压病史20余年，2021年8月12日清晨上厕所时，即感心痛、头昏、左侧肢体麻木、酸软无力，随即瘫倒于厕，但无意识障碍、失语和恶心呕吐。即送医院急救。查：左上下肢肌力Ⅱ～Ⅲ级，伴口角歪斜，脑CT显示：右侧丘脑部位有高密度区。舌红、苔黄，脉弦有力。

提问　此患者中风的中医诊断分型属哪种？应用推拿疗法治疗此证应如何取穴和操作？

中风是以突然昏倒、不省人事，伴口角㖞斜、语言不利、半身不遂，或不经昏仆仅以口㖞、半身不遂为临床主症的疾病。因发病急骤，症见多端，病情变化迅速，与风之善行数变特点相似，故名“中风”“卒中”。本病相当于现代医学的急性脑血管病，如脑梗死、脑出血、脑栓塞、蛛网膜下腔出血等，总体上可分为出血性和缺血性。

【病因病机】

中风的发生是多种因素所导致的复杂的病理过程，风、火、痰、瘀是其主要的病因，脑府为其病位。肝肾阴虚，水不涵木，肝风妄动；五志过极，肝阳上亢，引动心火，风火相煽，气血上冲；饮食不节，恣食厚味，痰浊内生；气机失调，气滞而血运不畅，或气虚推动无力，日久血瘀；当风、火、痰浊、瘀血等病邪，上扰清窍，导致“窍闭神匿，神不导气”时，则发生中风。

【辨证施护】

1. 证型评估

（1）中经络　凡以半身不遂、舌强语蹇、口角㖞斜，而无意识障碍为主症者，为中经络。

①肝阳暴亢　兼见面红目赤，眩晕头痛，心烦易怒，口苦咽干，便秘尿黄，舌红或绛、苔黄或燥，脉弦有力。

②风痰阻络　兼见肢体麻木或手足拘急，头晕目眩，苔白腻或黄腻，脉弦滑。

③痰热腑实　兼见口黏痰多，腹胀便秘，舌红、苔黄腻或灰黑，脉弦滑大。

④气虚血瘀　兼见肢体软弱，偏身麻木，手足肿胀，面色无华，气短乏力，心悸自汗，舌黯、苔白腻，脉细涩。

⑤阴虚风动　兼见肢体麻木，心烦失眠，眩晕耳鸣，手足拘挛或蠕动，舌红、苔少，脉细数。

（2）中脏腑　凡以神志恍惚、迷蒙、嗜睡或昏睡，甚者昏迷，半身不遂为主症者，为中脏腑。

①闭证　兼见神昏，面赤，呼吸急促，喉中痰鸣，牙关紧闭，口噤不开，肢体强痉，二便不通，苔黄腻，脉洪大而数。

②脱证　兼见面色苍白，瞳神散大，气息微弱，手撒口开，汗出肢冷，二便失禁，苔滑腻，脉散或微。

2. 常用针灸推拿法　临床上可根据不同证型选择针刺法、灸法、推拿法、电针法、头针法等操作方法。

3. 操作方法

（1）针刺法　疏通经络、行气活血，以针刺为主，平补平泻。选择的经脉及腧穴以督脉、手厥阴心包经、足太阴脾经为主。

主穴：①中经络，内关、三阴交、极泉、尺泽、委中；②中脏腑，水沟、百会、内关。

辨证配穴：肝阳暴亢加太冲、太溪镇肝潜阳；风痰阻络加丰隆、合谷化痰熄风；痰热腑实加曲池、内庭、丰隆清热豁痰；气虚血瘀加足三里、气海益气活血；阴虚风动加太溪、风池滋阴潜阳。闭证加十二井穴、合谷、太冲，开窍启闭；脱证加关元、气海、神阙，回阳固脱；呼吸衰竭加气舍，益宗气而调呼吸。

随症加减：口角㖞斜加颊车、地仓；上肢不遂加肩髃、手三里、合谷；下肢不遂加环跳、阳陵泉、阴陵泉、风市；头晕加风池、完骨、天柱；足内翻加丘墟透照海；便秘加水道、归来、丰隆、支沟；复视加风池、天柱、睛明、球后；尿失禁、尿潴留加中极、曲骨、关元。

（2）灸法　关元、气海用大艾炷灸法，神阙用隔盐灸法，直至四肢转温为止。

（3）推拿法　以疏通经脉，调和气血，促进功能的恢复为原则。中脏腑者应综合抢救治疗。

①头面部操作

取穴及部位：印堂、神庭、睛明、太阳、阳白、鱼腰、迎香、下关、颊车、地仓、人中，头侧部。主要手法：推、按、揉、扫散、拿、擦、一指禅推等手法。操作方法：先推印堂至神庭，继之一指禅推印堂依次至睛明、阳白、鱼腰、太阳、四白、迎香、下关、颊车、地仓、人中等，往返推之1～2遍。然后推百会，并从百会横行推到耳郭上方发际，往返数次，强度要大，以微有胀痛感为宜。揉风池。同时掌根轻揉痉挛一侧的面颊部。最后扫散头部两侧，拿五经，擦面部。

②上肢部操作

取穴及部位：肩髃、臂臑、曲池、手三里、上肢部。主要手法：揉、㨰、按、摇、抖、搓、捻等手法。操作方法：先拿揉肩关节前后侧，继之㨰肩关节周围，再移至上肢，依次㨰上肢的后侧、外侧与前侧，往返2～3遍；然后按揉肩髃、臂臑、曲池、手三里等上肢诸穴，每穴1分钟；轻摇肩关节、肘关节及腕关节，拿捏上肢5遍；最后搓、抖上肢，捻五指。

③腰背部及下肢后侧操作

取穴及部位：八髎、环跳、承扶、殷门、委中、承山，腰、骶、下肢后侧部。主要手法：推、㨰、拍打、擦、按、拿法等手法。操作方法：先推督脉与膀胱经至骶尾部，继之施以㨰法于膀胱经、夹脊穴及八髎、环跳、承扶、殷门、委中、承山等穴；轻快拍打腰骶部及背部；擦背部、腰骶部及下肢后侧，拿风池，按肩井。

④下肢前、外侧操作

取穴及部位：髀关、伏兔、风市、梁丘、血海、膝眼、足三里、三阴交，下肢前、外侧部。主要手法：㨰、按、揉、捻、搓、摇、拿、捏等手法。操作方法：先㨰患肢外侧、前侧、内侧，往返2～3遍；然后按揉髀关、风市、伏兔、血海、梁丘、膝眼、足三里、三阴交、解溪等，每穴1分钟；轻摇髋、膝、踝等关节；拿捏大腿、小腿肌肉5遍；最后搓下肢，捻五趾。

辨证加减：语言謇涩者，重点按揉廉泉、通里、风府。口眼歪斜者，推抹瘫痪一侧面部，时间3～5分钟，然后重按颧髎、下关、瞳子髎。口角流涎者，按揉面部一侧与口角部，再推摩承浆。

（4）电针法　在患侧上、下肢体各选两个穴位，针刺得气后留针，接通电针仪，以患者肌肉微颤为度。

（5）头针法　选顶颞前斜线、顶旁1线及顶旁2线，毫针平刺入头皮下，快速捻转2～3分钟，每次留针30分钟，留针期间反复捻转2～3次。行针后鼓励患者活动肢体。

4. 健康指导

（1）告知本次操作后的注意事项　妥善照顾患者，如冬天保暖、预防便秘，如有高血压、糖尿病、心脏病患者应接受治疗与控制，以防中风的再次发生。

（2）生活起居护理　中风并发症较多，且对预后转归影响很大，应该加强护理，预防并发症的发生。①加强皮肤护理，勤翻身，保持衣物、床单干燥平整，定时按摩受压的皮肤，改善局部血液循环，防止压疮发生。②鼓励患者咳痰，或勤吸痰，保持呼吸道通畅，加强口腔护理，防止肺部感染、口腔感染等。③昏迷患者予鼻饲，神志清醒者以流质为主，进食宜慢，以防窒息。注意会阴部卫生以防感染，导尿并保留尿管患者应积极进行膀胱冲洗，预防尿路感染。

（3）饮食护理　①饮食以清淡、低盐、易消化为原则，忌肥甘、辛辣食物，戒烟、酒。意识障碍、吞咽困难者，可采用鼻饲。②急性期以清热化痰散瘀为主，中脏腑者最初48～72小时宜禁止摄食，予静脉补充营养，病情稳定后可给予清淡、易消化的流质饮食，恢复期则以清热养阴、健脾和胃为主，给予清淡、易消化的半流质饮食。③辨证施食：根据证候特点制定不同饮食方案，指导患者辨证用膳，如阳虚或寒证患者，宜食甘温食物，忌生冷寒凉食物；阴虚或热证的患者，宜食甘凉食物，忌辛辣温热性质的食物。

（4）情志护理　应根据患者个体情况，正确运动语言技巧，采取劝说开导法、愉悦开怀法、以疑释疑法、转移注意法等心理治疗方法，对患者进行疏导、解释、安慰、避免患者情绪激动，解除患者的不良情绪，使其配合治疗。多数患者经过一次中风后，对生命更加珍惜，情志舒畅，能主动配合治疗。但有的患者有自弃心理，尤其是遗有半身不遂、生活不能自理者，更易产生焦虑恐惧自厌情绪，表现为暴躁易怒，悲伤啼哭或冷漠无情，甚则拒绝治疗或自杀。应建立良好的护患关系，做患者的知心朋友，因人制宜实施心理护理，解开患者心中的郁结。适时做好解释工作，使患者能够正视现实，鼓起勇气，积极进行补偿性和适应性的功能锻炼，让患者明白通过治疗和锻炼后遗症可得到治疗，身体可以逐渐康复。调动一切积极因素，增强患者自信心。常用解释、鼓励、安慰等方法，使患者情绪乐观，同时要做好患者亲属的思想工作，让患者感受亲情的温暖。

PPT

第七节　面　瘫

案例引导

案例　患者，男，54岁。左侧口眼㖞斜5天。患者因浴后汗出较多，室外乘凉，入睡前自觉左耳不适感，次日晨起左耳后跳痛，左口角麻木，漱口流涎，至中午左侧闭目露睛，左侧额纹及鼻唇沟消失，鼓腮漏气，曾予中药及维生素B_1、维生素B_{12}注射液肌内注射，症状无变化。舌淡，苔薄白，脉浮紧。

提问　此患者面瘫的中医诊断分型属哪种？应用推拿疗法治疗此证应如何取穴和操作？

面瘫是以口眼向一侧歪斜为主要特征的病症，又称为“口眼㖞斜”。本病可发生于任何年龄，无明显的季节性，多发病急速，以一侧面部发病多见。手、足阳经均上头面部，当病邪阻滞面部经络，尤其是手太阳和足阳明经筋功能失调，可导致面瘫的发生。本病相当于西医学的周围性面神经麻痹，最常见于贝尔麻痹。局部受风或寒冷刺激，引起面神经管及其周围组织的炎症、缺血、水肿，或自主神经功能紊乱，局部营养血管痉挛，导致组织水肿，使面神经受压出现炎性变化所引起。本病散见于中医学的“口眼歪斜”“卒口僻”条目之下。

【病因病机】

面瘫多因劳作过度，机体正气不足，脉络空虚，卫外不固，风寒或风热乘虚入中面部经络，致气血痹阻，经筋功能失调，筋肉失于约束，出现口眼㖞斜。周围性面瘫包括眼部和口颊部筋肉的症状，由于足太阳经筋为“目上冈”，足阳明经筋为“目下冈”，故眼睑不能闭合为足太阳和足阳明经筋功能失调所致；口颊部主要为手太阳和手、足阳明经筋所主，因此，口歪主要系该三条经筋功能失调所致。

【辨证施护】

1. 证型评估

（1）风寒证　口眼㖞斜，兼见面部有受寒史，舌淡、苔薄白，脉浮紧。

（2）风热证　口眼㖞斜，继发于感冒发热，或咽部感染史，舌红、苔黄腻，脉浮数。

（3）气血不足证　多见于恢复期或病程较长患者，面瘫兼见肢体困倦无力，面色淡白，头晕等症。

2. 常用针灸推拿法　临床上可根据不同情况选择针刺法、灸法、推拿法、皮肤针法、三棱针法、电针法、穴位贴敷法等操作方法。

3. 操作方法

（1）针刺法　选择的经脉及腧穴以手阳明大肠经、足少阳胆经为主。活血通络、疏调经筋，针灸并用，平补平泻。面部腧穴均行平补平泻法；在急性期，面部穴位手法不宜过重，肢体远端的腧穴行泻法且手法宜重；在恢复期，合谷行平补平泻法，足三里行补法。

主穴　阳白、四白、颧髎、颊车、地仓、翳风、合谷、足三里。

辨证配穴　风寒证加风池，祛风散寒；风热证加曲池，疏风泻热；抬眉困难加攒竹。

随症加减　人中沟歪斜加水沟；鼻唇沟浅加迎香；恢复期加足三里，用补法可补益气血，濡养经筋。

（2）灸法　主要适用于风寒型面瘫及气血不足型面瘫。取穴：阳白、颧髎、颊车、翳风、合谷、风池、印堂，每穴灸10～15分钟。

（3）推拿法　取穴及部位：印堂、阳白、太阳、四白、睛明、迎香、地仓、颧髎、下关、颊车、听宫、承浆、翳风、风池、合谷。主要手法：一指禅推法、按揉、抹、揉、拿、擦等手法。操作方法：以患侧颜面部为主，健侧做辅助治疗。一指禅推印堂，经阳白、太阳、四白、睛明、迎香、地仓、颧髎、下关至颊车，往返5～6遍。两手拇指自印堂交替向上抹至神庭，从印堂向左右抹至两侧太阳，再从印堂向左右抹上下眼眶，自睛明沿两侧额骨抹向耳前听宫，从迎香沿两侧额骨抹向耳前听宫。以指按揉牵正、承浆、翳风，每穴1分钟。大鱼际揉面部前额及颊部3分钟左右。在患侧颜面部向眼方向施以擦法，以透热为度。拿风池、合谷。

（4）皮肤针法　叩刺阳白、颧髎、地仓、颊车，以局部潮红为度。适用于恢复期。

（5）三棱针法　用三棱针点刺阳白、颧髎、地仓、颊车，拔罐。每周2次。适用于恢复期。

（6）电针法　取太阳、阳白、地仓、颊车，接通电针仪，通电10～20分钟，强度以患者面部肌肉微见跳动而能耐受为度。适应于恢复期。

（7）穴位贴敷法　选太阳、阳白、颧髎、地仓、颊车。将马钱子锉成粉末约1～2分，撒于胶布上，然后贴于穴位处，5～7日换药1次；或用蓖麻仁捣烂加少许麝香，取绿豆粒大一团，贴敷穴位上，每隔3～5日更换1次；或用白附子研细末，加少许冰片作面饼，贴敷穴位，每日1次。

4. 健康指导

（1）告知本次操作后的注意事项　如不宜沐浴凉水，不宜直对冷风吹，不宜食用海鲜发物等。

（2）生活起居护理　①病室避免对流风，慎避外邪，注意面部和耳后保暖，热水洗脸，外出佩戴口罩。②保持口腔清洁，餐后漱口，遵医嘱予清热解毒类中药汤剂口腔护理，预防感染。保证充足的休息，忌过度疲劳。③保护眼睛：闭眼、注意休息，保证充足睡眠，减少用眼。外出时戴墨镜，睡觉时可眼罩或盖纱布块等保护措施。④遵医嘱给患者患侧眼睛滴眼药水或涂药膏，既可以起到润滑、消炎、营养眼睛的作用，又可以预防眼睛感染。

（3）饮食护理　①疾病急性期以清淡、易消化为原则，指导患者进食时细嚼慢咽，少食多餐。多食富含钙和维生素B的食物，如香菜、番茄、冬瓜、黄瓜、木瓜、杏、柿子、葡萄苹果、菠萝、梨、桃、西瓜等。因为面瘫患者主要是面神经传导障碍而导致肌肉萎缩，钙不仅能对骨骼和智力有益，还能促进肌肉及神经功能正常，维生素B能够帮助神经传导物质的合成。忌食过冷及辛辣的食物。鱼类是营养丰富的食物，面瘫患者可适当进食。②多食新鲜蔬菜水果、粗粮等，如豆类、玉米、瘦肉、冬瓜、黄瓜、香蕉、桑葚。禁食生冷、油腻、刺激性食物。③辨证施食：风寒型面瘫宜食辛温祛风散寒的食品，如大豆、葱白、生姜等；忌食凉性食物及生冷瓜果等食品。风热型面瘫宜食疏风清热的食品，如丝瓜、冬瓜、黄瓜、赤小豆等；忌辛辣燥热食品。气血不足型面瘫宜食益气补血的食品，如桃仁等；忌食辛香行窜、滋腻补血的食品。

（4）情志护理　面瘫患者易致紧张或悲观情绪。关心尊重患者，疏导其紧张情绪，鼓励家属多陪伴患者，建立良好的社会支持系统，共同帮助患者正视疾病。指导患者倾听舒心的音乐或喜悦的相声，抒发情感，排解悲观情绪，达到调理气血阴阳的作用。鼓励病友间相互交流治疗体会，提高认知，调摄情志，增强信心。

PPT

第八节　失　眠

案例引导

案例　患者，男，56岁。因工作不顺，气郁引起失眠5年余，伴头疼、头晕，心烦易怒，记忆力减退，纳食不香，口苦咽干，腰膝酸软并时有耳鸣。经多方治疗效果不显，每天靠服安眠药亦只能短睡2～3小时，醒后头晕胀痛，严重时彻夜不眠，心情极为苦恼。查：面色黯黄，舌质略红、苔薄黄，脉弦数。

提问　此患者的中医诊断分型属哪种？如何进行健康教育？

失眠症指原发性失眠，表现为持续长时间的对睡眠的质和量的不满意，患者因此而忧虑或恐惧，并在心理上产生恶性循环而使本症持续存在。西医学认为本病与睡眠－觉醒调节机制紊乱，及心理、社会因素有关，病因尚不明确。临床上可表现为夜间入睡困难、易醒、早醒、睡眠时间明显减少，白昼工作、学习、记忆及其他功能低下。中医称失眠为“不寐”“不得眠”。

【病因病机】

失眠多因情志所伤，饮食不节，久病、年迈体虚，禀赋不足，心虚胆怯所致。其主要病机为脏腑阴阳失调，气血失和，以致心神失养或心神不安，阳不入阴，阴不含阳，神不守舍；或跷脉功能失调，阳跷脉亢盛，阴跷脉失于对其制约，阴不制阳，而致失眠。

【辨证施护】

1. 证型评估

（1）肝郁化火　心烦不能入睡，烦躁易怒，胸闷胁痛，头痛面红，目赤，口苦，便秘尿黄。舌红、苔黄，脉弦数。

（2）痰热内扰　睡眠不安，心烦懊侬，胸闷脘痞，口苦痰多，头晕目眩。舌红、苔黄腻，脉滑或滑数。

（3）阴虚火旺　心烦不寐，或时寐时醒，手足心热，头晕耳鸣，心悸，健忘，颧红潮热，口干少津。舌红、苔少，脉细数。

（4）心脾两虚　多梦易醒，或朦胧不实，心悸，健忘，头晕目眩，神疲乏力，面色不华。舌淡、苔薄，脉细弱。

（5）心虚胆怯　夜寐多梦易惊，心悸胆怯。舌淡、苔薄，脉弦细。

2. 常用针灸推拿法　临床上可根据不同情况选择针刺法、灸法、推拿法、皮肤针法、耳针法等操作方法。

3. 操作方法

（1）针刺法　选择的经脉及腧穴以手少阴心经、督脉为主。痰热内扰者，清热化痰，肝郁化火者平肝降火，均只针不灸，泻法；阴虚火旺者育阴潜阳，只针不灸，平补平泻。

主穴：神门、内关、百会、安眠。

辨证配穴：肝郁化火加行间、太冲、风池平肝降火、解郁安神；痰热内扰加中脘、丰隆、内庭清热化痰、和胃安神；阴虚火旺加太溪、太冲、涌泉滋阴降火、宁心安神；心脾两虚加心俞、脾俞、三阴交补益心脾、益气养血；心虚胆怯加心俞、胆俞、丘墟补心壮胆、安神定志。

随症加减：头痛甚者加印堂、头维、太阳；心烦甚者加巨阙、膻中。

（2）灸法　主要适用于心脾两虚型失眠及心虚胆怯型失眠，取穴：百会、神门、内关、气海、风池。每穴灸10～15分钟。

（3）推拿法

①头面及颈肩部操作

取穴及部位：印堂、神庭、太阳、睛明、攒竹、鱼腰、角孙、百会、风池、肩井。主要手法：一指禅推法、抹、按揉、扫散、拿等手法。操作方法：患者取坐位。一指禅推印堂穴向上推至神庭，往返5～6遍；再从印堂向两侧沿眉弓推至太阳，往返5～6遍；然后从印堂开始沿眼眶周围治疗，往返3～4遍。沿上述部位用双手抹法治疗5～6遍。指按揉印堂、攒竹、睛明、鱼腰、太阳、神庭、角孙、百会。扫散头两侧胆经循行部位，每侧20～30次。拿五经、风池、肩井。

②腹部操作

取穴及部位：中脘、气海、关元。主要手法：摩、按揉法。操作方法　先顺时针摩腹，再逆时针摩腹，以指按揉中脘、气海、关元。

③腰背部操作

取穴及部位：心俞、肝俞、脾俞、胃俞、肾俞、命门。主要手法：滚、掌推法。操作方法：用㨰法在患者背部、腰部施术，重点在心俞、肝俞、脾俞、胃俞、肾俞、命门等穴位。用掌推法从背部沿脊柱自上而下推至腰骶部，反复操作3～4遍。

辨证加减：心脾两虚者以指按揉神门、天枢、足三里、三阴交。直擦背部督脉，以透热为度。阴虚火旺者交替推两侧桥弓各20次。擦两侧涌泉，以透热为度。肝郁化火者以指按揉肝俞、胆俞、期门、章门、太冲。搓两胁。痰热内扰者以指按揉神门、内关、丰隆、足三里。横擦脾俞、胃俞、八髎，以透热为度。

（4）皮肤针法　用皮肤针叩刺印堂、百会、颈项部、腰骶部背俞穴区等，每次5～10分钟，刺激多用轻手法，以局部皮肤潮红为度。每日1次。

（5）耳针法　取皮质下、交感、心、脾、神门。每次取2～3穴，轻刺激，留针30分钟。每日1次。

4. 健康指导

（1）告知本次操作后的注意事项　每次针灸、推拿之后，可在睡前按压或按摩百会、涌泉、劳宫等穴位，可以巩固治疗效果，放松全身，从而诱导入睡。

（2）生活起居护理　①保证充足的休息，忌过度疲劳，按照时间规律作息。指导患者养成良好的睡眠习惯，就寝前避免长时间看电视、小说等，避免过度兴奋。②睡前用热水泡脚，或热水浴。③心脾两虚者，睡前按摩背部夹脊穴。④每日适量活动，增强体质。

（3）饮食护理　①饮食宜清淡可口，忌辛辣、肥厚之品，晚餐不宜过饱，临睡前不宜进食、饮浓茶或咖啡等，可于睡前饮用适量牛奶。②指导患者多饮水。③辨证施食：心气虚弱者，睡前服用酸枣仁粉，或其他安神补心类药物。④饮食宜富有营养清淡的食物，可常食用海带、空心菜、紫菜、水果、绿豆、玉米、动物心脏、肉汤、鱼汤等，少食辛辣刺激性食物。

（4）情志护理　中医认为，失眠与情志有密切关系，因此情志护理也是关键。祖国医学提出“以心医心之法，乃是最妙上乘”。因此，在护理失眠患者时一定要了解患者的心理状况，解除患者的心理压力，尽量劝服患者不要过于依赖安眠药，加强精神护理，注意情绪变化，消除不良疑虑，及时开导安慰。嘱咐患者注意精神调摄，喜怒有节，保持心情舒畅，使之能积极配合调治。

PPT

第九节　胃脘痛

案例引导

案例　患者，男，55岁。中上腹胀痛3年。每于生气后发作，自觉胃脘胀满，攻撑作痛，连及两胁。平素易嗳气，胁胀，大便欠畅，脉弦。

提问　此患者胃脘痛的中医诊断分型属哪种？如何应用推拿法治疗？预防和调护措施有哪些？

胃脘痛是一种以上腹近心窝部经常发生疼痛为主症的消化道病症，常因饮食不节或精神刺激而发病。历代文献有将其称为“心痛”“心腹痛”“心下痛”等，本病可见于现代医学的急慢性胃炎、胃十二指肠溃疡病、胃神经官能症、胃痉挛等消化道疾病。

【病因病机】

胃脘痛的原因虽有不同，但其病机转归则有相同之处，即所谓“不通则痛”。病邪阻滞，肝气郁结，均使脾胃升降失调、气机不利，气滞而作痛；脾胃虚寒，脉络失于温养，或胃阴不足，脉络失于濡润，致使脉络拘急而作痛。气滞若日久不愈，而致血脉凝涩，瘀血内结，则疼痛更为顽固。

【辨证施护】

1. 证型评估

（1）寒邪客胃　胃脘疼痛暴作，畏寒喜暖，局部热敷痛减，口不渴或喜热饮，舌淡、苔白，脉紧。

（2）食滞胃脘　胃脘胀闷，甚则疼痛，嗳腐吞酸，呕吐不消化食物，吐后痛减，或大便不爽，苔厚腻，脉滑。

（3）肝气犯胃　胃脘胀满，攻撑作痛，连及两胁，嗳气，大便不畅，苔薄白，脉弦。

（4）脾胃虚寒　胃痛隐隐，泛吐清水，喜暖喜按，纳食减少，手足不温，大便溏薄，舌淡、苔白，脉弱或沉细。

2. 常用针灸推拿法　临床上可根据不同证型选择针刺法、推拿法、拔罐法、耳穴埋籽法、穴位注射法等操作方法。

3. 操作方法

（1）针刺法　选择的经脉及腧穴以胃之下合穴、募穴为主。

主穴：中脘、足三里、内关、公孙。

辨证配穴：寒邪客胃者配梁丘、胃俞；食滞胃脘者配下脘、梁门；肝气犯胃者配太冲、期门；脾胃虚寒者配关元、脾俞。

（2）推拿法　以理气止痛为治则。凡病邪阻滞者，辨其邪而去之；肝气郁滞者，则疏肝理气；脾胃虚寒者，则宜温中散寒；瘀血内停者，则治以活血化瘀。取穴与部位：中脘、天枢、气海、足三里、上腹部、季肋部、膈俞、肝俞、脾俞、胃俞、三焦俞、背部。主要手法：一指禅推法、摩法、揉法、按法等。操作方法：①患者仰卧位，先用一指禅推法，摩法在胃脘部治疗，使热量渗透于胃腑，然后按揉中脘、气海、天枢等穴，同时配合按揉足三里；②患者俯卧位，用一指禅推法，从背部脊柱两旁沿膀胱经顺序而下至三焦俞，往返4～5次，然后用较重的按揉法于膈俞、肝俞、脾俞、胃俞、三焦俞，时间约5分钟。在背部沿膀胱经循行自上而下施擦法，以透热为度。

寒邪犯胃：①用较重的点、按法治疗脾俞、胃俞，时间约2分钟；②用擦法在左侧背部治疗（T7～T12），以透热为度。

食滞胃脘：①用顺时针方向摩腹，重点在中脘、天枢；②按揉脾俞、胃俞、大肠俞、八髎、足三里。

肝气犯胃：①用柔和的一指禅推或揉法，自天突向下至中脘治疗，重点在膻中，然后按揉两侧章门、期门，时间约3分钟；②用较重的手法按揉肝俞、胆俞、膈俞。

脾胃虚寒：①用轻柔的按揉法在气海、关元、足三里治疗，每穴约2分钟，在气海穴治疗时间可适当延长；②直擦背部督脉、横擦左侧背部（T7～T12）及腰部肾俞、命门，以透热为度。

疼痛剧烈者：①先在脾俞、胃俞附近压痛点，用较重的点按法，连续刺激2分钟左右，待疼痛缓解后，再辨证治疗；②按揉合谷、梁丘、足三里，每穴2～3分钟。

（3）拔罐法　取中脘、脾俞、胃俞、肝俞、至阳。每周1次。

（4）耳穴埋籽法　耳穴取胃、十二指肠、脾、肝、神门、交感。每次选用3～5穴。

（5）穴位注射法　取胃俞、脾俞、相应夹脊、中脘、内关、足三里，用红花注射液或当归注射液注射于上述穴位，每次1～3穴，每穴1～2ml，每日1次。

4. 健康指导

（1）告知本次操作后的注意事项　教会患者正确止痛方法，胃痛发作时可指压内关、足三里等穴位以减轻疼痛。

（2）生活起居护理　①患者居住地不能潮湿，保持干爽；②慎起居，防外感，注意保暖；③可适当运动，练气功有益于气血条达，另外可指导患者打太极拳。

（3）饮食护理　饮食以软、烂、热、少食多餐为原则，忌生冷、油腻、辛辣刺激和坚硬不消化的食物。进食富有营养的滋补品，如羊乳、羊骨、大枣、核桃、银耳、鸡鸭肉等。做到少食多餐，细嚼慢咽。

（4）情志护理　给患者讲解引起胃痛的原因，胃痛在人群中发病率较高，由于现代生活节律加快，人们心理压力过大，而患者缺乏足够的认识，不注意饮食习惯，或未获得正确的系统诊治，常致胃痛迁延或转变。帮助患者寻找并及时祛除发病因素，从而预防胃痛的发作，注意保暖，保持情志条达。

第十节　便　秘

PPT

案例引导

案例　患者，女，50岁。便秘4年。每次临厕，大便秘结而欲便不行，胁肋痞满，腹部胀痛，纳食减少，舌苔薄腻，脉弦。

提问　此患者便秘的中医诊断分型属哪种？如何进行健康教育？

便秘是指大便干燥，排出困难，或排便间隔时间延长，或欲大便而临厕努挣乏力，艰涩不畅的一种病症。本症主要是由于大肠传导功能失常，粪便在肠内停留时间过久，水分被过量吸收，而使粪质干燥、坚硬所致。

【病因病机】

本病发病因素目前尚不清楚，与多种因素有关。一般认为是由于外因、内因长期作用的结果。本病的病位在大肠，系大肠传导失常，但常与脾胃肺肾等功能失调有关。辨证又分虚实。实者多为阳盛之体，饮酒过多或嗜食辛热厚味，以致肠胃积热，化燥伤津，不能浸润肠道，肠燥腑气不通；或情志不畅，气机郁阻，肠腑传导失常而成。虚者或因思虑伤脾，饮食偏废，食物过于精细，安逸少劳，气血运行不畅，胃肠功能减弱，或由病后、产后，年迈体衰，气血亏耗，气虚则传运无力，血虚则肠失润下；或下焦阳气不足，阴寒凝结肠道，腑气受阻而成。

【辨证施护】

1. 证型评估

（1）胃肠积热　大便干结不通，腹部痞满，心烦，面红身热，口干，口臭，小便短赤，舌苔黄燥，脉滑。

（2）气机郁滞　大便秘而不干结，腹胀痛连及两胁，嗳气频作，口苦，目眩，舌质偏红，苔薄白稍腻，脉弦。

（3）气血亏损　气虚便秘：大便不畅，临厕努挣乏力，便后疲乏汗出，短气，便下并不干结，舌淡苔薄，脉弱。血虚便秘：大便秘结，面色少华，头晕目眩，心悸，舌淡，脉细。

（4）阳虚寒凝　大便难涩不易排出，面色㿠白，畏寒肢冷，喜温喜按，腹中冷痛，腰背酸冷，小便清长，舌淡苔白，脉沉迟。

2. 常用针灸推拿法　临床上可根据不同证型选择针刺法、灸法、推拿法、耳穴埋籽法、穴位注射法等操作方法。

3. 操作方法

（1）针刺法　选择的经脉及腧穴以大肠的背俞穴、募穴及下合穴为主。主穴：天枢、大肠俞、上巨虚、支沟、照海。

辨证配穴　胃肠积热者选取内庭、腹结；气机郁滞者选取中脘、太冲；气血亏损者选取关元、脾俞、气海为主；阳虚寒凝者选取关元、神阙等穴。

（2）灸法　对老年、体虚便秘者可温灸神阙、气海、关元。

（3）推拿法　治疗以和肠通便，调理气机为主。选穴：中脘、天枢、大横、关元、肝俞、脾俞、胃俞、肾俞、大肠俞、八髎、长强。常用手法：一指禅推法、摩法、㨰法、按揉法。操作方法：①腹部操作，以轻快的一指禅推法施于中脘、天枢、大横治疗，每穴约1分钟；然后用掌摩法以顺时针方向摩腹约8分钟；②背部操作，用轻快的一指禅推法或㨰法沿脊柱两侧从肝俞、脾俞到八髎往返施术，时间约5分钟；然后用按揉法在肾俞、大肠俞、八髎、长强等，往返2～3遍。

辨证加减：胃肠积热加用横擦法施术于八髎，以透热为度；较重按揉足三里、大肠俞，以酸胀为度；气机郁滞加用按揉法施术于中府、云门、膻中、章门、期门；背部的肺俞、肝俞、膈俞，均以酸胀为度，不宜刺激太重；横擦胸上部，以透热为度；斜擦两胁，以微有热感为度；气血亏损加用横擦法施术于胸上部、背部及骶部八髎，均以透热为度；按揉足三里、支沟穴各1分钟。阳虚寒凝加用横擦法施术于肩背部及腰部肾俞、命门、八髎，均以透热为度；直擦背部督脉，以透热为度。

（4）耳穴埋籽法　取大肠、直肠、交感、皮质下。每次选用2～3穴。

（5）穴位注射法　选穴参照针刺法穴位，用生理盐水或维生素 B_1、维生素 B_{12} 注射液0.5～1ml，每日或隔日一次。

4. 健康指导

（1）告知本次操作后的注意事项　推拿治疗便秘，疗效显著，但对器质性便秘，特别是恶性肿瘤所致便秘，一般不采用推拿治疗。

（2）生活起居护理　①指导患者养成每日定时排便的习惯，不论有无便意，皆按时去厕所做排便动作，日久成习惯，及时大便即可自下；②多进行户外活动，避免久坐少动，多做下蹲起立及仰卧屈髋压腹动作，以避免痔疮肛裂的发生；③在病情允许时，可做腹部肌肉锻炼，以加强腹肌，有助于排便。

（3）饮食护理　①调整饮食结构，宜多喝开水，多吃含粗纤维的食物，如蔬菜、水果、粗粮等。

②忌用辛辣、刺激性食物，少食肥甘厚味之物。可选择的食疗方：黑芝麻、胡桃肉、松子仁等份研细加蜜糖冲服。

（4）情志护理　告知患者推拿对习惯性便秘是一种疗效显著的治疗方法。指导患者保持精神舒畅，心情开朗乐观，进行适当的活动和配以食疗将会取得很好的疗效。

PPT

第十一节　泄　泻

案例引导

案例　赵某，女，27岁，自由职业者。主诉：腹痛、腹泻3小时，伴脘腹胀痛，泻下粪便臭如败卵，泻后痛减，嗳腐吞酸，舌苔腻，脉濡或滑数。

提问　此患者泄泻的中医诊断分型属哪种？如何进行健康教育？

泄泻又称腹泻，是指排便次数增多，粪便稀薄，甚至泻出如水样而言。古有“濡泻”“洞泻”“飧泻”“注泻”“下利”“泄泻”等名称。亦有根据病因或病机而称为“暑泻”“大肠泻”等。本病一年四季均可发生，尤以夏秋两季为多见，推拿治疗泄泻疗效甚佳。

【病因病机】

泄泻的主要病变在于脾胃与大小肠。其致病原因可分为外因和内因两类。外因包括感受外邪和饮食所伤；内因包括情志失调和脾肾阳虚，根据病因可知湿盛和脾虚为形成泄泻的主因，而两者又相互影响，互为因果。一般而言，湿盛多为急性泄泻，脾虚多为慢性泄泻。泄泻日久不愈，损伤肾阳，即所谓“由脾及肾”。肾阳受损又可影响脾阳之不足，致成脾肾阳虚，则泄泻缠绵不愈。

【辨证施护】

1. 证型评估

（1）湿邪侵袭　发病急骤，大便稀薄或夹黏液，每日数次或者十余次，腹痛肠鸣，肢体酸痛，苔白腻或黄腻，脉濡或滑数。

（2）伤食　有暴饮暴食或不洁的饮食史。发病突然，脘腹胀痛，泻下粪便臭如败卵，泻后痛减，嗳腐吞酸，舌苔垢腻，脉濡或滑数。

（3）脾胃虚弱　大便时溏时硬，完谷不化，反复发作，稍食油腻则大便次数增多，食欲不振。舌淡苔白，脉缓弱。

（4）脾肾阳虚　症多发作于黎明之前，脐周作痛，肠鸣即泻，泻后痛缓，并有腹部畏寒腰酸肢冷。舌淡苔白，脉沉细。

（5）肝气乘脾　泄泻每以精神因素，情绪波动而诱发。平时可有腹痛肠鸣，胸胁痞满，嗳气食少。苔薄，脉弦细。

2. 常用针灸推拿法　临床上可根据不同证型选择针刺法、灸法、推拿法、耳穴埋籽法、穴位贴敷法、穴位注射法等操作方法。

3. 操作方法

（1）针刺法　选择的经脉及腧穴以大肠的背俞穴、募穴及下合穴为主。

主穴：大肠俞、天枢、上巨虚、三阴交、神阙。

辨证取穴：寒湿内盛配阴陵泉、脾俞；伤食者配下脘、梁门；肝气乘脾配期门、太冲；脾胃虚弱配脾俞、足三里；脾肾阳虚配肾俞、命门。

（2）灸法　神阙穴用隔姜灸或隔盐灸。微课

（3）推拿法　取穴及部位：选穴中脘、天枢、气海、关元，中腹部，脾俞、胃俞、肾俞、大肠俞、长强，腰部、骶部。主要手法：一指禅推法、摩法、推法、按揉法、擦法。操作方法：患者仰卧位，用沉着缓慢的一指禅推法由中脘开始缓慢向下移至气海，关元，往返操作5～6遍；用掌摩法逆时针摩腹，时间大约8分钟。患者俯卧位，用推法沿脊柱两旁从脾俞到大肠俞治疗，每穴约1分钟。按揉脾俞、胃俞、大肠俞、长强，每穴约1～2分钟；再在左侧背部用擦法治疗，以透热为度。

脾胃虚弱：①在气海、关元、足三里用轻柔的按揉法治疗；每穴约2分钟，在气海治疗的时间可以适当延长；②摩腹，重点在胃脘部。摩法以逆时针方向进行。往下至腹部时，则按顺时针方向进行。

脾肾阳虚：①按揉气海、关元，每穴约3分钟；②直擦背部督脉，横擦肾俞、命门及八髎，以透热为度。

肝气乘脾：①按揉两侧章门、期门，每穴约3分钟；②斜擦两胁，以两胁微热为度；③按揉肝俞、胆俞、膈俞、太冲及行间。

（4）耳穴埋籽法　取大肠、小肠、下脚端、肺、脾诸穴，每次2～3穴。

（5）穴位贴敷法　取神阙。用五倍子适量，研末，食醋调成膏状敷脐，2～3天更换1次，用于慢性腹泻。

（6）穴位注射法　取天枢、上巨虚，选用小檗碱注射液或维生素 B_1 或维生素 B_{12} 注射液，每穴注射0.5～2ml。

4. 健康指导

（1）告知本次操作后的注意事项　发生在夏季的急性泄泻，如暴吐暴泄，病情重者，宜综合治疗，输液保津，以防脱水；推拿治疗泄泻，不论急慢性，疗效均较佳，一般急性泄泻1～5次可愈，但慢性泄泻，宜长期治疗，甚至可每日治疗1～2次。病情严重者，应配合中药及其他综合治疗。急性泄泻，应到肠道隔离门诊治疗，进行大便常规检查，在排除肠道传染病的情况下，始能作推拿治疗。

（2）生活起居护理　①泄泻者便后用软纸轻拭，并用温水清洗，防止黏膜破损，引起肛门感染。②泄泻一症，皆因外感六淫、内伤七情，致使脾胃损伤，运化功能失常引起，一年四季均可发生，但以夏、秋季节多见。

（3）饮食护理　推拿治疗的同时，应注意饮食，避免生冷，禁食荤腥油腻之物，给予流质或半流质食物。

（4）情志护理　对胃肠神经官能症患者，尤需注意掌握心理因素，因势利导。

PPT

第十二节　哮　喘

案例引导

案例　患者，男，62岁，工人。主诉：咳嗽伴喘6年余，伴痰多而黏，咳出不爽。甚则喉中有痰鸣声，胸中满闷，恶心纳呆，口淡无味，舌苔白腻，脉滑。

提问　此患者哮喘的中医诊断分型属哪种？如何进行健康教育？

哮喘是以呼吸急促，喘鸣有声，甚至张口抬肩，难以平卧为特征的一种临床疾患。《医学正传》指出“喘以气息言，哮以声响言”，即哮指喉间有痰鸣声，喘指呼吸困难。哮必兼喘，故一般多哮喘并称。本病一年四季都可发作，尤以寒冷季节气候剧变时发病较多，小儿、老年人尤多。常见于支气管哮

喘、哮喘性支气管炎、阻塞性肺气肿、心源性哮喘、矽肺等。

【病因病机】

中医认为人体正常的呼吸功能，主要是由于肺、肾两脏的作用。哮喘主要是由于外邪侵袭，痰浊内盛，肺肾虚弱等原因引起，影响正常呼吸功能的原因很多。本证根据病因病机可分为实喘和虚喘两类。实喘为外邪、痰浊等壅阻肺气；虚喘则为精气不足，肺肾出纳失常所致。由此可知，实喘在肺，虚喘当责之肺肾二脏。哮喘到了后期，肺肾两虚，元气虚损，心阳亦同时受累，因心脉上贯于肺，肾脉上络于心，一旦肺肾俱衰之时，心阳亦弱，不能鼓动血脉，则心动急促，血行瘀滞，因汗为心液，气虚而不敛，导致汗液大量外泄，转而使心阳更虚，往往发生心阳欲脱的危候。

【辨证施护】

1. 证型评估

（1）风寒袭肺　喘急胸闷，伴有咳嗽，咯痰稀薄、色白，初起多兼恶寒、头痛、身痛等表证。口不渴，苔薄白，脉浮。

（2）风热犯肺　喘促气粗，甚至鼻翼翕动，咳嗽痰黄而黏稠，口渴喜冷饮，胸闷烦躁，汗出，甚则发热面红，舌质红、苔黄，脉浮数。

（3）痰浊阻肺　气喘咳嗽，痰多而黏，咳出不爽。甚则喉中有痰鸣声，胸中满闷，恶心纳呆，口淡无味，舌苔白腻，脉滑。

（4）肺虚　喘促气短，言语无力，咳声低弱，自汗畏风，或咽喉不利，口干面红，舌淡、苔薄白，脉弱。

（5）肾虚　喘促日久，呼长吸短，动则喘息更甚，形瘦神疲，气不得续，汗出，肢冷面青，甚则肢体浮肿，小便不利，心悸不安，舌质淡，脉沉细。

2. 常用针灸推拿法　临床上可根据不同证型选择针刺法、灸法、推拿法、皮肤针、耳穴埋籽法、穴位贴敷法、穴位注射法、穴位埋线法等操作方法。

3. 操作方法

（1）针刺法　选择的经脉及腧穴以手太阴肺经及相应俞募穴为主。

主穴　肺俞、中府、太渊、定喘、膻中。

辨证取穴　喘甚配天突、孔最；实证配尺泽、鱼际；虚证配膏肓、肾俞。

（2）灸法　伏灸疗法：取肺俞、膏肓、脾俞。艾炷如枣核大，隔姜灸，每穴3~5壮，以不发疱、皮肤微红为度，每日1次，每年三伏灸治1次，入冬可不发或减轻发作。

（3）推拿法　取穴及部位：风池、肩井、桥弓，头部；天突、膻中、中脘、天枢、定喘、大椎、肺俞、脾俞、肾俞，胸部、背部；足三里、丰隆，上肢内侧、肩部、下肢。主要手法：按法、揉法、擦法、拿法、一指禅推法、抹法。操作方法如下。

①先推一侧桥弓，自上而下20~30次，再推另一侧桥弓。自额至下颌用分推法向左右两侧操作，往返2~3遍。然后在一侧头部胆经循行区域，自前上方向后下方用抹法操作10余次；然后再在另一侧治疗。从头顶部至枕部用五指拿法，自枕部到项部转为三指拿法，重复3~4遍，拿风池、肩井。

②患者仰卧，一指禅推法从患者任脉天突推至神阙，指按天突、膻中、中脘、天枢。横擦前胸部，沿锁骨下缘开始到十二肋，往返2~3遍。患者俯卧，从肩背部开始到腰骶部横擦，往返2~3遍。直擦大椎到腰骶部督脉部位。以一指禅推法或按揉法在定喘、大椎、肺俞、脾俞、肾俞等穴操作，以酸胀“得气”为度。

③擦上肢内外两侧，以透热为度。自肩部拿至腕部。按揉足三里、丰隆，以酸胀“得气”为度，

拿双下肢。先操作一侧后再操作另一侧。

风寒袭肺：①直擦背部膀胱经，以透热为度；②一指禅推法或按揉法在背部两侧肺俞、膈俞，每穴约2分钟。

风热犯肺：①直擦背部膀胱经，以温热为度；②用三指拿法及按揉颈椎两侧，往返5～6遍。时间约3分钟。

痰浊阻肺：①横擦左侧背部，以透热为度；②按、拿两侧尺泽、内关、足三里、丰隆等穴，以酸胀为度，每穴约1分钟。

肺虚：①重点横擦前胸上部及背部心俞、肺俞区域，均以透热为度；②用一指禅推法或按揉法在两侧肺俞、脾俞、肾俞治疗，每穴约1～2分钟。

肾虚：①直擦背部督脉及横擦肾俞、命门，均以透热为度；②按揉两侧肾俞、肺俞，手法宜轻柔。哮喘发作较甚者用一指禅推法或按揉法，在两侧定喘、风门、肺俞、肩中俞治疗，每穴操作1～2分钟。治疗开始时用轻柔的手法，以后逐渐加重，以患者有明显的酸胀感为度。在哮喘缓解后再进行辨证施治。

（4）皮肤针　取鱼际至尺泽穴手太阴肺经循行部、第一胸椎至第二腰椎旁开1.5寸足太阳膀胱经循行部，循经叩刺，以皮肤潮红或微渗血为度。

（5）耳穴埋籽法　取对屏尖、肾上腺、气管、肺、皮质下、交感。每次选用3～5穴。

（6）穴位贴敷法　将白芥子、元胡各20g，细辛、甘遂各12g，或研成细末，用生姜汁制成。用于缓解期喘息型支气管炎和支气管哮喘，在夏秋伏天贴于背部双侧肺俞、膏肓俞、膈俞穴4～6小时，每天贴敷1次，每年贴3次。

（7）穴位注射法　发作期选用天突、定喘、每穴注入0.1%肾上腺素0.2ml，每日1次；缓解期选第1～7胸椎夹脊、肺俞、膏肓、脾俞、肾俞、每次选用2～3穴，用胎盘组织液、黄芪注射液按1∶2比例混合，每穴注入0.5ml，每周2～3次。

（8）穴位埋线　取肺俞、定喘、膻中埋线，2周1次。

4. 健康指导

（1）告知本次操作后的注意事项　①嘱患者起居有常，注意四时气候变化，防寒保暖，居住地的室内勿放置花草、养宠物、铺设地毯等。②哮喘多为外邪引动伏痰，阻塞肺道所致，其病程较长，反复发作，顽固难愈。③采用针灸推拿治疗，对轻、中型哮喘疗效较好，可以达到平喘、化痰、利肺之效；对重型哮喘合并感染，应予内科急诊治疗。

（2）生活起居护理　①避风寒，慎起居，避免接触刺激性气体、灰尘。②平素加强体疗、气功锻炼，提高机体免疫功能。③明确过敏原，可尝试脱敏疗法。

（3）饮食护理　①饮食宜清淡，富营养，不宜过饱、过甜、过咸、忌生冷、辛辣、鱼腥、酒等食品。②寒喘可加用豆豉、葱白、生姜等调味。③热喘可食丝瓜、冬瓜、黄瓜等；喘憋多汗者，多饮水，注意大便通畅。忌食海鲜等物。

（4）情志护理　解除患者的思想顾虑，消除激动与紧张心理。耐心安慰和满足患者的合理要求，使其建立对医护人员的信任感，积极配合治疗与护理。教会患者自控方法，保持良好的心态，安心养病，长期坚持针灸推拿治疗，尤在缓解期，要持之以恒，标本兼顾，可预防其发作。

PPT

第十三节 肥胖症

案例引导

案例 患者，女，50岁，自由职业。主诉：肥胖、全身乏力3月伴有浮肿现象，嗜睡懒动，气短懒言，动则汗出，舌质淡白，舌苔润白，脉沉弱。实验室检查：小便常规、肾功能无异常。

提问 此患者肥胖症的中医诊断分型属哪种？如何进行健康教育？

肥胖症是指体内脂肪堆积过多和（或）分布异常、体重增加，包括遗传和环境因素在内的多种因素相互作用而引起的慢性代谢性疾病。一般当进食热量多于消耗热量时，多余热量以脂肪形式储存于体内，其量超过正常生理需要量，且达一定值时即可演变为肥胖症。如无明显病因者可称为单纯性肥胖症；具有明确病因者称为继发性肥胖症。肥胖可见于任何年龄，40～50岁多见，女性多于男性。肥胖症及其相关疾病可损害患者身心健康，使生活质量下降，预期寿命缩短。本节主要讨论单纯性肥胖的治疗。

【病因病机】

1. 饮食不节 一方面因饮食偏嗜膏粱厚味，产生的热量超过机体所能够消耗的而储存于体内，另一方面是因饮食过量，超过脾胃运化能力，使水谷不能完全化生为精微物质，反成膏脂水湿痰瘀，流注充斥于皮里膜外而逐渐导致肥胖。

2. 久卧久坐 运动量过少，正常进食产生的热量不得消耗，特别是因久坐损伤分肉，久卧影响气机运行，肉伤脾损，气虚不运，则化生痰浊水湿与膏脂不能转化而发为肥胖症。

3. 先天禀赋 体型的胖瘦受先天禀赋的影响，若父母双亲均为肥胖症或者其中之一为肥胖症，其子女罹患肥胖症的概率较双亲没有肥胖症状者高。

【辨证施护】

1. 证型评估

（1）痰湿型 患者肥胖，平素嗜食酒浆肥甘之物，痰多呕恶，脘腹部胀满不舒，大便黏滞不爽，身重乏力，行走困难，舌淡胖、苔白腻，脉濡滑。

（2）气虚型 患者肥胖，伴有浮肿现象，嗜睡懒动，气短懒言，动则汗出，舌淡白、苔白润，脉沉弱。

（3）水湿型 患者肥胖，神疲乏力，嗜卧懒动，肢体浮肿，腰膝酸软，舌淡、苔白而润滑，脉沉弱。

（4）胃热型 患者肥胖，多食易饥，口干口臭，大便秘结，舌红、苔黄腻，脉滑。

（5）气滞型 患者素体肥胖，情志抑郁，急躁易怒，胸胁胀痛，月经不调，善太息，舌质红，舌苔白腻，脉弦。

2. 常用针灸推拿法 临床上可根据不同证型选择针刺法、推拿法、皮肤针、耳穴埋籽法等操作方法。

3. 操作方法

（1）针刺法 选择的经脉及腧穴以手足阳明、足太阴经穴为主。

主穴：曲池、天枢、大横、阴陵泉、丰隆。

辨证配穴：痰湿型配足三里、中脘，气虚型配关元、气海，水湿型配水分、肾俞，胃热型配上巨虚、内庭，气滞型配太冲、膻中。

（2）推拿法　部位及穴位：腹部；背俞穴，中脘、天枢、梁门、气海、关元、神阙、夹脊等。主要手法：摩、一指禅推、揉、按、点、颤、拿法。操作方法如下。

患者仰卧位：①医生以掌摩法摩全腹，顺、逆时针方向各3分钟；②一指禅推腹部任脉、脾经、胃经共3分钟；③顺时针方向掌揉全腹3分钟；④按揉中脘、气海、关元、中极，每穴1分钟；⑤指端点按中脘、天枢，各半分钟；⑥提拿腹部数次，以患者能耐受为度；⑦摩神阙3分钟；⑧颤法作用于小腹部1分钟。

患者俯卧位：①医生以双掌交替推督脉及足太阳膀胱经第1、2侧线5～10遍；②点按夹脊穴和背俞穴，每穴半分钟。

患者仰卧位：①医生一手持患者右上肢，另一手分别拿揉手三阴经，手三阳经各3～5次；②双手拿揉右下肢足三阴经，足三阳经，各3～5次，左侧操作如右侧。

（3）皮肤针　按针灸主方或加减选穴，或取肥胖局部阿是穴。用皮肤针叩刺，实证重力叩刺，以皮肤渗血为度；虚证中等力度刺激，以皮肤潮红为度。

（4）耳穴埋籽法　取三焦、肺、口、脾、内分泌、饥点、肾、食道、神门、脑点穴，每次选2～3穴。

4. 健康指导

（1）告知本次操作后的注意事项　①禁止饥饿疗法、半饥饿疗法或者变相饥饿疗法；②禁止短期快速减肥。

（2）生活起居护理　①建立健康的生活方式；②合理营养，积极锻炼；③充足的睡眠；④不吸烟、不吸毒、不酗酒。

（3）饮食护理　①慢慢吃、充分咀嚼后再吃；②一天三餐，规律地进食。

（4）情志护理　嘱患者避免精神紧张，保持心情舒畅。

目标检测

答案解析

一、选择题

1. 冠心病的证型有（　）
   A. 心血瘀阻　　B. 寒凝心脉　　C. 痰浊内阻
   D. 心气虚弱　　E. 心肾阴虚

2. 冠心病的健康指导包括（　）
   A. 保持室内整洁，温湿度应适宜
   B. 重症冠心病患者以卧床休息为宜，以利于脏腑气血的功能调节和回复
   C. 以清淡、易消化，切勿过饱，少食动物脂肪及高胆固醇食物
   D. 戒烟戒酒，适量运动，多摄入蔬菜、水果和粗纤维食物
   E. 不可过咸，多食萝卜、柑橘、枇杷等淡渗利湿的果蔬

3. 针刺治疗高血压的主要穴位是（　）
   A. 百会、曲池、合谷、太冲、三阴交
   B. 百会、臑俞、合谷、太冲、三阴交

C. 百会、涌泉、合谷、大椎、三阴交

D. 风池、涌泉、合谷、太冲、三阴交

E. 风池、曲池、合谷、大椎、三阴交

4. 高血压饮食护理描述准确的是（ ）

A. 限制钠盐的摄入，增加钾盐摄入

B. 控制能量摄入，以控制体重

C. 少吃或不吃肥肉和动物内脏，补充适量蛋白，多吃蔬菜

D. 阴虚阳亢者饮食宜清淡和富于营养、低盐，多吃新鲜蔬菜水果

E. 肝火亢盛者饮食以清淡为主，宜食山楂、淡菜、紫菜、芹菜等，禁食辛辣

5. 糖尿病的证型有（ ）

A. 燥热伤肺　B. 胃燥津伤　C. 肾阴亏虚

D. 阴阳两虚　E. 阴虚阳浮

6. 针刺治疗糖尿病的主要穴位是（ ）

A. 胃脘下俞、肺俞、胃俞、脾俞、肾俞、中脘、关元、太溪

B. 胃脘下俞、肺俞、胃俞、脾俞、肾俞、足三里、三阴交、太溪

C. 胃脘下俞、肺俞、胃俞、脾俞、肾俞、命门、肾俞、太溪

D. 胃脘下俞、肺俞、胃俞、脾俞、肾俞、中脘、三阴交、太溪

E. 胃脘下俞、肺俞、胃俞、脾俞、肾俞、丰隆、足三里、太溪

7. 感冒的证型有（ ）

A. 风寒感冒　B. 暑湿感冒　C. 气虚感冒

D. 阴虚感冒　E. 风热感冒

8. 针刺治疗感冒的主要穴位是（ ）

A. 列缺、合谷、大椎、风池、太阳　B. 列缺、头维、大椎、风池、太阳

C. 列缺、涌泉、大椎、风池、太阳　D. 中渚、合谷、大椎、百会、太阳

E. 列缺、合谷、大椎、百会、太阳

9. 头痛的病因病机是（ ）

A. 情志不遂　B. 风邪所致　C. 肾阴不足

D. 恣食肥甘　E. 外伤跌仆

10. 太阳头痛的表现是（ ）

A. 疼痛部位以眉棱、鼻根部为主

B. 疼痛部位以后枕部为主，下连于项

C. 疼痛部位以巅顶部为主，或连于目系

D. 疼痛部位以侧头部为主

E. 疼痛部位以前头部为主

11. 中风中经络的证型是（ ）

A. 肝阳暴亢　B. 风痰阻络　C. 痰热腑实

D. 气虚血瘀　E. 阴虚风动

12. 针刺治疗中风中经络的主要穴位是（ ）

A. 内关、三阴交、极泉、尺泽、委中

B. 内关、阴陵泉、极泉、尺泽、委中

C. 内关、阳陵泉、极泉、尺泽、委中
D. 外关、三阴交、极泉、尺泽、委中
E. 外关、三阴交、极泉、尺泽、委中

13. 中风中经络饮食护理描述准确的是（　）
A. 以清淡、低盐、易消化为原则，忌肥甘、辛辣食物
B. 急性期以清热化痰散瘀为主
C. 中脏腑者最初48~72小时宜禁止摄食
D. 恢复期则以清热养阴、健脾和胃为主
E. 给予清淡、易消化的半流质饮食

14. 面瘫的证型是（　）
A. 风寒证　　B. 风热证　　C. 气血不足
D. 肾阳虚　　E. 肝肾阴虚

15. 针刺治疗面瘫的主要穴位是（　）
A. 阳白、四白、曲池、后溪、地仓、翳风、合谷、足三里
B. 阳白、四白、颧髎、颊车、地仓、翳风、合谷、足三里
C. 百会、四白、曲池、颊车、地仓、翳风、合谷、足三里
D. 百会、四白、颧髎、颊车、肘髎、翳风、合谷、足三里
E. 阳白、四白、颧髎、肘髎、地仓、翳风、合谷、足三里

16. 失眠常见病因是（　）
A. 情志所伤　　B. 饮食不节　　C. 久病
D. 年迈成虚　　E. 心虚胆怯

17. 失眠的针刺主要穴位是（　）
A. 神门、内关、风池、安眠　　B. 中脘、内关、百会、安眠
C. 大陵、内关、曲池、安眠　　D. 神门、内关、百会、安眠
E. 大陵、内关、百会、完骨

二、案例分析题

患者，女，34岁。右侧口眼㖞斜3天。患者感冒3天后，自觉右耳后乳突疼痛，右口角麻木，喝水漏出，右侧眼睑难以闭合、额纹及鼻唇沟消失，鼓腮漏气。咽喉红肿，舌红、苔薄黄，脉浮数。

（1）请列出针刺及推拿治疗的要点。

（2）请列出护理要点。

（温景荣）

书网融合……

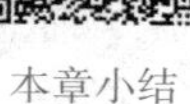
本章小结

微课

题库

第十一章　妇、儿科病症

学习目标

知识要求：

1. 掌握　痛经、月经不调、乳腺囊性增生病、乳少、小儿发热、小儿腹泻、小儿遗尿、疳积、小儿肌性斜颈、夜啼、小儿脑瘫、小儿多动症的辨证施护。

2. 熟悉　痛经、月经不调、乳腺囊性增生病、乳少、小儿发热、小儿腹泻、小儿遗尿、疳积、小儿肌性斜颈、夜啼、小儿脑瘫、小儿多动症的概念。

3. 了解　痛经、月经不调、乳腺囊性增生病、乳少、小儿发热、小儿腹泻、小儿遗尿、疳积、小儿肌性斜颈、夜啼、小儿脑瘫、小儿多动症的病因病机、发病特点。

技能要求：

1. 熟练掌握痛经、月经不调、乳腺囊性增生病、乳少、小儿发热、小儿腹泻、小儿遗尿、疳积、小儿肌性斜颈、夜啼的技能。

2. 学会应用针刺及其他疗法治疗妇、儿科疾病。

素质要求：

通过对中医妇、儿科病症的讲解，不断学习专业知识，提高学生的自身专业技能，使学生具备中医传承人的基本专业素养。在学习过程中了解中医药事迹，激发学生自主学习能力，为中华中医药事业培养高素质人才，守正创新。

PPT

第一节　痛　经

案例引导

案例　患者，女，25岁。经期小腹胀痛3年。行经量少，淋漓不畅，血色紫暗有瘀块，块下则疼痛减轻，胸胁疼痛，乳房作胀，舌质紫暗，脉沉弦。

提问　此患者目前的中医诊断分型属哪种？应如何应用推拿法治疗？预防和调护措施有哪些？

痛经是指妇女正值经期或行经前后，出现周期性小腹疼痛及腰部疼痛，甚至剧痛难忍，常伴有面色苍白，恶心呕吐，冷汗淋漓，手足厥冷，中医学称“经行腹痛”“经期腹痛”等。如仅感小腹或腰部轻微胀痛不适，属正常生理现象，不作痛经论。本病是妇科常见病之一，尤以青年妇女较多见。

【病因病机】

中医学认为本病的主要机理是气血运行不畅所致。因经水为血所化，血随气行，气充血沛，气顺血和，则经行畅通，自无疼痛之感。若气滞血瘀或气虚血少，则使经行不畅，不通则痛。如因气滞血瘀者，宜理气活血化瘀；因寒湿凝滞者，宜温经散寒祛湿；因气血虚弱者宜养气养血补血止痛；因肝肾虚损者宜益肝养肾，填精补血。

【辨证施护】

1. 证型评估

（1）气滞血瘀　每于经前1～2日或经期中小腹胀痛、拒按、经量少或经行不畅，经色紫暗有血块，血块排出时疼痛减轻常伴胸胁乳房作胀，舌质暗或见瘀点，脉沉弦。

（2）寒湿凝滞　经前数日或经期小腹冷痛，得热痛减，按之痛甚，经色暗黑有块，或畏冷身痛，舌苔白腻，脉沉紧。

（3）气血虚弱　经后或经期小腹部隐隐作痛，按之痛减，经色淡，质清稀，或神疲乏力，面白无华，或纳少便溏，舌淡苔薄，脉虚细。

（4）肝肾虚损　经后1～2日内小腹隐隐作痛，腰部酸胀，经血暗淡、量少、质稀薄，或有耳鸣、头晕、眼花，或腰骶酸痛，小腹空坠不温，或潮热颧红，舌淡、苔薄白或薄黄，脉沉细。

2. 常用针灸推拿法　临床上可根据不同证型选择针刺法、灸法、推拿法、皮肤针、耳穴埋籽法、穴位贴敷法、穴位注射法等操作方法。

3. 操作方法

（1）针刺法　主穴：中极、三阴交、地机、十七椎、次髎。

辨证配穴：气滞血瘀配太冲、血海；寒湿凝滞配关元、归来；气血虚弱配气海、血海；肝肾虚损配肝俞、肾俞、太溪。

（2）灸法　神阙或关元穴隔物灸。

（3）推拿法　取穴：肾俞、八髎等穴。主要手法：一指禅推法、㨰法、按法、擦法。操作方法：㨰法在腰部脊柱两旁及骶部治疗，时间约4～5分钟，然后用一指禅推法或按法于肾俞、八髎，以酸胀为度，再直擦八髎，以透热为度。微课

辨证加减：气滞血瘀者加按揉章门、期门、肝俞、膈俞等穴，每穴约半分钟；拿血海、三阴交以酸胀为度；寒湿凝滞者加擦背部督脉，横擦肾俞、命门，以透热为度；按揉血海、三阴交，每穴约1分钟；气血虚弱者加擦背部督脉，横擦背部，以透热为度；摩腹并按揉中脘2～3分钟；按揉脾俞、胃俞、足三里，每穴约1分钟；肝肾虚损者加擦背部督脉，横擦肾俞、命门，以透热为度；按揉照海、太溪、肝俞、肾俞、涌泉等穴，每穴约半分钟。

（4）耳穴埋籽法　取内分泌、内生殖器、肝、肾、皮质下、神门。每次选用3～5个穴。

（5）皮肤针　取相应背俞穴、夹脊穴及腰骶部、下腹部任脉、足少阴肾经、足厥阴肝经、带脉等，循经叩刺，中等刺激，重点叩刺腰骶部，下腹部。隔日1次，于月经前3～5日开始治疗。

（6）穴位贴敷法　取神阙穴。用吴茱萸、白芍、元胡、各30g，艾叶、乳香、没药各15g，冰片6g。研细末，每用5～10g，用白酒调成膏状贴敷。

（7）穴位注射法　取三阴交、地机、足三里、归来。每次选用1～2穴，选黄芪、当归、丹参等注射液，每穴注入0.5～1ml。

4. 健康指导

（1）告知本次操作后的注意事项　向患者介绍痛经的发病原因及自我保健知识。推拿治疗痛经疗效是肯定的。但痛经病因复杂，易反复，所以必须坚持治疗。

（2）生活起居护理　①本病应注意保健、预防；②在经期注意保暖，避免寒冷，忌用冷水洗浴或在水中工作，避免剧烈运动，过度劳累，注意经期卫生；③注意计划生育，节制房事。急性发作期治其标，缓和期治其本。但对器质性病变引起的痛经，远期疗效尚不满意；④加强体育锻炼，以增强体质，如伴有全身性疾病，应予以及时治疗。

（3）饮食护理　饮食宜温热，匆食生冷瓜果、冷饮和酸辣等刺激性食物。

（4）情志护理　关心体贴患者，做好解释工作，及时了解患者的心理变化，解除其思想顾虑。教会患者缓解痛经的放松方法，避免不良的情绪刺激，注意生活方式调节等。

第二节　月经不调

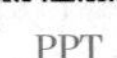
PPT

案例引导

案例　患者，女，35岁。月经前后不定期1年。伴月经行而不畅，胸胁、乳房、小腹胀痛，精神抑郁，胸闷不舒，常叹息，脉弦。

提问　此患者目前的中医诊断分型属哪种？应如何应用推拿法治疗？预防和调护措施有哪些？

月经不调是指月经的周期、经期、经色、经质等发生异常并伴有其他症状的一种疾病。临床上包括月经先期、月经后期、月经先后不定期、月经过多、月经过少等症。本节主要讨论月经先期、月经后期、月经先后不定期。月经先期为月经周期提前7天，甚至一月两至者；月经后期为月经周期延后7天，甚至四、五十日一至者；月经先后不定期为月经不按周期来潮，或提前或延后7天以上者。

【病因病机】

中医学认为，月经与肝、脾、肾关系密切，肾气旺盛，肝脾调和，冲任脉盛，则月经按时而下。月经先期，或因素体阳盛，过食辛辣，助热生火；或情志急躁或抑郁，肝郁化火，热扰血海；或久病阴亏，虚热扰动冲任；或饮食不节，劳倦过度，思虑伤脾，脾虚而统摄无权。月经后期，或因外感寒邪，寒凝血脉；或久病伤阳，运血无力；或久病体虚，阴血亏虚，或饮食劳倦伤脾，使化源不足，而致月经后期。月经先后无定期，或因情志抑郁，疏泄不及则后期，气郁化火，扰动冲任则先期；或因禀赋素弱，重病久病，使肾气不足，行血无力，或精血不足，血海空虚则后期，若肾阴亏虚，虚火内扰则先期。

【辨证施护】

1. 证型评估

（1）月经先期　月经先期而至，甚则一月经行两次。若量多，色紫黏稠，心胸烦闷，舌苔薄黄，脉浮数为实热；量少，色红，颧赤，手心热，舌红苔黄，脉细数为阴虚血热；若挟瘀块，胸胁、乳房、小腹胀痛，烦躁易怒，脉弦为肝郁化热；若量少、色淡、质清稀，神疲气短心悸、小腹空坠感，舌质淡，苔薄，脉虚为气虚。

（2）月经后期　经期延后，若带少色暗红，小腹绞痛，得热痛减，面青肢冷，舌苔薄白，脉沉紧为实寒；量少色淡，腹痛喜按喜暖，面色苍白，舌淡苔白，脉沉迟无力为虚寒；若量少，小腹胀痛，精神郁闷，胸痞不舒、嘘气稍减，舌苔黄，脉弦涩为气郁；若小腹空痛，面色萎黄，皮肤不润，眼花，心悸，舌淡苔薄，脉虚细为血虚。

（3）月经先后无定期　经期或先或后，若行而不畅，胸胁、乳房、小腹胀痛，精神抑郁，胸闷不舒，常叹息，脉弦为肝郁；若量少，色淡质清稀，面色晦暗，头晕耳鸣，腰膝酸软，夜尿多，舌淡苔薄，脉沉弱为肾虚。

2. 常用针灸推拿法　临床上可根据不同证型选择针刺法、推拿法、耳穴埋籽法、皮肤针疗法、腹针疗法、穴位注射法等操作方法。

3. 操作方法

（1）针刺法 以任脉、足太阴脾经、足阳明胃经经穴为主。主穴：关元、血海、三阴交、水道、归来。

辨证配穴：气虚者配足三里、气海；血虚者配膈俞、脾俞、足三里；肾虚者配肾俞、太溪；血寒者配命门、腰阳关；阴虚内热者配行间、地机；肝郁脾虚者配太冲、期门、日月、足三里、中脘、气海；痰湿者配足三里、丰隆、公孙。

（2）推拿法 取穴：关元、气海、中极、脾俞、肝俞、肾俞、三阴交、太冲、太溪等。主要手法：一指禅推法、摩法、揉法、按揉法等。操作方法：①用一指禅推法或揉法于气海、关元、中极等穴，每穴约1分钟，以得气为度；然后用摩法顺时针方向摩小腹治疗，时间约6～8分钟；②用一指禅推法施术于背部两侧膀胱经，时间约3～5分钟；然后按揉脾俞、肝俞、肾俞等穴，每穴约1分钟，以得气为度；③按揉法在三阴交、太冲、大溪等穴操作，每穴约1分钟，以酸胀为度。

辨证加减：血热者加用按揉法施术于大敦、行间、隐白、三阴交、解溪、血海等穴，每穴约1分钟，以得气为度；用按揉法在肝俞、胃俞、大肠俞操作3～5分钟。血寒者加用按揉法施术于神阙穴，持续按压3～5分钟，使患者下腹部出现发热感为度；用掌擦法，施术于背部督脉和肾俞、命门部位，反复摩擦1～2分钟，以透热为度。气血虚者加用按揉法施术于患者中脘、气海，每穴持续按压3分钟，使腹部出现发热感；用按揉法按揉足三里、三阴交，每穴约1分钟，以得气为度；用按揉法施术于脾俞、胃俞，每穴操作1分钟；用掌擦法施术于背部脾俞、胃俞处，以透热为度。肝郁者加用按揉法施术于章门、期门穴各约2分钟；用拇指按揉膈俞、肝俞，操作3～5分钟。肾虚者加用腹部掌按法施术于关元，操作3～5分钟，以热深透下腹为度；用按揉法于双侧涌泉，持续施术1分钟，然后沿足底纵轴用掌擦法，以透热为度；用擦法施术于背部督脉和足太阳膀胱经两侧，反复摩擦5～7遍，然后擦肾俞、命门、白环俞，以透热为度。

（3）耳穴埋籽法 选取肝、脾、肾、子宫、皮质下、内分泌，每次取2～3个穴。

（4）腹针疗法 选取主穴：中脘、下脘、关元、气海、中极、归来。配穴月经先期配大横，月经后期加水道、滑肉门、大陵，月经先后不定期加滑肉门、大陵。

（5）皮肤针疗法 选取背腰骶部夹脊穴或背俞穴，下腹部任脉、肾经、脾胃经，下肢足三阴经，选用梅花针叩刺，至局部潮红，隔日一次。

（6）穴位注射法 选用关元、气海、三阴交、血海、肝俞、脾俞、肾俞等穴，每次2～3穴，用当归注射液或丹参注射液，每穴0.5ml，隔日一次。

4. 健康指导

（1）告知本次操作后的注意事项 月经不调若治疗及时得当，多易痊愈。若治疗失宜，可发展至崩漏、闭经等病，使病情反复，治疗困难。对器质性病变引起的月经不调者，尚需配合药物、针灸等多种方法，以提高疗效。

（2）生活起居护理 ①加强体质锻炼，养成健康作息习惯，在经期注意保暖，防止外感；②注意生活调摄和经期卫生，经期禁忌寒凉饮食；③月经周期前1周可进行治疗，月经期一般不作推拿治疗。

（3）饮食护理 ①经期饮食宜清淡，勿过食生冷瓜果、冷饮和酸辣等刺激性食物；②日常饮食依据不同证型选择合适的食物，如肝郁可多食佛手、木瓜等；肾虚可多食黑芝麻、板栗等；热证多食清淡偏凉饮食；寒证多食葱、姜、韭菜、茴香、虾、鸡肉、羊肉、狗肉等热性食物；血虚多食大枣、血制品等。

（4）情志护理 关心体贴患者，做好解释工作，及时了解患者的心理变化，解除其思想顾虑。教会患者避免不良的情绪刺激，注意生活方式调节等。

PPT

第三节　乳腺囊性增生病

案例引导

案例　患者，女，30岁。乳房胀痛2个月。伴有胸闷胁胀，善郁易怒，失眠多梦，心烦口苦，舌苔薄黄，脉弦滑。

提问　此患者的中医诊断分型属哪种？应如何应用推拿法治疗？预防和调护措施有哪些？

乳腺囊性增生病是一种以乳房胀痛、乳块为主要特点的乳房疾病，也称慢性囊性乳腺病。本病是乳腺实质性的良性增生，可发生于腺管周围并伴有大小不等的囊肿形成或伴乳管囊性扩张，也有发生于小叶实质者，属中医"乳癖""乳痰"等范畴。乳腺囊性增生病是中青年妇女的常见病和多发病，病程较长，发展缓慢。部分患者的病情与月经周期有关。

【病因病机】

本病最主要的致病因素是内伤七情，如忧思伤脾、郁怒伤肝等。此外与体质因素、年龄、性格特点等亦有关。

1. 肝郁气滞　女子乳头属肝，乳房属胃，情志郁结横逆犯胃，致肝胃不和，气机不畅，气滞血瘀，阻于乳络而发癖。

2. 痰湿凝结　脾胃素虚，或饮食不节，忧思伤脾，或郁怒伤肝，肝木克脾土，致脾不健运，水湿不运，聚而为痰，痰阻于乳络而发癖。

3. 冲任失调　肾为五脏之本，肾气化生天癸，天癸激发冲任通盛，冲任下起胞宫，上连乳房，先天肾气不足，或后天劳损伤肾，可致冲任不调。肝失涵养，木气不舒，气血瘀滞，结于乳络而发癖。

【辨证施护】

1. 证型评估

（1）肝郁气滞　多见于青壮年妇女，乳房疼痛，以胀痛为主，乳房肿块随喜怒消长，伴有胸闷胁胀，善郁易怒，失眠多梦，心烦口苦，舌苔薄黄，脉弦滑。

（2）痰湿凝结　乳房刺痛，肿块呈多样性，边界不清，质韧，月经延期，行经不畅，或伴瘀块，舌暗红或青紫或舌边尖有瘀斑，或舌下脉络粗胀，青紫。舌苔腻，脉涩、弦或滑。

（3）冲任失调　多见于中年妇女。乳房肿块，月经前加重，经后缓减。伴有腰酸乏力，神疲倦息，月经失调，量少色淡，或闭经。舌淡，苔白，脉沉细。

2. 常用针灸推拿法　临床上可根据不同证型选择针刺法、推拿法、耳穴埋籽法等方法。

3. 操作方法

（1）针刺法

主穴：乳根、人迎、足三里、期门、膻中。

辨证配穴：肝郁气滞者配内关、太冲，痰湿凝结者配丰隆、血海，冲任失调者配血海、三阴交。

（2）推拿法　推拿以疏肝解郁、调摄冲任、散结止痛为主。部位及穴位：乳房；中脘、气海、天枢、足三里、乳根、膻中、肝俞、脾俞、胃俞、风池、肩井、天宗、曲池、内关等穴。主要手法：一指禅推法、摩法、按法、揉法、拿法等。操作方法如下。

患者仰卧位：①一指禅推法作用于中脘、气海、天枢，每穴1～2分钟；②顺时针方向摩胃脘部及腹部5～7分钟，使热量深透入胃腑及腹部；③中指揉中脘、气海、天枢，每穴1分钟，按揉足三里1～2分钟；④揉摩乳房及周围的乳根、膻中，每穴2分钟。

患者俯卧位：①一指禅推法沿背部膀胱经第1、2侧线往返操作3～5分钟；②按揉肝俞、脾俞、胃俞，每穴1～2分钟，以酸胀为度。

患者坐位：①按揉法作用于风池，再沿颈椎两侧向下到大椎两侧，往返按揉5～7遍；②拿风池、肩井，每穴半分钟；③点按天宗、曲池、内关，每穴半分钟。

（3）耳穴埋籽法　取内分泌、胸、内生殖器、交感、皮质下、肝、脾、胃。每次选用3～5穴。

4. 健康指导

（1）告知本次操作后的注意事项　中年妇女每月自我检查乳房一次，包括外观乳头、皮肤的变化和乳房触诊，注意文胸是否有异常分泌物着色，但不要强行挤压乳头来观察是否有乳头分泌物，强行挤压对乳头、乳房有挤压损伤的可能，每3～6月到专科医生处检查。

（2）生活起居护理　①生活规律；②减少人流次数，避免吸烟饮酒；③与内分泌相关的疾病如妇科疾病、甲状腺疾病等必须治疗。

（3）饮食护理　饮食宜温热，勿食生冷瓜果、冷饮和酸辣等刺激性食物。

（4）情志护理　一方面患者要提高自身素养，豁达开朗，保持良好的精神状态，避免不良精神刺激，如紧张、忧郁、恼怒、悲伤等，消除恐癌心理，树立战胜疾病的信心；另一方面，医者须耐心宽慰患者，使之解除或缓解不良情绪的刺激，这样才能有助于身体的康复。

PPT

第四节　乳　少

案例引导

案例　患者，女，27岁。产后乳汁不足5天，乳少而稀薄或点滴全无，乳房柔软无胀感，胸闷，食多便溏，面色少华，舌质淡或胖，苔薄白稍腻，脉沉细而弱。

提问　此患者的中医诊断分型属哪种？应如何应用推拿法治疗？预防和调护措施有哪些？

乳少是指产妇哺乳期乳汁甚少或全无，不能满足婴儿生长发育的需要。中医学又称为“产后乳少”“乳汁不行”。其主要出现在产后二三天至半个月内，整个哺乳期均可出现，临床新产妇发生缺乳最为常见。在产后一周内，由于分娩失血，气血耗损，出现暂时的乳汁缺少为正常生理现象，当机体气血恢复后，乳汁会很快充盈并泌出。

【病因病机】

中医学认为乳汁由气血所化生，其分泌依赖肝气的疏散与调节。故缺乳多因气血虚弱、肝郁气滞或痰气壅阻所致。此外，尚有精神紧张，睡眠不足，劳逸失常，营养不良，哺乳方法不善等，均可影响乳汁分泌。

【辨证施护】

1. 证型评估

（1）气血亏虚　产后乳少，甚或全无，乳汁清稀，乳房柔软，无胀感，面色少华或萎黄，皮肤干燥，畏寒神疲，食少便溏，头晕耳鸣，心悸气短，腰酸腿软，或溲频便干，舌淡苔少，脉虚细。

（2）肝郁气滞　产后乳少，或突然不行，乳汁浓稠，乳房胀硬，甚则胀痛引及胸胁，精神抑郁，胸胁不舒，胃脘胀满，纳少嗳气，舌苔薄黄，脉弦细或数。

（3）痰气壅阻　身体肥胖，乳少而稀薄或点滴全无，乳房柔软无胀感，胸闷，食多便溏，面色少华，舌质淡或胖，苔薄白稍腻，脉沉细而弱。

2. 常用针灸推拿法　临床上根据不同证型选择针刺法、推拿法、耳穴埋籽法等操作方法。

3. 操作方法

（1）针刺法　主穴：乳根、膻中、少泽。

辨证配穴：气血亏虚者配脾俞、足三里，肝郁气滞者配太冲、内关，痰气壅阻者配丰隆、中脘。

（2）推拿法　取穴及部位：乳根、天溪、食窦、屋翳、膺窗、膻中、中脘、气海、关元、肝俞、脾俞、胃俞、背部督脉、背部膀胱经第一、二侧线。主要手法：揉法、摩法、一指禅推法、按揉法、擦法。操作方法：①患者仰卧位，医者坐其右侧，用揉、摩法施于乳房及周围的乳根、天溪、食窦、屋翳、膺窗、膻中穴，约10分钟，然后手掌轻按乳房上部或两侧施以振法2分钟，按揉中脘、气海、关元穴，每穴2～3分钟，接着用顺时针揉摩法施于胃脘部及下腹部5分钟；②患者俯卧位，医者坐或立其体侧，用一指禅推法或拇指按揉法施于肝俞、脾俞、胃俞，每穴2分钟，然后用小鱼际擦法擦背部督脉经和背部膀胱经第一、二侧线，以透热为度。

气血亏虚：①按揉内关、合谷、血海、足三里、悬钟、三阴交、太冲各半分钟；②捏脊7～10遍。

肝郁气滞：①按揉肝俞、阳陵泉、悬钟、三阴交、行间、太冲各半分钟；②搓擦涌泉，横擦八髎，以透热为度。

痰气壅阻　①按揉支沟、丰隆、解溪、太白各半分钟；②横擦八髎，搓擦涌泉，以透热为度。

（3）耳穴埋籽法　取胸、内分泌、交感、胃、肝、脾，每次选用3～5穴。

4. 健康指导

（1）告知本次操作后的注意事项　①向患者介绍本病的发病原因及自我保健知识；②介绍针灸推拿后生活起居及饮食注意事项；③注意乳母的营养充足和适度的调养，并纠正不当的哺乳方法；④对乳汁排出不畅或有乳房胀满者应及早挤乳，促其排出，否则易发生乳痈。

（2）生活起居护理　①气血虚弱者注意适当休息，肝郁气滞者适当进行肢体的舒展运动，避免剧烈运动；②认真观察乳汁有无增加，及其质地的改变情况。

（3）饮食护理　①患者饮食宜丰富，气血虚弱者宜多食用补气养血，易吸收之品，如大枣、乌鸡、鸡蛋、小米粥等；②注意避免生冷酸涩之物，肝郁气滞者饮食可适当食用解郁之品，如佛手、木瓜、海带汤等，少用易产气作胀和收涩的食物；③可通过食疗和药膳的方法来增加乳汁分泌量。

知识链接

麦芽回乳

生麦芽健脾和胃，疏肝行气。用于脾虚食少，乳汁郁积。炒麦芽行气消食回乳。用于食积不消，妇女断乳，用量10～15g；回乳炒用60g。

（4）情志护理　关心体贴患者，做好解释工作，及时了解患者的心理变化，解除其思想顾虑，告知患者保持良好心态的重要性。

第五节　胎位不正

案例引导

案例　患者，女，26岁。孕32周，B超检查发现胎位不正，伴面晄白，神疲懒言，心悸气短，舌淡，苔薄白，脉滑无力。

提问　此患者的中医诊断分型属哪种？应如何应用推拿法治疗？预防和调护措施有哪些？

胎位是指胎儿先露的指定部位与母体骨盆前、后、左、右的关系，正常胎位多为枕前位。妊娠30周后经产前检查，发现臀位、横位、枕后位、颜面位等谓之胎位不正，其中以臀位常见。本病常见于经产妇和腹壁松弛的孕妇，多无自觉症状。

【病因病机】

妇女以血为本，孕妇气血充沛、气机顺畅则胎位正常；若孕妇体虚，正气不足，无力安正胎位，或孕妇情志抑郁，气机不畅，也可使胎位难以回转成正位。

【辨证施护】

1. 证型评估

（1）气血虚弱　妊娠30周后，发现胎位不正，伴面色淡白，神疲体倦，气短懒言，心悸气短，舌淡、苔薄白，脉滑无力。

（2）肝郁气滞　妊娠30周后，胎位不正，伴情绪抑郁，烦躁易怒，胸闷嗳气，胸肋脘腹胀满疼痛，苔薄白，脉弦滑。

2. 常用针灸推拿法　临床上可根据不同证型选择灸法、针刺法等操作方法。

3. 操作方法

以灸法为主，取双侧至阴穴，用艾条悬灸15～20分钟（放松腰带，仰卧屈膝，用艾条对准双侧至阴穴，以温热感为度），每日1～2次，7日为一疗程，胎位转正后停灸；也可用小艾炷灸，每次5～7壮。

配合针刺，气血虚弱者用补法，气机郁滞者针刺用泻法。取穴以足太阳膀胱经“至阴穴”为主穴，气虚者加足三里、肾俞、太溪以健脾益气、补肾理胞；气滞者加太冲、期门、肝俞以疏肝解郁、理气行滞。

注意：艾灸至阴对胎位矫正存在一定复发率，孕妇在接受针灸之后约10%会再次出现胎位不正。另外，胎儿在母体内体位不正症状严重者，针灸疗效不理想，需及时行手术治疗。

4. 健康指导

（1）告知患者做好产前检查，预先诊断出胎位不正，及时治疗，如未转为头位，则先做好分娩方式选择，提前住院待产。可以预防分娩时胎位不正及避免因胎位不正造成的严重后果。

（2）生活起居护理　①注意适当休息，避免剧烈运动；②认真观察和记录每天的胎动次数和强度，以便观察疗效并防止意外发生。

（3）饮食护理　患者饮食宜丰富，注意色彩和口味的调节，增加食欲。

（4）情志护理　关心体贴患者，做好解释工作，及时了解患者的情绪变化，解除其思想顾虑，告知患者保持良好情绪的重要性。

PPT

第六节　小儿发热

案例引导

案例　患者，女，2岁3个月。发热3小时，伴有面红、气促，不思饮食，便秘烦躁，渴而引饮，舌红苔燥，指纹深紫。

提问　此患者的中医诊断分型属哪种？应如何应用推拿法治疗？预防和调护措施有哪些？

小儿发热指小儿体温异常升高，是小儿常见的一种病症。婴幼儿时期一天体温在一定范围内波动，正常腋温为36～37℃，发热并不是一个坏现象，而是人体防御机能和疾病斗争的一种表现。外感发热，一般是指感冒而言，但某些急性传染病初起也可见到，对于体弱患儿，由于得病后容易出现兼症，应予注意。

【病因病机】

1. 外感发热　小儿形气未充，腠理疏薄，卫表不固，加之冷热不能自调，家长护理不周，易受外邪侵袭，邪气侵袭体表，卫外之阳被遏而致发热。

2. 肺胃实热　多由于外感或乳食内伤，造成脾胃壅实，郁而发热。

3. 阴虚内热　小儿体质素弱，先天不足或后天营养失调或久病伤阴而致肺肾不足，阴液亏损而致发热。

4. 气虚发热　患儿素体脾胃虚弱，久病气虚，阳浮于外而致气虚发热。

【辨证施护】

1. 证型评估

（1）外感发热　发热、头痛、怕冷无汗，鼻塞流涕，苔薄白，指纹鲜红为风寒；发热，微汗出，口干、咽痛，鼻流黄涕，苔薄黄，指纹红紫为风热。

（2）肺胃实热　高热、面红、气促，不思饮食，便秘烦躁，渴而引饮，舌红苔燥，指纹深紫。

（3）阴虚内热　午后发热，手足心热，形瘦，盗汗，食欲减退，脉细数，舌红苔剥，指纹淡紫。

（4）气虚发热　劳累后发热，低热，语声低微，懒言乏力，动则自汗，食欲不振，形体消瘦或食后即泻，舌质淡，苔薄白，指纹色淡。

2. 常用针灸推拿法　临床上可根据不同证型选择针刺法、推拿法、刺血疗法、穴位注射法、刮痧法等操作方法。

3. 操作方法

（1）针刺法　主穴：大椎、曲池、合谷、十二井、十宣。

辨证配穴：外感发热者配外关、鱼际；肺胃实热者配内庭；阴虚内热者配曲泽、委中；气虚发热者配足三里。可以针刺而不留针。

（2）推拿法

①外感发热型　治则为清热解毒，发散外邪。处方：开天门、推坎宫、运太阳、清天河水、清肺经。风寒者加推三关、揉二扇门、拿风池、推天柱骨；风热者多清天河水，加推脊，揉大椎、曲池、外关、合谷。若兼咳嗽、痰鸣气急者，加推揉膻中、揉肺俞、运内八卦、揉丰隆；兼脘腹胀满，不思乳食，嗳酸呕吐者，加揉板门、分腹阴阳、摩中脘、推天柱骨；兼惊惕不安、睡卧不宁者，加清肝经、捣揉小天心、掐揉五指节。

②肺胃实热　治则为清泻里热，理气消食。处方：清肺经、清胃经、清大肠、揉天枢、清天河水、退六腑、揉板门、运内八卦。若大便干燥难以排出者，加推下七节骨、顺时针摩腹、揉膊阳池、搓摩胁肋等。

③阴虚内热　治则为滋阴清热。处方：补脾经、补肺经、揉上马、清天河水、推涌泉、揉足三里、运内劳宫。若盗汗自汗，加揉肾顶、补肾经、补脾经、捏脊；烦躁不眠者，加清肝经、开天门、揉百会、掐揉五指节、猿猴摘果法等。

④气虚发热　治则为健脾益气、佐以清热。处方：补脾经、补肺经、运内八卦、摩腹、分手阴阳、揉脾俞、揉肺俞、清天河水、捏脊。若腹胀、纳呆者，加运板门、分推腹阴阳、摩中脘；若大便稀薄，夹有不消化食物残渣者，加逆时针摩腹、推上七节骨、补大肠、板门推向横纹；若恶心呕吐，加推天柱骨、推中脘、横纹推向板门、揉右端正。

（3）刺血疗法　取耳尖、耳背静脉，用三棱针点刺出血。

（4）穴位注射法　取曲池、风门、肺俞。选用柴胡注射液或银黄注射液，每穴1ml。

（5）刮痧法　取脊柱两侧和背俞穴。用刮痧板刮至皮肤出现紫色为度。

4. 健康指导

（1）告知本次操作后的注意事项　病后注意营养，以免气血津液亏损，发热在38℃以下建议物理降温；发热不退者，可一日推拿2~3次。发热在38℃以上时，可适度地使用退烧药，以减轻小孩的不舒服及减轻父母亲的焦虑，并防止小孩痉挛发生。如果出现40.1℃以上的高温，得紧急治疗。

（2）生活起居护理　①外感发热患儿居处宜保持空气清新，阴虚内热者居处宜偏凉，避免喧闹；②风热证居室温度宜偏凉，避免温燥之气；③风寒证居室宜偏热，避风寒；④肺胃实热者居处宜偏凉；⑤阴虚内热者注意适当休息，减少活动；肺胃实热者宜适当运动，避免久坐久卧。

（3）饮食护理　发热患儿饮食宜清淡。①外感风寒者宜进食姜枣等温热发汗之品；②外感风寒者宜进食绿豆汤之类清热解暑之品；③阴虚内热者宜进食如百合、枸杞子之类的滋阴清热之品；④肺胃实热者应服用如山楂、梨等消食退热之品，并适当减少食物的摄入。

（4）情志护理　关心体贴患儿，做好患儿及家属的解释工作，解除其思想顾虑；及时了解患儿的情绪变化，温情沟通，多与患儿保持眼神和表情的交流。

第七节　小儿腹泻

PPT

案例引导

案例　患儿，男，8个月。一月前大便次数增多，酸臭日行4~5次，嗳气，矢气频作，脘腹胀满疼痛，泻前哭闹，泻后缓解，去外院就诊，查粪常规（-），服药后，未见明显效果，今来本院推拿科治疗，现大便日行3~4次，质稀，无臭，食后作泻，时轻时重，反复发作。伴有面色萎黄，神疲，形体消瘦，腹软，无压痛，舌苔薄，指纹淡红。

提问　此患者的中医诊断分型属哪种？应如何应用推拿法治疗？预防和调护措施有哪些？

小儿腹泻是以大便次数增多，粪便稀薄，甚至如水样便为主证，是小儿常见疾病之一。尤以2岁以下婴幼儿为常见。本病一年四季皆可发生，尤以夏、秋季节为甚。

【病因病机】

1. 感受外邪　小儿脏腑娇嫩，藩篱不密，易为外邪所侵。寒、湿、暑、热之邪皆能引起腹泻，尤以湿邪引起的为多。湿困脾阳，对饮食水谷消化吸收发生障碍而致腹泻。

2. 内伤乳食 由于调护失宜，哺乳不当饮食失节或过食生冷瓜果，或进食不易消化食物，皆可损伤脾胃。宿食内停，清浊不分，并走大肠故成泄泻。

3. 脾胃虚弱 小儿脏腑娇嫩，脾常不足，脾胃负担相对较重，一旦遇到外来因素的影响，就导致脾胃受损，使水谷不得运化，则水反为湿，谷反而滞，水湿滞留，下注肠道而为腹泻。

现代医学认为小儿腹泻的内因是婴儿消化系统发育不成熟，功能不完善，神经调节功能较差，胃酸与消化酶分泌较少，酶的活力低等，外因则可由饮食失调或感受寒冷造成，或由肠道内感染致病性大肠埃希菌，病毒、真菌或原虫等造成，严重者可由水和电解质紊乱而引起脱水和酸中毒等危症。

【辨证施护】

1. 证型评估

（1）寒湿泻 大便清稀多沫，色淡不臭，肠鸣腹痛，面色淡白，口不渴，小便清长，苔白腻，脉濡，指纹色红。

（2）湿热泻 腹痛即泻，急迫暴注，色黄褐热臭，身有微热口渴，尿少色黄，苔黄腻，脉滑数，指纹色紫。

（3）伤食泻 腹痛胀满，泻前哭闹，泻后痛减，大便量多酸臭，口臭纳呆或伴呕吐酸馊，苔厚或垢腻，脉滑。

（4）脾虚弱 久泻不愈或伴反复发作，面色苍白，饮食不振，便稀夹有奶块及食物残渣，或每于食后即泻，舌淡苔薄，脉濡。

2. 常用针灸推拿法 临床可根据不同证型选择推拿法、穴位注射法、敷脐法等操作方法。

3. 操作方法

（1）推拿法

①寒湿泻 治则为温中散寒，化湿止泻。处方：补脾经、推三关、补大肠、揉外劳宫、揉脐、按揉足三里、推上七节骨、揉龟尾。腹痛、肠鸣重者加揉一窝风、拿肚角；体虚加捏脊；惊惕不安者加清肝经、掐揉五指节。

②湿热泻 治则为清热利湿，调中止泻。处方：清脾胃、清大肠、清小肠、退六腑、揉天枢、揉龟尾。

③伤食泻 治则为消食导滞，和中助运。处方：补脾经、清大肠、揉板门、运内八卦、揉中脘、摩腹、揉天枢、揉龟尾。

④脾虚泻 治则为健脾益气，温阳止泻。处方：补脾经、补大肠、推三关、摩腹、揉脐、推上七节骨、揉龟尾、捏脊。肾阳虚者加补肾经、揉外劳宫；腹胀加运内八卦；久泻不止者加按揉百会以升阳止泻。

（2）穴位注射法 天枢、上巨虚，用小檗碱注射液，或用维生素 B_1、维生素 B_{12} 注射液，每穴每次注射 0.5～1ml，每日或隔日 1 次。

（3）敷脐法 吴茱萸 30g、丁香 2g、胡椒 30 粒，研末。每次用药末 1.5g，调陈醋或植物油，制成糊状，敷于脐部，外以纱布固定，每日换药一次。

4. 健康指导

（1）告知本次操作后的注意事项 推拿治疗本病，疗效显著。其中对单纯性消化不良疗效甚佳，若中毒性消化不良，应进行综合治疗。如治疗不及时，迁延日久可影响小儿的营养、生长和发育。重症患儿还可产生脱水、酸中毒等一系列严重症状，甚至危及生命。

（2）生活起居护理 ①寒湿泻与脾虚泻患儿居处宜温暖干燥，慎避外邪；②湿热泻患儿宜清凉干燥，避免喧闹和情绪激动；③脾虚泻患儿应注意多休息，减少玩闹；④伤食泻患儿宜适当增加运动；⑤加强户外活动，及时增减衣服，避免腹部受凉。

（3）饮食护理　①注意饮食卫生，不吃不洁食物；②合理喂养，提倡母乳喂养，避免在夏季和小儿有病时断奶。添加辅助食品时，品种不宜过多，变换不宜过频；③治疗期间，宜进食易消化和清淡食物。

（4）情志护理　关心体贴患儿，做好患儿及家属的解释工作，及时了解患儿的情绪变化，分析虚实病情的不同及严重腹泻可能造成的后果，及如何防止严重后果的发生。

第八节　小儿遗尿

PPT

案例引导

案例　患儿，男，5岁6个月。尿床2月，伴有面色无华，气短自汗，形瘦乏力，食欲不振，或大便溏薄。舌质淡，苔薄白，脉缓无力。

提问　此患者的中医诊断分型属哪种？应如何应用推拿法治疗？预防和调护措施有哪些？

小儿遗尿是指3周岁以上的小儿在睡梦中小便自遗，醒后方觉的一种病症，又称遗溺、尿床等。3岁以内的婴幼儿，由于脑髓未充，智力未健，排尿的自控能力尚未形成，或年长儿童因贪玩疲劳过度，睡前多饮等，偶尔遗尿者，皆不属病态。遗尿症，多自幼得病，如病延日久，会妨碍儿童的身心健康，影响发育，因此必须及早治疗。

【病因病机】

1. 肾气不足　小儿先天不足，肾气虚弱，下元虚冷所致。《诸病源候论》曰："遗尿者，此由膀胱虚寒，不能约水故也。"肾主闭藏，开窍于二阴，职司二便，与膀胱互为表里；如肾与膀胱之气俱虚，不能制约水道，因而发生遗尿。

2. 肺脾虚弱　脾主运化，喜燥而制水，肺脾功能正常，体摄有节，才能维持机体水液的正常输布和排泄。饮食入胃，经脾的运化散精，上归于肺，然后下输膀胱，保持正常的排尿功能。肺为水上之源，属上焦，脾胃属中焦。脾肺气虚，则水道制约无权，因而发生遗尿。

3. 肝经郁热　肝主疏泄，肾主闭藏。由于肝经郁热所致的疏泄作用过于肾的闭藏作用，使肾关开合制约失力，膀胱不藏而发生遗尿。

【辨证施护】

1. 证型评估

（1）肾气不足　面色皖白，智力迟钝，较大儿童能主诉神疲乏力，肢冷形寒，腰腿酸软，小便清长而频，或伴有头晕，舌质淡，苔薄白，脉沉细无力。

（2）脾肺气虚　面色无华，气短自汗，形瘦乏力，食欲不振，或大便溏薄。舌质淡，苔薄白，脉缓无力。

（3）肝经郁热　溲黄短赤，频数不能自忍，性情急躁，手足心热，面赤唇红，口渴喜饮，甚或目睛红赤，舌质红，苔黄腻，脉弦数。

2. 常用针灸推拿法　临床上可根据不同证型选择针刺法、推拿法、皮肤针法、耳穴埋籽法、穴位贴敷法、穴位注射法等操作方法。

3. 操作方法

(1) 针刺法　主穴：关元、中极、膀胱俞、三阴交。

辨证配穴：肾气不足者配肾俞、太溪；脾肺气虚者配列缺、足三里；肝经郁热者配蠡沟、太冲。

(2) 推拿法

①肾气不足　治则为温肾固涩。处方：补肾经、推三关、揉外劳、按揉百会、揉丹田、按揉肾俞、擦腰骶部、按揉三阴交。

②脾肺气虚　治则为益气固涩。处方：补脾经、补肺经、揉外劳宫、按揉百会、揉中极、按揉足三里、按揉膀胱俞。

③肝经郁热　治则为清肝泄热。处方：泻肝经、泻心经、补脾经、揉二马、揉三阴交、揉涌泉。

(3) 皮肤针　取夹脊穴、气海、关元、中极、膀胱俞、八髎、肾俞、脾俞。叩刺至局部皮肤潮红，也可叩刺后加拔罐。

(4) 耳穴埋籽法　取皮质下、神门、内分泌、肾、肺、脾。每次选 2 ~ 3 穴。

(5) 穴位贴敷法　取神阙穴。用煅龙骨、煅牡蛎、覆盆子、肉桂各 30g，生麻黄 10g，冰片 6g。共研细末，每用 5 ~ 10g，用醋调成膏饼状贴于脐部，夜敷昼揭。

(6) 穴位注射法　取关元、中极、膀胱俞、三阴交。每次选用 1 ~ 2 穴，选用当归注射液或维生素 B_{12}注射液、维生素 B_1注射液，每穴注入约 0.5ml。

4. 健康指导

(1) 告知本次操作后的注意事项　使儿童养成按时排尿的习惯；安排合理的生活制度，不使其过度疲劳。

(2) 生活起居护理　①患儿居处宜温暖，保持空气清新，慎避外邪；②患儿应注意适当休息，不宜过度疲劳；③夜间入睡后，家长应定时叫其起床排尿。

(3) 饮食护理　①患儿饮食应以营养丰富，易于吸收，补精益气之品为主，避免生冷辛辣、肥甘厚味之物；②临睡前 2 小时最好不要饮水，少吃或不吃流质食品。

(4) 情志护理　关心体贴患儿，做好患儿及家属的解释工作，及时了解患儿的情绪变化，分析遗尿的病因，告知患儿家属不可嘲笑或训斥患儿，以免加重病情，鼓励患儿消除自卑、怕羞心理，树立战胜疾病的信心。

第九节　疳　积

PPT

案例引导

案例　患儿，男，4 岁 6 个月。消瘦 1 年伴面色萎黄或㿠白，毛发枯黄稀疏，骨瘦如柴，精神萎靡或烦躁，睡卧不宁啼声低小，四肢不温，发育障碍，腹部凹陷，大便溏泄，舌淡苔薄，指纹色淡。

提问　此患者的中医诊断分型属哪种？应如何应用推拿法治疗，预防和调护措施有哪些？

疳积是疳证和积滞的总称。积滞是指小儿伤于乳食，损伤脾胃，而致脾胃运化失司，积聚留滞于中。疳证是指气液干涸，身体羸瘦，往往是积滞的进一步发展，所以古人有“无积不成疳”“积为疳之母”的说法。对于疳证“疳”有两种含义：其一“疳”就是“甘”，因本病多是由于过食肥甘而致，这是对本病的起始原因加以概括；其二“疳”就是“干”，因为本病会出现消瘦、干瘪、气血津液不足等临床表现。临床统称为疳积。

现代医学所说的“小儿营养不良”与疳证的临床表现相似，小儿营养不良是指摄食不足或摄入食物不能充分利用的结果。

【病因病机】

1. 积滞伤脾　乳食不节，伤及脾胃，脾主运化，胃主受纳，小儿乳食不节，过食肥甘生冷，伤及脾胃，脾胃失司，受纳运化失职，升降不调，乃成积滞；积滞日久，脾胃更伤，转化为疳。

2. 脾胃虚寒　脾胃虚寒薄弱，则乳食难于腐熟，而使乳食停积，壅聚中州，阻碍气机，时日渐久，致使营养失调，患儿羸瘦，气血虚衰，发育障碍。

乳食积滞与脾胃虚弱互为因果，积滞可伤及脾胃，脾胃虚弱又能产生积滞，故临床上多互相兼杂为患。此外感染虫症和某些慢性疾病也常为本病的原因。

【辨证施护】

1. 证型评估

（1）积滞伤脾　形体消瘦，体重不增，腹部胀满，纳食不香，精神不振，夜眠不安，大便不调，常有恶臭或便秘。夹寒者则面色皖白，舌苔腻，口吐清水，食物不化，手足时冷；夹热者则面赤唇干、口渴，舌苔黄腻，积久伤脾延成疳疾。

（2）气血两亏　面色萎黄或皖白，毛发枯黄稀疏，骨瘦如柴，精神萎靡或烦躁，睡卧不宁啼声低小，四肢不温，发育障碍，腹部凹陷，大便溏泄，舌淡苔薄，指纹色淡。

2. 常用针灸推拿法　临床上可根据不同证型选择针刺法、推拿法、刺血疗法、穴位贴敷法、皮肤针法等操作方法。

3. 操作方法

（1）针刺法　主穴：中脘、足三里、脾俞、四缝。

辨证配穴：积滞伤脾者配下脘、梁门；脾胃虚寒者配太溪、三阴交。

（2）推拿法

①积滞伤脾　治则为消积导滞，调理脾胃。处方：揉板门、揉中脘、分腹阴阳、揉天枢、推四横纹、运内八卦、补脾经、按揉足三里。

②气血两亏　治则为温中健脾，补益气血。处方：补脾经、推三关、揉中脘、捏脊、运内八卦、揉外劳宫、掐揉四横纹、按揉足三里。

辨证加减：若五心烦热，盗汗，舌红苔剥，阴液不足者，宜去推三关、揉外劳，加清肝经、补肾经、揉上马、运内劳宫；烦躁不安加掐揉五指节、清肝经；口舌生疮加掐揉小横纹；目赤多泪，隐涩难睁者，加清肝经、揉肾纹；若兼见咳嗽痰喘，加推肺经、推揉膻中、肺俞；便溏加补大肠；便秘加清大肠、推下七节骨。

（3）刺血疗法　用三棱针针刺双手四缝穴，进针约0.5～1分，出针后挤出黄色液体，用消毒棉拭干，隔日1次或每周2次。

（4）穴位贴敷法　取神阙穴。用大黄、芒硝、栀子、杏仁、桃仁各6g，共研细末，加面粉适量，用鸡蛋清、葱白汁、醋、白酒少许，调成膏状贴敷。

（5）皮肤针　取脾俞、胃俞、夹脊穴（第7～12胸椎），从上到下轻轻叩刺，至局部潮红为度。

4. 健康指导

（1）告知本次操作后的注意事项　向患儿家属介绍本病的发病原因及保健知识，强调护理和预防较治疗更为重要，积极治疗并发症及原发慢性疾病。

（2）生活起居护理　①患儿居处宜温暖，保持空气清新，慎避外邪；②经常带小儿到户外，呼吸新鲜空气，多晒阳光，增强体质。

（3）饮食护理 ①治疗同时必须配合饮食调节，合理喂养，提倡母乳喂养；②不要过早断乳，断乳后给予易消化而富有营养的食物；③小儿喂养要定质、定量、定时、添加辅食，要掌握先稀后干、先素后荤、先少后多的原则。

（4）情志护理 关心体贴患儿，做好患儿及家属的解释工作，及时了解患儿的情绪变化，分析疳证的病因，点刺四缝时，向患儿及家属解释其作用及必要性，及时表扬患儿的勇敢表现，缓解其紧张情绪。

PPT

第十节 小儿肌性斜颈

案例引导

案例 患儿，男，10个月。发现右侧胸锁乳突肌轻度痉挛1周，查体：无肿块，头部畸形，下颌指向健侧，患侧颜面小于正常颜面，头部活动功能受限。

提问 此患者的中医诊断分型属哪种？应如何应用推拿法治疗？预防和调护措施有哪些？

小儿肌性斜颈是指婴儿出生后数日时发现一侧颈部肿块，以头偏向患侧、前倾，颜面旋向健侧及颈部活动受限为特征的一种常见小儿疾病，又称先天性斜颈、原发性斜颈。临床上，斜颈除极个别视力障碍的代偿姿势性斜颈、脊柱畸形引起的骨性斜颈和颈部肌麻痹导致的神经性外，一般系指一侧胸锁乳突肌痉挛造成的肌性斜颈。

【病因病机】

本病的病因尚未完全明了，目前主要有如下说法。

1. 产伤学说 多数认为与损伤有关，分娩时胎儿一侧胸锁乳突肌受产道或产钳挤压至出血、机化形成挛缩。

2. 宫内发育障碍学说 认为是由于分娩时胎位不正，阻碍一侧胸锁乳突肌的血液供给，引起该肌缺血性改变，肌纤维水肿、坏死及继发性纤维增生，最后引起肌肉挛缩所致。

3. 缺血性肌痉挛 认为是由于胎儿在子宫内，头偏向一侧偏斜所致，阻碍一侧胸锁乳突肌血运供应，引起该肌缺血性改变，而与生产过程无关。

肌性斜颈的初起病理改变主要是患侧胸锁乳突肌发生纤维性挛缩，起初可见纤维细胞增生和肌纤维变性，最终全部为结缔组织所代替。

【辨证施护】

1. 证型评估

（1）肿块型 肿块位于患侧胸锁乳突肌的中下段，且肿块大小不一，质地坚硬，形状不一，有卵圆形，也有条索状。患侧颜面小于正常颜面，头部畸形，下颌指向健侧。

（2）非肿块型 患侧胸锁乳突肌轻度痉挛，无肿块，头部畸形，下颌指向健侧，患侧颜面小于正常颜面，头部活动功能受限。

2. 常用针灸推拿法 临床上可根据不同证型选择针刺法、推拿法等操作方法。

3. 操作方法

（1）针刺法 可适当选用天柱、大椎、肩贞、臑俞、天宗、秉风、曲垣、肩外俞与肩中俞。点刺不留针。

（2）推拿法

治则：舒筋活血，软坚散结，纠正头歪畸形，改善和恢复颈椎活动功能。处方与操作：①患儿取坐位或仰卧位，医者于患侧的胸锁乳突肌施用推揉法，可用拇指螺纹面揉，或示、中、无名指螺纹面揉之5～6分钟；②捏拿患侧胸锁乳突肌往返3～5分钟，用力宜轻柔；③牵拉扳颈法，医者一手扶住患侧肩部，另一手扶住患儿头顶，使患儿头部渐渐向健侧肩部牵拉倾斜，逐渐拉长患侧胸锁乳突肌，幅度由小渐大，在生理范围内反复进行数次；④再于患侧胸锁乳突肌施术推揉法3～5分钟；⑤最后配合轻拿肩井3～5次结束。

4. 健康指导

（1）告知本次操作后的注意事项　本病多发现于出生后数日，病程在3个月以内者治疗为佳，治疗越早，效果越好。此病以中医保守疗法为主，如治半年无效者，应考虑手术；临床注意与其他病症相鉴别，如因颈椎结核、肿瘤、炎症、骨及关节发育异常引起的斜颈和局部肿块，不能用推拿治疗，诊断时应加以注意。

（2）生活起居护理　①注意锻炼，增强体质；②经常做被动牵拉运动，动作要轻柔；③随时纠正姿势，以助矫正。如眠时垫枕，醒时以玩具或喂奶吸引注意力，使患儿头经常向患侧旋转，以助纠正。

（3）饮食护理　患儿饮食以营养丰富，易于吸收为宜。

（4）情志护理　关心体贴患儿，对家属做好解释工作，解除其思想顾虑，及时了解患儿的情绪变化，面带微笑，表扬患儿，多与患儿保持眼神和表情的交流。

第十一节　夜　啼

PPT

案例引导

案例　患儿，女，2个月。自出生后即每夜吵闹啼哭，睡眠不安，白天安静入睡。近一周来，夜间哭吵更甚，形体壮实，哭声响亮，口渴欲饮，大便干结，小便黄短。舌尖红，苔薄，指纹色紫入风关。

提问　此患者的中医诊断分型属哪种？应如何应用推拿法治疗？预防和调护措施有哪些？

夜啼是指小儿白天如常，入夜则啼哭，时哭时止，或每夜定时啼哭，甚至通宵达旦，故曰夜啼，民间俗称“哭夜郎”。有的阵阵啼哭，哭后仍能入睡，患此症后，持续时间少则数日，多则数月。

【病因病机】

1. 脾脏虚寒　婴儿素禀虚弱，脾常不足，至夜阴盛，脾为阴中之阴，若护理略有失意，寒邪内侵，脾寒乃生。夜属阴，阴胜脾寒愈盛，寒邪凝滞，气机不通，故入夜腹痛而啼。

2. 心经积热　乳母平日恣食辛辣肥甘，或焦躁炙煿动火之食物，或贪服性热之药，火伏热郁，积热上炎。心主火属阳，阳为人生之正气，至夜则阴盛而阳衰，阳衰则无力与邪热相搏，正不胜邪，则邪热乘心，心属火恶热而致夜间烦躁啼哭。

3. 惊骇恐惧　小儿神气不足，心气怯弱，如有目触异物，耳闻异声，使心神不宁，神志不安，常在梦中哭而作惊，故在夜间惊啼不寐。

4. 乳食积滞　婴儿乳食不节，内伤脾胃，“胃不和则卧不安”，因脾胃运化失司，乳食积滞，入夜而啼。

【辨证施护】

1. 证型评估

（1）脾脏虚寒　睡喜伏卧曲腰而啼，四肢欠温，食入便溏，面色青白，唇舌淡白，舌苔薄白，脉沉细，指纹青红。

（2）心经积热　睡喜仰卧，见灯火则啼哭愈甚，烦躁不安，小便短赤或大便秘结，面赤唇红，舌尖红，舌苔白，脉数有力，指纹青紫。

（3）惊骇恐惧　睡中时作惊慌，唇与面色乍青乍白，紧偎母怀，舌多无异常变化，但脉来急数。

（4）乳食积滞　夜间阵发啼哭，脘腹胀满，呕吐乳块，大便酸臭，舌苔厚，指纹紫。

2. 常用针灸推拿法　临床上可根据不同证型选择针刺法、灸法、推拿法、穴位贴敷法等操作方法。

3. 操作方法

（1）针刺法　取中冲，不留针，浅刺出血。用于心经积热者。

（2）灸法　艾灸神阙。将艾条燃着于神阙周围温灸，以皮肤潮红为度。每日 1 次，连灸 7 日，用于脾脏虚寒证。

（3）推拿法

①脾脏虚寒　治则为温中健脾。处方：补脾经、推三关、摩腹、揉中脘。

②心经积热　治则为清热导赤。处方：清心经、清小肠、清天河水、揉总筋、揉内劳宫。

③惊骇恐惧　治则为镇惊安神。处方：推攒竹、清肝经、揉小天心、揉五指节。

④乳食积滞　治则为消食导滞。处方：清补脾经（先清后补）、清大肠、摩腹、揉中脘、揉天枢、揉脐、推下七节骨。

（4）穴位贴敷法　中药外治：将艾叶、干姜粉炒热，用纱布包裹，熨小腹部，从上至下，反复多次。或用丁香、肉桂、吴茱萸等量研细末，置于普通膏药上，贴于脐部。用于脾藏脏寒证。

4. 健康指导

（1）告知本次操作后的注意事项　①注意保持周围环境安静祥和，检查衣服被褥有无异物刺伤皮肤；②婴儿无故啼哭不止，要注意寻找原因，如饥饿、过饱、闷热、寒冷、虫咬、尿布浸渍、衣被刺激等，除去引起啼哭的原因。

（2）生活起居护理　①平素寒温宜调护，防受寒受凉，饮食不宜过凉；②脾寒夜啼者睡眠时要保暖腹部；③心热夜啼者睡眠时勿过暖；④惊吓夜啼者睡眠时要安静。

（3）饮食护理　患儿饮食以营养丰富，易于吸收为宜。

（4）情志护理　关心体贴患儿，对家属做好解释工作，解除其思想顾虑，及时了解患儿的情绪变化，面带微笑，表扬顾虑患儿。多于患儿保持眼神和表情的交流。

PPT

第十二节　小儿脑瘫

案例引导

案例　患儿，男，3 岁 2 个月。患儿出生后 4 个月开始逐渐出现口开不合，舌伸外出，时流涎水，面色萎黄，神情呆滞，现伴有肢体瘫痪，咀嚼乏力，智力低下，少气懒言，肌肉消瘦，四肢不温。舌淡，脉沉细。

提问　此患者的中医诊断分型属哪种？应如何应用推拿法治疗？预防和调护措施有哪些？

小儿脑性瘫痪简称“脑瘫”，是指患儿在出生前后或出生时，由于各种原因引起脑神经系统损伤，出现的以肢体瘫痪、手足不自主运动、智力差、语言不清为主要临床症状的一种病症。它是非进行性中枢性运动功能障碍而导致的瘫痪，属中医“五迟”“五软”“痿症”范畴。

【病因病机】

由于父母体虚、胎禀不足，致肝肾不充，气血虚衰，精不能生，气不能长，脑髓失充，五脏六腑不得先天之精之充养，致肢体瘫痪，筋脉拘急，屈伸不利，智迟等症状。

后天失养，或病后失调，致使气血不足，五脏六腑、筋骨肌肉、四肢百骸尽失其养，形成亏损之症，导致智迟、语迟、四肢无力、反应迟钝，时流涎水，手软不能握持，足软不能站立等症状。或感受热毒损伤脑络，继之耗气伤阴，脑髓及四肢百骸、筋肉失养，导致本病。

【辨证施护】

1. 证型评估

（1）肝肾不足　肢体瘫痪，智力低下，牙齿发育迟缓，面色不华，疲倦喜卧，或筋脉拘急，屈伸不利，急躁易怒或多动秽语。舌淡嫩，脉细弱。

（2）脾胃虚弱　肢体瘫痪，咀嚼乏力，口开不合，舌伸外出，时流涎水，面色萎黄，神情呆滞，智力低下，少气懒言，肌肉消瘦，四肢不温。舌淡，脉沉细。

2. 常用针灸推拿法　临床上可根据不同证型选择针刺法、推拿法、头针疗法、耳穴埋籽法、穴位注射法等操作方法。

3. 操作方法

（1）针刺法　主穴：百会、风府、四神聪、悬钟、足三里。

辨证配穴　肝肾不足配肝俞、肾俞；脾胃虚弱者配心俞、脾俞、胃俞。随症加减：上肢瘫者，加曲池、外关、合谷、后溪；下肢瘫者，加环跳、阳陵泉、太冲；咀嚼乏力者，加颊车、地仓；流涎不禁者，加承浆；舌伸外出者，加廉泉。

头针疗法　取额中线、顶颞前斜线、顶旁1线、顶旁2线、顶中线、颞后线、枕下旁线。每次选取2~3穴线，头顶常规刺法。

（2）推拿法　治则：补益肝肾，舒筋通络。操作方法：①患儿仰卧或家长抱于怀里，开天门、分推前额，按揉印堂、百会、风池、风府、哑门，扫散头部运动区；②体位同上，一手握住肢体的远端，一手拿捏患侧肢体肌肉，上下往返3~5遍；按揉肩井、肩髃、肩贞、极泉、臂臑、手三里、内关、外关、合谷、梁丘、足三里、昆仑、太溪、解溪等。摇肩、肘、腕、髋、膝、踝关节，3~5次，重点在踝关节作背伸、跖屈数次，使之尽量背伸，以预防足下垂；③患儿俯卧位，按揉背部两侧俞穴，重点按揉心俞、肝俞、脾俞、肾俞、关元俞，推膀胱经、督脉经3~5遍，擦肾俞、命门、八髎，以发热为佳；接着按揉环跳、风市、委中、承山、昆仑、太溪等穴。

随症加减：肝肾不足者重点按揉肝俞、肾俞，加按揉太溪、太冲穴；脾肾两亏者重点按揉脾俞、肾俞，加按揉太溪、三阴交，摩中脘3分钟，按揉足三里穴。

（3）耳穴埋籽法　取枕、皮质下、心、肾、肝、脾、交感、神门。每次选用2~4穴。

（4）穴位注射法　取大椎、足三里、阴陵泉、曲池、合谷。每次选用1~2穴，选维生素B_1、维生素B_{12}注射液，每穴注入0.5~1ml。

4. 健康指导

（1）告知本次操作后的注意事项　向患儿父母介绍本病的发病原因及家庭康复与保健的知识。

（2）生活起居护理　①患儿居住处宜空气清新、温暖舒适，湿度适宜，多接触阳光；②患儿日常应注意纠正不良姿态。

（3）饮食护理　①患儿的饮食应营养丰富，清淡易消化，忌肥甘厚味、辛辣之品；②饮食应定时，一般早、晚各进食一次，需要时可在上下午各增加点心一次；③婴儿应以母乳喂养为主，并及时添加辅食，保证营养，积极治疗各种急慢性疾病。

（4）情志护理　家属应多表扬和鼓励患儿发声的积极性，当患儿发声时要立即回应，多启发他表达想说的话，千万不要批评和指责患儿。

第十三节　小儿多动症

PPT

案例引导

案例　患儿，男，7岁4个月。近来烦躁易怒，冲动任性，多动难静，难以自控，注意力不集中，记忆力欠佳，大便干结，舌质红，苔少，脉细弦。

提问　此患者的中医诊断分型属哪种？应如何应用针灸法治疗？预防和调护措施有哪些？

小儿多动症又称注“意力缺陷多动障碍”“儿童多动综合征”，指小儿智力正常或接近正常，有不同程度的学习困难、自我控制能力弱、活动过多、注意力不集中、情绪不稳定和行为异常等症状，是多种生物因素、心理因素及社会因素等原因所致。多发生于4～16岁的儿童，男孩多于女孩。

【病因病机】

1. 痰火内扰　素体肥胖小儿，痰湿之体，平素喜食肥甘厚味之品，或偏食辛辣香燥之物，导致痰火内生，扰动心神，则见多动多语，冲动任性。

2. 肝肾阴虚　小儿稚阴稚阳之体，若先天禀赋不足，肾阴不足，水不涵木，肝阳亢盛，则表现为多动难静，神思涣散。

3. 心脾两虚　若心气不足，心失所养可致心神失守而精神涣散，注意力不集中。脾虚失养则静谧不足，兴趣多变，言语冒失，健忘；心脾两虚则神思不定，反复无常不能自制。

【辨证施护】

1. 证型评估

（1）痰火内扰　任性多动，多语多动，烦躁不安，兴趣多变，喉中痰鸣，夜卧不安，纳少口苦，小便黄赤，大便秘结，舌质红，苔黄腻，脉滑数。

（2）肝肾阴虚　多动难静，烦躁易怒，冲动任性，难以自控，注意力不集中，难以静坐，或有记忆力欠佳，大便干结，舌质红，苔少，脉细弦。

（3）心脾两虚　神思涣散，注意力不能集中，神疲乏力，形体消瘦或虚胖，多动而不暴躁，言语冒失，做事有头无尾，睡眠不熟，记忆力差，伴自汗盗汗，食欲不振，大便溏泄，舌淡苔白，脉虚弱无力。

2. 常用针灸推拿法　临床上可根据不同证型选择针刺法、推拿法、耳穴埋籽法等方法。

3. 操作方法

（1）针刺法　主穴：内关、太冲、大椎、曲池，配穴取百会、四神聪、隐白、神庭、心俞。捻转进针，用泻法，不留针。

（2）推拿法　治则：补益肝肾、舒筋通络。

①阴虚阳亢　处方：清肝经、补肾经、推三关，随症加减。五心烦热者加揉二马；睡卧不安者加掐

揉五指节。

②痰火内扰 处方：运内八卦、补脾经、清心经、捣揉小天心。随症加减：胸闷脘痞加退六腑；小便黄赤加清天河水。

③心脾两虚 处方：补脾经、补心经、运板门、清补大肠。随症加减：食欲不振，大便速泄加运内八卦、揉脐。

（3）耳穴埋籽法 肾、皮质下、脑干、兴奋点。随症加减：健忘多梦加心，食欲不振加脾，急躁易怒加肝。用王不留行籽压穴，用手指按压胶布每次 1 ~ 2 分钟，使局部有明显胀、热、痛等感觉。并嘱家长每日按压不少于 3 次，左右耳交替，每周换王不留行籽 2 次。

4. 健康指导

（1）告知本次操作后的注意事项 保证患儿有规律性的生活，培养良好的生活习惯，注意发现小儿的异常表现，及早进行疏导及治疗。

（2）生活起居护理 ①患儿居住处宜空气清新、温暖舒适，湿度适宜；②关心体谅患儿，对其行为及学习进行耐心的指导与帮助，不过分在精神上施压，少责罚多采用鼓励和表扬，以不断增强其信心。③培养患儿社会适应能力，让患儿多与具有同情心的儿童接触，提高社会交往技能。

（3）饮食护理 保证患儿营养，补充蛋白质、水果、蔬菜，避免食用有兴奋和刺激性的饮料和食物，少食方便食品及含有防腐剂、添加剂的食品。

（4）情志护理 关心体贴患儿，及时了解患儿的情绪变化，温情沟通，对患儿的进步应及时表扬；鼓励孩子独立做完一件事，并给予奖励，逐渐与患儿形成良性互动。

答案解析

目标检测

一、A 型题（最佳单选题）

1. 治疗小儿咳嗽有宽胸理气、化痰止咳作用的是（ ）
   A. 补脾经，补肺经　B. 推揉膻中，运内八卦　C. 揉中脘，按揉足三里
   D. 揉乳根、揉乳旁、揉肺俞　E. 补肾经、推三关
2. 患儿，女，2 岁，被狗咬伤，昨晚出现高热，烦躁不安，服用退烧药效果不显，今天加重，患儿两目上吊，牙关紧闭，四肢抽搐，推拿治疗本症的原则是（ ）
   A. 导痰化痰，止抽定惊　B. 清热导痰，开窍镇惊　C. 平熄肝风，止抽定惊
   D. 消食导滞，清除热邪　E. 培补元气，熄风止抽
3. 夜啼一症，根据病因病机的不同，临床表现分为脾寒啼、心热啼和惊吓啼三个症型，推拿治疗脾寒啼中，具有养心安神作用的是（ ）
   A. 补脾经、推三关　B. 揉中脘、揉外劳　C. 摩腹、揉脐
   D. 揉百会、揉小天心　E. 以上均不是
4. 患儿，男，2 岁，经常在睡梦中惊惕，恐惧啼哭，紧偎母怀，面色乍青乍白，脉来急数，指纹色青，此为惊吓啼，治疗本症时，推拿处方中不包括（ ）
   A. 清肝经　B. 推攒竹　C. 掐捣小天心
   D. 揉五指节　E. 清心经

5. 补脾经、揉板门、推四横纹、运内八卦、揉中脘、揉天枢、分腹阴阳、按揉足三里是治疗乳食不节疳积的推拿处方，其中，具有健脾开胃、消食和中作用的是（　）

A. 补脾经、揉板门　B. 推四横纹、运内八卦　C. 分腹阴阳、揉天枢

D. 补脾经、按揉足三里　E. 揉中脘、揉天枢

6. 治疗气滞血瘀痛经的加减中正确的是（　）

A. 加擦腰骶部　B. 加按揉胃俞、足三里　C. 加揉中脘、振关元

D. 加按揉章门、期门、肝俞　E. 加按中极

7. 治疗闭经的手法不选择（　）

A. 一指禅推法　B. 摩法　C. 按法

D. 揉法　E. 擦法

8. 患者，女，42 岁，因月经数月不行而就诊，其表现有精神抑郁，烦躁易怒，胸胁胀满，小腹胀痛，舌边紫暗，脉沉弦，在本症的推拿治疗随症加减中，应加（　）

A. 擦中府、云门　B. 按揉八髎、丰隆　C. 擦背部脾胃区

D. 擦腰骶部　E. 按揉章门、期门，掐揉太冲、行间

9. 女性月经期不宜或慎用推拿的手法是（　）

A. 摆法、揉法、抹法　B. 扳法、拔伸法、按法　C. 擦法、掐法、推法

D. 㨰法、一指禅推法　E. 㨰法、抖法、拿法

10. 小儿多动症推拿治疗阴虚阳亢应选择处方是（　）

A. 清肝经、补肾经、推三关　B. 补脾经、补心经、运板门

C. 运内八卦、揉脐　D. 运内八卦、补脾经、清心经

E. 擦肾俞、命门、八髎

11. 治疗小儿风寒发热应加（　）

A. 推脊，揉大椎、曲池、外关、合谷

B. 推揉膻中，揉肺俞、运内八卦、揉丰隆

C. 推三关，揉二扇门，拿风池，推天柱骨

D. 揉板门、分腹阴阳

E. 摩中脘、推天柱骨

12. 治疗肺胃湿热患儿发热推拿治则为（　）

A. 清热解毒，发散外邪　B. 滋阴清热　C. 健脾益气、佐以清热

D. 消食导滞，和中助运　E. 清泻里热，理气消食

二、X 型题（多项选择题）

1. 治疗小儿湿热泻具有利尿清热除湿作用的是（　）

A. 清大肠、揉天枢　B. 清脾经、清胃经　C. 退六腑、清小肠

D. 清天河水　E. 运内八卦、揉板门

2. 治疗小儿脾虚泻具有理肠止泻作用的是（　）

A. 补脾经、揉中脘　B. 揉板门、摩腹　C. 补脾经、补大肠

D. 摩腹、揉脐、捏脊　E. 推上七节骨、揉龟尾

3. 治疗小儿伤食泻，具有疏调胃肠积滞作用的是（　）

A. 补脾经、揉中脘　B. 运内八卦，揉板门　C. 清大肠，揉天枢

D. 揉龟尾　E. 摩腹、清大肠

4. 治疗小儿寒湿泻，具有温阳散寒作用的是（ ）

A. 揉脐、推上七节骨、揉龟尾 B. 按揉足三里

C. 推三关、揉外劳、补脾经、补大肠 D. 摩腹、揉脐、捏脊

E. 推上七节骨、揉天枢

5. 患儿，女，一岁半，每日傍晚时分开始啼哭，面红唇赤，啼哭声音洪亮，遇灯光啼哭更甚，便秘溲赤、舌红、苔黄、指纹紫滞，此为心热啼，推拿治疗中具有清热安神除烦作用的是（ ）

A. 清心经 B. 清小肠 C. 清天河水

D. 掐、捣小天心 E. 掐、揉五指节

6. 治疗小儿遗尿，温肾固涩应选择（ ）

A. 补肾经、推三关、揉外劳 B. 按揉百会、揉丹田

C. 补脾经、补肺经 D. 按揉肾俞、擦腰骶部、按揉三阴交

E. 泻肝经、泻心经

三、填空题

1. 治疗痛经，对气滞血瘀者，加按揉________；对寒湿凝滞者加________；对气血不足者，加按揉________、________、________。

2. 治疗乳腺囊性增生病，推拿以________、________、________为主。

3. 治疗惊骇恐惧，________、清肝经、揉小天心可________。

4. 治疗脾脏虚寒啼，有温中健脾作用的是：________、________、________及________。

5. 治疗小儿伤食腹痛中，具有健脾和胃、消食导滞、理气止痛作用的是________、________、________、________、________。

6. 治疗小儿肌性斜颈的操作部位在________。

（魏 莉）

书网融合……

本章小结 微课 题库

第十二章　五官科病症

学习目标

知识要求：

1. 掌握　近视、鼻炎、牙痛、咽喉肿痛和耳聋耳鸣的概念。
2. 熟悉　近视、鼻炎、牙痛、咽喉肿痛和耳聋耳鸣的辨证施护。
3. 了解　近视、鼻炎、牙痛、咽喉肿痛和耳聋耳鸣的病因病机、发病特点。

技能要求：

1. 熟练掌握推拿治疗近视、鼻炎、牙痛、咽喉肿痛、耳鸣耳聋的技能。
2. 学会应用针刺及其他疗法治疗五官科疾病。

素质要求：

具有尊重和保护患者权利的素质，具备对常见的五官科病症开展健康指导的职业素养。

PPT

第一节　近　视

案例引导

案例　患者，男，26岁，视力下降已近10年，早年每年加重，近3年稳定，全身无明显不适，眼部检查：远视力0.1，近视力0.1，眼外观正常，眼底检查正常。舌质淡苔薄白，脉细弱。

提问　此患者关于视力的中医诊断分型属哪种？应用推拿疗法治疗应如何取穴和操作？

近视是以视近物清楚、视远物模糊为特征的一组眼科常见病，本病常始发于青少年时期，中医称“能近怯远证”。

【病因病机】

不良的用眼习惯和用眼环境是近视的原因。例如长时间或近距离的阅读和书写，照明不足、光线过强等是近视的主要原因；先天禀赋不足，即遗传也可致病。

【辨证施护】

1. 证型评估

（1）心阳不足　近视清晰，远视模糊，视力减退，全身可无明显不适或伴有神疲乏力，心悸气短，畏寒肢冷。舌淡红，苔薄，脉细弱。

（2）肝肾亏虚　远视模糊，伴头晕耳鸣、失眠多梦、腰膝酸软。舌淡，苔薄，脉细弱。

（3）脾虚气弱　近视清晰，远视模糊，伴体虚、食欲不振、四肢乏力等。舌淡红，苔薄白，脉细弱。

2. 常用针灸推拿法　临床可根据不同证型选择针刺法、推拿法、耳穴埋籽法等操作方法。

3. 操作方法

（1）针刺法　以眼区周围奇穴及足少阳和足阳明经络腧穴睛明、四白、太阳、光明为主。心阳不足者加心俞、膈俞、内关、神门，温补心阳，安神明目。肝肾亏虚者可加肝俞、肾俞、太冲、太溪，补肝益肾、养精明目。脾气亏虚者可加脾俞、胃俞、中脘、足三里、三阴交，补中益气，养血明目。操作手法：眼区穴位宜轻捻缓进，出针时至皮下疾出之，并用棉球按压，止皮下出血。

（2）推拿法　主穴：太阳、阳白、印堂、睛明、攒竹、鱼腰、丝竹空、四白、风池。主要手法：一指禅推法、按揉法、抹法。操作方法：①一指禅推法，沿两眼眶呈“∞”字形在太阳、印堂、阳白等穴行一指禅推。②抹法，双手拇指指腹分抹上下眼眶。③揉法，双手拇指端或中指端轻揉双侧睛明、攒竹、鱼腰、丝竹空和太阳等穴。

辨证加减　心阳不足者可加按揉心俞、膈俞各1~2分钟；点按足三里和三阴交各1~2分钟。肝肾亏虚者可拿风池3分钟；按揉肝俞、肾俞1~2分钟；脾气亏虚者可按揉脾俞、胃俞、中脘各1~2分钟；点按足三里、三阴交各1~2分钟，以酸胀为度。

（3）耳穴埋籽法　取眼、目1、目2、肝、心、肾等，中强度刺激，每日按压数次，3~5日更换1次。

4. 健康指导

（1）生活起居护理　①学习和工作环境光线充足，不在光线过强或者过暗的环境中阅读和书写；②作息规律，睡眠充足，适当安排学习和休息时间，避免用眼过度造成眼疲劳；③注意眼部清洁，定期检查视力；④高度近视者，避免跳水等危险运动，防止眼部外伤。

（2）饮食护理　气血不足者宜温热饮食，选择补血益气之品，如鸡肉、鱼肉等；心阳不足者选用猪心、猪肝以补心安神；肝肾亏虚者选用枸杞、黑木耳等补益肝肾之品。

知识链接

近视的影响因素

近视的病因复杂，近年来，大量研究报道了近视的发生发展与环境、多个基因及用眼习惯有着密切的关系。

长时间近距离用眼的不良行为习惯是诱发青少年近视的重要影响因素之一。研究表明，长时间做作业、玩游戏等是危险因素，和充足的睡眠时间是近视的保护因素。因此需要家、校、社三方通力合作，减轻学生学业负担，特别是父母需要增强对青少年周末上网、玩游戏的监督与管理，避免青少年长时间使用电子产品上网、玩游戏，以改善儿童青少年视力健康水平。

另外还有研究表明儿童近视与营养因素有关：体内缺乏维生素A、维生素D，会增加近视风险；锌缺乏会影响视网膜和视神经生理功能；血钙不足也是近视的风险因素。儿童长期处于被动吸烟环境，存在中毒性近视风险。

PPT

第二节　鼻　炎

案例引导

案例　患者，女，21岁，4天前淋雨，次日开始打喷嚏，流清涕，鼻塞。昨日开始喷嚏减少，鼻涕转为黄稠，发热微恶风寒，头痛，口渴，二便正常，舌质红，苔薄黄，脉浮数。

提问　此患者的中医诊断分型属哪种？应如何应用推拿法治疗？预防和调护措施有哪些？

一、急性鼻炎

急性鼻炎是由病毒引起的鼻腔黏膜的急性炎症性疾病，临床以鼻流清涕为主症，以冬春季节气温骤变，寒暖交替之时多发。中医称“伤风鼻塞”，俗称“伤风”或“感冒”。

【病因病机】

本病是在受凉、过度劳累、全身慢性疾病、内分泌失调以及鼻腔、口腔、咽喉部疾病和感染等因素影响下由病毒感染引起，还可引起继发性细菌感染。

中医学认为本病为肺气亏虚，卫表不固，外邪乘袭，津液停聚，上犯鼻窍所致。主要病因为风邪侵袭，尤其在过度疲劳，致使正气虚弱，肺卫不固，风邪乘虚侵袭而致病。风为百病之长，善行多变，可以兼寒、兼热侵入肺而发病。

【辨证施护】

1. 证型评估

（1）外感风寒、邪滞鼻窍　鼻塞、流清涕，恶寒发热，伴头痛，周身不适，咽痒咳嗽，口淡不渴，舌质淡、苔白，脉浮紧。

（2）外感风热、邪犯鼻窍　鼻流黄涕，伴发热微汗或咽痛、头痛，咳嗽不爽，口渴欲饮，舌质红、苔薄白或微黄、脉浮数。

2. 常用针灸推拿法　临床可根据不同证型选择针刺法、推拿法、灸法等操作方法。

3. 操作方法

（1）针刺法　鼻塞者取迎香、印堂，伴头痛者取合谷、太阳、风池，泻法，留针10～15分钟。

（2）推拿法　主穴：迎香、印堂、上星、神庭、通天、曲池、合谷、大椎、风门、肺俞。主要手法：一指禅推法、按法、揉推法、拿法、擦法。操作方法：①揉推法，揉推通天、上星、神庭至印堂、迎香，来回揉推5～6次。②拿法，拿捏颈项、合谷、曲池，以有酸胀感为度。③擦法，从风池至大椎及其两侧旁开1.5寸的三条线上往返3～4次。④一指禅推法，推风池、大椎、风门、肺俞等各1分钟。⑤按法，点按百会约2分钟，拇指或中指指腹按压两鼻翼，使鼻孔堵塞，致患者因屏气不能忍受时，突然放开，呼吸2～3次，重复按压，连续20～30次。

辨证加减：风寒袭肺者可点按列缺、外关，每穴1～2分钟，揉推背部膀胱经，以透热为度。风热犯肺者可轻拍或刮大椎及颈项部，以皮肤潮红为度。

（3）灸法　主要适用于风寒袭肺，取大椎、肺俞、风门、足三里，以皮肤潮红为度。清涕多者可取迎香或上星悬灸，以皮肤潮红为度。

4. 健康指导

（1）告知本次操作后的注意事项　如不宜沐浴凉水，不宜直对冷风吹，不宜食用海鲜发物等。

（2）生活起居护理　①起居有常，注意劳逸结合；②加强锻炼，增强体质，冬季增加户外活动，增强对寒冷的适应能力；③汗出后及时擦干汗液，更换衣被，以防寒邪入侵；④疾病流行期间，外出戴口罩，避免到人员密集的场所；⑤注意开窗通风，保持室内空气清新。

（3）饮食护理　①以清淡、营养、易消化为原则，忌生冷油腻，多饮水；②辨证施膳：风寒袭肺者选择生姜红糖茶等疏风散寒之品；风热犯肺者可用鲜芦根煎汤代茶以疏散风热。

二、慢性鼻炎

慢性鼻炎是由多种原因引起的鼻黏膜及黏膜下组织的慢性炎症性疾病，以间歇性、交替性鼻塞，甚至持续鼻塞为主要表现，属于中医“鼻窒”范围内。男女老幼均可发病，无季节性及地域性差异。

【病因病机】

本病主要是由急性鼻炎反复发作或治疗不彻底转化而来，邻近器官感染病灶，鼻腔用药不当或过多过久，职业或环境因素，如有害气体或粉尘刺激等，也可导致本病。全身因素，如慢性疾病、营养不良、内分泌失调、免疫功能下降等都与本病有关。分为慢性单纯性鼻炎和慢性肥厚性鼻炎，后者一般由前者发展而来。肺开窍于鼻，本病主要由伤风鼻塞余热未清滞留鼻窍而成，与肺、脾二脏，阳明经脉失调，或气血瘀滞有关。

【辨证施护】

1. 证型评估

（1）肺经蕴热，阳明郁滞　间歇性或交替性鼻塞，鼻内干燥感，自觉呼气灼热，或有嗅觉减退，头胀或痛。全身或见口微干，大便干结，小便微黄，舌质红，苔微黄，脉滑数。

（2）肺脾气虚，邪滞鼻窍　间歇性或交替性鼻塞，遇冷更甚，时有少量白涕，或嗅觉减退，头昏沉重。肺气虚者可见面色少华，易出汗，舌淡苔薄白，脉虚缓；脾气虚者见乏力，纳差、便溏、舌淡胖、苔白，脉虚缓。

（3）气血虚弱，邪滞鼻窍　鼻塞重，病程长，嗅觉减退，涕黏稠色白或黄。鼻甲肿胀硬实，表面不平，色多暗紫，舌质暗，或有瘀点，苔薄白，脉沉实有力。

2. 常用针灸推拿法　临床上可根据不同证型选择针刺法、推拿法、耳针法、灸法、穴位注射、药熨法等操作方法。

3. 操作方法

（1）针刺法　主穴：迎香、上星、合谷、印堂。配穴取风池、攒竹、通天、太阳，每次取主穴配穴各1~2个，平补平泻，留针15~20分钟，隔日1次。

（2）推拿法　取头颈部风门、大椎、风府、肺俞、鼻通、风池、上臂部肩井、曲池。操作方法：①揉法，揉风府、大椎、风门、肺俞各穴各2分钟，揉推自风府至大椎及其两侧旁开1寸、1.5寸、3寸之线上往返操作3遍。②拿法，拿双侧风池、肩井、曲池，以酸胀为度。③搓法，从背部至腕部往返搓2~3次。

辨证加减　肺脾气虚，邪滞鼻窍：点按迎香、合谷、上星2~3分钟，头痛者拿风池、点按太阳、印堂，以酸胀为度。气血虚弱，邪滞鼻窍：加按巨髎，掐四神聪2分钟，双手拇指置头部两侧眉上之阳白处，自下向上经本神沿头部外侧线至完骨止，反复推2~3分钟。

（3）耳针法　主穴取鼻、内鼻、外鼻、肺、脾、内分泌、肾上腺，头痛者加神门、额、脑，每次3~4个穴位，快速进针，中等刺激，每日或隔日1次，15次为1个疗程；或以王不留行贴压，每日按摩2~3次以加强刺激，每次10~15分钟，7日为1个疗程。

（4）灸法　多适用于因寒邪滞鼻而鼻塞者，艾条悬灸上星穴15~20分钟，或直接灸上星七壮，每日1次，以祛寒通窍；亦可悬灸人中、迎香、风府、百会，肺气虚弱者加肺俞、太渊，脾气虚弱者加脾俞、胃俞、足三里，每次15~20分钟，每日或隔日1次，以温经散寒通窍。

（5）穴位注射　以5%的当归注射液1ml加0.5%普鲁卡因0.5ml，双侧迎香各注射一半，每日1次，7次为1个疗程。

（6）药熨法　常用于小儿脾胃虚弱患者。可用荜拨、天南星等量，研磨均匀后，炒热，用纱布包裹，温熨囟门，每次20~30分钟，每日1~2次，7次为1个疗程，以达到温经散寒，行气消肿的功效。亦可用米糠或麦糠炒热，用布包裹温熨囟门，有温中健脾、宣肺散寒通窍之功。

4. 健康指导

（1）生活起居护理　①加强体育锻炼，增强体质，戒除烟酒嗜好，积极预防伤风鼻塞；②避免长期滴用血管收缩剂，以免引起药物性鼻炎；③指导患者学会正确的擤鼻方法，紧压一侧鼻翼，轻轻擤出对侧鼻腔的鼻涕，切忌紧捏双侧鼻翼用力擤鼻，以免引起鼻窦炎或中耳炎；④注意环境卫生，避免粉尘等有毒有害物质长期刺激。

（2）情志护理　患者由于长期受慢性病困扰，学习生活受到影响，可表现为焦虑、苦闷。需要评估患者情绪和心理状态，介绍疾病发生及预防的知识，增强预防疾病与治疗疾病的卫生常识，指导其正确认识疾病，减轻不良情绪的影响。

三、变态反应性鼻炎

变态反应性鼻炎简称变应性鼻炎，又称过敏性鼻炎，以突然和反复发作性鼻塞、喷嚏、流清涕为特征，是鼻科常见病、多发病之一。本病不分男女老幼均可发病，可常年发作，或为季节性发作，或在季节突变的异气、异物刺激时发作。属于中医“鼻鼽”范畴。

【病因病机】

本病与遗传相关，患者属于易感个体，且家族成员中有类似疾病患者。吸入或食用变应原物质是诱发本病的直接原因，常见的有花粉、尘螨、真菌、动物皮屑、羽绒、室内尘土，牛奶、鱼虾等。

本病的发生，内因多为肺脾肾等脏腑功能失调，外因为感受风寒、异气之邪。肺气虚则卫表不固，腠理疏松，风寒乘虚而入，犯及鼻窍，邪正相搏，肺气不得通调，津液停聚，壅塞鼻窍，遂致喷嚏、流清涕。肺气的充实有赖于脾气的输布，脾气虚则肺气虚。而气之根在肾，肾虚则摄纳无力，气不归元，阳气易于耗散而风邪得以内侵致病。

【辨证施护】

1. 证型评估

（1）肺虚感寒　本病的基本类型。遇风冷则喷嚏连作，鼻痒难忍，流清涕、鼻塞不通，得温则症状减轻。故症状反复发作、时发时止。全身可见手足欠温、动则气短，易出汗，小便清长频数，大便溏薄不调。舌质淡、苔薄白，脉细弱。

（2）肺脾气虚　除肺气虚弱、卫阳不足的临床表现，还有纳呆腹胀或进食后不易消化，便溏，倦怠，形体消瘦等脾胃虚弱、中气不足的表现。舌质淡有齿印、苔白滑、脉虚缓。

（3）肺肾不足　本型特点为在肺气虚弱的同时，兼有肾阳虚弱的表现，即可有耳聋耳鸣，腰膝酸软，肢冷怕凉，阳痿不举，梦遗滑泄，小便清长，或虚热上浮，五心烦热等证。舌质淡，苔薄滑，脉沉细。

2. 常用针灸推拿法　可选择针刺法、推拿法、灸法、耳穴贴压和穴位注射等操作方法。

3. 操作方法

（1）针刺法　主穴：风池、迎香、口禾髎、肺俞、脾俞、肾俞。

风池，足少阳胆经穴位，可疏泄风邪、清利头目；迎香、口禾髎，有通调阳明经气，宣肺通窍的作用；肺俞，足太阳经穴位，可调肺气、祛风通鼻窍；脾俞可补益脾气，肾俞可调益肾气。以上各穴位交替针刺，行补法，每日1次，10日为1个疗程。

辨证加减　肺虚受邪加肺俞、合谷、风门。肺脾气虚加脾俞、足三里。肺肾不足加肾俞、气海、关元。

（2）推拿法　可以通过推拿手法治疗，达到疏通面部经络，促进气血畅通，宣泄邪气，通利鼻窍的作用。操作方法：①按揉法，按揉双侧迎香、人迎各1～2分钟。②揉推，揉推鼻根部至迎香，往返4～5次。③拿法，拿风池、肩井、合谷，以酸胀为度。④擦法，以掌根横擦背部，以百会、肺俞、膏肓区域为重点，以皮肤微红为度。

辨证加减　肺气虚弱时可加揉肺俞、脾俞各1～2分钟；脾气虚弱时可加揉脾俞、足三里各1～2分钟；肾气亏虚时可加擦背部肾俞、命门一线，以微热为度。

（3）灸法　悬灸或隔姜灸，可温经通络、行气活血、宣通鼻窍。取穴：百会、足三里、上星、三阴交、膏肓、命门、身柱等穴。

（4）耳穴贴压　取过敏点：肺、脾、肾、肾上腺、内分泌、内鼻、皮质下等穴，以王不留行籽贴压固定。可随时按压刺激，双耳交替使用，3 天轮换 1 次。

（5）穴位注射法　可将 50% 当归注射液、维生素 B_1、胎盘组织液等注射入穴中，每次 0.5 ~ 1ml，每日 1 次，10 日为 1 个疗程。

4. 健康指导

（1）生活起居护理　①加强体育锻炼，增强机体抵抗力；②保持环境和家庭卫生，保持室内通风、清洁和干燥；③避免或减少接触尘埃、花粉等刺激，必要时戴口罩；④指导患者掌握正确的擤鼻方法；⑤注意保暖，避免上呼吸道感染，减少诱发因素。

（2）饮食护理　鼻鼽患者多为肺脾肾虚损者，故应避免过食寒凉、生冷的食物，宜食温补之品。此外，体质过敏者，还应避免食用鱼虾等易致过敏的食物，应根据个人体质选择食物。

PPT

第三节　牙　痛

⇒ 案例引导

案例　患者，女，40 岁，4 天前开始出现左侧下牙疼痛，疼痛持续加剧，发展为持续性跳痛，疼痛难忍，患牙松动，不敢咬物，高热、头痛，全身乏力，食欲不振，口干口臭。检查：牙根尖部牙龈红肿，触痛，有波动感，左侧面颊部肿胀，左侧颌下淋巴结肿大，压痛，舌质红，苔黄厚，脉洪数。

提问　此患者的诊断分型属哪种？可以选择哪些外治法治疗，如何护理？

牙痛是口腔科疾病的常见症状，牙体与牙齿周围组织的病变及全身性疾病都可以引起该症状。如常见的龋齿、牙痈、牙宣、骨槽风等都会引起不同程度的牙痛。

【病因病机】

牙痛只是口腔科疾病的一种症状，很多牙齿或全身其他脏腑的疾病都可能引起牙痛。疼痛的性质、部位、持续时间和病程与外界刺激有关。

齿，又称牙或牙齿，位于口内，属于足少阴肾经。齿又分上下两列，足阳明胃经之脉入于上齿，手阳明大肠经之脉入于下齿，故牙齿与肾与阳明经关系最密切。此外，脾气通于口，其华在唇；心主血脉并开窍于唇，唇齿舌相互依存，故牙齿功能的好坏及疼痛也反映了五脏功能及人体整体的健康状况。本证有虚实之分，实证多因风邪外袭经络，胃肠积热，郁于阳明化火，火邪循经上炎而起；虚证多因肾阴不足虚火上炎而致。

【辨证施护】

1. 证型评估

（1）风火牙痛　牙齿疼痛，呈阵发性发作，遇风发作，患处遇冷则痛减，受热则痛增，牙龈红肿，全身有发热，恶寒，苔白干，脉浮数。

（2）胃火牙痛　牙齿疼痛剧烈，牙龈红肿较甚，或出脓渗血，肿连腮颊，口臭，大便秘结。苔黄厚，脉洪数。

（3）虚火牙痛　牙齿隐隐作痛或微痛，牙龈微红肿，久则龈肉萎缩，牙齿浮动。全身可兼有腰痛，头晕眼花，口干不欲饮。舌质红嫩，脉细数。

2. 常用针灸推拿法 临床上可根据不同证型选择针刺法、推拿法、耳针、指压法和穴位注射等操作方法。

3. 操作方法

（1）针刺法 主穴取合谷、下关、颊车等阳明经穴位。风火牙痛加风池、外关以疏风解表；胃火牙痛加内庭泻胃火，劳宫清心火；虚火牙痛加太溪滋肾阴，行间降肝火。下关直刺0.5～1寸，颊车向地仓透刺1.5～3寸，合谷向劳宫透刺2～3寸，外关、风池、内庭、劳宫等均用泻法，太溪用补法，行间用泻法。

（2）推拿法 取头部的下关、颊车、地仓、风池、太阳、翳风，手臂部位的合谷、曲池，腿部的太溪、行间、太冲。操作方法：①一指禅推法，从牙痛侧迎香穴起，经地仓、向上下关，向下到颊车，再推向人中，后环唇推至承浆，推3～5遍。②揉法，揉痛侧之地仓、翳风等，每穴半分钟至1分钟。③按法，点按牙痛侧之下关、颊车，每穴1～3分钟。

辨证加减：风火外袭者可加拿风池、风府，点揉太阳，拿肩井，以酸胀为度；胃腑积热者可点揉内庭，按揉双侧足三里、解溪，每穴2分钟；虚火上炎者可点按太溪、行间，每穴1～2分钟。

（3）耳针 取面颊、屏尖敏感压痛点，捻转留针15～30分钟。作耳针埋藏可持续止痛。

（4）指压法 前三齿上牙痛取迎香、人中，下牙痛取承浆。后五齿痛取下关，颧骨凹陷处。下牙痛取耳垂与下颌角连线中点，颊车、大迎。以指切压，用力逐渐加重。可循序渐进采用按、压、揉三步。按：即拇指指腹在穴位上按摩10～15分钟，以使局部气血经脉通常。压：即用力按压穴位，拇指端向内切压力，使穴位的酸麻感达到最高峰。揉：用手掌鱼际部分的肌肉轻轻揉按指压的穴位，一般揉10～15分钟，以促使酸麻感消失。其中上牙痛时以压法为主进行操作。

（5）穴位注射 用鱼腥草注射液或柴胡注射液，注入合谷或者患侧下关，每穴0.5～1ml。

4. 健康指导 微课

（1）告知本次操作后的注意事项 不宜食用海鲜等发物。

（2）生活起居护理 ①牙痛发作时应保持环境安静，避免各种刺激干扰；②保持口腔卫生，养成饭后漱口，早晚刷牙的习惯。③指导患者进行牙齿锻炼，可叩齿，即上下齿轻松有节律的咬合，叩击有声，50～100次；摩齿，洗手后用食指或中指指面快速摩擦齿面；舔齿，舌尖抵住牙齿后侧面，进行上下左右摩动；压齿，手指指腹按压牙齿切面，用力向牙根方向按压。

（3）饮食护理 ①食物温度不宜过冷过热，忌食辛辣煎炒及过酸过甜，以免刺激加重症状；②最好进食流质或半流质富有营养而易于消化饮食；③辨证施食：风热牙痛者宜食用清热解毒的食物；虚火牙痛者，宜进食清淡滋补的食物，如银耳、百合、莲子等。

（4）情志护理 剧烈疼痛可使患者产生焦虑、紧张和烦躁的心理，应该主动关心患者的疼痛情况，予以理解，并协助采取措施分散注意力以减轻疼痛感受，如听音乐，看电视等。

第四节 咽喉肿痛

PPT

案例引导

案例 患者，女，30岁，5年来反复发作咽喉部疼痛，平时常感部干痒，异物感，隐隐作痛，伴干咳，耳鸣眼花，午后症状尤其明显。舌质红，脉细数。

提问 此患者的中医诊断分型属哪种？采用外治法应该如何治疗属哪种？预防和护理措施有哪些？

咽喉肿痛是口咽部和喉咽部病变的一个主要症状，中医病症中的乳蛾、喉痹都以咽喉肿痛为主要症状，类似于西医学中的扁桃体炎和咽炎。

【病因病机】

在受凉、过度劳累、工作和生活环境恶劣、不良饮食习惯及不良气体刺激的情况下机体容易遭受细菌及病毒侵袭而发生本症。其次，邻近器官的炎症性病变也易累积扁桃体和咽喉部位而发病。

肺脏素有蕴热或过食辛辣厚味，脾胃积热，复受风热邪毒侵犯，引起肺胃郁热；或热久伤液，引起肺肾阴虚，均可引起咽喉肿痛。

【辨证施护】

1. 证型评估

（1）风热外袭　咽喉部红肿疼痛，吞咽不利，有干燥灼热感，吞咽或咳嗽时疼痛加剧，伴发热恶寒、头痛、鼻塞等全身症状。舌质红，苔薄白或黄，脉微浮。

（2）肺胃实热　咽喉疼痛剧烈，痛及耳根及颌下，吞咽困难、高热、渴饮、口臭，常伴有咽喉堵塞感，或声嘶、压痛明显，咳嗽、痰稠黄、腹胀、小便黄大便秘结等症状。舌质红，苔黄厚，脉洪数。

（3）肺肾阴虚　咽喉部暗红，稍有疼痛，伴口干舌燥，午后颧红，精神疲倦，手足心热，或伴有腰膝酸软，虚烦失眠，头晕眼花，耳鸣。舌质红，苔少，脉细数。

2. 常用针灸推拿法　临床上可根据不同证型选择针刺法、推拿法、耳针、穴位注射、放血疗法等操作方法。

3. 操作方法

（1）针刺法　选取手太阴、手足阳明经穴位为主，实热证用泻法，虚证选平补平泻手法，以分别达到疏通经络，泄热、消肿、止痛与滋水降火、清利咽喉的目的。主穴：合谷、内庭、曲池、天突、少泽、鱼际、足三里、颊车。

辨证配穴：外感风热，加少商、合谷、尺泽；肺胃实热，加少商、商阳、内庭；虚火上炎，加太溪、照海。

（2）推拿法　主穴：人迎、水突、天突、扶突、曲池、合谷、少商、商阳、中冲、肺俞、胃俞、脾俞。操作方法：①揉法，揉推喉结两旁的扶突，往返数次后，点人迎、天突、敏感点，共 2 ~ 3 分钟；揉天突、廉泉、缺盆等穴，每穴 1 ~ 3 分钟；②拿法，拿揉双侧咽喉部 1 ~ 2 分钟，配合拿揉双侧合谷，以酸胀为度；③掐法，点掐少商、商阳、中冲等穴。

辨证加减　风热外袭者加拿风池、肩井、列缺；肺胃实热者加按揉内庭、丰隆、商阳、少商、曲池、天突、少泽、鱼际；肺肾阴虚者加直擦涌泉、腰骶，以透热为度，并按揉太溪、照海，每穴 1 ~ 2 分钟。

（3）耳针　取咽喉、肺、扁桃体，选 1 ~ 2 穴埋针，埋针 7 ~ 10 天，期间予按摩加强刺激，轮换取穴。

（4）穴位注射　实热证型取脾俞、肩井、曲池，予每穴位注射鱼腥草注射液或柴胡液各 2ml。虚热证型取天突、曲池、孔最，每次取单侧穴位两侧交替使用，注射 10% 葡萄糖溶液 2ml，隔日 1 次，5 ~ 7 次为 1 个疗程。

（5）放血疗法　对于肺胃实热型可运用此法，尤其适用于咽喉肿痛甚者。选取耳郭背后经脉名显较少处以及少商、商阳穴，用三棱针或粗针刺之，放血 2 ~ 5 滴，可达到活血消肿、泄热透毒、疏通经络的作用。

4. 健康指导

（1）生活起居护理　①加强身体锻炼，增强体质，提高机体抵抗力；②消除生活中的各种致病因素，戒除不良生活习惯，包括戒除烟酒；③正确认识疾病，积极治疗，避免发展恶化；④伴有发热症状者，应卧床休息，多饮水，进食流质饮食；⑤注意减少发声，尤忌大喊大叫。

（2）饮食护理　①饮食宜清淡，少食辛辣、刺激性强的食物；②多饮清凉润肺饮料，菊花、胖大海等冲泡后饮用或者荸荠、白茅根、麦冬煎水服用，有利于清热利咽。

（3）情志护理　认识疾病的发生、发展和转归，消除紧张心理，避免出现急躁、抑郁等不良情绪。

PPT

第五节　耳聋耳鸣

⇒案例引导

案例　王某，男，29岁，2天前因通宵夜班未眠，加之翌日上午发怒后，突发耳鸣如风雷之声，听声无闻，眩晕恶心不适，头痛，眩晕，面红目赤，口苦咽干，夜不能寐，大便秘结，小便黄，舌质红苔黄，脉弦数。

提问　此患者的中医诊断分型属哪种？选用推拿法治疗应如何选穴和操作？如何护理？

耳聋是指不同程度的听力障碍，轻微者称重听，严重者称之为无闻。耳鸣是指耳内鸣响，如闻蝉声或潮声，妨碍听觉。两者都是听觉异常的症状，常同时出现，或先后发生。

【病因病机】

耳聪目明是健康的标志，是精气充盛外荣之征象。反之，耳聋耳鸣是衰老与疾病的表现。耳为肾窍，赖肾之精气充盛而感知外音。耳部又与少阳经脉直接相连，少阳经脉畅通，气血调和，则耳道通利，辨音清楚，因此耳聋耳鸣多与肾及肝胆相关。

起居不慎或气候突变之时，易受风热外邪侵袭，或者风寒化热者；情志不调，气机郁结，气郁化火，火性上炎者；饮食不节，或思虑劳倦致脾胃运化失权，津液不行聚而为痰者；先天不足，或后天恣情纵欲，热病重病，年老精衰致耳窍失养者皆可致耳聋耳鸣。

【辨证施护】

1. 证型评估

（1）风热之邪侵袭　起病较急，自感耳内憋气作胀，有阻塞感，耳鸣，听力下降，有外声难闻而自声增强的特点，全身伴有发热、恶寒、头痛、口干的症状。苔薄白，脉浮数。

（2）肝火上扰清窍　耳鸣如闻潮声或风雷声，声音低沉，耳聋时轻时重，于郁怒之后耳聋耳鸣突发或加重。伴有肝火上逆之全身症状，如头晕目眩，面红目赤，口苦咽干，烦躁不宁，胸胁胀痛，大便秘结，小便黄。舌质红，苔黄，脉弦数有力。

（3）痰火壅结耳窍　耳鸣呈低音调，耳内有闭塞感。兼有头昏沉重，胸闷脘满，咳嗽痰多，口苦或淡而无味，二便不畅的症状。舌质红，苔黄腻，脉弦滑。

（4）肾精亏损失养　耳内闻蝉鸣之声，呈高音调，昼夜不息，夜间较甚，致虚烦失眠，听力逐渐下降。兼有头晕目眩，腰膝酸软等症。舌质红，少苔，脉细弱。

2. 常用针灸推拿法　临床常用的有针刺法、灸法、推拿法、耳针、穴位注射等操作方法。

3. 操作方法

（1）针刺法　一般选取耳周局部穴位及手足少阳经穴位。耳周穴位如：听宫、听会、耳门、翳风用以疏通耳部经络。远端穴位如：中渚、外关、阳陵泉、侠溪、三阴交等，用以疏通经络、清泻肝胆，调理脾胃。耳门、听宫、听会张口取穴，直刺0.8寸，翳风直刺1.5寸，捻转毫针，使针感传至中耳；

外关、合谷直刺0.8寸，泻法；行间、侠溪向踝部刺0.5寸，泻法；丰隆直刺1寸，中渚直刺0.5寸，泻法；肾俞直刺1寸，太溪直刺0.8寸，补法。

辨证配穴：风热侵袭者加外关、合谷；肝火上扰者加行间、侠溪；痰火郁结者加丰隆、中渚；肾精亏虚者加肾俞、太溪。

（2）灸法　适用于肾精亏虚型，于每晚睡前，灸双足涌泉至发热或用代温灸膏贴于双足涌泉，用生附子、吴茱萸末用醋调敷于涌泉亦可。

（3）推拿法　取两耳郭、手足少阳经丝竹空、角孙、瘈脉、翳风、耳门、听宫、听会、太阳、风府、中渚、合谷、侠溪、太冲以及肩颈部。操作方法：①一指禅推法，沿手足少阳经，即丝竹空、角孙、瘈脉、翳风或耳门、听宫、听会、翳风，两条线最后均推至风池，每线约推10遍。对耳郭四周进行一指禅推约10分钟。②按法，点按百会、太阳、耳门、听会、翳风、风池、风府、中渚、合谷、侠溪、太冲等穴位。③擦法，轻擦耳穴四周，以皮色潮红为度。

辨证加减：风热侵袭，拿风池、按揉大椎、点按曲池、合谷至酸胀为度；肝火上扰，按揉听宫、听会、耳门、翳风、中渚、外关、阳陵泉、侠溪、三阴交、足三里至酸胀为度；按压耳屏，一按一放，五指擦两胁肋区；痰火上扰，点揉天突、缺盆、点按丰隆，或双风灌耳法。肾精亏虚，直擦督脉腰段，横擦八髎至发热，点按涌泉。

（4）耳针　取内耳、肾、神门等穴，中等刺激，留针15～20分钟，10～15次为1疗程；也可埋针进行持续刺激。

（5）穴位注射　将当归、丹参、维生素B_1或维生素B_{12}注射液注入听宫、翳风、完骨、瘈脉等穴，一般每次0.2～0.5ml，每日或者隔日1次，以疏通经络、行气血。

4. 健康指导

（1）生活起居护理　①加强身体锻炼，增强体质，预防风热外袭；②积极治疗耳部原发性疾病，如耳部炎症；③劳逸结合，避免过度疲劳，尤忌房劳过度；④对夜间耳鸣更甚者可热水浸足，或用力摩擦涌泉穴至发热，有引火归原的作用，可促使入眠；⑤改善工作或生活环境，避免或减少长期噪声刺激。

（2）饮食护理　①注意睡前禁忌饮浓茶、咖啡、乙醇等刺激性饮料，戒除烟酒；②减少肥甘饮食，以防积滞成痰，宜清淡易消化饮食，避免辛辣炙烤食物。

（3）情志护理　保持心情舒畅、避免过度忧郁或发怒，预防肝火上扰而致耳聋耳鸣。对于已有症状者更应注意情志调达，避免气机郁结上冲，加重病情。

目标检测

答案解析

一、X题型（多项选择题）

1. 近视的证型有（　）

A. 风热上乘　　B. 心阳不足　　C. 肝肾两虚
D. 阴虚阳亢　　E. 脾胃虚弱

2. 正确的近视的预防与调护措施是（　）

A. 养成良好的用眼习惯，阅读时眼与书本保持距离
B. 加强体育锻炼，注意营养

C. 不在走路、乘车时阅读

D. 不在暗光下写字

E. 定期检查视力，视力下降时应积极查明原因并治疗

3. 以下哪些情况属于鼻炎的范畴（　）

A. 鼻鼽　B. 伤风　C. 鼻窒

D. 鼻疖　E. 鼻痟

4. 患者淋雨后开始打喷嚏、流清涕、鼻塞、头痛，最可能是（　）

A. 鼻窒　B. 鼻槁　C. 鼻疖

D. 伤风　E. 急性鼻炎

5. 以下关于变态反应性鼻炎的推拿治疗描述正确的是（　）

A. 推拿时以促进气血通畅，宣泄邪气和通利鼻窍为主

B. 可隔姜灸以温通经络、行气活血、宣通鼻窍

C. 风寒袭肺者可点按列缺、外关

D. 常用一指禅推风池、大椎、风门、肺俞

E. 肺气虚弱时，可揉双侧迎香、人迎及肺俞

6. 以下哪些关于牙痛的描述是正确的（　）

A. 可用鱼腥草注射液或柴胡注射液治疗

B. 针刺合谷、下关、颊车等穴位可减轻疼痛

C. 宜进食清淡滋补的食物，如银耳、百合等

D. 牙痛发作时，任何环境的改善都起不了缓解的作用

E. 胃火牙痛一般疼痛程度高于虚火牙痛

7. 牙痛的辨证分型有（　）

A. 风火牙痛　B. 虚火牙痛　C. 肾虚牙痛

D. 肝火牙痛　E. 胃火牙痛

8. 推拿治疗肺胃实热型咽喉肿痛时正确的描述有（　）

A. 可点掐少商、商阳、中冲等穴

B. 按揉内庭、丰隆、商阳

C. 可使用放血疗法

D. 可擦涌泉、腰骶至透热

E. 可穴位注射鱼腥草

9. 有关耳聋耳鸣的护理，正确的有（　）

A. 加强身体锻炼，增强体质，受邪后正确擤鼻涕

B. 注意养息，尤忌房劳过度

C. 对夜间耳鸣更甚者可热水浸，可促使入眠

D. 保持工作和生活环境绝对安静

E. 饮食因该清淡易消化

二、案例分析题

患者，女，近2年经常打喷嚏、流清涕、鼻塞，每遇风受冷即发作。面色无华、自汗、气少，二便正常，舌淡白，苔白，脉虚弱。

1. 请列出推拿治疗的要点。
2. 请列出护理及预防要点。

（刘　琴）

书网融合……

本章小结

微课

题库

参考文献

[1] 石学敏. 针灸学 [M]. 北京：中国中医药出版社，2007.

[2] 宋一同. 头针与耳针 [M]. 北京：中国医药科技出版社，2006.

[3] 范炳华. 推拿治疗学 [M]. 北京：中国中医药出版社，2016.

[4] 王启才. 针灸治疗学 [M]. 北京：中国中医药出版社，2017.

[5] 彭德忠. 针灸推拿与护理 [M]. 北京：中国医药科技出版社，2016.

[6] 刘明军. 针灸推拿与护理 [M]. 2 版. 北京：人民卫生出版社，2017.

[7] 刘明军. 推拿手法学 [M]. 4 版. 北京：人民卫生出版社，2021.

[8] 王德鉴. 中医耳鼻喉科学 [M]. 2 版. 北京：人民卫生出版社，2008.

[9] 宋柏林. 推拿治疗学 [M]. 北京：人民卫生出版社，2021.

[10] 房敏. 推拿学 [M]. 5 版. 北京. 中国中医药出版社，2021.